全国中医药行业高等教育“十四五”规划教材
全国高等中医药院校规划教材（第十一版）

# 中西医结合耳鼻咽喉科学

（新世纪第四版）

（供中西医临床医学专业用）

主　编　张勤修　陈文勇



中国中医药出版社
·北　京·

**图书在版编目（CIP）数据**

中西医结合耳鼻咽喉科学 / 张勤修，陈文勇主编 .—4 版 .—北京：
中国中医药出版社，2021.6（2024.5 重印）
全国中医药行业高等教育“十四五”规划教材
ISBN 978-7-5132-6819-6

Ⅰ . ①中…　Ⅱ . ①张…②陈…　Ⅲ . ①中西医结合－
耳鼻咽喉科学－中医学院－教材　Ⅳ . ① R76

中国版本图书馆 CIP 数据核字（2021）第 052146 号

**融合出版数字化资源服务说明**

全国中医药行业高等教育“十四五”规划教材为融合教材，各教材相关数字化资源（电子教材、PPT 课件、视频、复习思考题等）在全国中医药行业教育云平台“医开讲”发布。

资源访问说明

扫描右方二维码下载“医开讲 APP”或到“医开讲网站”（网址：www.e-lesson.cn）注册登录，输入封底“序列号”进行账号绑定后即可访问相关数字化资源（注意：序列号只可绑定一个账号，为避免不必要的损失，请您刮开序列号立即进行账号绑定激活）。

资源下载说明

本书有配套 PPT 课件，供教师下载使用，请到“医开讲网站”（网址：www.e-lesson.cn）认证教师身份后，搜索书名进入具体图书页面实现下载。

**中国中医药出版社出版**
北京经济技术开发区科创十三街 31 号院二区 8 号楼
邮政编码　100176
传真　010-64405721
廊坊市祥丰印刷有限公司印刷
各地新华书店经销

开本 889 × 1194　1/16　印张 24.75　彩插 0.5 印张　字数 667 千字
2021 年 6 月第 4 版　2024 年 5 月第 4 次印刷
书号　ISBN 978-7-5132-6819-6

定价　95.00 元
网址　www.cptcm.com

**服 务 热 线　010-64405510　　微信服务号　zgzyycbs**
**购 书 热 线　010-89535836　　微商城网址　https://kdt.im/LIdUGr**
**维 权 打 假　010-64405753　　天猫旗舰店网址　https://zgzyycbs.tmall.com**

如有印装质量问题请与本社出版部联系（010-64405510）

# 《中西医结合耳鼻咽喉科学》编委会

**主　审**
田道法（湖南中医药大学）
李云英（广州中医药大学）

**主　编**
张勤修（成都中医药大学）
陈文勇（广州中医药大学）

**副主编**
马华安（南京中医药大学）
王仁忠（山东中医药大学）
闫占峰（北京中医药大学）
张治军（上海中医药大学）
陈舒华（南方医科大学）
韩　梅（长春中医药大学）

**编　委**（以姓氏笔画为序）
王贤文（湖南中医药大学）
邓可斌（湖北中医药大学）
申　琪（河南中医药大学）
刘莉萍（陕西中医药大学）
江　燕（甘肃中医药大学）
李　岩（黑龙江中医药大学）
李　莉（山西中医药大学）
杨荣刚（贵州中医药大学）
肖红俊（华中科技大学）
邹广华（新疆医科大学）
冷　辉（辽宁中医药大学）
宋若会（安徽中医药大学）
陈　潇（广西中医药大学）
周小军（广州中医药大学）
赵铭辉（天津中医药大学）
秦　琼（云南中医药大学）
陶　波（江西中医药大学）
黄河银（四川省中西医结合医院）
蒋路云（成都中医药大学）
程泽星（扬州大学）
强　笔（长江大学）

**学术秘书**
李昕蓉（成都中医药大学）

# 《中西医结合耳鼻咽喉科学》融合出版数字化资源编创委员会

全国中医药行业高等教育"十四五"规划教材
全国高等中医药院校规划教材（第十一版）

**主　审**

田道法（湖南中医药大学）　　李云英（广州中医药大学）

**主　编**

张勤修（成都中医药大学）　　陈文勇（广州中医药大学）

**副主编**

马华安（南京中医药大学）　　王仁忠（山东中医药大学）
闫占峰（北京中医药大学）　　张治军（上海中医药大学）
陈舒华（南方医科大学）　　韩　梅（长春中医药大学）

**编　委**（以姓氏笔画为序）

王贤文（湖南中医药大学）　　邓可斌（湖北中医药大学）
申　琪（河南中医药大学）　　刘元献（深圳市中医院）
刘莉萍（陕西中医药大学）　　齐银辉（甘肃中医药大学）
江　燕（甘肃中医药大学）　　李　岩（黑龙江中医药大学）
李　莉（山西中医药大学）　　李昕蓉（成都中医药大学）
杨荣刚（贵州中医药大学）　　肖红俊（华中科技大学）
邹广华（新疆医科大学）　　冷　辉（辽宁中医药大学）
宋若会（安徽中医药大学）　　陈　森（华中科技大学）
陈　潇（广西中医药大学）　　周小军（广州中医药大学）
赵铭辉（天津中医药大学）　　秦　琼（云南中医药大学）
原晶晶（北京中医药大学）　　徐秀娟（南京中医药大学）
陶　波（江西中医药大学）　　黄河银（四川省中西医结合医院）
彭桂原（广东省中医院）　　蒋路云（成都中医药大学）
程泽星（扬州大学）　　强　笔（长江大学）
雷西熙（湖北中医药大学）　　雷纯海（江西中医药大学）
滕　磊（上海中医药大学）

# 专家指导委员会

彭代银（安徽中医药大学校长）
董竞成（复旦大学中西医结合研究院院长）
韩晶岩（北京大学医学部基础医学院中西医结合教研室主任）
程海波（南京中医药大学校长）
鲁海文（内蒙古医科大学副校长）
翟理祥（广东药科大学校长）

**秘书长（兼）**

陆建伟（国家中医药管理局人事教育司司长）
侯卫伟（中国中医药出版社有限公司董事长）

**办公室主任**

周景玉（国家中医药管理局人事教育司副司长）
李秀明（中国中医药出版社有限公司总编辑）

**办公室成员**

陈令轩（国家中医药管理局人事教育司综合协调处处长）
李占永（中国中医药出版社有限公司副总编辑）
张峘宇（中国中医药出版社有限公司副总经理）
芮立新（中国中医药出版社有限公司副总编辑）
沈承玲（中国中医药出版社有限公司教材中心主任）

# 编审专家组

**组　长**

余艳红（国家卫生健康委员会党组成员，国家中医药管理局党组书记、局长）

**副组长**

张伯礼（天津中医药大学教授、中国工程院院士、国医大师）
秦怀金（国家中医药管理局副局长、党组成员）

**组　员**

陆建伟（国家中医药管理局人事教育司司长）
严世芸（上海中医药大学教授、国医大师）
吴勉华（南京中医药大学教授）
匡海学（黑龙江中医药大学教授）
刘红宁（江西中医药大学教授）
翟双庆（北京中医药大学教授）
胡鸿毅（上海中医药大学教授）
余曙光（成都中医药大学教授）
周桂桐（天津中医药大学教授）
石　岩（辽宁中医药大学教授）
黄必胜（湖北中医药大学教授）

# 前 言

为全面贯彻《中共中央 国务院关于促进中医药传承创新发展的意见》和全国中医药大会精神，落实《国务院办公厅关于加快医学教育创新发展的指导意见》《教育部 国家卫生健康委 国家中医药管理局关于深化医教协同进一步推动中医药教育改革与高质量发展的实施意见》，紧密对接新医科建设对中医药教育改革的新要求和中医药传承创新发展对人才培养的新需求，国家中医药管理局教材办公室（以下简称“教材办”）、中国中医药出版社在国家中医药管理局领导下，在教育部高等学校中医学类、中药学类、中西医结合类专业教学指导委员会及全国中医药行业高等教育规划教材专家指导委员会指导下，对全国中医药行业高等教育“十三五”规划教材进行综合评价，研究制定《全国中医药行业高等教育“十四五”规划教材建设方案》，并全面组织实施。鉴于全国中医药行业主管部门主持编写的全国高等中医药院校规划教材目前已出版十版，为体现其系统性和传承性，本套教材称为第十一版。

本套教材建设，坚持问题导向、目标导向、需求导向，结合“十三五”规划教材综合评价中发现的问题和收集的意见建议，对教材建设知识体系、结构安排等进行系统整体优化，进一步加强顶层设计和组织管理，坚持立德树人根本任务，力求构建适应中医药教育教学改革需求的教材体系，更好地服务院校人才培养和学科专业建设，促进中医药教育创新发展。

本套教材建设过程中，教材办聘请中医学、中药学、针灸推拿学三个专业的权威专家组成编审专家组，参与主编确定，提出指导意见，审查编写质量。特别是对核心示范教材建设加强了组织管理，成立了专门评价专家组，全程指导教材建设，确保教材质量。

本套教材具有以下特点：

**1.坚持立德树人，融入课程思政内容**

将党的二十大精神进教材，把立德树人贯穿教材建设全过程、各方面，体现课程思政建设新要求，发挥中医药文化育人优势，促进中医药人文教育与专业教育有机融合，指导学生树立正确世界观、人生观、价值观，帮助学生立大志、明大德、成大才、担大任，坚定信念信心，努力成为堪当民族复兴重任的时代新人。

**2.优化知识结构，强化中医思维培养**

在“十三五”规划教材知识架构基础上，进一步整合优化学科知识结构体系，减少不同学科教材间相同知识内容交叉重复，增强教材知识结构的系统性、完整性。强化中医思维培养，突出中医思维在教材编写中的主导作用，注重中医经典内容编写，在《内经》《伤寒论》等经典课程中更加突出重点，同时更加强化经典与临床的融合，增强中医经典的临床运用，帮助学生筑牢中医经典基础，逐步形成中医思维。

**3.突出“三基五性”，注重内容严谨准确**

坚持“以本为本”，更加突出教材的“三基五性”，即基本知识、基本理论、基本技能，思想性、科学性、先进性、启发性、适用性。注重名词术语统一，概念准确，表述科学严谨，知识点结合完备，内容精炼完整。教材编写综合考虑学科的分化、交叉，既充分体现不同学科自身特点，又注意各学科之间的有机衔接；注重理论与临床实践结合，与医师规范化培训、医师资格考试接轨。

**4.强化精品意识，建设行业示范教材**

遴选行业权威专家，吸纳一线优秀教师，组建经验丰富、专业精湛、治学严谨、作风扎实的高水平编写团队，将精品意识和质量意识贯穿教材建设始终，严格编审把关，确保教材编写质量。特别是对32门核心示范教材建设，更加强调知识体系架构建设，紧密结合国家精品课程、一流学科、一流专业建设，提高编写标准和要求，着力推出一批高质量的核心示范教材。

**5.加强数字化建设，丰富拓展教材内容**

为适应新型出版业态，充分借助现代信息技术，在纸质教材基础上，强化数字化教材开发建设，对全国中医药行业教育云平台“医开讲”进行了升级改造，融入了更多更实用的数字化教学素材，如精品视频、复习思考题、AR/VR等，对纸质教材内容进行拓展和延伸，更好地服务教师线上教学和学生线下自主学习，满足中医药教育教学需要。

本套教材的建设，凝聚了全国中医药行业高等教育工作者的集体智慧，体现了中医药行业齐心协力、求真务实、精益求精的工作作风，谨此向有关单位和个人致以衷心的感谢！

尽管所有组织者与编写者竭尽心智，精益求精，本套教材仍有进一步提升空间，敬请广大师生提出宝贵意见和建议，以便不断修订完善。

国家中医药管理局教材办公室
中国中医药出版社有限公司
2023年6月

# 编写说明

全国中医药行业高等教育“十四五”规划教材《中西医结合耳鼻咽喉科学》是根据《中共中央 国务院关于促进中医药传承创新发展的意见》《国务院办公厅关于加快医学教育创新发展的指导意见》的精神，在国家中医药管理局宏观指导下，以全面提高中医药人才的培养质量、积极与医疗卫生实践接轨、为临床服务为目标，依据中医药行业人才培养规律和实际需求，由国家中医药管理局教材办公室和中国中医药出版社共同组织编写的，旨在正本清源，突出中医思维方式，体现中医药学特色和“读经典，做临床”的实践特点。

《中西医结合耳鼻咽喉科学》系全国中医药行业高等教育“十四五”规划教材中西医临床医学专业系列教材之一，根据专业培养目标、教学计划、教学大纲要求在上一版基础上进行修订完善，供中西医临床医学专业五年制本科教学使用，也可供本专业硕士、博士研究生及其他专业本科、硕士生，以及耳鼻咽喉科临床工作者参考。

全书分上篇、下篇和附篇、附录四部分，分别介绍中西医结合耳鼻咽喉科学基础、常见耳鼻咽喉疾病及其常用中西医治疗方法、常用方剂等。在借鉴前一版教材编写经验的基础上，妥善处理继承与发展的关系，力图进一步提高教材编写质量。

本教材的编写指导思想，是在“课程思政”理念指导下，构建课程育人格局，将思想政治内容有机融入教材编写和教学过程中，融入仁心仁术，以充分体现中西医结合医学作为我国医疗卫生事业三支力量之一的特色和重要意义。在修订完善的过程中，保持教材总体结构与内容不变，扩大视野，联系实际，努力总结学术成就，推进耳鼻咽喉头颈科学中西医结合学术进步，更好地为本科教学服务。耳鼻咽喉头颈科学领域是开展中西医结合工作较早的临床学科之一，学术成就颇丰。但是，正如当前整个中西医结合学术领域所面临的窘境一样，本学科的发展同样遇到了如何实现中西医融会贯通、创立中国新医学体系的瓶颈。如何攻克难关，建设新的医学体系，是我们努力奋斗的长远目标。有鉴于此，我们在修订完善的过程中，依据“能合则合，不能合则分”的基本原则，在尽最大努力实现不同程度结合的前提下，仍然保留了许多中、西医理论和诊疗方法分别介绍的惯用做法。当前，临床医学向精准医学（Precision Medicine）的迈进尚未全面完成，而精准健康（Precision Health）理念又已涌现，正在受到学界日益强烈的密切关注，且其理念内核更与中医“不治已病治未病”的精神相符，为推动结合医学（Integrative Medicine）发展提供了良好契机。结合医学在西方已得到迅速发展，许多西方国家主流医学的肿瘤、妇科等学科已在逐渐地接纳这一概念并纳入其诊疗体系，美国儿科界一些学者甚至提出了将“儿科整合医学（Pediatric Integrative Medicine）”作为儿科学二级学科的建议。这些现状，为促进世界中西结合医学学术发展提供了强大动力。因此，本次修订完善工作糅合“治未病”精神与精准健康理念，以加速本学科发展步伐。本次修订完善继续沿用前一版编写原则，围绕主干课程构筑学生知识体系，在加强传承中医药文化精髓及中医学理论体系基础上，抓住当代学科发展前沿理论与技术，跟进现代医学新进展，努力提炼中西医结合切入点，强调学生整体医学知识模式的构建，以开拓学生视野，为其日后的医、教、研实践奠定必要的基础。同时，适当兼顾学科特点，为其将来从事本专业工作备下基本铺垫。当然，临床实用性是最基本的准则之一。

在编写分工上，我们主要考虑了编写人员本身的研究方向和专业特长，以使编写内容有利于学习者的特别需求。本书由田道法、李云英主审。第一章由张勤修编写；第二章由肖红俊编写；第三章由张治军编写；第四章由陶波编写；第五章由赵铭辉编写；第六章由申琪编写；第七章由邓可斌编写；第八章第一节至第七节由秦琼编写，第八节由李昕蓉编写，第九节至十三节由马华安编写，第十四节至第十六节由王仁忠编写；第九章第一节至第三节、第八节由宋若会编写，第四节至第七节由冷辉编写；第十章第一节至第五节由李莉编写，第六节至第七节由陈舒华编写，第八节由陈文勇编写；第十一章第一节至第七节由邹广华编写，第八节至第十节由陈潇编写，第十一节由刘莉萍编写，第十二节至第十五节由江燕编写，第十六节由韩梅编写，第十七节至第十八节由强笔编写，第十九节由李岩编写；第十二章由王贤文编写；第十三章由周小军编写；第十四章由闫占峰编写；第十五章由韩梅编写；第十六章由强笔编写；第十七章杨荣刚编写；第十八章由蒋路云编写；附录一、附录四由黄河银编写；附录二、附录三由程泽星编写。中国中西医结合学会耳鼻咽喉科专业委员会主任委员复旦大学迟放鲁教授、秘书长复旦大学张天宇教授对教材的编写也给予了指导，在此特别表示感谢。

本教材数字化工作由闫占峰具体负责，除全体编委参与外，彭桂原、刘元献、原晶晶、陈森、雷纯海、雷西熙、徐秀娟、齐银辉、滕磊也参与了编创工作。

《中西医结合耳鼻咽喉科学》教材编写工作是在上一版基础上进行修订完善，鉴于编者们为学科的发展认识所局限，编写内容难免存在疏漏，也难以完全反映学科发展的新进展，恳乞读者和同道提出宝贵意见，以便重印和再版时修订提高。

《中西医结合耳鼻咽喉科学》编委会

2021年4月

# 目 录

扫一扫，查阅本书数字资源

## 下 篇

## 附 篇

## 附 录

# 上　篇

# 第一章
# 绪　论

扫一扫，查阅本章数字资源，含PPT、音视频、图片等

## 第一节　中西医结合耳鼻咽喉科学的定义与研究范围

中西医结合耳鼻咽喉科学（Integrative Otorhinolaryngology），是应用中西医结合医学（简称结合医学）（Integrative Medicine，IM）理论和方法，研究人体耳鼻咽喉头颈部诸器官和气管、食管的结构、功能特点及其与全身的相关性，探讨这些局部器官与自然和社会环境大系统的相互作用，以事前主动干预为基点（Precision Health 理念），着力于该区域器官健康维护和疾病防治的临床学科。

耳鼻咽喉诸器官位居头颈部，包括听觉、平衡觉、嗅觉、味觉等重要的特殊感觉器官及呼吸、消化道的始段，是言语器官所在地，毗邻脑、颈椎、眼、胸腔等重要部位和脏器，解剖结构精细，生理与反射调节功能特殊，病理变化复杂，与全身的相互作用广泛。以不同于传统中医和西医的方法与手段从事该领域的健康维护研究及疾病防治工作，是为本学科的重任。

作为一个生存于社会的有机整体，人体耳鼻咽喉头颈诸器官与全身各部及外界自然和社会环境都有着不可分割的紧密联系，生理上互相依存，病理上相互影响，这一观念务必贯穿于整个学术理念之中。这不仅是在继承传统中医整体观念的学术优势，同时也是现代医学发展中日益关注的重要问题。作为一个发展中的学科，理当充分吸收各种有利于自身成长壮大的科学理念与相关知识，完善自我。

随着 IM 在世界范围内的扩展并逐步渗入西方主流医学，中西医结合耳鼻咽喉头颈科学乃至整个结合医学必将日臻完善。

## 第二节　中医耳鼻咽喉科学发展历程

### 一、学科分化简史

夏商殷墟甲骨卜辞记载“疾耳”“疾自（鼻）”“疾言”，西周出现五官科医生雏形，如《史记·扁鹊仓公列传》载：“扁鹊过雒阳，闻周人爱老人，即为耳、目、痹医。”春秋战国时期分化了正式的“耳目痹医”，为医学八科之一。在唐代，设太医署，改五科，设耳目口齿科，专门开课，学习期限 4 年，考试合格后允准行医。宋代设九科，内有口齿兼咽喉科，并于针灸科课程中开口齿、咽喉、耳目等科目。金元时代扩大为十三科，分设口齿科、咽喉科、眼科。清代又缩减为九科，口齿与咽喉再度合并。

新中国成立后，1956 年开始建中医学院，各中医院校耳鼻咽喉科教学相继分化为独立教研室，并在第一、二版《中医喉科学讲义》基础上，1975 年出版第三版教材《五官科学》，1979 年第四版教材改为《中医耳鼻喉科学》。2003 年规划教材改为《中医耳鼻咽喉科学》。1987 年 9 月，在南京成立全国中医耳鼻喉科学会。

## 二、专科理论体系的形成与发展

在保持中医学“整体观念”的同时，中医耳鼻咽喉科学逐渐演变发展了自身的特有理论体系，如官窍脏腑相关论和清窍清阳学说，即专科特殊理论体系中的典型例证。

官窍脏腑相关学说起源于春秋战国时期，《黄帝内经》（以下简称《内经》）已见雏形，其后历代不断充实发展，指导着耳鼻咽喉头颈疾病防治实践。现已发展成由整体结构论、机能协调论、病证归属论、脏腑证治论等相关学说构成的系统理论。

清窍清阳学说始于金元时代，在《内经》有关胃气、清阳、清阳出五窍等认识基础上逐步成形，后经历代医家充实拓展、现代系统整理研究，已构建了清阳出上窍论、清阳升降失调论、升清降浊论等基本观点。

## 三、专科证治体系的形成与发展

《周礼》时代出现医学分科制度，从九窍变化诊察脏腑疾病之法开始运用于临床。《山海经》《礼记·月令》《左传》《五十二病方》均有耳鼻咽喉疾病的诊疗及医方记载，并在《内经》《难经》中得到了系统的理论总结。《神农本草经》载耳鼻咽喉疾病专用药 53 种，《伤寒杂病论》创“梅核气”，推出治疗咽喉疾病名方甘草汤、桔梗汤、半夏散及半夏汤。《针灸甲乙经》载辨证取穴治耳鼻咽喉疾病。《诸病源候论》设专卷论述耳鼻咽喉口腔疾病 69 候，相关病证 130 多候，首次描述类似耳源性颅内并发症的病机病状，即黄耳伤寒。《备急千金要方》归类七窍病。《外台秘要》卷二十二专论耳鼻咽喉疾病。《三因极一病证方论》卷十六区分咽与喉的解剖部位、生理功能、病理变化，云：“夫喉以候气，咽以咽物，咽接三脘以通胃，喉通五脏以系肺。”“诸脏热则肿，寒则缩，皆使喉闭，风燥亦然；五脏久嗽则声嘶，嘶者喉破也，非咽门病。咽肿则不能吞，干则不能咽，多因饮啖辛热，或复呕吐络伤，致咽系干枯之所为也，与喉门自别。”《济生方》创苍耳子散等众多专科名方。《素问玄机原病式》《黄帝素问宣明论方》细致描述鼻塞症状“但侧卧上窍通利，而下窍闭塞”的临床特点，并指出“热”为鼽嚏一因。李东垣的益气升阳法（《兰室秘藏》）对后世医家启发甚大。朱丹溪倡导喉痹虚火病机，言“阴虚火炎上，必用玄参”，倡养阴学说，对耳眩晕症状特点的描述与今之梅尼埃病也十分吻合。

史上最大方书《普济方》用 18 卷篇幅总结明代以前有关耳鼻咽喉科学的成就，《本草纲目》提出耳鼻咽喉口腔疾病的预防保健措施，《保生秘要》详细论述导引、运动之法在耳鼻咽喉科的临床应用，《红炉点雪》首论喉结核，《景岳全书》首载咽喉梅毒及瘟疫病，《医宗金鉴·外科心法要诀》对头颈癌肿的诊治做了系统介绍，《外科大成》《疡科心得集》《外科证治》《外科证治全书》等倡导的清热解毒、活血化瘀、祛痰散结、滋补扶正肿瘤诸治法，至今在临床仍具有重要指导意义。王清任的通窍活血汤、会厌逐瘀汤也仍为当代临床广泛应用。

清代（1744 ～ 1902）曾四度大流行白喉、疫喉痧等传染病，促进了喉科学快速发展，面世不少喉科学专著，并发展了一些喉科专用检查器械。如《喉科指掌》载压舌板检查法；《喉科心法》绘压舌板图形；《喉科秘要》有与当今耳鼻咽喉科所用额镜反光原理相近的光源临床应用描述，谓“于病人脑后先点巨蜡，再从迎面用灯照看，则反光而患处易见矣”。在治法方面，不少专著主张辛凉透表、苦寒泄热、甘寒救液的疫喉系列治疗法则，并强调忌用辛温升托。

### 四、专科外治体系的发展

《灵枢·刺节真邪》最早描述咽鼓管自行吹张法；《淮南子·氾论训》更有部分手术禁忌证记述，曰"喉中有病，无害于息，不可凿也"。华佗首创麻沸散，推动了外科学的发展。《金匮要略》介绍滴耳法、滴鼻法、吹鼻法的临床应用；《肘后备急方》首次记载外耳道异物、气道异物和食管异物处理方法，生吞韭菜以治食管鱼骨；《诸病源候论》有兔唇与拔牙损候记载；《备急千金要方》广用外治法，膏剂或油剂涂抹局部以疗鼻疾，倡含咽法、湿贴法、热敷法、吹喉法、含漱法、吹耳法、塞耳法；《千金翼方》载烧灼法治疗咽喉疾病；《外台秘要》载火烙法；《梦溪笔谈》开"人工喉"应用之先河，谓："世人以竹木牙骨之类为叫子，置人喉中，吹之能作人言，谓之颡叫子。尝有病喑者，为人所苦，烦冤无以自言，听讼者试取叫子，令颡之作声，如傀儡子，粗能辨其一二，其冤获申。"《儒门事亲》创"内镜"下取异物的原始方法，以纸卷筒，置口中，再以筷缚小钩，钩取误咽之铜钱；《扁鹊心法》和《疮疡经验全书》记载切开排脓术治疗咽喉痈；《洪氏集验方》应用颈动脉压迫法止鼻衄；《景岳全书》倡鼓膜按摩术治耳闭；《保生秘要》卷三较《内经》更详细地描述了咽鼓管自行吹张法。《证治准绳》对耳鼻咽喉头颈部外伤诊治做了系统论述，载外伤后的一些原始整复术，如气管吻合术、耳郭整形术、唇舌整形术等。《外科正宗》介绍鼻息肉摘除术，"用细铜箸二根，箸头钻一小孔，用丝线穿孔内，二箸相离五分许，以二箸头直入鼻痔根上，将箸线绞紧，向下一拔，其痔自然拔落"，并于息肉表面或绞除息肉后之基部施用药散以图根治；以及取食管异物法，将乱麻团以线系之，吞入咽腔或咽入食管，使误咽之铁针类异物刺入麻团后再徐徐牵出。《经验喉科紫珍集》载川乌、草乌、细辛、南星等10味药制备"麻药方"，吹粉器喷入咽喉，麻醉咽喉黏膜，然后施行局部处理。《疫痧草》创"贴喉异功散"贴颈部，刺僫起疱，吸毒外出，以治咽喉肿胀不利。传统的喉核烙治法和啄治法至今仍有临床应用，并有器材和温度监控下的烙治技法改进，还从免疫学角度进行了机理探讨。

### 五、小儿耳鼻咽喉科学的发展

《诸病源候论》卷四十八、卷五十最早对小儿耳鼻咽喉口腔病证做了专卷论述；《太平圣惠方》有三卷专论小儿耳鼻咽喉口腔病证；儿科专著《幼幼新书》《小儿卫生总微论方》对小儿生理病理特征，小儿耳鼻咽喉疾病因、证、治、方、药均有深刻认识；《证治准绳》幼科部分对小儿耳鼻咽喉疾病描述非常详尽。小儿耳鼻咽喉科初步形成。

## 第三节 医学科技进步为中西医结合耳鼻咽喉科学提供了发展空间

西医耳鼻咽喉头颈外科学（Otorhinolaryngology head and neck surgery）的发展，也经历了由分到合的过程。最早发展耳科学，其后鼻科学和咽科学相继独立。约19世纪中叶，耳鼻咽喉各科合并为独立临床学科。20世纪80年代末，欧美等发达国家的耳鼻咽喉科学发展为耳鼻咽喉头颈外科学。1911年以后，我国大型医院开始设耳鼻咽喉专科，新中国成立后更促进了本学科的长足进步。90年代始，我国耳鼻咽喉科学顺应时代潮流，也逐渐发展为耳鼻咽喉头颈外科学。

西医学充分利用现代科学技术，更易为社会理解并广为接受，故耳鼻咽喉科学发展迅速。基于解剖结构的精细认识，为疾病准确定位和手术治疗提供了前提；生理功能研究深入，为器官保健及病理认识奠定了理论基础；多数疾病病因学清楚，有利于开展病因治疗；病理学明晰，便于解释把握病理变化；诊断准确，利于有效治疗并把握预后；急救措施得力，促进了危急重症的及时抢救；手术疗法优势明显，利于速除局部病灶；抗生素狙击病原菌快速有效，感染性疾病的治疗得到有效控制；放化疗显效快，可速抑肿瘤生长；器官局部病变观察细致，有利于准确诊治。特别是 2015 年提出精准健康（Precision Health）理念，更可助推精准医学（Precision Medicine）与现代科学的有机融合，发展健康产业。

然而，临床实践表明，西医学的局限性或不足也显然易见，易陷入局部认识泥沼，忽略局部与整体的相互关系与交互作用；对于那些解剖与功能定位不明确的病理现象，常难以确定诊疗目标；遇病因不明疾患，则诊疗困难，往往只能对症治疗；对于发病机理不明疾病，治疗盲目性较大；内耳等特殊感官和牵涉中枢神经机制的许多疾病认识在很大程度上仍然处于推导层面，与中医的黑箱认识模式无原则区别；更有许多急救措施甚至常规诊疗都具有不小伤害性，易遗留后遗症；围手术期处理也有待进一步改进；手术对器官的组织损伤及功能损害显然易见，而修复问题却困难多多；抗生素的毒副作用及耐药现象与日俱增；病毒性疾病的药物治疗远未跟上病毒株的变异；放化疗的毒副作用使得有些患者望而生畏，甚至可能造成患者意外死亡，疗后康复治疗也存在许多问题；虽然精准健康理念很是前卫，但在目前阶段，其基本理念贯彻于外科体系时显然存在许多困局。

由此可见，中西医各自存在的优缺点，为中西医结合耳鼻咽喉头颈科学的发展提供了广阔空间。发展精准健康理念，采纳传统医学和现代医学优势，充分以各自之长克服各自之短，是中西医结合耳鼻咽喉科学的发展途径和方向。

## 第四节　中西医结合耳鼻咽喉科学的发展历程与主要学术成果

### 一、中西医结合耳鼻咽喉科学的创立与发展

西医自传入中国后即发展迅速，以致大有取代中医之虞。为促进中医发展，中西医汇通派应运而生，如唐宗海著《中西汇通医经》、张锡纯著《医学衷中参西录》，开始了中西医结合的早期历程。真正的中西医结合运动，则始于新中国之初。广泛组织西医在职或离职学习中医，并鼓励中医师学习西医知识，促进了结合医学的实质性进展，中西医结合耳鼻咽喉科学亦随之成形。

### 二、专业学会的发展

1981 年成立中国中西医结合研究会，1982 年于该会之下组建耳鼻咽喉科和口腔科专题研究会。1987 年在天津召开第一届全国中西医结合耳鼻咽喉科学术大会，成立中国中西医结合研究会耳鼻咽喉科专业委员会，并推动了省市专业分会的筹建。中国中西医结合学会（China Association of Integrative Medicine）成立后，转为其旗下，成立耳鼻咽喉科专业委员会。1992 年第二届全国中西医结合耳鼻咽喉科学术大会之后，进一步促进了全国专业分会的发展；1993 年，《中国中西医结合耳鼻咽喉科杂志》创刊。学会工作及专业学术刊物的发展，标志着中西医结合耳鼻咽喉科学的逐渐成熟壮大。

### 三、专业与学位教育

1982 年天津卫生干部进修学院即已开办 3 年制中医五官科学专业班，20 世纪 80 年代初辽宁

中医学院（现辽宁中医药大学）、北京中医学院（现北京中医药大学）开办中医耳鼻咽喉科学本科专业教育，但正式开办中医五官科学专业本科教育则始于1988年，以广州、成都首办，辽宁、湖南、湖北、河南等地相继随之。2004年秋，泸州医学院（现西南医科大学）开办中西医临床（眼耳鼻喉科学方向）本科班，将专业高等教育提升到新的阶段。与专业本科教育发展相适应，专业教材编撰也迅速跟进，2001年中国中医药出版社出版5年制与7年制共用协编教材《中西医结合耳鼻咽喉科学》，2005年推出第一版全国统编教材，2013年出版第二版，本教材为第四版，本科专业教材渐趋成熟。中西医结合耳鼻咽喉科学硕士研究生培养工作，则在本科专业开办之前即已开始。1984年湖南中医学院（现湖南中医药大学）成为首批中西医结合临床（耳鼻咽喉科学）硕士学位授权点之一，后渐扩展至多数中医药院校。1998年湖南中医学院进行学科、专业调整，开始中医五官科学博士研究生培养工作，1999年首次招收本专业博士研究生，现已有多家中医药院校招收培养中医或中西医结合耳鼻喉科学专业博士研究生。学位教育的发展，大力推进了高层次专业人才的培养及学术进步。

## 四、重要的学术进展

**1. 生理学** 将脏腑机能与系统生理学相联系，发展了官窍脏腑相关理论和清窍清阳相关理论，以此为指导开展了鼻肺相关、耳鼻相关等基础理论研究，发现了包括超微结构、激素、微量元素、神经－内分泌－免疫机制在内的一些联系模式。基于鼻咽黏膜的复杂神经联系与反射机制建立的鼻咽刺激疗法效应，提出了视鼻咽为人体特殊经穴的观点。

**2. 病因学** 将特异性致病因子与体质学说相联系，辨证认识内因与外因的相互关系，发展了病因学理论，尤其在鼻咽癌高危人群的防护研究中体现较为突出，得出了气虚质及气虚兼夹质为主要病理体质的结论，结合其EB病毒感染活性特征，提出“气虚染毒”病因病机观点，并进行了动物实验验证。

**3. 病理学** 将中医病机与西医病理相联系，综合考虑整体反应与局部改变，充分认识疾病本质，提出了变应性鼻炎的肺脾肾三脏气阳虚衰病机论，并进行了鼻黏膜微循研究，发现虚、滞、瘀等病机伴有血液流变学指标的增高及鼻黏膜固有层血管病变；慢性咽炎阴虚证表现交感神经功能亢进，阳虚证则表现副交感神经功能亢进，提示自主神经功能平衡状态与脏腑阴阳盛衰有关联；声带小结患者多有甲皱微循环瘀滞表现；梅尼埃病患者球结膜微循环明显不畅。根据长期临床观察和实验研究结果，提出了耳鼻咽喉慢性疾病多肺脾肾阳气亏虚，寒邪湿浊留滞清窍，阴精不足，官窍失养的病机观点。

**4. 诊断学** 辨证与辨病相结合，是公认的中西医结合研究成果，正被临床广泛应用。整体辨证与局部辨证相结合，充分利用各种现代仪器检查结果为辨证分型提供依据，宏观辨证与微观辨证相结合，是中西医结合耳鼻咽喉科学一大特点，有助于提高辨证诊断水准。1988年推出变应性鼻炎中西医结合诊疗标准。

**5. 治疗学** 提倡中西医优势互补，将中西医结合病理观念与现代中药药理学相结合，指导临床用药治疗，显著提高了临床疗效。中药黏膜麻醉剂，围手术期中西医结合处理，严重心肺功能不全、脑血管意外、糖尿病、老年患者等特殊情况下耳鼻咽喉疾病围手术期的中西医结合处理，嗓音疾病和感音神经性听力下降的治疗，头颈肿瘤放、化疗过程中的减毒增效和疗后康复，鼻咽、喉和食管癌前病变的阻逆，均已初显中西医结合疗法优势所在。近年来，中西医结合耳鸣防治研究渐显优势特色，展示了良好的发展前景。

## 第五节　中西医结合耳鼻咽喉科学发展路径思考

在现代科技突飞猛进、现代医学快速进步、中医现代化步伐日益加快的今天，如何促进中西医结合耳鼻咽喉科学学术的高速发展，是摆在我们专业工作者面前的紧迫任务。鉴于现在的科技进步与发展趋势，以下几方面可能成为中西医结合耳鼻咽喉科学发展的重要切入点。

**1. 禀赋与遗传**　除了单基因遗传性疾病以外，日益增多的证据表明，不仅是变应性鼻炎等变应性疾病和鼻咽癌等恶性肿瘤，许多常见的普通疾病都与遗传因素相关联，涉及多基因的结构及（或）功能变化和遗传易感性，甚至真菌感染（如真菌性鼻窦炎）和常见普通感染的发生也与这种易感性有关。这类特殊的易感性或即遗传易感性，与中医所称之禀赋密切相关。禀赋即先天体质因素，遗传对其发育发展有重要影响，具有较大的稳定性。禀赋不足造成体质虚弱，正气不足，为发病的内在因素，是正气虚损的主要病理基础。然而，禀赋还受胎儿期母体相关因素影响，后天养生与体质调理等对体质也有积极效应，做好后天体质养护，在很大程度上就可避免某些禀赋相关因素导致的体质偏颇，降低或避免相关疾病发病风险。而中医在养生与体质调理上已经形成了独特的理论和实践体系。除了遗传之外，决定生物特性的因素还有环境因素及其与遗传的交互作用，而环境因素就包括了医疗干预，特别是通过表观遗传干预，更易达到健康和医疗目标，解除耳鼻咽喉头颈领域的某些疑难问题。

**2. 体质与个体差异**　现代精准医学乃至新近才提出的精准健康理念，都强调以个体化治疗为基本原则。个体化治疗建立于不同的特殊体质和个体差异认识基础之上，与中医辨证论治体系有相通之处。体质在很大程度上取决于禀赋状态，只是禀赋强调先天，体质偏重于后天，而且体质得养于后天。无论如何，禀赋决定的体质状况决非一成不变，受后天和环境因素影响也很明显，亦即在一定程度上，体质是可以变化的，这就为中医体质调治提供了理论基础。据此，通过辨体论治改善体质并进而影响或早期干预疾病发生过程，自然也可以成为耳鼻咽喉头颈科学的突破口，亦符合精准健康的早期干预理念。

**3. 体质与特应性**　与遗传相关的体质特应性是发生变应性疾病的内在条件，环境因素和疾病过程可以影响特应性体质的发展。婴幼儿时期的特应性皮炎与其皮肤屏障功能缺陷有关，而皮肤屏障功能缺陷又受 Filaggrin 基因突变的影响。如果婴幼儿特应性皮炎得不到恰当处理与控制，将发展为易患系统性变应性疾病的特应性体质。采用中西医结合方法早期干预此类疾病和变应性进程，可能阻断该病理进程。在此，中医体质调整疗法大有用武之地，有助于治疗变应性鼻炎等特应性相关疾病。

**4. 内外因交互作用与发病**　分子流行病学研究结果表明，环境与基因的交互作用，决定了个体的患病风险，而体质因素又在较大程度上决定了疾病的走向和预后。在此，还要考虑早期整合于宿主基因组的“内源性病毒”这一“伏邪”问题，而伏邪发生的根本原因还在于正气虚弱。由此可见，在健康维护和发病学上，个体内在因素应处于主导地位，正符合《内经》的健康和发病观，即“正气存内，邪不可干”“邪之所凑，其气必虚”。由此深入探讨研发中西医结合的健康维护、疾病防治措施，空间广阔。新近推出的鼻咽癌高危人群筛查系统，就包括 11 个鼻咽癌易感基因和 1 个 EB 病毒高危亚型实验检测指标，提示构成鼻咽癌高危人群的最基本要素，是自身遗传特性决定的疾病易感性（即亏虚之正气），属于“外邪”性质的 EB 病毒亚型感染可能只是参与了该交互作用。

**5. 受邪与皮肤 – 黏膜屏障功能**　“肺主身之皮毛”及“皮毛者，肺之合也，皮毛先受邪气，邪气以从其合也”理论，明晰了肺、肺气、皮毛与发病的紧密联系。由细胞间紧密连接为主构成的皮肤屏障结构与功能，不仅在呼吸道上皮可以找到类似对应物，且其功能缺陷启动的“变应性进程（atopic march）”及相关的特应性体质和续发的系统性变应疾病，很好地印证了这一理论。由此切入变应性鼻炎等呼吸道变应性疾病的防治，应能更好地提高其防治效率。

**6. 病理体质调治与表观遗传学调控**　体质是先天禀赋加后天养成，先天赋予体质的稳定性，后天环境因素（包括医疗干预）促成了体质的可调性。这一特性，正好对应了经典遗传和表观遗传对个体生物特性的不同影响。表观遗传是没有基因结构变化的可遗传特性，涉及 RNA 转录、蛋白质翻译和翻译后修饰等多个环节，包括 DNA 甲基化、非编码 RNA 调控（特别是长链非编码 RNA 调控网络）、组蛋白修饰、染色质重塑、基因印记等机制，其中许多环节是可以干预的。因此，受遗传因素影响的病理体质，通过表观遗传调控，应该可以发生逆转或变化。如呼吸道变应性疾病相关的个体特应性体质、鼻咽癌发病相关的气虚体质等，通过辨体论治，将有可能影响其病理过程和发病概率。

**7. 辨证论治与个体化治疗**　精准医疗和精准健康都以个体化治疗作为重要基点，而个体化治疗理念与辨证论治相通，二者的理论融合和方法借鉴，将有效促进中西医结合诊疗技术的进步。

**8. 局部治疗（外治）与内脏反射机制**　局部与整体、官窍与脏腑的联系，无不借助经络通路而实现，神经 – 体液或神经 – 内分泌 – 免疫网络是经络系统的重要组成部分。特别是自主神经和免疫调控通路，在官窍与全身的相互作用中，可能效应更为突出。鼻腔、鼻咽、口咽、喉腔黏膜及耳郭（自主）神经网络联系特点，为生理性和病理性鼻 – 肺反射、鼻咽反射、迷走神经反射、内脏反射等提供了解剖学基础，也为局部治疗（外治）干预全身病理反应提供了理论依据，反之亦然。在那些所谓原因不明的特发性疾病，此类机理的临床应用，可能发挥意想不到的效用。由此探讨耳鼻咽喉头颈疾病的中医局部外治机理，将有利于进一步改进方法，提高疗效。

**9. 扶正与鼻咽免疫**　正气与免疫机能的关系，已经得到了大量实验和临床研究的证实。对鼻咽相关淋巴组织及其免疫效应与全身免疫状况和耳鼻咽喉器官病变关系的认识，尤其在计划免疫中的应用前景，正影响着相关领域的发展。更好地更充分地发挥或调动鼻咽相关淋巴组织在局部和全身相关病理过程中的防御作用，亦即官窍局部“卫气”的防卫效用，是有效维护官窍健康并进而影响全身脏腑功能的重要环节。借用扶正思想，采用各种手段，通过扶持正气以维护其正常功能，是促进耳鼻咽喉头颈科学发展的有效途径之一。

**10. 官窍脏腑交互作用的上气道反射机制**　整体观是中医学理论体系的基本理念，涵盖了脏腑间的交互作用以及脏腑官窍间的相互影响。在耳鼻咽喉官窍的功能调控、健康维护及疾病诊疗上，这一观念十分重要。鼻、咽、喉构成的上气道与支气管、肺下气道之间的反射现象，就是其联系机制之一，是上下呼吸道病理相互影响的生物学基础，由此确立了喉源性咳嗽、鼻后滴漏综合征、鼻 – 支气管综合征、鼻炎 – 鼻窦炎 – 支气管炎综合征等疾病实体，为中医脏腑官窍相互联系理论提供了理论基础和临床实证，更可利用鼻 – 肺反射和咽 – 喉反射原理缓解急性喉阻塞和支气管痉挛性呼吸困难，验证了古代中医嗜鼻取嚏、开启牙关等急救措施抢救“急喉风”“呼吸闭塞”等急重症的有效性与科学性。

**11. 官窍局部给药的全身效应**　中医认为，鼻与脑之间，需要通过肾水与心火间接联系。即使是现代耳鼻咽喉科学，对此之认识，除嗅神经直接联系，并无更多直接关联证据，故只强调“鼻源性脑病”等病理影响。但现代研究表明，通过鼻咽相关淋巴组织可以实施免疫接种以激活全身的主动免疫机能而扶助正气。鼻腔给药全身效应更速，更可通过鼻腔途径给药以迈过血脑屏障而实施脑神经定向给药（包括基因治疗），进一步丰富了对鼻（肺）生理机能的认识。由此可见，中西医有关官窍－脏腑联系的距离也在日益缩小。

**12. 精准健康理念与治未病**　鉴于精准医学仍然未能脱离疾病医学范畴，以健康维护为基点，动员社会各方，利用基因组学、蛋白质组学、代谢组学等现代科技成果及大数据，为疾病预防服务的精准健康理念应运而生。这一理念，与中医上工“不治已病治未病”的思想不谋而合，为中西医结合耳鼻咽喉头颈科学快速进步提供了快捷途径和新的空间和舞台。

## 第六节　学习中西医结合耳鼻咽喉科学的基本要求与方法

中西医结合耳鼻咽喉科作为一门成长中的临床学科，脱胎于中、西医两大医学体系，既有其自身特点，又不能完全脱离源流医学体系的影响，还要不断充实、完善，这些特点决定了该门课程的学习必有一些特殊要求，需要针对性的学习方法去解决相关问题。

在学科发展现阶段，须充分认识掌握中、西医学两种理论体系和方法的重要性，熟练其基本理论、基本知识和基本技能，为完善学科打好自身基础。

学习中西医结合耳鼻咽喉科学的目的，在于综合利用结合医学手段有效解决该领域器官的健康维护和疾病防治等实际问题。需不断强化整体观念。这种观念应该包含两个层面，即局部器官与整体的交互作用，以及耳鼻咽喉头颈部各器官之间的上下游引流关系及下游器官逆行效应的交互影响。

耳鼻咽喉头颈科学工作区域多属狭小细长弯曲幽深腔道，难以直达病所。要求从业者不仅拥有通常类型的高超手术操作技能，还应具备熟练的“左右开弓”双手操作技巧，以适应器官分位居头颅两侧的工作需要。只有加强实践锻炼方能达此境界。

# 第二章

# 耳鼻咽喉的应用解剖与生理



## 第一节　鼻的应用解剖与生理

### 一、鼻的应用解剖

鼻由外鼻、鼻腔和鼻窦三部分组成。

#### （一）外鼻

外鼻突出于颜面中央，其形似一基底向下的三棱锥体，上窄下宽，各部名称见图 2–1。外鼻以骨和软骨为支架，外覆皮肤而组成。左右鼻骨构成骨性支架，分别与上颌骨额突和额骨鼻突连接；左右成对的鼻外侧软骨、大翼软骨以及籽状软骨等构成软骨支架（图 2–2），并由鼻骨下缘和上颌骨腭突游离缘共同构成梨状孔（图 2–3）。

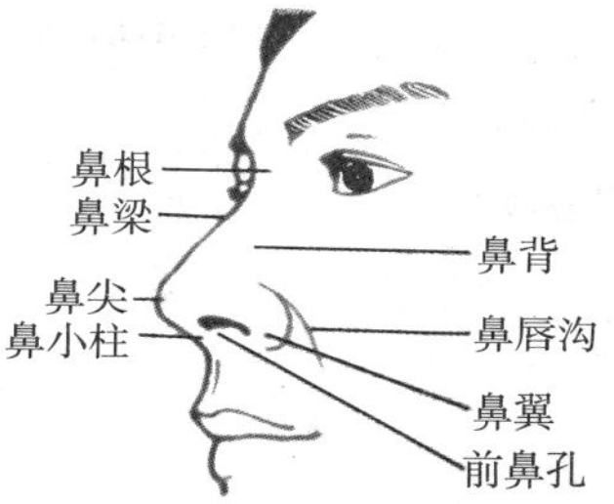


**图 2–1　外鼻及其各部名称**

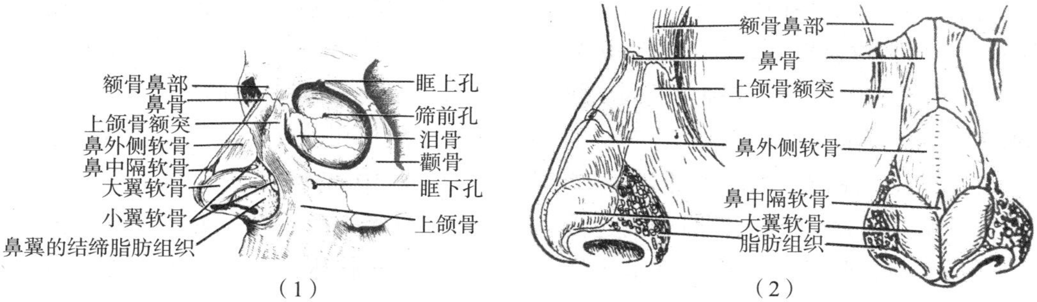


**图 2–2　外鼻的骨及软骨支架**

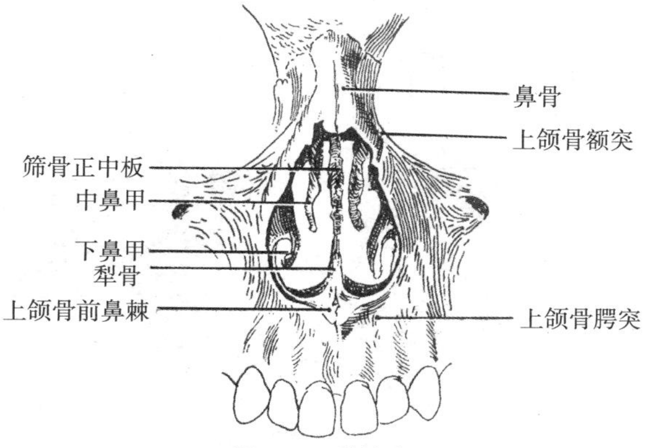


**图 2–3　梨状孔**

**1. 鼻骨** 左右各一，于中线互相融合。其上部窄厚，下部宽薄，易受外伤而骨折。

**2. 软骨**

（1）隔背软骨：两侧翼为鼻外侧软骨，中间为鼻隔板，即鼻中隔软骨，互相连接成“个”字形结构，是构成鼻背外形的重要的软骨支架。

（2）大翼软骨：左右各一，底面呈马蹄铁形，有内、外侧两脚。外侧脚构成鼻翼的支架，内侧脚向内侧延伸。两个内侧脚夹鼻中隔软骨的前下部分构成鼻小柱。

鼻根及鼻背处皮肤薄而松弛。鼻尖及鼻翼处皮肤较厚，与皮下组织黏连较紧，而且富有皮脂腺和汗腺，是痤疮、酒渣鼻和鼻疖的好发部位。此处发炎时，疼痛较剧烈。

外鼻的血液供应特别丰富。动脉源自眼动脉、面动脉和上颌动脉分支，静脉汇入面静脉及内眦静脉。由于内眦静脉经眼上、下静脉与海绵窦相通，且面静脉无瓣膜，血液可上下双向流通，故上唇及外鼻区域（又称危险三角区）感染如治疗不当或误加挤压，可循此途径引起海绵窦血栓性静脉炎（图 2–4）。

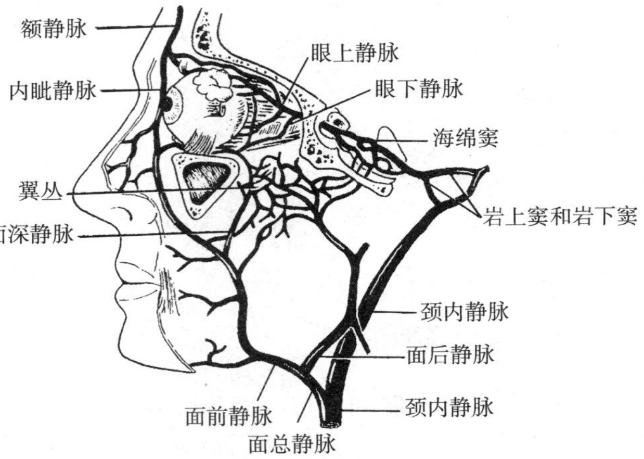


**图 2–4 外鼻静脉与眼静脉及海绵窦的关系**

外鼻的淋巴汇流于耳前淋巴结、腮腺淋巴结和颌下淋巴结。

## （二）鼻腔

鼻腔为一顶窄底宽、前后径大于左右径的不规则狭长腔隙。前起前鼻孔，向后止于后鼻孔，由鼻中隔和鼻小柱将其分成左右两侧腔隙，每侧鼻腔包含鼻前庭和固有鼻腔两部分。

**1. 鼻前庭** 介于前鼻孔和固有鼻腔之间，位于鼻腔最前段，起于鼻缘，止于鼻内孔（鼻翼内侧弧形的隆起，也称鼻阈）。鼻前庭的外侧为鼻翼包裹，内侧为鼻小柱，表面覆盖皮肤，皮内富含毛囊、皮脂腺及汗腺，易发生疖肿，且因皮肤与软骨膜粘连紧密，发生疖肿时疼痛较剧。

**2. 固有鼻腔** 即通常所谓之鼻腔，前起鼻内孔，止于后鼻孔，有内、外、顶和底四壁。

（1）内壁：即鼻中隔，由软骨部和骨部组成。前段为鼻中隔软骨，中上部为筛骨正中板，后下部为犁骨（图 2–5），并与上颌骨腭突连接。软骨膜和骨膜表面覆有黏膜。在鼻中隔前下方的黏膜内，动脉血管汇聚成丛，称利特尔动脉丛，并有克氏静脉丛，此即利特尔区（Little area），是鼻出血好发部位。

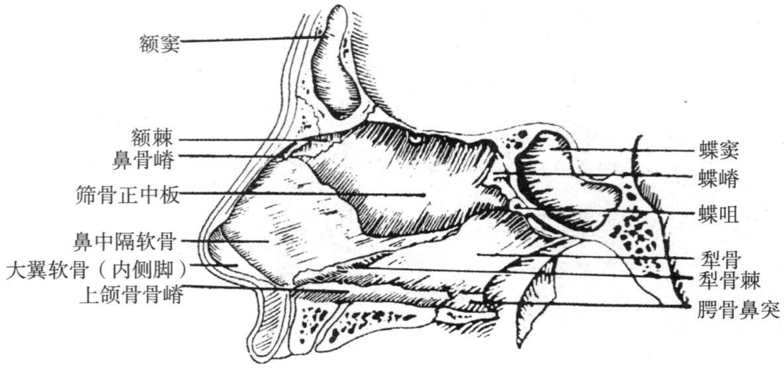


**图 2–5 鼻中隔支架**

（2）外壁：是鼻腔解剖学上最为复杂的区域，也是最具生理和病理意义的部位。主要部分是上颌窦和筛窦的内壁。壁上有3个呈阶梯状排列的长条骨片，被覆黏膜，构成鼻甲，从上而下依次称为上、中、下鼻甲。3个鼻甲的大小从下往上递次缩小约1/3，前端的位置递次后移约1/3。各鼻甲的上缘均附着于鼻腔外壁，游离缘皆向内下方悬垂。各鼻甲外下方形成的间隙称鼻道，与鼻甲相应，依次为上、中、下鼻道。各鼻甲与鼻中隔之间的间隙称总鼻道，而中鼻甲游离缘平面以上间隙特称为嗅沟或嗅裂（图2-6、2-7、2-8）。

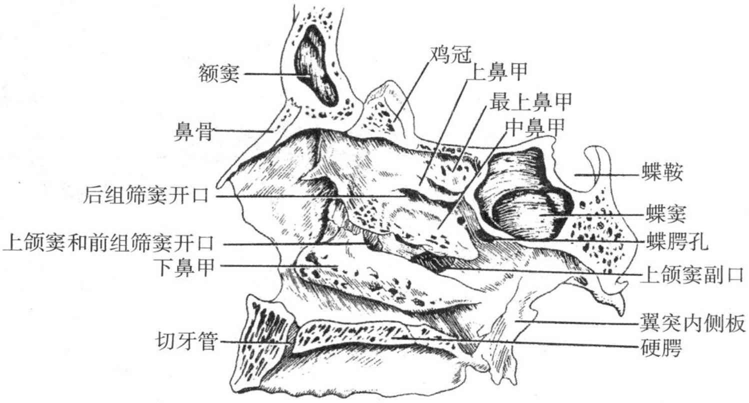

**图 2-6 骨性鼻腔外侧壁**

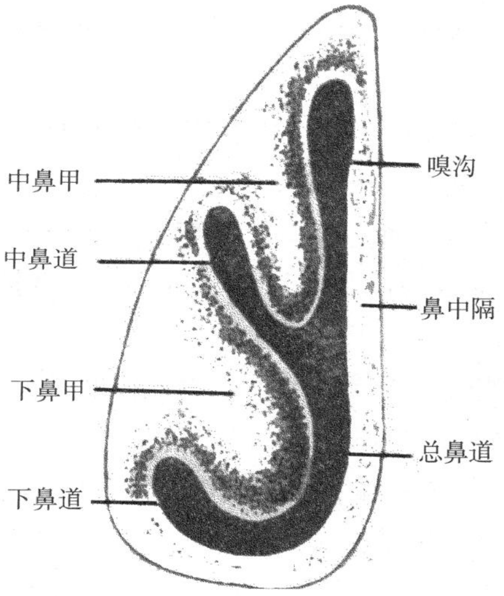

**图 2-7 右侧鼻腔冠状切面观**

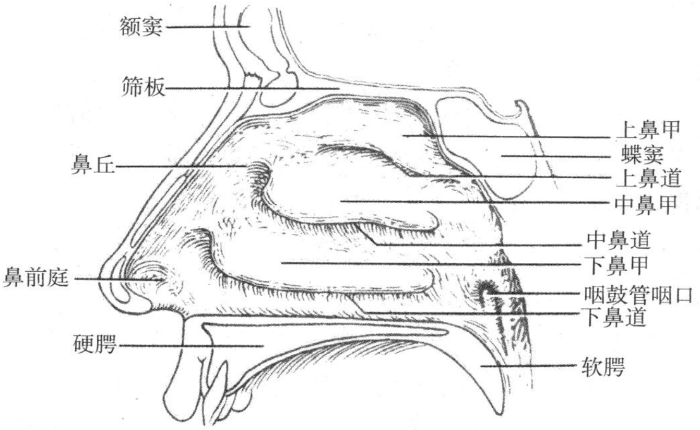

**图 2-8 鼻腔外侧壁**

①下鼻甲和下鼻道：下鼻甲为一独立骨片，前端接近鼻内孔，后端距咽鼓管咽口仅10～15mm。故下鼻甲肿胀或肥厚时常引起鼻塞，也可影响咽鼓管通气而出现耳鸣和听力减退等耳部症状。下鼻道穹隆前段上方有鼻泪管的开口。下鼻道外侧壁前段近下鼻甲附着处的骨壁甚薄，是上颌窦穿刺冲洗的最佳进针位置。

②中鼻甲和中鼻道：中鼻甲骨属筛骨的一个结构，分为水平部和垂直部。水平部前端恰附着于筛窦顶壁和筛骨水平板之连接处，水平部后端向外走行附着于纸板，称中鼻甲基板，系前、后组筛窦的分界线。中鼻甲是鼻内镜筛窦手术内侧界限的重要解剖标志，而且具有重要生理功能，术中应尽量保留。中鼻甲前端外上方的鼻腔外侧壁上有一丘状隆起称鼻丘，是鼻内封闭治疗常用的注射部位。中鼻甲后端的后上方有一骨孔称蝶腭孔，向外通翼腭窝，为蝶腭神经及血管出入之处，蝶腭神经节位于此窝内。中鼻道外侧壁上有两个隆起，前下者呈弧形嵴状隆起，名钩突；其后上的隆起名筛泡，均属筛窦结构。两者之间形成一半月形裂隙，名半月裂孔，长10～20mm，宽2～3mm。自半月裂孔前下内方至其外上，呈一漏斗状空间，称筛漏斗。额窦经鼻额管开口于其最上部，其后下依次有前组筛窦开口和上颌窦开口（图2-9）。

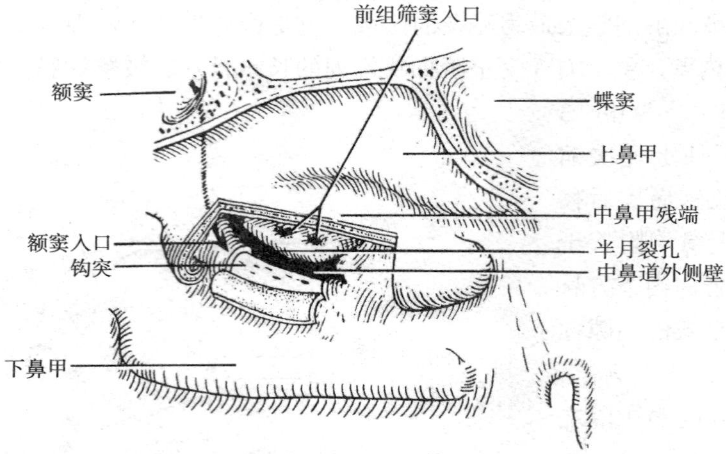


**图 2-9 中鼻道外侧壁**

根据鼻和鼻窦炎性疾病发病机制和病理生理学的现代概念，中鼻甲、中鼻道及其附近区域解剖结构先天异常和继发性病理改变最为关键，该区被特称为“窦口鼻道复合体”，鼻内镜外科就是建立在该理论基础之上。鼻内镜筛窦手术也是以中鼻甲、钩突和筛泡作为手术标志和径路。

③ 上鼻甲和上鼻道：上鼻甲也是筛骨结构之一，是最小的鼻甲，位于中鼻甲的后上方。其后上方有蝶筛隐窝，蝶窦开口于此。上鼻道则是后组筛窦开口之处。

（3）顶壁：呈穹隆状，很窄。中段为分隔颅前窝和鼻腔的筛骨水平板，又称筛板。筛板上有许多细孔，名筛孔，嗅区黏膜有嗅丝穿过筛孔至颅内嗅球。筛板薄而脆，受外伤时易发生骨折，为鼻部手术的危险区。

（4）底壁：即硬腭的鼻腔面，其骨质较厚，借其与口腔相隔。先天性 2 度及以上程度腭裂即为此处有不同程度的裂开而致鼻腔口腔相通。

**3. 鼻腔的黏膜** 鼻腔黏膜与鼻泪管、鼻窦和鼻咽部的黏膜相连续，可分为嗅区和呼吸区两部分。中鼻甲内侧面游离缘以上及其相对应的鼻中隔部分为嗅区黏膜，有嗅神经末梢分布；其余为呼吸区黏膜，占鼻腔黏膜的大部分，由假复层纤毛柱状上皮覆盖。黏膜内有大量分泌性腺体，并含有丰富的由静脉血管构成的海绵状血窦，尤以下鼻甲黏膜最为典型，具有很大的舒缩性。鼻分泌物在黏膜表面形成连续的黏液毯，随纤毛运动而向后移动，发挥重要的生理功能。现已证实，鼻腔黏膜具有良好吸收功能，不仅有利于鼻腔途径给药，甚至有经此途径向脑内输送基因治疗药物的报告，为鼻腔免疫提供了有利条件。

**4. 鼻腔的血管、淋巴和神经**

（1）血管：鼻腔的动脉主要来自颈内动脉的眼动脉（在眶内分出筛前、筛后动脉，分布于鼻腔及鼻窦）和颈外动脉的上颌动脉（图 2-10、2-11）。静脉则经颈外静脉及海绵窦途径流入颈内静脉。

（2）淋巴：鼻腔淋巴分别汇流至下颌下淋巴结、咽后淋巴结及颈深淋巴结上群（图 2-12、2-13），与咽淋巴系统共同组成鼻咽相关淋巴组织，参与鼻腔免疫过程。

（3）神经：鼻腔的感觉神经来源于三叉神经的眼支及上颌支。嗅神经末梢分布于嗅区黏膜内，其中枢突形成无髓的嗅神经纤维（即嗅丝），向上穿越筛孔而达嗅球。嗅神经的鞘膜为硬脑膜的延续部分，与蛛网膜下腔直接相通，故鼻腔顶部的手术损伤引起的继发感染，可循此入颅，导致鼻源性颅内并发症。鼻腔的自主神经支配见图 2-14、2-15。

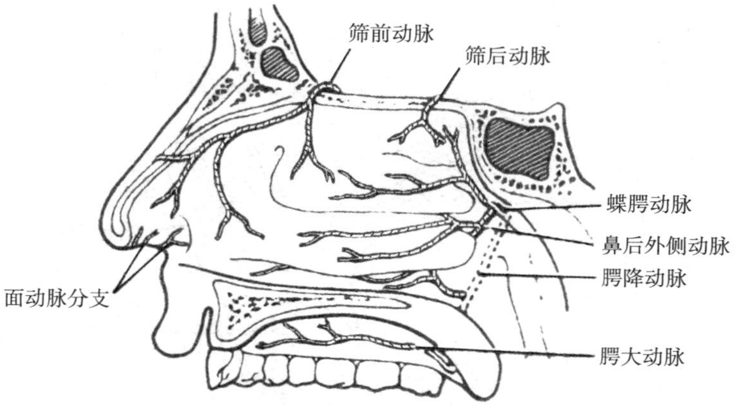


**图 2-10　鼻腔外侧壁的动脉**

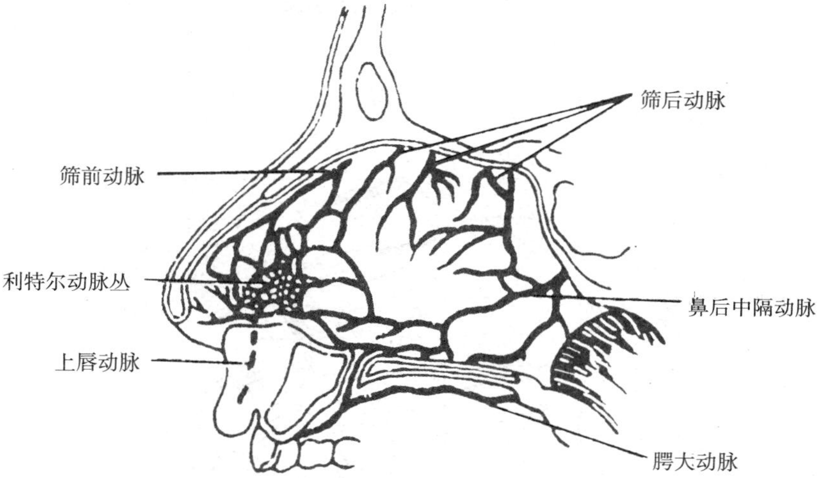


**图 2-11　鼻中隔的动脉**

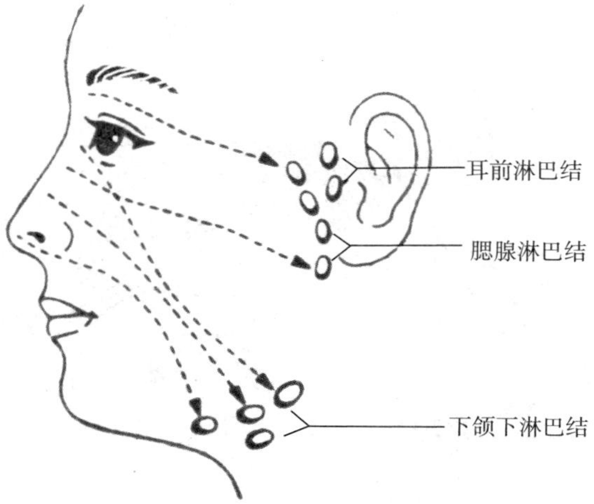


**图 2-12　外鼻的淋巴引流**

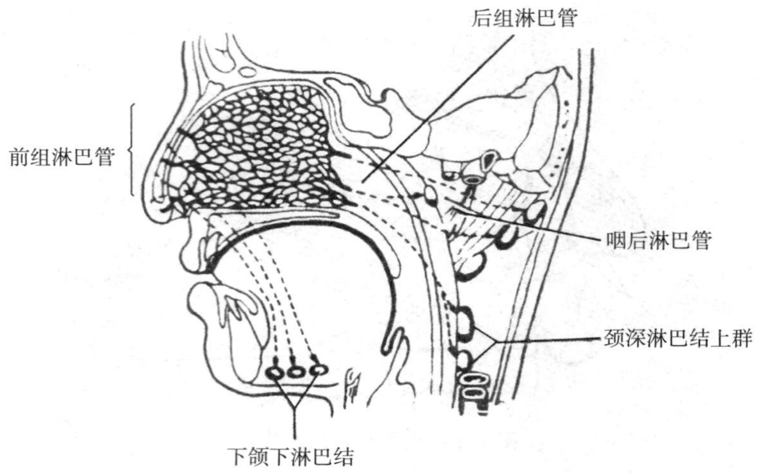


**图 2–13　鼻腔的淋巴引流**

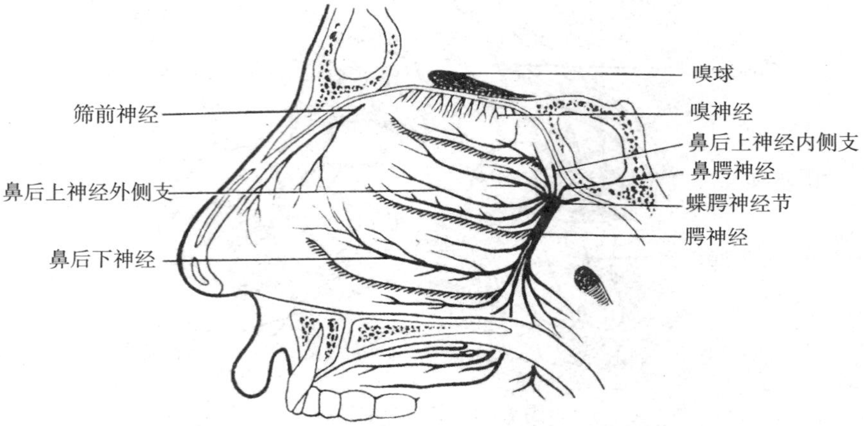


**图 2–14　鼻腔外侧壁的神经**

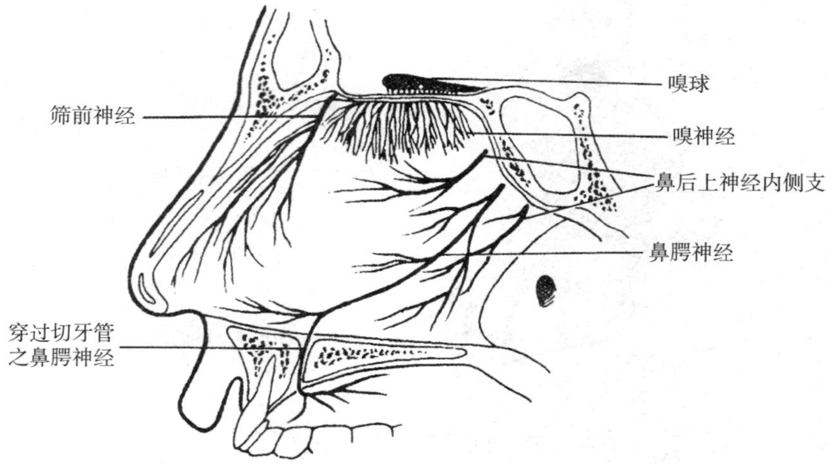


**图 2–15　鼻中隔的神经**

## （三）鼻窦

鼻窦是围绕鼻腔周围的面颅骨和脑颅骨内的含气空腔，借小孔或管道与鼻腔相通。鼻窦左右成双，共有4对。依据其所在颅骨命名，包括上颌窦、额窦、筛窦和蝶窦。筛窦又分前后两部分。各窦形态大小不同，发育常有差异。按其解剖位置和窦口所在部位，将鼻窦分为前、后两组。前组有上颌窦、额窦和前组筛窦，窦口均位于中鼻道；后组鼻窦有后组筛窦和蝶窦，前者开口于上鼻道，后者开口位于上鼻道后上方的蝶筛隐窝（图2–16、2–17）。鼻窦的黏膜与鼻腔黏膜相连续，表面为假复层纤毛柱状上皮，纤毛活动的方向均朝向窦口，可将窦腔内分泌物推移至窦口后排出。故前组鼻窦有炎症时，可见中鼻道内积脓；后组鼻窦炎时，则在上鼻道或嗅裂积脓。这些特征在临床鉴别诊断中具有重要意义。

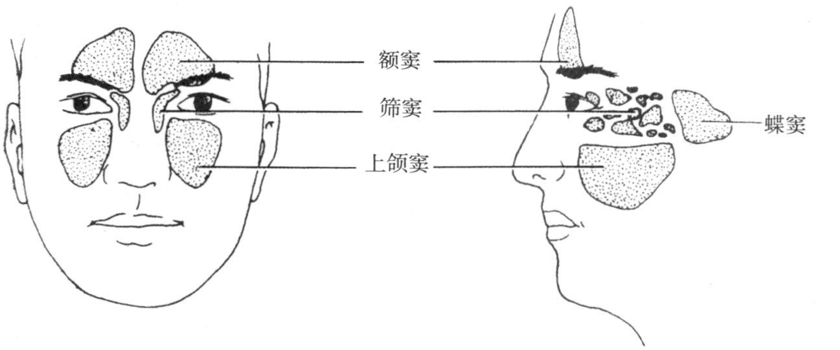


**图2–16　鼻窦的面部投影**

**1. 上颌窦**　是鼻窦中最大的一对，居上颌骨内，位于鼻腔两侧，形似一横置锥体。该窦以鼻腔外侧壁为基底，顶朝颧突，有5个壁。前壁即面壁，中央凹陷处最薄称犬牙窝，传统上颌窦手术时常经此凿入窦腔；上壁即眶壁，与眼眶相隔；底壁为牙槽突，与第2双尖牙及第1、2磨牙的根部相邻，有时牙根可直接突入窦腔内黏膜下，当牙根有病变时可波及上颌窦；内壁乃鼻腔外侧壁的一部分，后上方有上颌窦窦口通入中鼻道。上颌窦因窦口位置较高而不易引流，故易患炎症（图2–17、2–18）。

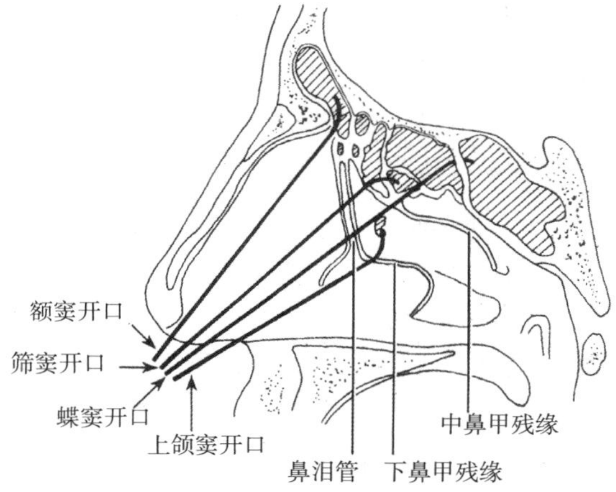


**图2–17　鼻窦的开口部位**

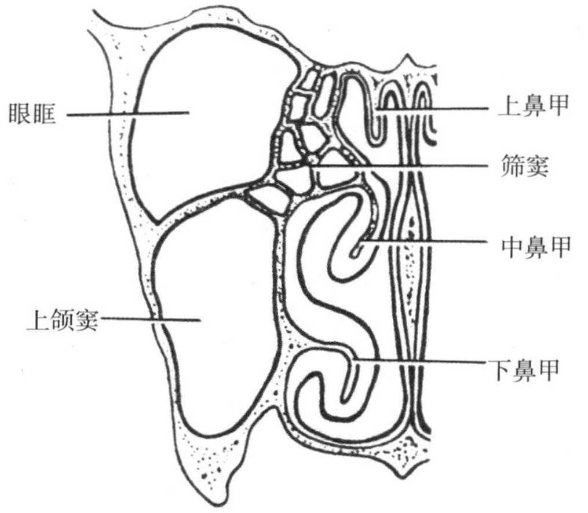


**图2–18　上颌窦、筛窦与眼眶的关系**

**2. 筛窦** 位于鼻腔外上方的筛骨内，呈蜂房样，每侧有气房 4 ～ 17 个。依其窦口所在部位而分为前后两组。前组开口于中鼻道，后组开口于上鼻道。前后两组以中鼻甲附着缘为界。

**3. 额窦** 位于额骨鳞部的下方、额骨的内板和外板之间，居鼻腔前上方。两侧额窦大小形状多不一致，有时一侧或两侧未发育。底壁内侧形成鼻额管，向下至筛窦的前上方扩大并形成筛漏斗，额窦借此向下开口于中鼻道的前端，半月裂的前上方。

**4. 蝶窦** 位于蝶骨体内，居鼻腔的后上方，由蝶中隔分为左右两腔，其大小形状多不对称且不规则。蝶窦顶壁向下凹陷，构成蝶鞍底部，承托脑垂体；垂体肿瘤有时能穿透该壁，突入窦腔。现常经蝶窦途径摘除脑垂体肿瘤。

## 二、鼻的生理

鼻腔主要有呼吸、嗅觉功能，另外还有共鸣、反射、腺体分泌、免疫、吸收和排泄泪液等功能。外界空气经过鼻腔处理后，才适合人体的生理需求，否则易引起呼吸道黏膜损害。

### （一）呼吸功能

鼻腔为呼吸道的首要门户，在机体与外界环境的接触中起着重要的作用。

**1. 鼻腔气流形式** 吸入鼻腔的空气在鼻内孔处遇到阻力后便区分为层流和紊流。层流从鼻内孔朝后上方以弧形流向后鼻孔再散开，传输鼻腔气流的大部分，与鼻通气量关系甚大，亦是在肺部进行气体交换的主要部分。层流与鼻腔黏膜接触面积最广，可以充分发挥鼻腔调节湿度和温度的作用。紊流形成于鼻内孔的后方，系呈旋涡状而又不规则的气流，为吸入空气的小部分，有利于鼻腔气体充分汇合，增加气体与鼻腔黏膜之间的接触，更有效地发挥鼻腔对呼吸气流的调节作用。

**2. 鼻阻力的产生和生理意义** 阻力是维持正常鼻通气的重要前提。鼻阻力由鼻瓣区的多个结构形成。鼻瓣区包括鼻中隔软骨前下端、鼻外侧软骨前端和鼻腔最前端的梨状孔底部。同时，鼻阻力与下鼻甲的大小也有很大关系。鼻内或鼻瓣区产生的鼻阻力约为全部呼吸道阻力的 40% ～ 50%，有助于吸气时形成胸腔负压，使肺泡扩张以增加气体交换面积，同时也使呼气时气体在肺泡内停留的时间延长，以留有足够的气体交换时间。因此，正常鼻阻力的存在对充分保证肺泡气体交换过程的完成是重要的。如果鼻腔阻力降低（如萎缩性鼻炎、下鼻甲过多切除），可出现肺功能下降；鼻阻力过大（如肥厚性鼻炎），也会造成鼻腔通气不足，影响呼吸和循环功能。

**3. 鼻周期或称生理性鼻甲周期** 正常人两侧下鼻甲黏膜内的容量血管呈交替性和规律性的收缩与扩张，表现为两侧鼻甲大小和鼻腔阻力呈相应的交替性改变，但左右两侧的鼻总阻力仍保持相对的恒定，大约 2 ～ 7 小时出现一个周期，称为生理性鼻甲周期或鼻周期。鼻周期对呼吸无明显影响，所以正常人常不自觉；但如果两侧鼻腔明显不对称（如鼻中隔偏曲时），两侧在周期性收缩阶段的最小阻力不相等，总阻力发生显著变化，因而出现明显的周期性鼻塞。生理性鼻甲周期的生理意义在于促使睡眠时反复翻身，有助于解除睡眠时的疲劳。

**4. 温度调节作用** 人体的温度与外界的温度不同，当吸入气体温度太低，会对下呼吸道黏膜造成大的伤害，鼻腔的作用之一就是将吸入鼻腔的外界空气温度调节到接近正常体温，以保护下呼吸道黏膜，这一功能依赖于鼻腔广大而迂曲的黏膜和丰富的血液供应。

**5. 湿度调节作用** 鼻黏膜中含有大量的腺体，在 24 小时呼吸期间分泌约 1000mL 液体，其中 70%用以提高吸入空气的湿度，少部分向后流入咽部。因此，常用口呼吸者，会出现口干舌燥。

**6. 过滤及清洁作用**　鼻前庭的鼻毛由四周伸向前鼻孔中央，对空气中较粗大的粉尘颗粒及细菌有阻挡和过滤作用。较小的尘埃颗粒吸入鼻腔后可随气流的紊流部分沉降，或随层流散落在鼻黏膜表面的黏液毯中，不能溶解的尘埃和细菌随此经鼻黏膜的纤毛摆动到达后鼻孔，进入咽腔，被吐出或咽下。

**7. 黏膜纤毛系统的作用**　人类鼻腔、鼻窦黏膜大部分为假复层纤毛柱状上皮，每个柱状上皮细胞有 250 ～ 300 根纤毛，长度 5 ～ 7μm，平均直径 0.3μm，每根纤毛朝鼻咽方向摆动的频率大约 1000 次 / 分钟。在纤毛的表面覆盖了一层黏液毯，其主要物质成分为无机盐、黏多糖、黏蛋白、溶菌酶等，95% 为水分。黏液毯以每分钟 5mm 的速率形成自前向后的黏液波，这一现象对维持鼻腔正常清洁功能起到重要作用。

空气中含有灰尘、细菌和真菌等，但吸入的空气到达鼻腔后部时，几乎无细菌存在，说明鼻腔黏膜对吸入空气的清洁、防御作用非常有效。较粗颗粒被鼻毛阻挡，吸入鼻腔后也可被喷嚏反射所清除；较细的尘粒和细菌附着在黏液毯上，借助于上皮纤毛运动，向后排至鼻咽部，为鼻腔的第一道防御线。鼻黏液中含有“溶菌酶”，具有抑菌和溶解细菌的作用，加上白细胞的噬菌作用，称为鼻腔的第二道防御线。鼻腔的 pH 值能影响溶菌酶的活性和纤毛运动，正常鼻分泌物的 pH 值为 5.6 ～ 6.5，溶菌酶在酸性环境中能保持最佳活性状态。所以，局部 pH 值在 6.5 以下时，鼻腔分泌物细菌培养为阴性；若偏碱性，鼻腔鼻分泌物中可出现细菌。

### （二）嗅觉功能

空气中气味物质的微小颗粒接触嗅黏膜后，溶解于嗅腺分泌液中，结合于嗅细胞的气味受体，引发神经冲动，经嗅神经、嗅球传入脑皮质嗅觉中枢而产生嗅觉。嗅觉功能（特别是咀嚼期间引发的后鼻嗅觉，retronasal olfaction）有助于精细体验食物美味，增进食欲而辅助消化，有助于精确认识某些特殊环境而对机体发挥保护作用或搜寻特定的目标。

人体约有 1000 个基因参与高度专一性气味受体的编码，分别感受相应有气味分子的刺激。不同受体引发的传入冲动，在中枢内组合成不同的特定模式，分辨为不同的气味。大量的特定组合模式引发的气味感觉，可以使人类具有辨别和记忆约 1 万种不同气味的能力。

### （三）发声共鸣功能

喉发出的声音经过鼻腔共鸣会变得洪亮悦耳，因而鼻音为语音形成的重要部分；语音中“m”“n”“ng”音均经鼻腔共鸣而产生。当感冒鼻塞时，鼻腔共鸣作用受到影响，可致鼻音加重，语音重浊不清；腭裂时则出现开放性鼻音。

### （四）鼻的反射功能

鼻腔内神经分布丰富，当鼻黏膜遭受到机械性、物理性或化学性刺激时，可引起广泛的呼吸和循环反应。反应水平取决于刺激强度，表现为从打喷嚏到呼吸心跳停止的不同程度反应。最重要的鼻腔反射有鼻 – 肺反射和喷嚏反射。

鼻 – 肺反射以鼻黏膜三叉神经为传入支，广泛分布于支气管平滑肌的迷走神经纤维为传出支，以三叉神经核和迷走神经核为中枢核，共同形成反射弧。鼻 – 肺反射是鼻部刺激和疾病引起支气管病变的原因之一。

喷嚏反射的传入支为三叉神经。当鼻黏膜三叉神经末梢受到刺激时，经反射弧引发系列反射动作，如深吸气、悬雍垂下降、舌根上抬、腹肌和膈肌剧烈收缩、声门突然开放，以致气体从鼻腔急速喷出，借以清除鼻腔中的异物和刺激物。

### （五）鼻黏膜的其他功能

**1. 免疫功能** 鼻黏膜是人体黏膜免疫系统的重要组成部分，黏膜内的免疫活性成分在上呼吸道黏膜防御功能中发挥重要作用。鼻黏膜内的杯状细胞、黏膜下腺体（浆液腺细胞、黏液腺细胞）、分泌性细胞（浆细胞）等不仅产生分泌物，且可由血管渗出血浆蛋白，或由细胞合成、分泌免疫活性物质，加上局部的免疫活性细胞成分，构成了鼻黏膜免疫系统的重要物质基础。

来源于鼻黏膜的各种免疫活性物质可分为非特异性与特异性两大类，前者为天然免疫物质，如溶菌酶、乳铁蛋白等，后者则是在抗原刺激下产生的体液免疫物质（IgA、IgG 等特异性抗体）和经细胞免疫介导的免疫反应物质（多种细胞因子以及参与细胞免疫反应的免疫活性细胞本身），共同构成鼻腔黏膜免疫屏障。因此，鼻腔免疫可能成为一种安全的非侵入性疫苗接种途径，诱导系统和局部免疫应答，并通过共同黏膜免疫系统诱导远处黏膜免疫反应。

**2. 吸收功能** 人类鼻腔黏膜表面积约 150$cm^2$，黏膜上皮的微绒毛可增加吸收的有效面积；鼻黏膜上皮下层有丰富毛细血管、静脉窦、动 – 静脉吻合支，以及淋巴毛细管交织成网，可使药物迅速吸收进入血液循环。因此，经鼻腔给药正成为一种简单速效的给药途径，甚至借此进行大脑特殊部位基因治疗。

**3. 排泄泪液功能** 泪液通过泪小点、泪小管、泪总管、泪囊和鼻泪管到达下鼻道的顶部。

### （六）鼻窦的生理功能

1. 增加呼吸区黏膜面积，促进对吸入空气的加温加湿作用。
2. 对声音的共鸣作用。
3. 减轻头颅重量。
4. 缓冲冲撞力，保护重要器官。

# 第二节　咽的应用解剖与生理

## 一、咽的应用解剖

咽位于颈椎前方，为呼吸道和消化道上端的共同通道，上宽下窄、前后扁平略呈漏斗形。上起颅底，与颅底之间隔有咽腱膜，横径约 3.5cm；下至第 6 颈椎下缘平面，于环状软骨下接食管入口，横径约 1.5cm；全长约 12cm。前壁不完整，由上而下分别与鼻腔、口腔和喉相通；后壁扁平，与椎前筋膜相邻；两侧与颈内动脉、颈内静脉和迷走神经等重要的血管、神经毗邻。

### （一）咽的分部

咽根据其位置，自上而下可分为三部分：颅底以下、软腭游离缘以上称为鼻咽；介于软腭与会厌上缘平面之间称为口咽；口咽以下、食管入口以上称为喉咽（图 2–19、2–20）。

**1. 鼻咽** 从硬腭向后做一假想延长线，此平面以上的咽部称鼻咽，又称上咽。前方以后鼻孔为界，通鼻腔。后壁紧邻第 1、2 颈椎的椎体。顶壁由蝶骨体及枕骨底部构成，呈穹隆状。顶与后壁交界处有淋巴组织团块，名腺样体。鼻咽两侧有咽鼓管的咽口，在下鼻甲后端后方 10 ～ 15mm 处；咽口的后上方是一隆起，称咽鼓管圆枕；圆枕后上方有一凹陷，称咽隐窝，是鼻咽癌好发部位。该处接近颅底的破裂孔，鼻咽癌常循此侵入颅内。咽鼓管周围散在的淋巴组织称咽鼓管扁桃体。底壁即软腭背面，经软腭游离缘后方的峡部与口咽连续。当软腭因吞咽而上抬封闭该峡部，才能形成完整的鼻咽底壁。

**2. 口咽**　上通鼻咽，下接喉咽（以会厌游离缘为界），位于口腔之后，第 2、3 颈椎平面，又称中咽。前方经咽峡与口腔相通。咽峡是由悬雍垂、软腭游离缘、腭舌弓、腭咽弓和舌背围成的环形狭窄部分。腭舌弓与腭咽弓之间为扁桃体窝，腭扁桃体即位于其中（图 2–21）。在每侧腭咽弓的后方有纵行条状淋巴组织，名咽侧索。口咽黏膜下有散在的淋巴滤泡。

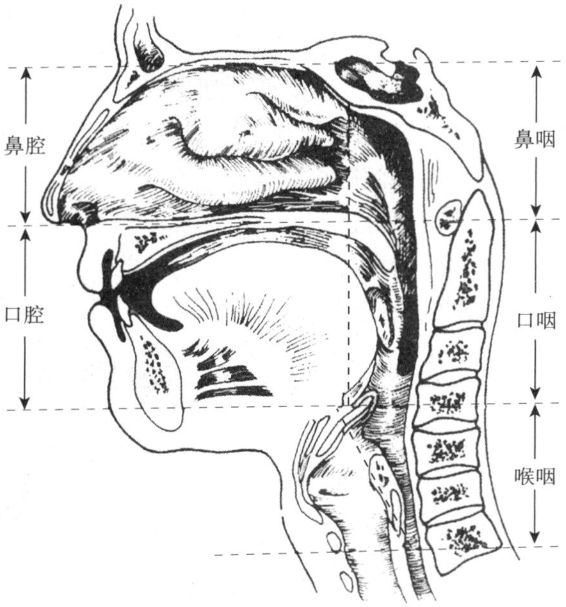


**图 2–19　咽的分部**

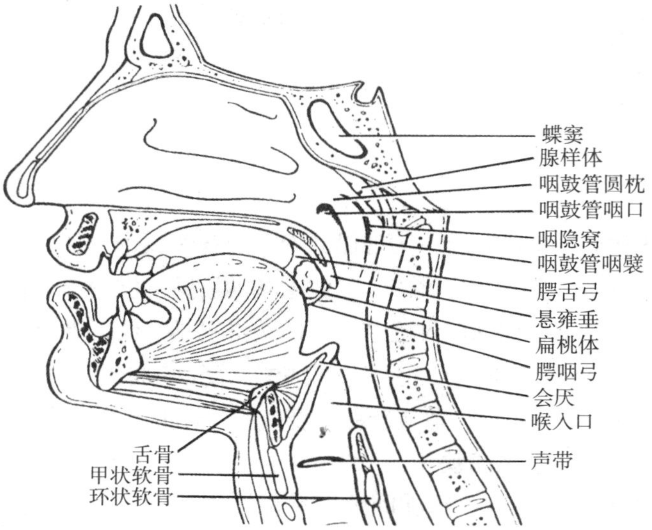


**图 2–20　咽部矢状面解剖图**

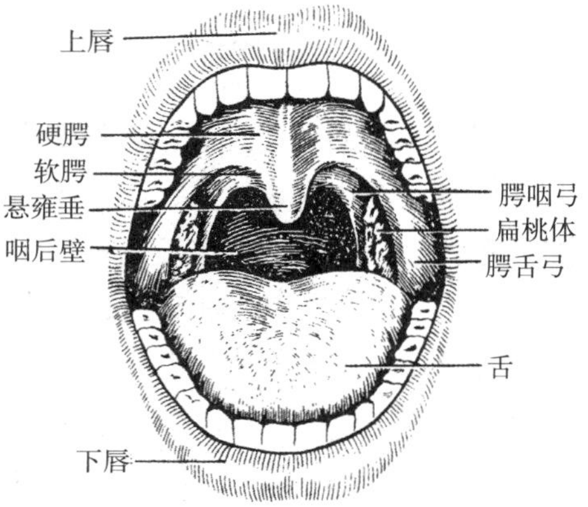


**图 2–21　口咽**

**3. 喉咽** 又称下咽。上起会厌软骨上缘，下至环状软骨下缘平面接食管入口，该部位有环咽肌环绕。后壁平对第 3 ～ 6 颈椎；前面自上而下有会厌、杓会厌襞和杓状软骨所围成的入口，称喉入口，经此通喉腔。在会厌前方，舌会厌外侧襞和舌会厌正中襞之间，左右各有一个浅凹称会厌谷，异物易嵌顿停留于此处。喉咽的两侧和甲状软骨板内侧面之间，黏膜下陷形成两个左右独立且较深的隐窝，名为梨状窝，梨状窝下端为食管入口，喉上神经内支经此窝入喉并分布于其黏膜下。两侧梨状窝之间，环状软骨板之后称环后隙。

## （二）咽壁的构造

咽壁从内至外共有 4 层，即黏膜层、纤维层、肌肉层和外膜层。其特点是无明显黏膜下组织层，而由纤维层与黏膜层紧密附着。鼻咽的黏膜与鼻腔及咽鼓管黏膜相连续，其表层为假复层纤毛柱状上皮，固有层中含混合腺。口咽和喉咽的黏膜上皮是复层鳞状上皮，黏膜下除含有丰富的黏液腺和浆液腺外，还有大量的淋巴组织聚集。肌层有 3 组肌肉，分别为横行的咽缩肌 3 对、纵行的咽提肌 3 对、腭帆肌 5 组，参与吞咽过程咽期的咽部肌肉协调运动，腭帆还有开放咽鼓管咽口功能。外膜层即筋膜层，是颊咽筋膜向下延续而成。该筋膜层与椎前筋膜之间的间隙称咽后隙，其两侧紧邻颈部大血管及神经。该间隙在正中由纤维组织将其分为左右两部分，故咽后脓肿常偏于一侧。间隙内有疏松的结缔组织和淋巴组织，新生儿有 8 ～ 10 个淋巴结，扁桃体、口腔、咽后壁、鼻咽和咽鼓管等处的淋巴均引流于此。这些部位的炎症可引起咽后淋巴结感染化脓，严重者可形成咽后脓肿。咽后隙淋巴结在 3 ～ 8 岁逐渐萎缩消失，故脓肿多发生于婴幼儿。咽旁隙又称咽上颌间隙，位于咽侧，左右各一，形如锥体，底向上，尖向下；其上界为颅底，向下达下颌角水平，内界为扁桃体被膜和咽缩肌的外侧面，外界是下颌骨升支的内面，其内含有颈动脉、颈内静脉以及迷走神经等重要结构，炎症亦可波及于此（图 2–22）。

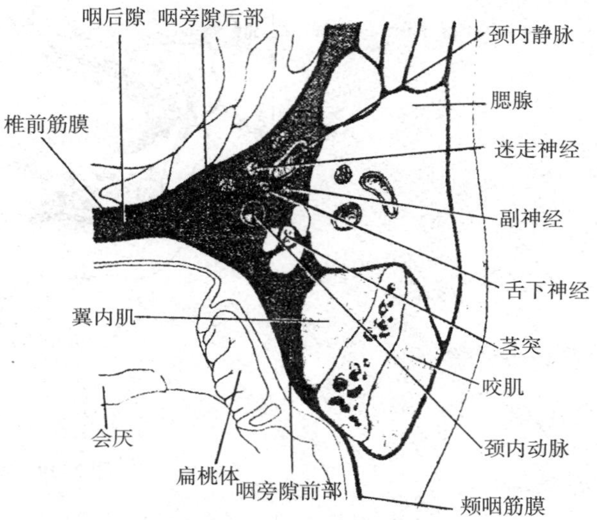


**图 2–22　咽部的筋膜间隙**

## （三）咽的淋巴组织

咽部有丰富的淋巴组织，有的聚成团块状如扁桃体，有些为淋巴滤泡散布在黏膜下，彼此间有淋巴管相通，其中腭扁桃体、腺样体、舌扁桃体、咽鼓管扁桃体、咽侧索和咽后壁淋巴滤泡等构成咽的淋巴内环。内环的淋巴流向颈部四周的淋巴结，如咽后淋巴结、下颌角淋巴结、颌下淋巴结及颏下淋巴结等，后者又互相交通，形成咽的淋巴外环（图 2–23）。外环的淋巴结又流向颈深淋巴结。当咽部的感染或肿瘤不能为内环的淋巴组织所局限时，可扩散或转移至相应的外环淋巴结。

**1. 腭扁桃体** 即习称之扁桃体，为咽部淋巴组织团块中最大者，位于扁桃体窝内，左右各一。扁桃体外侧有被膜包裹，与咽上缩肌相邻，其间为一潜在间隙，称扁桃体周围间隙。扁桃体有 10 ～ 20 个由其表面伸入扁桃体腺体组织中的凹陷，称之为隐窝。其中位于扁桃体上极处的较大隐窝，向外可深达被膜，特称扁桃体上隐窝。隐窝内积存有脱落上皮、淋巴细胞与其他白细胞及食物碎屑等构成的混合物，极易藏匿病原菌，可成为潜在的感染病灶。隐窝周围的扁桃体实质内环列许多淋巴滤泡，滤泡内有生发中心（图 2–24）。

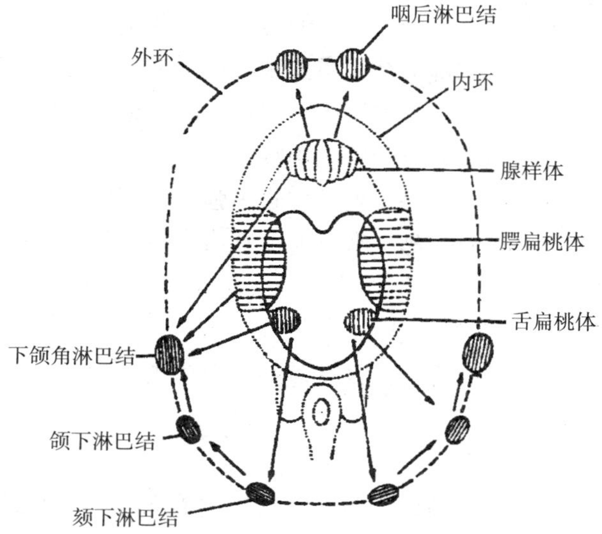


图 2–23　咽淋巴环

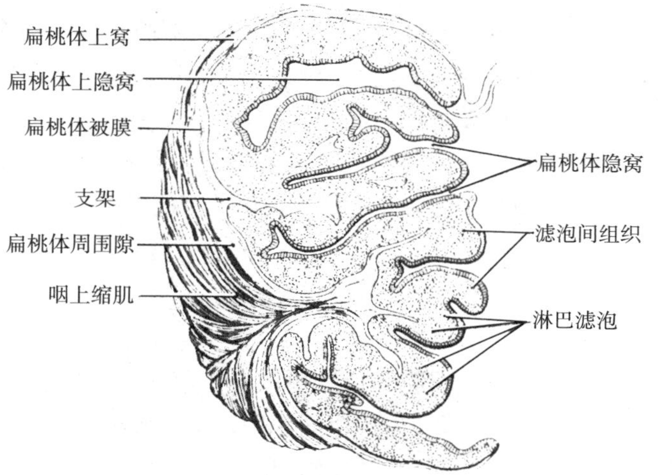


图 2–24　腭扁桃体切面

**2. 腺样体**　又称咽扁桃体，位于鼻咽顶壁和后壁交界处。腺体呈橘瓣样外观，由 6 ～ 7 个小叶组成。小叶间的纵行裂隙易存留细菌。居正中的沟裂最深，称咽囊，该处发生炎症时称咽囊炎。腺样体与附着处之咽壁间无被膜，故手术时不易刮净。小儿的腺样体较大，一般在 6 ～ 8 岁时开始萎缩，约到 10 岁后退化，成年则消失。少有成年腺样体残留者。若腺样体不萎缩反而增大，称之为腺样体肥大。

**3. 舌扁桃体**　位于舌根部，呈颗粒状，大小因人而异，含有丰富的黏液腺。舌扁桃体隐窝短而细，其周围的网状淋巴组织构成淋巴滤泡，多个此类淋巴滤泡组成舌扁桃体。

**4. 咽鼓管扁桃体**　常简称管扁桃体，为咽鼓管咽口后缘的淋巴组织，炎性增生肥大时可阻塞咽鼓管咽口而致听力减退或中耳感染。

**5. 咽侧索** 为咽侧壁的淋巴组织，位于双侧腭咽弓后方，呈垂直带状，由口咽部上延至鼻咽，与咽隐窝淋巴组织相连。

### （四）咽的血管和神经

咽的动脉由颈外动脉之咽升动脉、颌外动脉的腭升动脉及颌内动脉的腭降动脉供给。静脉引流入咽静脉丛后再转入颈内静脉。咽部的神经主要来自迷走神经咽支、舌咽神经咽支、副神经分支和颈交感神经纤维构成的咽丛，位于外膜层内，司理咽喉肌运动及口、下咽感觉，而鼻咽、软腭及扁桃体上极感觉由上颌神经负责，喉咽感觉由喉上神经支配。鉴于鼻咽黏膜神经支配的复杂性，其在局部器官乃至全身的生理与病理反射效应较为强烈，可以利用于临床诊疗工作，因而有人视之为人体的一个特殊穴位。同时，鼻、咽反射也可用于咽喉危症的急救。

## 二、咽的生理

咽是呼吸和消化系统的上部共同通道，具有多种生理功能。

### （一）呼吸功能

咽黏膜内或黏膜下含有丰富的腺体，当吸入空气经过咽部时，可得到一定程度的温度、湿度调节和清洁。食物咀嚼过程中的呼气动作有助于产生后鼻嗅觉，帮助消化。

### （二）吞咽功能

食物进入咽腔前，为吞咽过程的自控阶段。当食物进入咽腔，吞咽动作是由许多肌肉参与的反射性协同运动，表现为舌体上抬，接触硬腭，封堵咽峡部；软腭上抬关闭鼻咽；喉部上升、会厌后倾覆盖喉入口，声门关闭，呼吸暂停，隔绝喉腔与咽腔的交通；同时，食管上端环咽肌开放。在咽缩肌推动下，食团越过会厌，经梨状窝进入食管。吞咽全过程可分为口腔前期、口腔期、咽期和食管期 4 个时相，总的功能要求是协调实现“三闭一开放”。吞咽中枢位于延髓网状结构内，邻近迷走神经核。

### （三）共鸣作用

咽腔为上共鸣腔之一，发声时，咽腔和口腔可改变形状，产生不同的共鸣效应，使声音清晰、和谐悦耳，并由软腭、口、舌、唇、齿等协同作用，构成各种语音。咽部结构及发声时咽腔形态大小的相应调整，对准确的语音构词有重要作用。

### （四）调节中耳气压功能

咽鼓管咽口的主动开放参与中耳内外气压平衡的维持，由咽肌的运动诱发，与吞咽运动密切相关。

### （五）防御和保护功能

主要通过吞咽、呕吐反射来完成。吞咽反射可封闭鼻咽和喉腔，避免食物吸入气管或反流入鼻腔；当异物或有害物质接触咽壁时，引发恶心呕吐，有利于排除异物及有害物质。来自鼻腔、鼻窦、下呼吸道的正常或病理性分泌物，可借此反射功能吐出，或咽下入胃。

### （六）扁桃体的免疫功能

扁桃体位于呼吸道和消化道的门户，出生时尚无生发中心。随着年龄增长，免疫功能逐渐活跃，特别是 3 ～ 5 岁后，因接触外界变应原机会增多，扁桃体显著增大，可以表现为生理性扁桃体肥大。儿童期扁桃体是活跃的外周免疫器官，发挥体液免疫作用及一定的细胞免疫功能。腺样体也是外周免疫器官，在 7 岁以前同属活跃的免疫活性组织。咽部的扁桃体及其他淋巴结构组成了鼻咽相关淋巴组织的主要成分，参与鼻咽免疫反应。

## 第三节　喉的应用解剖与生理

### 一、喉的应用解剖

喉位于颈前正中、舌骨下方，上通喉咽，下接气管。主要以软骨为支架，借韧带、纤维组织和肌肉等构成一个锥形管状器官。喉腔内表面覆盖黏膜，与咽和气管黏膜相连续（图 2–25）。

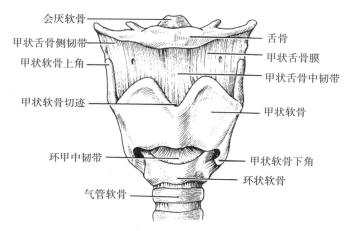

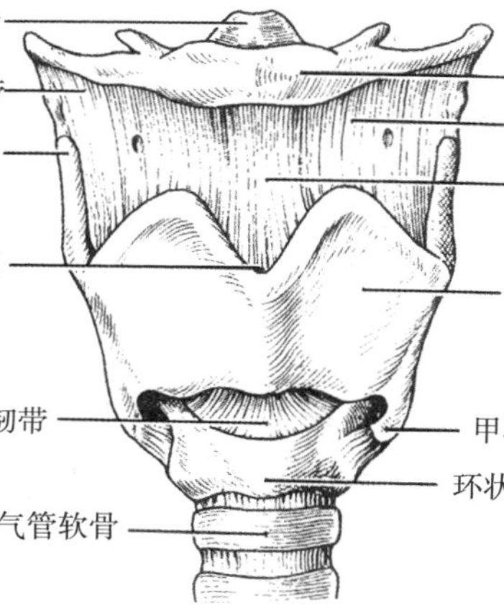


**图 2–25　喉的前面观**

### （一）喉软骨

喉的软骨共有 9 块，是构成喉之形态的支架，包括单个而较大的会厌软骨、甲状软骨、环状软骨和成对而较小的杓状软骨、小角软骨及楔状软骨。

**1. 甲状软骨**　是最大的喉软骨，由左右对称的四边形软骨板在颈前融合而成。甲状软骨板融合而成的角度在男性较小，上端前突明显，形成喉结，是成年男性的特征；女性者近似钝角，喉结不明显。甲状软骨上缘正中的“V”形凹陷称甲状软骨切迹，可以此作为辨别颈正中线的标志。甲状软骨板后缘向上、下延伸，分别形成上角和下角。下角较短，其内侧面与环状软骨后外侧面小凹形成环甲关节。

**2. 环状软骨**　位于甲状软骨下方，下连气管。前部较窄，称环状软骨弓；后部宽阔，称环状软骨板。该软骨是喉部唯一呈完整环形的软骨，对保持喉腔形状、保证呼吸道通畅具有重要作用。若因病变或外伤而损伤其完整性，易形成喉狭窄，导致呼吸困难（图 2–26）。

**3. 会厌软骨**　居喉入口前上方，上宽下窄，形如叶片状。上缘游离呈弧形，下端叶柄附着于甲状软骨“V”形切迹后下方。会厌舌面黏膜下组织疏松，易发生炎性充血水肿，严重时可挤压会厌后倾而影响呼吸。喉面黏膜与软骨附着较紧密，不易发生炎性水肿；一旦发生肿胀，更易堵塞喉腔而成喉阻塞。

**4. 杓状软骨** 为一对三角锥体形软骨，骑跨于环状软骨板后上部的外侧。底部和环状软骨相连而构成环杓关节，活动时可使声门关闭或张开。

**5. 小角软骨** 位于杓状软骨顶部，左右各一。

**6. 楔状软骨** 位于小角软骨之前外侧，左右各一。

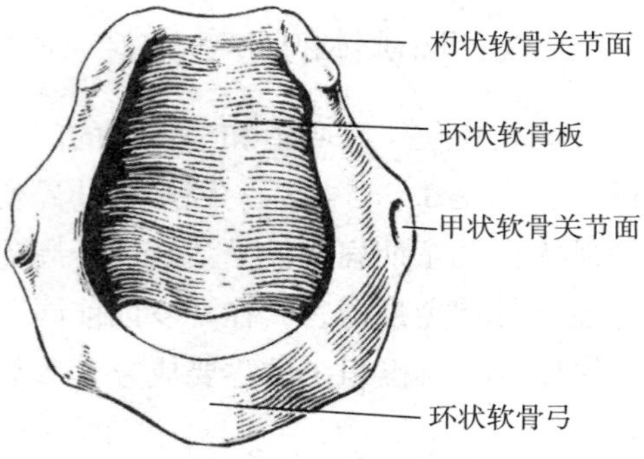


**图 2-26 环状软骨正面观**

## （二）喉的韧带

包括喉外韧带和喉内韧带两类。喉外韧带将喉与邻近组织相连接，参与悬挂喉体；喉内韧带则将各个喉软骨连接为一整体（图 2-27）。

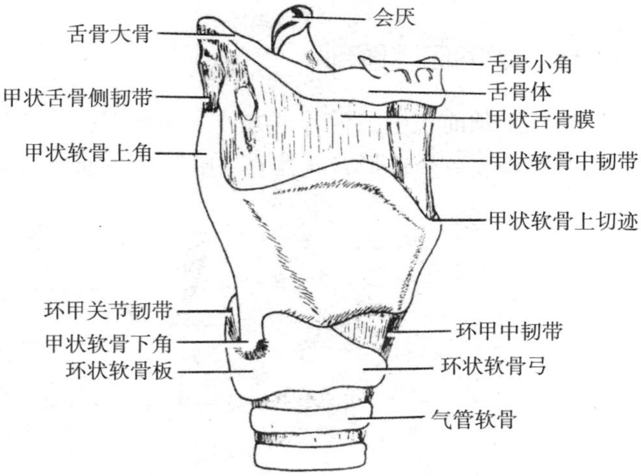


**图 2-27 喉的右面观**

## （三）喉的肌肉

分为喉外肌和喉内肌两类。喉外肌连接喉与邻近组织，可升、降喉体或使之固定于某一位置。喉内肌按其功能又分为外展肌和内收肌。外展肌即环杓后肌，使声门张开；内收肌有环杓侧肌、杓斜肌和杓横肌，使声门闭合。还有环甲肌、甲杓肌，能调节声带紧张度；杓会厌肌和甲状会厌肌能使会厌具有一定活动度。

## （四）喉腔

在喉腔内部，借室带和声带将其分为声门上区、声门区和声门下区三部分（图 2-28）。

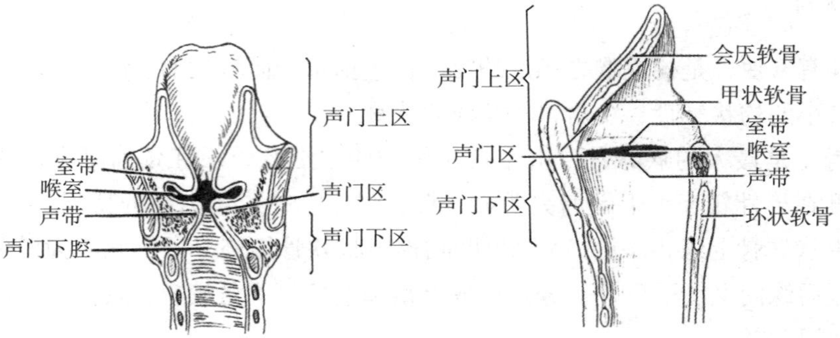


**图 2-28 喉腔的分区**

**1. 声门上区** 又称喉前庭，居喉入口与室带之间。室带又称假声带，在声带上方，与声带平行，左右各一，由黏膜、室韧带和甲杓肌组成，外观呈淡红色。

**2. 声门区** 为两侧室带与声带平面之间的区域。声带位于室带下方，左右各一，由声韧带和声带肌被覆黏膜而成。由于声带黏膜血管供应较少，故镜下外观呈瓷白色，边缘光滑。其前端起于甲状软骨板交角内面，后端附着于杓状软骨声带突，故可随声带突的运动而张开或闭合。声带张开时出现一个等腰三角形之裂隙，称之为声门裂，是喉腔最狭窄处；声门裂之前端称前联合。室带与声带之间，两侧各有一椭圆形的陷窝，称之为喉室（图 2–29）。喉室前端有喉室小囊，黏膜内含黏液腺，其分泌物可润滑声带。

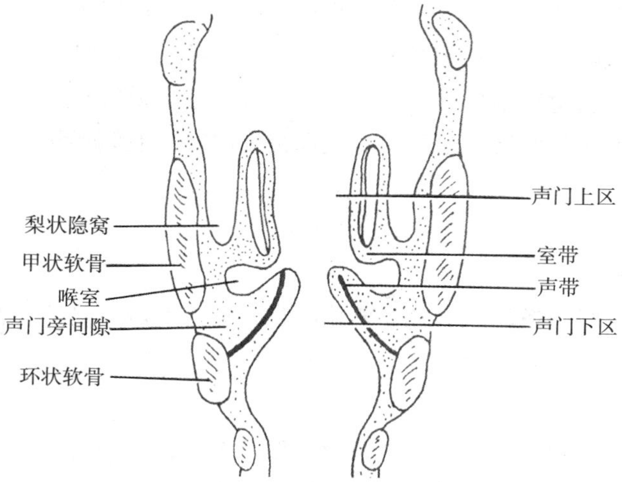


**图 2–29　声门旁间隙**

**3. 声门下区**　为声带平面以下至环状软骨下缘以上的喉腔，上小下大，两侧呈斜坡形。幼儿期此区黏膜下组织疏松，炎症时易发生水肿而致喉阻塞。

### （五）喉的血管和淋巴

喉的动脉来自甲状腺上动脉之喉上动脉和环甲动脉（主要供给喉上部），甲状腺下动脉之喉下动脉（主要供给喉下部）。静脉伴随动脉，汇入甲状腺上、中、下静脉，再流入颈内静脉和无名静脉。

喉的淋巴分为声门上和声门下两组。声门上区淋巴管十分丰富，均引流入颈深淋巴结上群；声门下区淋巴管较少，引流入气管前和气管旁淋巴结，然后再汇入颈深淋巴结下群。

### （六）喉的神经

喉的神经有喉上神经和喉返神经，都属迷走神经的分支（图 2–30）。

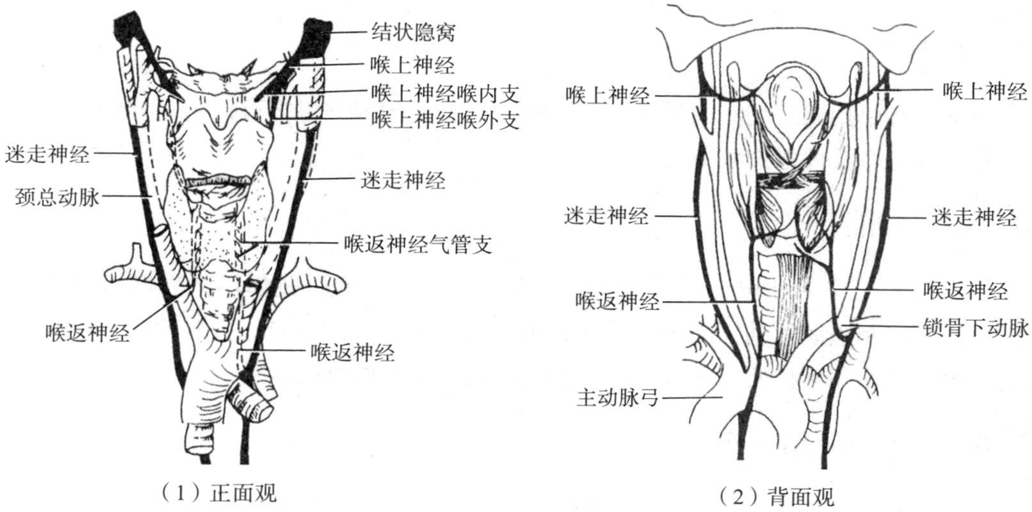


**图 2–30　喉的神经**

喉上神经在舌骨大角平面处分为内、外两支。外支为运动神经，支配环甲肌；内支系感觉神经，分布于声带以上各处喉黏膜。

喉返神经是迷走神经进入胸腔后的分支，左右两侧路径不全相同。右侧喉返神经在锁骨下动脉之前由迷走神经干分出，向后绕过锁骨下动脉下后，再折向上行，沿气管食管沟直达环甲关节后方进入喉内；左侧者路径较长，于迷走神经跨过主动脉后由主干分出，向后绕主动脉弓之下方，转而上行，此后的入喉路径与右侧相同（图 2–30）。喉返神经以运动纤维为主，支配除环甲肌以外的喉内诸肌，亦有感觉纤维分布于声门下区黏膜。在喉返神经行程路径上，任何侵犯和压迫神经的病变都可能引发声带麻痹。由于左侧喉返神经路径比右侧者长，故左侧声带麻痹发生概率明显高于右侧。

## 二、喉的生理

喉是发声器官，又是呼吸道门户。其主要功能是呼吸、发声、保护、吞咽和屏气作用。

### （一）呼吸功能

喉不仅是呼吸的通道，对肺泡气体交换亦有一定调节作用。声门为喉腔最狭窄处，通过声带运动可改变其大小。平静呼吸时，声带位于轻外展位（声门裂大小约 13.5mm）；吸气时声门稍增宽，呼气时声门稍变窄；剧烈运动时，声带极度外展，声门大开（声门裂宽度约为 19mm），使气流阻力降至最小。呼出气流受声门阻力影响，可以增加呼气相的肺泡内压力，有利于肺泡与血液中的气体交换。血液 pH 及 $CO_2$ 分压可以改变呼吸深浅及呼吸速率，影响肺通气，对维持体液酸碱平衡具有辅助作用。

### （二）发声功能

喉是人体唯一的发声器官。发声时声带向中线移动，声门闭合，声带紧张，声门下气压增加，呼出气流冲击声带而使之振动发声，此为基音。其频率依声带张力的不同而在一定范围内变化。经喉腔、咽腔、鼻腔和胸腔的共鸣，基音得以放大，再经唇、牙、舌、软腭和颊部等构语器官的协调运动，便形成言语声。

音调的高低取决于声带的长短、紧张度和呼出气流的力度。若声带张力增强并声带变短、变薄，则振动频率较高，声调亦高，反之则声调变低。

### （三）保护功能

杓会厌襞含有甲杓肌及杓间肌纤维，当它收缩时会关闭喉入口，可以防止食物、呕吐物及其他异物误入呼吸道而发挥保护效应。

### （四）屏气功能

喉的杓会厌襞、室带和声带等结构类似活瓣组织，具有括约肌作用。当喉括约肌共同收缩时，声门紧闭，控制膈肌活动，呼吸暂停，在上下两个方向形成支点，以有效固定胸腔压力和胸廓，以增加腹内压而利于排便、分娩，有助于上肢负重或下肢跳跃运动。

### （五）喉的循环反射系统

主动脉压力感受器的传入纤维，在喉的深部组织经交通支、喉返神经感觉支进入中枢，形成反射弧。因此，喉内刺激对心率发挥抑制效应，或导致心律不齐。在施行气管插管或喉、气管支气管镜检查时，喉的牵张力会引发这一反射，发生严重的心脏抑制，且喉黏膜表面麻醉也不会消除这种反射，但可被阿托品抑制。

在呼吸周期的吸气相，胸腔负压增大，便于静脉血流回；在呼气相，胸腔正压加大，便于动脉血流出心脏。吸气性呼吸困难时，静脉回流受阻，头颈部静脉扩张，可致静脉显露。

# 第四节　耳的应用解剖与生理

## 一、耳的应用解剖

耳由外耳、中耳和内耳三部分组成（图 2–31）。

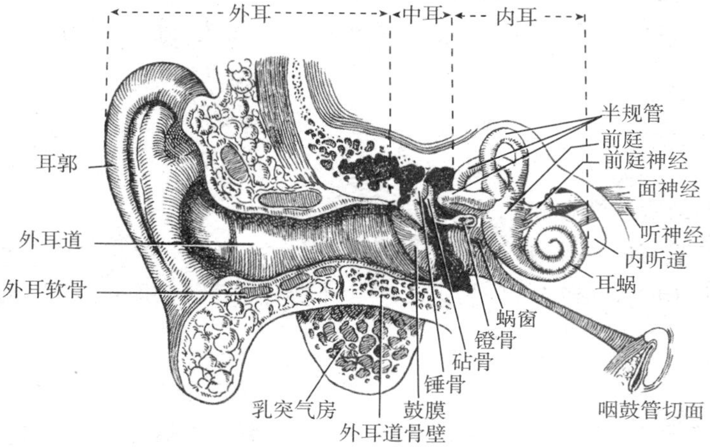


图 2–31　外耳、中耳、内耳关系示意图

### （一）外耳

外耳包括耳郭和外耳道。

**1. 耳郭**　耳郭借韧带、肌肉、软骨和皮肤附丽于头部两侧并稍突起，与头部大约成 30°角。除耳垂皮下是脂肪和结缔组织外，其余部分均以软骨为支架，外覆皮肤。前（外）面凹凸不平，后（内）面较为平坦。各部名称见图 2–32、2–33。

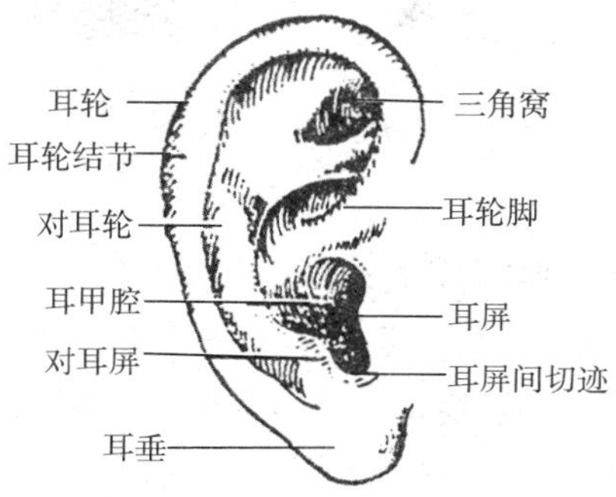


图 2–32　耳郭正面标志

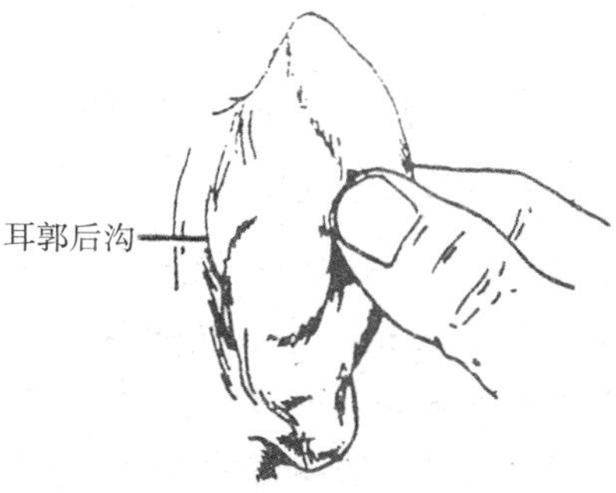


图 2–33　耳郭背面标志

耳郭的皮下组织很少，皮肤与软骨膜结合较紧密，当其发生炎症时疼痛较剧，出现血肿或渗出时又极难吸收。耳郭的皮肤很薄，血管位置浅表，容易发生冻伤。因外伤或手术创伤致软骨膜炎时，可发生软骨坏死而导致耳郭变形。

**2. 外耳道** 外起耳甲腔底，向内直至鼓膜，长 2.5 ～ 3.5cm，略呈 S 形。其外 1/3 为软骨段，内 2/3 为骨段，二者交界处较狭窄，称外耳道峡，外耳道异物常嵌顿于此。软骨段皮肤较厚，含有类似汗腺结构的耵聍腺，能分泌耵聍，并富有毛囊和皮脂腺；骨段外耳道皮肤则很薄，缺乏皮肤附属器结构。外耳道皮下组织很少，与软骨和骨膜黏着很紧，当其感染发炎时疼痛较重，还可因下颌关节运动、耳郭牵拉或耳屏按压而加剧疼痛。软骨段前下壁有 2 ～ 3 个裂隙，内充结缔组织，称外耳道软骨切迹。此裂隙可增加耳郭的活动度，外耳道或腮腺感染也可借此裂隙而相互影响。

**3. 外耳动脉** 由颈外动脉分支颞浅动脉和颌内动脉供给，并经同名静脉回流入颈外静脉。

**4. 外耳的淋巴** 引流至耳郭周围淋巴结，最后汇于颈深淋巴结上群。

**5. 外耳的神经** 来自下颌神经耳颞支、颈丛的耳大和枕小神经、面神经的耳后支及迷走神经耳支。

## （二）中耳

中耳由鼓室、咽鼓管、鼓窦和乳突四部分组成。

**1. 鼓室** 位于鼓膜与内耳外侧壁之间的含气空腔，向前借咽鼓管与鼻咽相通，向后以鼓窦入口与鼓窦及乳突气房相连。鼓室可分为上、中、下鼓室三部分和内、外、前、后、上、下六个壁，见图 2-34、2-35。

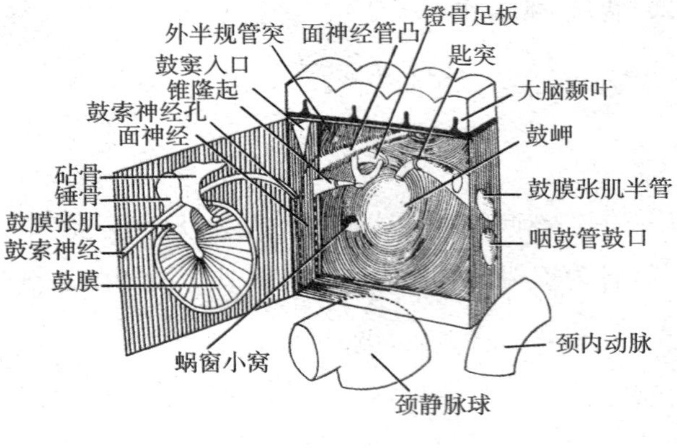


**图 2-34 鼓室六壁划分**

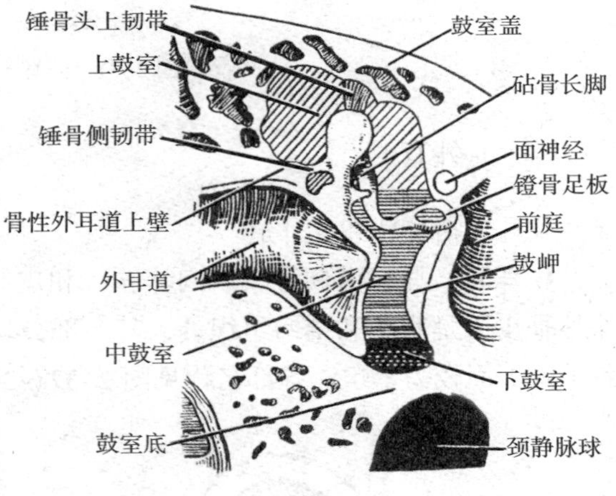


**图 2-35 鼓室的划分**

（1）鼓室的六个壁

① 外侧壁：又称鼓膜壁，主要由骨部及膜部构成。膜部较大，即鼓膜，宽约 8mm，高约 9mm，厚约 0.1mm，为一椭圆形银灰色半透明的薄膜，有光泽。其位置与外耳道底成 45°～ 50°角。新生儿鼓膜倾斜度较大，与外耳道底约成 35°角。鼓膜的边缘形成纤维软骨环，附着于鼓沟。

鼓膜的正常解剖标志见图 2-36，可分为松弛部和紧张部。松弛部位于上方，约占鼓膜面积的 1/5，呈淡红色。紧张部约占 4/5，呈银灰色，半透明，从外向里分为上皮、纤维组织和黏膜三层组织。中心部最凹处称鼓膜脐。沿锤骨柄做一假想直线，另经脐部做一与该线垂直相交的直线，可将鼓膜分为前上、前下、后上和后下四个象限（图 2–37）。

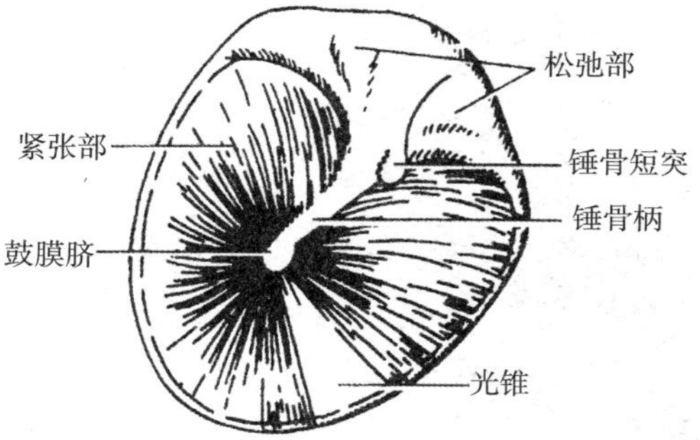

**图 2–36　右耳正常鼓膜**

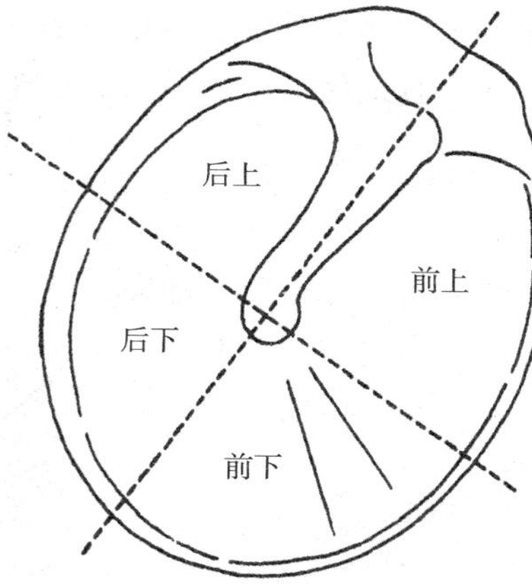

**图 2–37　鼓膜四个象限的划分**

以鼓膜紧张部上下边缘为界，可将鼓室分为三部：上鼓室为鼓膜紧张部上缘平面以上的鼓室腔，中鼓室位于鼓膜紧张部上、下缘平面之间，下鼓室位于鼓膜下缘平面以下，下达鼓室底。

② 内壁：即内耳的外壁。中央有一较大隆起，称鼓岬；鼓岬的后上方有前庭窗（又名卵圆窗），由镫骨底板和环韧带将其封闭；后下方有蜗窗（又名圆窗），由膜性组织（圆窗膜）封闭。在前庭窗的上方有面神经管水平段，面神经在此管内通过。

③ 前壁：亦称颈动脉壁。前壁下部以极薄的骨板与颈内动脉相隔，上部有居上的鼓膜张肌半管开口和紧邻其下的咽鼓管半管鼓室口，鼓室借此口经咽鼓管与鼻咽部相通。

④ 后壁：又称乳突前壁。上部有鼓窦入口，鼓室借此与鼓窦和乳突气房相通。此壁内侧有面神经垂直段通过。

⑤ 上壁：是鼓室的顶壁，又称鼓室盖，借薄骨板与颅中窝分隔。位于此壁的岩鳞裂在婴幼儿时期常未闭合，硬脑膜上的细小血管经此裂与鼓室相通，是中耳感染进入颅内的途径之一。

⑥ 下壁：又称颈静脉壁，为一较上壁狭小的薄骨板，将鼓室与颈静脉球分隔。下壁前方紧邻颈动脉管的后壁，若有缺损而致颈静脉球上突，其蓝色即可透过鼓膜下部隐约见及；下壁内侧有一小孔，为舌咽神经鼓室支所通过。

（2）鼓室内容物

① 听小骨：是人体中最小的三块骨头，分别称之为锤骨、砧骨和镫骨，借韧带悬吊于鼓室腔，并以关节互连，构成“听骨链”。其中，锤骨柄夹在鼓膜黏膜层与纤维层之间，砧骨居锤、镫骨之间，镫骨借其底板与前庭窗相连。听骨链构成一个完美的悬挂系统，借以将鼓膜振动传入内耳。

② 听骨韧带：主要有镫骨环韧带及多条悬韧带。

③ 鼓室肌肉：有鼓膜张肌和镫骨肌。

**2. 咽鼓管**　是沟通鼓室与鼻咽的管道。成人咽鼓管长约 35mm，外 1/3 为骨段，内 2/3 为软骨段。婴幼儿童咽鼓管较成人短且粗而直。其鼓室口位于鼓室前壁上部，咽口位于鼻咽侧壁。成人鼓室口高于咽口 1.5 ～ 2.5cm，儿童则二口位置几近水平，故易患中耳感染。吞咽或呵欠时，借助咽肌收缩而开放，空气由咽口经咽鼓管进入鼓室，平衡鼓室内气压，以维持鼓膜正常位置和自由振动功能。

**3. 鼓窦** 是鼓室和乳突间的含气腔隙，位于鼓室后上方，出生时即存在。其大小、位置和形态因人而异，并与乳突气化程度相关。鼓窦前方借鼓窦入口与鼓室相通，后下壁与乳突气房相延续，顶壁与鼓室盖相连续，内壁前下处为外半规管突起（图 2–38），在面神经管凸后上方。外壁较厚，对应外耳道后上方的筛区，是乳突手术进路标志。

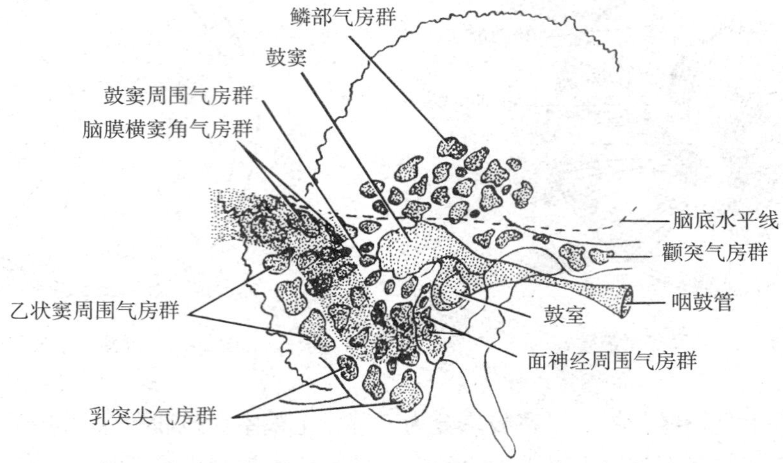


**图 2–38　鼓窦及乳突气房的分布**

**4. 乳突** 出生时乳突尚未发育完善，2 岁后开始加速气化，6 岁左右气化成许多大小不同、形状各异的蜂窝状腔隙，相互连通，内衬无纤毛黏膜上皮，向前与鼓窦、鼓室和咽鼓管黏膜相延续。根据气化程度，乳突气房可分气化型、板障型、硬化型和混合型四种形式。乳突气房可经外耳道上方向前延续至颧突根部，向内可达岩尖，向后可延伸至乙状窦后方，向下伸入与之紧邻的颞骨茎突。

**5. 中耳的血管和神经** 中耳血液供应主要来自颈外动脉的上颌动脉分支鼓室前动脉、耳后动脉的茎乳动脉和脑膜中动脉的鼓室上动脉和岩浅动脉。静脉则流入岩上窦和翼静脉丛。

中耳神经有鼓室丛和面神经。鼓室丛由舌咽神经鼓室支与颈动脉交感神经丛的上、下颈鼓支纤维组成，位于鼓岬表面，支配中耳感觉。面神经伴随听神经和前庭神经行经内听道，在内听道底部进入面神经骨管，于前庭和耳蜗之间出现膝状神经节。在膝状神经节处，面神经以微下方式急转向后，经鼓室内侧壁前庭窗上方抵达鼓室后壁，此即面神经水平段；自水平段末端开始，面神经于鼓室后壁锥隆起的稍内后方向下而达茎乳孔，称面神经垂直段，并于此段神经干发出镫骨肌支和鼓镫索神经，分别支配镫骨肌运动功能和司舌前 2/3 味觉（图 2–39）。面神经干出茎乳孔后，约以 105°角向前上继续走行，

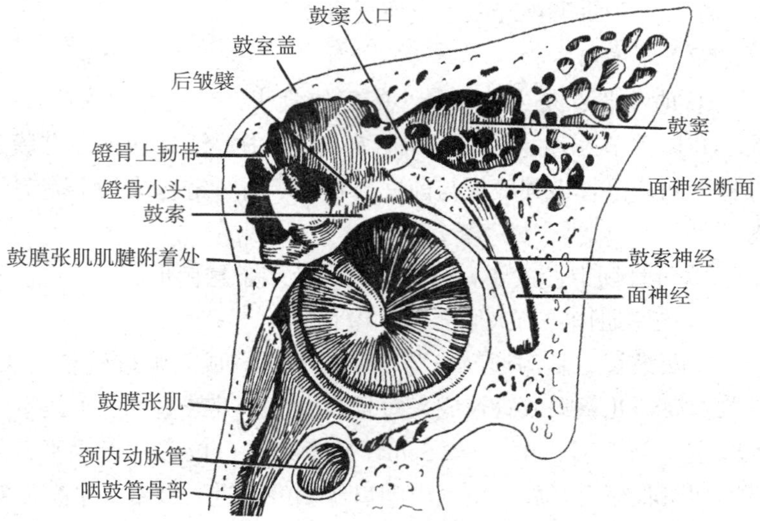


**图 2–39　鼓索神经在鼓室内的走向（左）**

呈爪状在腮腺内分支支配面部表情肌。故各种中耳病变或手术都有可能引起面神经损伤而出现面神经麻痹。

## （三）内耳

内耳又称迷路，位居颞骨岩部，含有听觉和平衡觉感受器，分为骨迷路和膜迷路两部分。膜迷路位于骨迷路内，膜迷路内含内淋巴液，膜迷路与骨迷路之间含外淋巴液，内、外淋巴液互不相通。

**1. 骨迷路**　由致密骨质构成，分耳蜗、前庭和半规管三部分（图 2–40）。

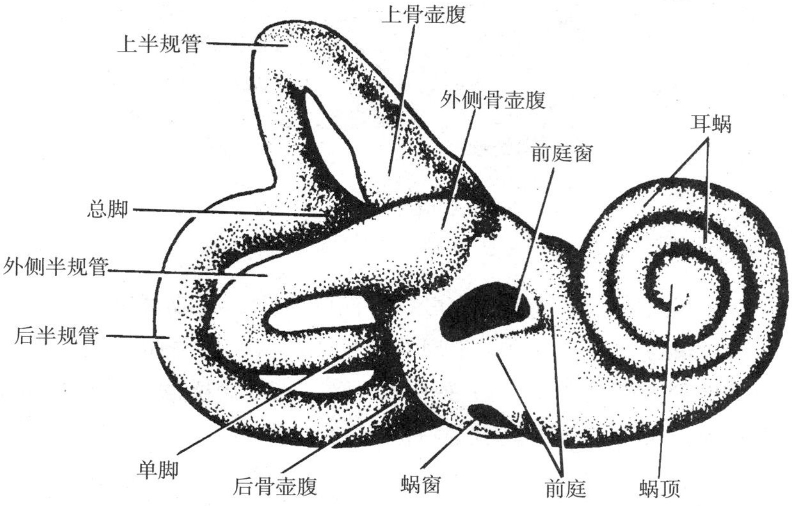


**图 2–40　骨迷路（右）**

（1）耳蜗：位于迷路前部，形似蜗牛状，由中央蜗轴和周围骨蜗管构成。骨蜗管绕蜗轴两周半稍多，以其底转突向鼓室内侧壁，相当于鼓岬部位；蜗底朝向后内方，形成内听道之底。蜗轴在耳蜗的中央，呈圆锥形，周缘绕以螺旋形骨板，即骨螺旋板（图 2–41），后者伸入骨蜗管腔达其管径的一半，外侧缘连接基底膜并延续于骨蜗管外侧壁，将骨蜗管分为上、下两腔。上腔再被前庭膜分为两腔。故骨蜗管内共有三个管腔，分别称之为前庭阶、中阶和鼓阶。前庭阶居上，与前庭相通；鼓阶居下，借圆窗及圆窗膜与鼓室相隔；前庭阶和鼓阶内均含有外淋巴液，借蜗尖部的蜗孔彼此相交通。两阶中间是膜蜗管，内含内淋巴（图 2–42）。

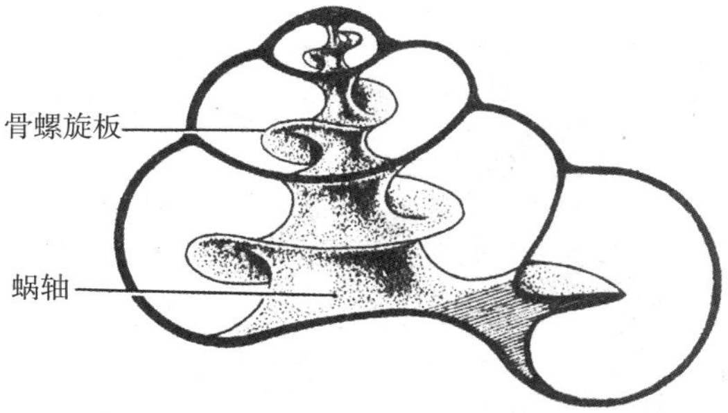


**图 2–41　耳蜗剖面图**

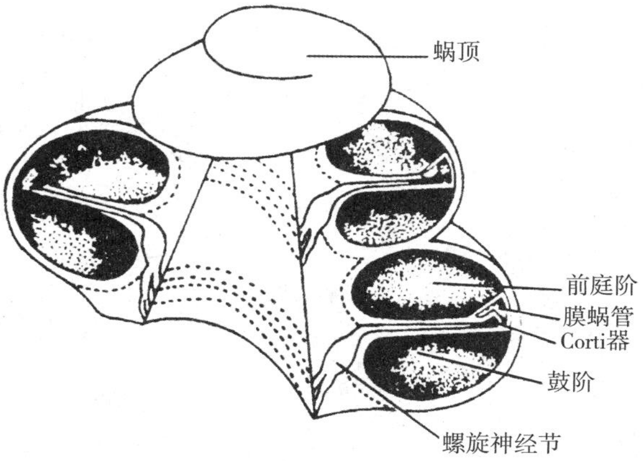


**图 2–42　耳蜗**

（2）前庭：位于耳蜗和半规管中间，呈椭圆形。前部与耳蜗的前庭阶相通，后部与半规管相通。外壁是鼓室内侧壁的一部分，有前庭窗和蜗窗（即圆窗）。前庭窗为镫骨底板封闭，构成声能传导的主要路径。蜗窗则由蜗窗膜所封闭。前庭内侧壁有一斜行骨嵴，称前庭嵴。此嵴后上方为椭圆隐窝，内含椭圆囊；前下方为球状隐窝，内含球囊（图 2–43）。

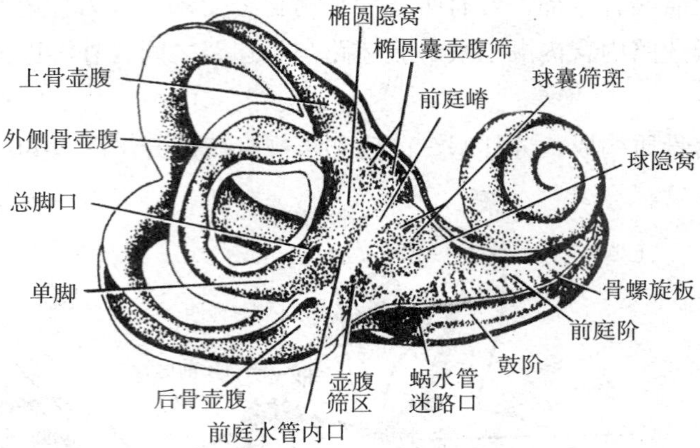

**图 2–43　前庭剖面图**

（3）半规管：位于前庭后上方，是三个弓状弯曲的骨管，互成直角，依其所在位置，分别称为外半规管、上半规管和后半规管。每个半规管的一端膨大，称壶腹。上半规管内端与后半规管上端合成总脚，外半规管内端为单脚，故 3 个半规管共有 3 个壶腹、1 个单脚和 1 个总脚，经 5 个开口与前庭相通（图 2–43）。各半规管位置体表投影见图 2–44。

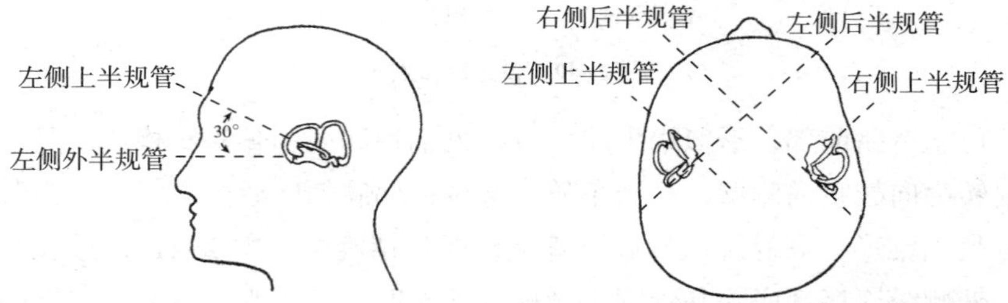

**图 2–44　半规管位置示意图**

**2. 膜迷路**　由膜性管和膜性囊组成，形态与骨迷路相似，借细小网状纤维束悬浮于外淋巴液中，自成一密闭系统，称内淋巴系统。分为椭圆囊、球囊、膜半规管和膜蜗管，各部管腔相互连通（图 2–45）。

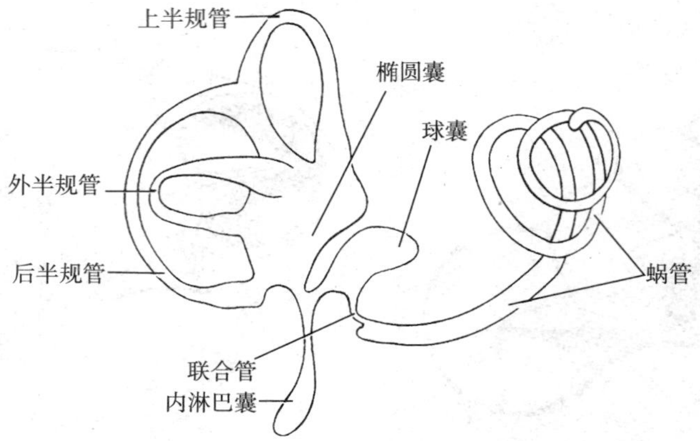

**图 2–45　膜迷路**

（1）蜗管：为膜性组织构成的耳蜗中阶，腔内充满内淋巴。横切面呈三角形，底为螺旋板及基底膜，该膜上有听觉末梢感受器螺旋器（柯蒂氏器，Corti's organ）；外侧壁为螺旋韧带和血管纹，内上方为前庭膜。膜蜗管借联合管与球囊相通，并间接与蛛网膜下腔沟通。

螺旋器位于基底膜上，是听觉感受器的主要部分，自蜗底到蜗顶全长约 32mm。螺旋器由内、外毛细胞、各种支持细胞和盖膜所组成（图 2–46）。靠蜗轴为单排的毛细胞称内毛细胞，约 3500 个；其外侧有 3 排或更多排毛细胞，称外毛细胞，约 12000 个。毛细胞顶端有一层厚的表皮板，静纤毛根部藏在其中。内毛细胞的两排静纤毛呈鸟翼状排列，外毛细胞的静纤毛有 3 排，以阶梯状“W”形排列。内外静纤毛上方有盖膜，但仅有一小部分静纤毛与其直接接触。

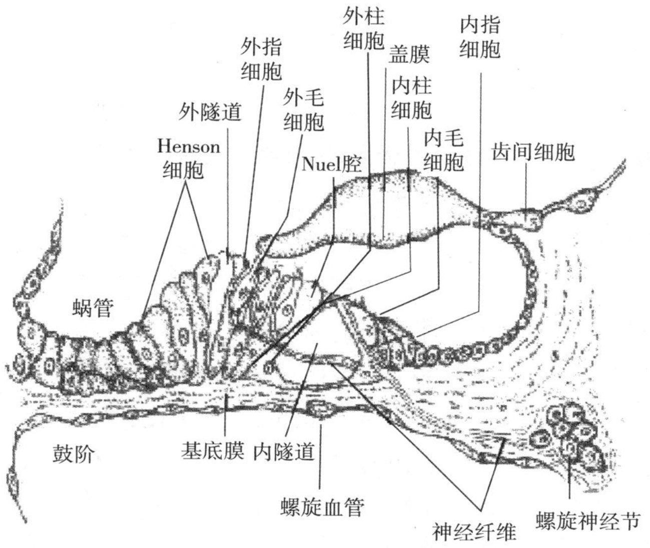


**图 2–46　螺旋器结构模式图**

（2）椭圆囊与球囊：位于骨前庭内的同名隐窝中。膜半规管借 5 个孔通入椭圆囊；椭圆囊和球囊各有一小管合并成内淋巴管，然后通向内淋巴囊。椭圆囊壁上有椭圆囊斑，球囊壁上有球囊斑。囊斑内有带纤毛的感觉上皮细胞与前庭神经末梢接触，其纤毛顶端覆盖一层胶质膜，上有砂粒状钙质沉着即耳石，是直线加速度的末梢感受器。头部受到外力撞击，该耳石有时会脱离原来位置，移位到半规管内，形成耳石脱位，可以因此而出现位置性眩晕，即“耳石症”。

（3）膜半规管：膜半规管附着在骨半规管的外侧壁，约占管腔隙的 1/4。其壶腹部有壶腹嵴，内有带纤毛的感觉上皮细胞，纤毛上覆有胶质的嵴顶或嵴帽，是角加速度的末梢感受器；细胞下方连系前庭神经纤维末梢。

**3. 内耳的血管和神经**　供给内耳的血液主要来自基底动脉或小脑前下动脉分出的迷路动脉。静脉血经迷路静脉、前庭水管静脉和蜗水管静脉入侧窦和岩上窦，最后至颈内静脉。

听神经出脑干后，与面神经和前庭神经相伴而行，一起进入内听道。在内听道内分为耳蜗神经及前庭神经。耳蜗神经穿入蜗轴到螺旋神经节，节内双极神经细胞的周围突穿过骨螺旋板终止于螺旋器毛细胞下方。前庭支至前庭神经节，节内双极细胞的周围突终止于半规管的壶腹嵴及球囊斑和椭圆囊斑感觉细胞下方。耳蜗神经传导耳蜗的听觉感受信号，前庭神经传导前庭平衡功能的感受信号。

## 二、耳的生理

### （一）听觉生理

耳蜗是感受声音刺激的听觉器官。声源产生的机械振动声波在媒质中传播，经鼓膜、听骨链传导到内耳，于听觉毛细胞转换为对应电信号，再以动作电位形式经听神经纤维传播及中枢听觉传导系统各级神经元的中继转换传递，最终传入大脑颞叶皮层听觉中枢，经综合分析而产生听觉。人耳能感受到的声波频率在 20 ～ 20000 赫（Hz）范围，强度范围在 0.0002 ～ 1000 达因 / 平方毫米（声压为 $2\times10^{-5}$ ～ 20Pa）。

**1. 声音的传导途径** 声音传入内耳有空气传导和骨传导两种途径，正常听觉以空气传导为主。

（1）空气传导：声波传入内耳的主要途径是空气传导，即声波传递的能量经外耳道传至鼓膜，引起鼓膜振动，再经听骨链传导到镫骨足板，激动内耳淋巴产生波动，继而引起基底膜振动，使得螺旋器毛细胞变形换能而感受声音刺激。

（2）骨传导：骨传导指声波振动能量直接经颅骨途径使内耳淋巴发生相应波动，继而作用于基底膜上的螺旋器而产生听觉。骨传导的形式有移动式和压缩式两类。在正常听觉过程中，骨传导所起作用甚微，但因骨导听觉常用于耳聋的鉴别诊断，因而具有重要临床意义。

**2. 外耳的生理** 耳郭近似喇叭，有助于收集声波至外耳道。两侧耳郭的协同集声作用有利于判断声源的方向。同时，耳郭和外耳道对一定频谱的声波有增压作用，可提高声压 10 ～ 20dB。此外，外耳道还有保护耳深部结构免受损伤的效用，保持外耳道内相对恒定的温度和湿度。

**3. 中耳的生理** 中耳的主要功能，是将传入外耳道空气柱的声能传递到耳蜗的淋巴液。该处由气体到液体的声能转换，必须经过鼓膜和听骨链的振动耦联。声波在传播过程中，振动能量引起介质分子位移，其所遇阻力称为声阻抗。水的阻抗大大高于空气声阻抗。空气与内耳淋巴液的声阻抗相差约 3800 倍。若无适当的阻抗匹配机制，99.9% 的声能在此会被反射而丢失，声能损耗约 30dB。在此，从空气中的低阻抗到液体中的高阻抗的匹配机制，是通过鼓膜和听骨链作为声能变压增益装置而实现的。

（1）鼓膜的生理功能：鼓膜以其有效振动面积，借助听骨链的作用而达到增压效应。鼓膜总面积约 $85mm^2$，有效振动面积是解剖面积的 2/3，在人类约为 $55mm^2$。镫骨底板面积约 $3.2mm^2$，与鼓膜有效振动面积之比为 17∶1。当声能经鼓膜传至前庭膜时，通过面积比的增压作用（活塞效应），声能提高约 17 倍。同时，听骨链的杠杆作用中，由长度比决定的鼓膜振幅与锤骨柄振幅之比是 2∶1。再加上鼓膜的弧形杠杆作用可使声压提高 1 倍，进一步提高了鼓膜的增益效果，使耳蜗对声波的刺激更加敏感。

（2）听骨链的生理功能：3 个听小骨以其特殊的弯形连接方式形成杠杆系统，将声波振动经鼓膜传至前庭窗，是实现中耳增压的重要机制。听骨链的运动轴，相当于向前通过锤骨颈部的前韧带与向后通过砧骨短突之间的连线上。以听骨链的运动轴心为支点，可将锤骨柄与砧骨长突视为杠杆的两臂。在运动轴心的两侧，听小骨质量大致相等。但两臂的长度不相等，锤骨柄与砧骨长突之比为 1.3∶1。因此，当声波传至前庭窗时，借助这种杠杆作用可使声压提高约 1.3 倍。

综上所述，由于鼓膜和听骨链的共同作用，使声波经过中耳到达前庭窗时，声压提高了 $17\times2\times1.3=44.2$ 倍，相当于 30dB。由于中耳声压增益功能补充了声波从空气直达内耳淋巴液的能量衰减，实现了中耳的阻抗匹配功能。此外，完整的鼓膜－听骨链传音系统，可以保证声波对前庭窗的单窗传导效应，即声波经鼓膜－听骨链传音系统到达前庭窗的位移，与声波到达蜗窗的位移为反相。这一效应也可使耳蜗的听敏度提高。

（3）咽鼓管的生理功能：咽鼓管系鼓室连接咽部的唯一通道，其中耳气压平衡功能对维持中耳正常传音发挥重要作用。

①保持中耳内外压力的平衡：咽鼓管骨部管腔是开放的，而软骨部具有弹性，在一般情况下处于闭合状态。当吞咽或打哈欠使咽、腭肌运动收缩可使其开放，从而平衡鼓室内外气压，有利于鼓膜及听骨链的自由振动。

②引流作用：鼓室、咽鼓管黏膜杯状细胞与黏液腺产生的黏液，借助咽鼓管黏膜上皮的纤毛运动，得以不断地排至鼻咽部。

③阻声与消声作用：咽鼓管的正常关闭状态，能阻隔说话、呼吸和心搏等自体声响声波经气导途径直接传入鼓室，以免干扰对外来声音的感受。

④防止逆行性感染：咽鼓管软骨段的黏膜皱襞具有活瓣作用，加上黏膜纤毛运动，对来自鼻咽部的感染有一定的阻挡效应。

**4. 耳蜗的生理**　耳蜗具有传音和感音两方面的功能。

（1）耳蜗的传音功能：声波振动能量通过镫骨足板传至外淋巴液时，蜗窗膜外凸，导致前庭阶与鼓阶之间产生压差而引起基底膜的振动，并仍以波的形式沿基底膜从蜗底到蜗顶向前传播。在此过程中，由解剖结构特点决定的基底膜的机械振动特征逐渐发生改变，振幅依次增加，到达其共振频率部位时振幅达到峰值。出现最大振幅的特征部位对应于相应的声波频率，即每一频率声波在基底膜上都有一相应的最大共振部位，并按频率高低依次排列。高频声引起的共振部位趋于蜗底侧，低频声的共振部位靠近蜗顶侧，中频声则在基底膜的中间部位发生共振。因此，基底膜的不同部位对以行波方式传导的不同频率声波发生最佳反应，听觉系统对声波频率的辨别即从此而开始。

（2）耳蜗的感音功能：基底膜的内缘附着于骨螺旋板上，盖膜的内缘则与螺旋板缘连接，二膜附着点不在同一轴上。当振动引起基底膜上下位移时，盖膜与基底膜各沿不同的轴上下移动，导致盖膜与基底膜上的螺旋器发生交错移行运动，即剪切运动。两膜之间的这种剪切力作用，使毛细胞的纤毛发生弯曲或偏转，引起听毛细胞膜张力及离子流变化，从而将传入的机械能转变为生物电能，激发传入性神经递质谷氨酸钠等的释放，使毛细胞底部具有突触样结构的蜗神经末梢产生动作电位，沿蜗神经及其上各级中枢传导结构传到听觉皮层，产生听觉。

过去，耳蜗一直被认为是一个被动的感音器官，只能对传入的声波振动进行感受、换能。经过四十余年的研究，人们终于在外耳道检测到了从耳蜗发出的声信号。这种起源于耳蜗并可在外耳道记录到声信号现象，称之为耳声发射（otoacoustic emission，OAE）。这一发现，直接证明了耳蜗不仅以其力学结构特征被动地对传入声能做出反应，也能以其生物学结构特征主动影响声波的传导和感音。耳声发射特别反映了外毛细胞的活动，并具有非线性特征，有利于提高耳蜗感音的敏感度。检测之际，依据有无使用刺激声，可将耳声发射分为自发性耳声发射和诱发性耳声发射；根据刺激声的种类，诱发性耳声发射可进一步分为瞬态诱发性耳声发射、刺激频率性耳声发射以及畸变产物耳声发射。这一现象，已被广泛应用于临床评估耳蜗功能状态。临床最常用的是瞬态诱发性耳声发射和畸变产物耳声发射。

## （二）平衡生理

在日常生活中，内耳前庭、视觉和本体感觉3个外周平衡感受器系统将感受信息传送至平衡中枢整合分析，经平衡反射弧传出支引发各相关效应器的反射运动，得以维持人体的适宜空间位置，即平衡维持。其中，前庭系统是感知头位改变加速度的重要外周平衡器官。其中，半规管感受角加速度刺激，椭圆囊与球囊感受直线加速度刺激。每侧的3个半规管互相垂直，能对来自三维空间任一平面的旋转刺激发生反应，以膜半规管内淋巴液惯性作用形式引起反方向的壶腹嵴帽倾倒及其内毛细胞纤毛弯曲，毛细胞膜离子流因而变化，诱使底端前庭神经末梢产生动作电位并传向中枢。不同方向的直线加速度分别引起两囊毛细胞表面位觉砂的反方向移位，牵拉其顶端纤毛，同样以离子流到动作电位的效应模式向平衡中枢传导相关信号。

椭圆囊斑和球囊斑表面胶质膜中的碳酸钙颗粒称耳石。当因某种原因而致耳石脱离原位并滚落到半规管内，即为耳石脱位。头部运动时，耳石会在半规管内阻碍内淋巴液的位移，引发不正常流动，产生短暂眩晕，特别容易发生于头部转向同一个方向时。此即所谓“良性阵发性位置性眩晕”或“耳石症”。

## 第五节　颅底与颈部应用解剖

### 一、颅底的应用解剖

颅底的解剖结构复杂且不规则，由额骨、筛骨、蝶骨、颞骨、枕骨等骨组成，有诸多骨性孔道或裂隙，成为颅内外血管神经进出颅腔的通路。颅底有内外两个面，内侧面借蝶骨小翼后缘和颞骨岩部上缘分为3个阶梯状的颅窝，依次为颅前窝、颅中窝和颅后窝；颅外侧面借两侧翼内板与枕骨大孔外缘的连线将其分为1个中线区和2个侧区。

#### （一）颅底内侧面

**1. 颅前窝**　约占颅底前后径的1/3，居鼻腔与眼眶上方。颅前窝由额骨眶板、筛骨水平板、蝶骨小翼与蝶骨体前部构成。其前界为额鳞部，与额窦仅以一板相隔；后界由蝶骨小翼后缘、前床突、视神经管口及交叉沟构成。两侧为额骨眶部，所形成的眶顶为颅前窝的薄弱区之一。大脑额叶、嗅神经、嗅球和嗅囊均位于颅前窝。视交叉、垂体及颞叶前端与其相邻。

颅前窝各部骨板厚薄不一，以筛板和眶顶最薄，是骨折好发部位。眶顶骨折时出现球结膜水肿、眼睑淤血；若累及视神经管则可致视觉障碍。筛板骨折可造成嗅觉障碍；若伴有硬脑膜撕裂，可因损伤筛动脉而引起鼻出血，或出现脑脊液鼻漏和颅内积气等。

**2. 颅中窝**　其前界为蝶骨小翼后缘和视神经沟前缘，后借颞骨岩部上缘和蝶骨体后缘的鞍背与颅后窝分界，容纳颞叶。窝的中央部为蝶骨体，形如马鞍，故称蝶鞍。鞍的中部凹陷称垂体窝，容纳脑垂体。垂体窝与其下面的蝶窦只隔一层薄骨板。蝶鞍两侧有海绵窦，海绵窦系一阔而短的静脉窦，从眶上裂之下内侧端，循蝶骨体旁延至颞骨岩部尖端。左右侧之海绵窦相连。海绵窦经眼静脉与内眦静脉相通，经破裂孔导血管和卵圆孔网与翼丛相接。海绵窦内有颈内动脉和外展神经通过，窦的外侧壁有动眼神经、滑车神经和眼神经穿行。

颅中窝的主要孔、管、裂和压迹有7对，由前向后分别为：①视神经孔，位于蝶鞍前交叉沟的两侧，有视神经及眼动脉通过。②眶上裂，位于蝶骨大翼和小翼之间，向前通眼眶，有动眼神经、滑车神经、外展神经、眼神经及眼上静脉通过；眶上裂骨折时，若伤及上述神经，则发生损伤侧的眼球完全固定、上睑下垂、瞳孔散大、额部皮肤感觉和角膜反射消失，此即眶上裂综合征。③圆孔，位于眶上裂内端之后方，上颌神经经此向前达翼腭窝。④卵圆孔，位于圆孔的后外方，有下颌神经及导血管经此向下达颞下窝。⑤棘孔，位于卵圆孔的后外方，有脑膜中动脉经此孔入颅腔，向外前走行；眶上裂、圆孔、卵圆孔和棘孔排列在一弧形线上，颅颌面联合根治术中，颅中窝切除凿骨线即循上述弧形线进行。⑥破裂孔，位于颞骨岩部尖端与蝶骨体之间，颈内动脉经此入颅。⑦三叉神经压迹，位于颞骨岩部前面近尖端处，承托三叉神经半月节。

**3. 颅后窝**　前面中央部有鞍背和枕骨斜坡，承托脑桥和延髓；前外侧部为颞骨岩部后面；后为枕骨，容纳小脑。颅后窝中央为枕骨大孔，该孔两旁主要有 3 对骨孔：①舌下神经管内口，位于枕骨大孔的前外侧缘上方，有舌下神经通过。②颈静脉孔，位于舌下神经管内口的外上方，有颈内静脉、Ⅸ～Ⅺ对脑神经通过。③内耳门，位于颞骨岩部的后面，颈静脉孔的上方，有面神经、位听神经及内耳血管通过。颅底骨折波及颈静脉孔而伤及Ⅸ～Ⅺ对脑神经，患者出现饮水反呛、吞咽困难、声音嘶哑、胸锁乳突肌及斜方肌麻痹，此即颈静脉孔综合征。

### （二）颅底外侧面

颅底外面高低不平，结构复杂，沿眶下裂和岩枕裂各做一延长线，向内交角于鼻咽顶部，向外分别止于颧骨和乳突后缘，此两线之间的三角形区域即为侧颅底区。在这个区域有很多重要的神经血管进出颅腔。

**1. 蝶骨翼突**　分为内侧板和外侧板，两板间夹有翼突窝。翼内板下端尖锐，弯向外侧即成翼突钩。

**2. 颞下窝**　颞下窝之上界为蝶骨大翼及颞窝，外界为下颌骨升支和髁突，前以上颌窦后外壁为界，内侧为翼外板；其下方借筋膜及韧带与咽旁隙相邻，后方乃蝶下颌韧带。颞下窝向上通颞窝，经眶下裂通眼眶，经翼颌裂通翼腭窝。颞下窝内有翼外肌、翼内肌、颌内动脉、翼静脉丛、三叉神经之上颌支与下颌支、面神经之鼓索神经、茎突及其韧带和肌肉。

**3. 翼腭窝**　翼腭窝为居于上颌骨与翼突之间的狭窄骨性腔隙，前界为上颌骨，后界为翼突及蝶骨大翼的前面，顶为蝶骨体之下面，内侧壁为腭骨垂直部。此窝上部较宽，下部逐渐狭窄，移行于翼腭管。翼腭窝内有上颌神经、蝶腭神经节及颌内动脉之末段。

翼腭窝经下列开口与其他部分交通：①后上方经圆孔与颅腔交通。②前上方经眶下裂与眼眶交通。③内上经蝶腭孔与鼻腔交通。④外侧经翼突上颌裂与颞下窝相交通。⑤下方经翼腭管、腭大孔和腭小孔与口腔相通；翼腭管为翼腭窝向下延伸的骨管，其中有腭神经（腭降神经）等通过；翼腭管下端有两个开口，即腭大孔和腭小孔。

## 二、颈部的应用解剖

颈部前正中有呼吸及消化道的颈段，两侧有纵行的大血管、神经和淋巴结，在器官和血管神经周围有多层筋膜包绕，筋膜之间充填疏松结缔组织，形成筋膜间隙。以颈椎为支柱，颈部诸肌不仅使头颈部产生复杂、灵活的运动，而且也参与呼吸、发声、吞咽和呕吐等动作。头颈部的伸、屈和旋转可改变颈部器官的相对位置关系，对手术中寻找解剖标志有影响。

### （一）颈部边界

颈的上部以下颌下缘、下颌角、乳突至枕外隆突的连线与头面部分界，下部以胸骨上切迹、胸锁关节、锁骨与肩峰的连线与胸部、上肢、背部分界。

### （二）颈部分区

颈部以胸锁乳突肌前后缘为标志可分为颈前区、胸锁乳突肌区、颈外侧区。

**1. 颈前区** 以舌骨为界分舌骨上区、舌骨下区。外界为胸锁乳突肌前缘，内界为颈正中线，上界为下颌骨下缘。舌骨上区包括单一的颏下三角和两侧的下颌下三角。舌骨下区包括颈动脉三角和肌三角。

（1）颏下三角：位于左右二腹肌前腹与舌骨体之间，顶为颈浅筋膜层的舌骨上部所覆盖，底由两侧下颌舌骨肌组成，其三角内含多个淋巴结。

（2）下颌下三角：位于下颌下缘及二腹肌前、后腹之间，为舌骨上区的两侧部分。其深面由下颌舌骨肌、舌骨舌肌及咽中缩肌构成，表面覆盖皮肤、颈阔肌及颈深筋膜浅层。三角内含有上颌下腺、淋巴、血管、神经等。

下颌下腺位于颈浅筋膜所形成的筋膜鞘内，腺体分为浅部及深部。浅部较大，位于下颌舌骨肌浅面；深部绕该肌后缘至其深面，其前端有下颌下腺管，向前上行，开口于舌下的口底黏膜。腺体周围有 4 ～ 6 个淋巴结。该区肌肉有颏舌骨肌、颏舌肌、下颌舌骨肌、咽中缩肌、茎突舌肌、茎突咽肌。血管有舌动、静脉。神经有舌神经、舌咽神经、舌下神经、下颌下神经节。

（3）颈动脉三角：位于胸锁乳突肌上份前缘、肩胛舌骨肌上腹和二腹肌后腹之间。其内有重要的血管和神经。

颈内静脉：位于胸锁乳突肌前缘深面，起始于颈静脉孔，为乙状窦的延续，有面总静脉、舌静脉、甲状腺上静脉及甲状腺中静脉注入。

颈总动脉：位于颈内静脉内侧，平甲状软骨上缘水平分为颈内动脉及颈外动脉。颈总动脉末端膨大为颈动脉窦，有压力感受器；在颈总动脉分叉处的后方有颈动脉小球，是化学感受器，二者有调节血压和呼吸的作用。颈内动脉位于颈外动脉后外侧，垂直上行，入颈动脉管至颅内，在颈外无分支。颈外动脉居前内侧，于近下颌角处后方经二腹肌与茎突舌骨肌深面垂直上行入下颌后窝。颈外动脉在颈部向前依次发出甲状腺上动脉、舌动脉、面动脉，向后发出枕动脉和耳后动脉，向内发出咽升动脉。

迷走神经：出颅后在颈动脉鞘内走行，于舌骨平面上方发出喉上神经，在甲状软骨上角分为喉内及喉外二支；在喉上神经发出以下又分出心上神经支和喉返神经。右侧喉返神经绕过锁骨下动脉后方而上行，左侧喉返神经绕过主动脉弓后方返回上行，因而左侧行程较右侧长，发病机会较右侧多。

舌咽神经及舌下神经于二腹肌后缘外呈弓形跨过颈内外动脉浅面行走。

（4）肌三角：位于胸锁乳突肌前缘，颈前正中线与肩胛舌骨肌上腹之间，为舌骨下区的下份。顶为封套筋膜，底为椎前筋膜。由浅入深，此三角的浅层结构依次为皮肤、浅筋膜、颈前静脉及皮神经等。三角内的肌肉有浅层的胸骨舌骨肌和肩胛舌骨肌上腹，深层有胸骨甲状肌与甲状舌骨肌。此区内有喉、气管颈段、食管颈段、甲状腺、甲状旁腺、喉上神经及喉返神经等重要组织。

**2. 胸锁乳突肌区** 胸锁乳突肌起于胸骨柄前面、锁骨上缘内 1/3，向后止于乳突外侧面。此区所占据部位的浅、深面的结构均属胸锁乳突肌区。

浅层为皮肤、颈阔肌、颈筋膜浅层、颈外静脉、颈前静脉等。在胸锁乳突肌后缘中点有枕小神经、耳大神经、颈横神经、锁骨上神经依次由深筋膜伸出，向肌的前上或前下行，分布于相应的浅层结构。深层有颈动脉鞘、膈神经、颈袢、颈丛及交感神经。颈动脉鞘内有颈总动脉，颈内、外动脉，颈内静脉及迷走神经。在鞘的下段颈总动脉位于后内侧，颈内静脉位于前外侧，迷走神经位于两者之间的后方；鞘的上段颈内动脉位于前内，颈内静脉位于后外，迷走神经位于两者之间的后内方。膈神经由第三至第五颈神经前支组成，为椎前筋膜所覆盖，向下内行，经锁骨下动、静脉之间入纵隔。于胸锁乳突肌后缘中部，前斜角肌前面，可见膈神经斜向下内行。

**3. 颈外侧区**　前界为胸锁乳突肌后缘，后界为斜方肌前缘，下为锁骨中 1/3 上缘。此区包括枕三角和锁骨上三角。

（1）枕三角：位于胸锁乳突肌后缘、斜方肌前缘与肩胛舌骨肌上腹上缘之间。三角底为椎前筋膜及其覆盖下的头夹肌、肩胛提肌及中、后斜角肌等；顶为封套筋膜，有副神经通过。副神经自颈静脉孔出颅后，经二腹肌后腹的深面和颈内静脉的前外侧，胸锁乳突肌前缘上、中 1/4 点进入枕三角，分支支配斜方肌。在颈部淋巴结清除手术中，不可损伤此神经。

（2）锁骨上三角：位于锁骨中 1/3 上缘之上，在体表呈明显凹陷，故名锁骨上窝，由胸锁乳突肌后缘、肩胛舌骨肌下腹和锁骨围成。三角区的浅层有锁骨上神经及颈外静脉末段，走行于浅筋膜中；内有臂丛、锁骨下动脉、锁骨下静脉、胸导管颈段、胸膜顶及肺尖。

### （三）颈筋膜及间隙

各部分厚薄不一，围绕颈项部诸肌肉及器官结构，并在血管、神经周围形成筋膜鞘及筋膜间隙。

**1. 颈筋膜浅层**　后方附于颈韧带及第七颈椎棘突，围绕斜方肌、胸锁乳突肌，于颈阔肌深面与对侧愈合。上方附着于枕骨上项线、乳突及下颌骨下方，下方附着于肩峰、锁骨及胸骨柄。

**2. 筋膜中层即气管前筋膜**　紧贴舌骨下肌群后方并与其筋膜愈合，包绕甲状腺及气管，向上附于环状软骨弓、甲状软骨及舌骨，向下延续心包纤维膜。

**3. 颈筋膜深层即椎前筋膜**　较中层厚，经颈动脉鞘之后，椎前肌与斜角肌的前方，上附于颅底，下延续至前纵韧带与胸内筋膜。

**4. 颈动脉鞘**　是颈筋膜在颈部大血管和迷走神经周围形成的血管神经束鞘。上至颅底，下续连纵隔。鞘内包绕颈总动脉、颈内动脉、颈内静脉、迷走神经及颈深淋巴结等。

**5. 筋膜间隙**　有胸骨上间隙、锁骨上间隙、气管前间隙、咽后间隙、咽旁间隙及椎前间隙。

### （四）颈部淋巴结

颈部淋巴结数目较多，由淋巴管连成网链。一般分浅及深淋巴结。浅淋巴结沿浅静脉排列，深淋巴结沿深血管及神经排列。为便于临床应用，按部位分为颈上部、颈前区及颈外侧区淋巴结三部分。

**1. 颈上部淋巴结**　颈上部淋巴结位置较表浅，分布于头颈交界线上，排成环形，由后向前分别为：枕淋巴结、乳突淋巴结、腮腺浅淋巴结、下颌下淋巴结及颏下淋巴结，分别收纳其附近组织淋巴回流。

**2. 颈前区淋巴结**　颈前区淋巴结有浅深两组。颈前浅淋巴结收纳舌骨下区浅淋巴，注入颈深下淋巴结或锁骨上淋巴结；颈前深淋巴结位于喉、环甲膜及气管前，收集相应区域的淋巴，注入颈深下淋巴结。

**3. 颈外侧区淋巴结**　以颈筋膜浅层为界分为颈外侧浅、深两组。

（1）颈外侧浅淋巴结：沿颈外静脉排列，收纳枕、耳部及腮腺淋巴结引流的淋巴，注入颈深上、下淋巴结，也可注入锁骨上淋巴结。

（2）颈外侧深淋巴结：是颈部最为集中、涉及范围最广、关系复杂的淋巴群。位于颈筋膜浅层、胸锁乳突肌与椎前筋膜间，从斜方肌前缘至颈动脉鞘间的锁骨上方，沿颈内静脉、副神经及颈横血管排列，又分三组：

①副神经淋巴结：沿副神经全程排列，多位于神经下内方，收纳枕、耳后及肩胛上的淋巴，注入颈深上淋巴及锁骨上淋巴结。

②锁骨上淋巴结：位于锁骨上窝内，沿颈横动脉排列。收纳副神经淋巴结、胸上部、乳房及上肢引流区的淋巴，汇入颈深下淋巴结。

③颈内静脉淋巴结：上起颅底，下至颈根部，沿颈内静脉全长排列，并以肩胛舌骨肌为界分为颈深上淋巴结和颈深下淋巴结，颈深上淋巴结收纳枕、乳突、鼻咽、腭、扁桃体及舌引流来的淋巴，注入颈深下淋巴结。颈深下淋巴结收纳颈深上淋巴结及颈上部淋巴结的淋巴，其输出管形成颈干，右侧的归入右淋巴导管，左侧的注入胸导管。

## 第六节　耳鼻咽喉头颈部解剖与生理的中西医关联节点

### 一、鼻与肺

鼻为上呼吸道，属于肺系。鼻的通气与呼吸气流调节功能及鼻腔阻力调节效应对下呼吸道通气功能和肺泡换气效率的影响，是对“肺主气”功能的生理诠释；而鼻腔黏膜丰富的神经末梢分布及鼻－肺反射现象，为肺气阻遏、痰浊壅肺、鼻肺同病等病理现象提供了解剖与生理基础，也为鼻病治肺、肺病治鼻提供了理论依据。

### 二、咽与胃

咽属胃系，上下相通，司吞咽。胃气不降而上逆，出现呃逆、呕吐、咽下困难等症，既可以是胃腑之病累及于咽，也可以是咽部疾病引发，尤其是食管的病变，无论是功能性与器质性，都需要理清其相互关系，分别施治。

### 三、喉与肺

喉是发声器官，又是呼吸道的门户，属于肺系，涉及呼吸与发声等重要功能。喉的解剖结构和生理功能特点及其与肺的相互关系，为理解并有效处理相关病变提供了理论依据，临证之际，更加自如。如喉窍闭塞引起呼吸不畅，咳痰不爽，治可责喉，重在专科之功；肺气不利可致喉窍壅阻，金实不鸣，甚则金破不鸣，亦见呼吸不畅或声音不扬，治可清肺，当求相关学科协作之效。

### 四、耳与脑和肾

耳为肾窍，相通于脑，司听觉，主平衡。这种相关性，既有解剖结构上的直接联系，也有组织学上的类似性，更有代谢活性与病理反应特点的类同性。如耳毒性与肾毒性的关联效应，耳部病变对脑神经的影响，外周与中枢性平衡功能的相互协调关系以及功能障碍时的综合处理，在充分理解耳与脑和肾的该层关系后，更加有利于临证实践。

## 五、头颈与内脏反射

颈动脉窦位于颈内动脉的分叉部，内有压力感受器。刺激颈动脉窦可影响动脉血压、心率、心肌做功、心输出量、动脉阻力及静脉容量。某些紧急情况之下，如高血压危象等，可以经此刺激暂时缓解病情。鼻咽喉反射、人中反射等现象，也可以用于抢救某些急性病症，如晕厥、严重的迷走神经反射、喉痉挛等。

# 第三章
# 耳鼻咽喉与脏腑经络的关系

扫一扫，查阅本章数字资源，含PPT、音视频、图片等

耳鼻咽喉通过经络与各脏腑之间发生密切的联系，组成一个有机整体，在生理上互相协调，在病理上互为影响。

## 第一节　鼻与脏腑经络的关系

鼻与肺、脾、胃、肝胆、肾、心等脏腑关系较为密切。

### 一、鼻与肺的关系

肺开窍于鼻，主气之宣发、肃降。肺气和则精气上注于鼻，鼻窍通利，嗅觉灵敏。若肺失宣降，邪壅于鼻，则鼻塞不利、鼻涕量多；肺气亏虚，或肺阴不足，鼻窍失养，则鼻塞、失嗅。

### 二、鼻与脾的关系

脾主升清，脾气充沛，清阳升发，则鼻窍得养而呼吸通畅，嗅觉灵敏。若脾气虚弱，气血不足，清阳不升，鼻窍失养则致鼻病。脾失健运，湿邪内生，浊阴上干，发为痰包、浊涕不止、息肉等症。脾气虚弱，气不摄血，还易致鼻衄。

### 三、鼻与胃的关系

足阳明经为多气多血之经，循行于鼻之两侧，为鼻之生理功能活动提供必要的气血营养。若胃火上灼鼻窍，可致鼻部疔疮、鼻衄等症。

### 四、鼻与肝胆的关系

胆足少阳之脉曲折经脑后通达鼻梁，胆为奇恒之腑，其清气可引鼻气血通畅，津液润泽。肝与胆相表里，肝胆之气相辅相成。故肝胆与鼻、鼻窦关系比较密切。若肝胆火热内盛，移热于脑，火热熏蒸于鼻、鼻窦，可致鼻渊；肝胆火热，循经犯于鼻窍，灼伤血络，可致鼻衄。

### 五、鼻与肾的关系

肾为水火之宅，元阴元阳之府，肺卫之气根于肾。肾阴、肾阳充盛，鼻窍方能得养，从而呼吸通畅，涕液泌出有度。若肾阴不足，鼻失濡养，可导致鼻槁涕涸；肾阳不足，肺卫失固，鼻失温煦，可导致鼻鼽多嚏。

### 六、鼻与心的关系

心主神明，神明为嗅觉之主。心主血脉，血脉运行通畅，鼻窍气血运行亦流畅，方能呼吸顺、嗅觉灵。若心主嗅之功能失常，可见失嗅或幻嗅症；心主血脉功能失常，可见鼻窍黏膜气血流行不畅，鼻甲肿大、鼻窍窒塞；心火上灼，鼻窍脉络受伤，则致鼻衄。

### 七、鼻与经络的关系

鼻为血脉多聚之处。十二经脉及奇经八脉中，直接循行于鼻或鼻旁者，有手足阳明、少阳、太阳，手少阴、足厥阴、督脉、任脉、阴跷脉、阳跷脉等十二条经脉。

## 第二节 咽与脏腑经络的关系

古代中医对咽和喉的认识与现代不同，既已认识到咽与喉的区别，又常常将两者混同不分。如《灵枢·忧恚无言》说：“咽喉者，水谷之道也。喉咙者，气之所以上下者也。”提出了“咽喉”和“喉咙”两个概念，前者相当于“咽”，为水谷之道路；后者相当于“喉”，为呼吸通气之道。但在临床术语中，却常未予区分，咽病之“喉痹”与喉疾之“喉喑”，皆以喉统之，体现了中医对咽与喉两者既有所区别又常常混用的特点。不过，历代医家多数还是认识到了咽与喉的区别。如《太平圣惠方》卷三十五说：“夫咽喉者，生于肺胃之气也。咽者咽也，空可咽物，又谓之嗌，主通利水谷，胃气之道路。”“喉咙者，空虚也，言其中空虚，可以通于气息，呼吸出入，主肺气之流通。”据此，应将咽与喉的概念分别清楚，以利临床实践。

咽与胃、肺、脾、肾、肝等脏腑关系较为密切。

### 一、咽与胃的关系

咽经食管与胃相连，属于胃系。咽主吞咽，胃主纳谷，二者相互配合完成胃主降的功能。若胃热循经上蒸，可致咽红肿疼痛；若胃气不降，可致咽部不利，干哕欲呕，或咽部过于敏感，可见于慢喉痹。

### 二、咽与肺的关系

咽为呼吸道和消化道上段的共同通道，协助完成呼吸和吞咽过程，并促进肺主通调水道功能，以上润于咽。若口鼻受风热外邪，伤及于肺，循经上干于咽，导致咽部不利，则见咽部红肿，妨碍吞咽，亦有因于肺胃同时受邪者。

### 三、咽与脾的关系

脾主升清降浊，脾气充足，清阳之气能濡养咽部，则咽部功能得健。若脾气不足，则咽关失养，水谷精微不能上升，产生咽部干燥疼痛等症，导致慢喉痹等咽部疾病。

### 四、咽与肾的关系

咽喜温喜润。肾主水，藏精，寓元阴元阳，为水火之宅。肾精充沛，阴平阳秘，则津液上润咽部，能发挥其正常功能。若肾阴虚而虚火上炎，或肾阳虚而虚阳上浮，客于咽喉之间，可致咽部疾病。

### 五、咽与肝的关系

肝主疏泄，咽为肝之使，咽部生理功能的正常发挥，有赖于肝气的条达。若肝胆火热，可致咽部不利；肝气郁结，亦可致咽异感症，或咽干不舒。

### 六、咽与经络的关系

咽乃人体要冲之一，经脉循行交会之处。在十二经脉中，除足太阳膀胱经外，其余十一经脉皆直接循行于咽；在奇经八脉中，除督脉、带脉外，其余六条经脉亦皆循行咽部。

## 第三节　喉与脏腑经络的关系

喉与肺、肾、肝等脏腑关系较为密切。

### 一、喉与肺的关系

喉经气管与肺相连，属肺系。肺司呼吸，喉为气道，二者相互配合，完成气息吐故纳新；喉为肺之闾阖，能保护肺脏；肺主气，喉主发音，肺气充沛则喉发声音洪亮。若风寒、风热之邪外袭犯肺，导致肺失宣肃，或肺热上攻，邪壅于喉，则发为红肿疼痛、痰涎壅盛、声音嘶哑、呼吸困难等症；若肺脏虚损，气津不足，声门失养，或正虚邪恋，亦可导致喉部干燥、微痛、声音嘶哑等症。

### 二、喉与肾的关系

肺为气之主，肾为气之根，经喉吸入至肺的清气转化为宗气，摄纳于肾。喉的正常生理功能有赖于肾阴和肾阳的滋养与温煦，肾气充足，则声音洪亮，故有“肾为声音之根”一说。若肾不纳气，必致语不耐久，音怯低微；若肾阴虚引发虚火上炎，灼烁于喉，可致声音嘶哑；肾阳不足，阳气不足于温煦肺脏，则肺肾虚寒，亦可致声音嘶哑。

### 三、喉与肝的关系

肝藏血，主疏泄，喉的正常活动有赖于肝的条达疏泄。若情志波动，肝气郁结，气郁化火，烁灼声门，可致声带充血、声音嘶哑；若气滞血瘀，血脉瘀滞于声带，可致声带肥厚、声带小结、声带息肉等症；若气郁化火，兼以气滞血瘀日久，可导致喉菌等恶性病变。

### 四、喉与经络的关系

喉与咽在解剖上紧密相邻，其经脉分布也有许多互通互联之处，因此喉与经络的关系参见上一节。临床上喉部的疾病均与这些经络病变有关。

## 第四节　耳与脏腑经络的关系

耳与肾、心、肝、胆、脾、肺关系较为密切。

### 一、耳与肾的关系

肾开窍于耳，耳为肾之官。肾藏精，肾之精气上注于耳，则耳窍受养而听觉聪敏。若肾精亏虚，髓海不足，则耳窍失养，功能失司。肾为元阳之腑，阳虚耳失所煦，或肾阳虚而寒水上泛，亦可致耳鸣、眩晕。肾主骨，肾虚骨弱，耳窍易受邪为患，导致骨质被脓耳邪毒侵蚀。

### 二、耳与心的关系

心主神明，寄窍于耳，耳司听觉当受心之主宰。心主血脉，耳为宗脉之所聚，心血上奉，耳得血养而能听。若心血不足，血脉瘀阻，可致耳鸣耳聋等症；若心火亢盛，可致耳痛、耳痒、耳内生疮、耳流脓；若肾水不足，心肾不交，亦常导致耳鸣耳聋。

### 三、耳与肝胆的关系

肝主疏泄，肝胆互为表里，肾开窍于耳，肝藏血，肾藏精，精血同源。所以，肝胆与耳关系密切。若肝气郁结，气郁化火，或外感风热，引动肝胆火热，上灼于耳，火热甚则耳窍血肉腐败，以致耳鸣、耳聋、耳眩晕、脓耳等症。

### 四、耳与脾的关系

脾为后天之本，气血生化之源，主升清降浊，输布水谷精微。脾气健，则清升浊降，耳得濡养而发挥其正常生理功能。若脾气虚弱，清阳不升，浊阴上干，则耳窍失养，功能失司，以致耳鸣、耳聋；脾胃受损，运化失调，聚湿生痰，浊阴不降，上犯于耳，壅闭耳窍，则生耳郭痰包、耳闭、脓耳日久不愈等耳病。

### 五、耳与肺的关系

耳为肾之窍，肺为肾之母；“肺经之结穴在耳中，名曰茏葱，专主乎听”。说明耳与肺的关系比较密切。若外邪犯肺，肺经有病，犯及茏葱，则可致耳胀耳闭、听力下降等症。

### 六、耳与经络的关系

耳为宗脉之所聚，十二经脉均与耳有直接联系。其中，经脉循行于耳者有手足少阳、太阳、阳明，手厥阴七条经脉；而手足少阴、太阴、阳明，足厥阴、足少阳经八条经脉则有络脉循耳。

## 第五节　耳鼻咽喉与脏腑经络关系实质研究进展

耳鼻咽喉与脏腑经络关系的研究起源于春秋战国之际，初步形成于《内经》，并在历代得到不断充实和发展而趋向完善。其中，尤以“官窍脏腑相关学说”的演变完善过程较为典型。该理论起源于春秋战国之际，中医对耳鼻咽喉与脏腑经络的关系有了初步认识，开始萌生“官窍脏腑相关学说”；后期对诸窍器官解剖生理有所认识，初步认识了脏与窍的生理关系，为《内经》关于“官窍脏腑相关学说”奠定了基础。之后历代医家进一步充实和发展了官窍脏腑相关学说理论。随着现代科技的发展，耳鼻咽喉与脏腑经络关系的研究也在逐步深入，证实了其科学性。

### 一、耳鼻咽喉与脏腑的关系实质研究进展

#### （一）解剖学基础

《黄帝内经》时期就有人体解剖内容的记载，其中有些脏腑的解剖描述与现代解剖学相差无

几;《难经》也对很多脏腑的部位、形态有详细记载；此后又有诸多著作涉及脏腑解剖形态的描述。这些古代解剖学知识奠定了藏象学说的形态学基础，也为近代解剖学所证实，即耳鼻咽喉与脏腑之间存在着连续关系或系属关系。如喉与鼻隶属于肺系，喉上通口鼻，下续气管，通于肺脏，有通气和发音的功能，喉与鼻同属于上呼吸道，与下呼吸道和肺一起完成吐故纳新的呼吸功能。咽隶属于胃系，咽上通于口，下续食道，直贯胃腑，是呼吸和消化的共同通道。中耳隶属于肺系，因中耳有窍通于颃颡，颃颡亦为气道，隶属于肺系，中耳黏膜与颃颡黏膜相延续，二者的细胞与分泌物成分一致。

## （二）生理、病理联系

**1. 耳与脏腑的关系**

（1）耳与肾相关的科学基础

①肾脏与内耳在形态结构和生理功能方面具有相似性：肾脏的排泄功能主要由入球小管完成，此处细胞膜的管腔面有很多皱褶、突起和微绒毛，以扩充其表面积。内耳血管纹为富有血管网的复层上皮，其结构特点与肾脏入球小管相似，边缘细胞也有皱褶形成和微绒毛，以扩大表面积，增强代谢功能，完成内耳淋巴液的水电解质代谢与离子转运功能。

②肾脏与内耳生化特点及酶的含量与分布具有相似性：肾脏入球小管上皮细胞参与水电解质代谢的钠－钾－ATP 酶丰富，内耳血管纹边缘细胞基底部也有丰富的钠－钾－ATP 酶，控制离子通道活性和离子梯度差异，以耗能过程保持内淋巴液的高钾低钠状态，借以维持内耳正常生物电活动，如微音器电位、听神经动作电位等。

③肾毒性与耳毒性的相关性：基于上述肾小管上皮和内耳膜迷路上皮结构及生化活性的相似性，药物性中毒常同时累及耳与肾，如耳毒性药物氨基糖苷类抗生素、袢利尿剂、水杨酸制剂等，对肾脏同样有毒性作用。庆大霉素不仅可致感音神经性聋，也会出现肾小管上皮浑浊肿胀，集合管蛋白渗出，甚至引发急性肾衰竭。而且中毒发生的形式亦相类似，或为蓄积性中毒，或为对药物的特殊敏感性反应。

④肾与耳在疾病发生上的相关性：Alport 早在 1927 年就注意到了肾炎与耳聋的关系并提出了家族性肾炎－耳聋综合征，以进行性肾功能减退、血尿伴有双侧对称性感音神经性耳聋为特征，且二者的病情轻重程度也存在相关性。慢性肾小球肾炎患者耳聋发生率达 69%，肾衰时则高达 80% ～ 92%。这些现象说明，由于肾与内耳结构和功能的相似性以及对某些致病因子的同类易感性，肾功能下降的病理后果可以累及内耳上皮。

⑤肾与耳病治疗上的相关性：中医从肾治耳及以耳疾（聋、鸣、晕）验肾，反应了肾与耳的同源性。肾虚患者多有重听及耳鸣，应用滋阴补肾方六味地黄丸以强肾，可以减轻耳毒性抗生素对听功能的损害；肾阳虚者予右归丸温补肾阳，也能减轻呋塞米对内耳的损伤。这种相关性已经得到了动物模型、超微结构、电生理学、组织化学资料的证实。可能通过调节垂体－下丘脑－肾上腺轴功能活动，影响细胞信息分子 cAMP 和 cGMP 水平而发挥效用。其他内分泌腺如甲状腺激素也可能发挥某些作用。血清元素铁以及某些微量元素也可能是其物质基础之一。

（2）耳与其他脏腑的关系

①心与耳的关系，主要是心行血功能与耳鸣耳聋的联系，如突聋患者椎－基底动脉及小脑后下动脉血流速度异常的发生率明显高于正常人。因此，内耳血流速度减低、供血不足可责之于心。

②肺与耳的关系中，已经证实了中耳隶属于肺系的组织学基础。中耳黏膜均为呼吸上皮，经

由鼻咽联系支气管、肺泡和咽鼓管及鼓室与乳突气房，其功能活性物质基础是一致的。中医认为“肺主皮毛”，所谓“皮毛”，不仅指人体外表面的皮肤毛发，也可包括肺系内表面的黏膜上皮及其纤毛。因此，中耳黏膜当属肺所主。改善呼吸上皮生物活性物质表达水平，可以促进咽鼓管、中耳黏膜上皮纤毛功能活动，有助于中耳或咽鼓管病变恢复，为“耳聋治肺”提供了理论依据。

**2. 鼻与脏腑的关系**

（1）鼻与肺的关系：鼻与肺的关系，在鼻－肺反射上体现得比较充分，证实了肺开窍于鼻、鼻属肺系的科学性。当鼻腔阻力增高，鼻黏膜受到某些刺激，可引起支气管收缩，影响肺通气量。这一现象在清醒或麻醉状态下都存在。其解剖学基础是存在于鼻肺之间的反射弧，传入纤维是鼻黏膜内的三叉神经末梢，传出纤维是直至支气管平滑肌的迷走神经，中枢神经核是三叉神经核和迷走神经核。直接刺激鼻黏膜，影响喉部肌肉、横膈的反射性活动，甚至可引起呼吸抑制，上颌窦穿刺等刺激导致呼吸心搏骤停，意识丧失甚至死亡的情况即属此例。麻醉插管、鼻腔填塞时出现的心搏骤停及窒息亦归因于对鼻等处呼吸黏膜的机械刺激。鼻是呼吸道的闸门，可以影响肺通气与换气功能。以肺顺应性、肺呼吸阻力、小气道、气管、喉阻力为指标，强制性用口呼吸，可见喉阻力加大，肺通气与换气障碍。鼻阻塞患者长期用嘴呼吸，会导致肺功能减弱；鼻腔与后鼻孔填塞可引起肺功能改变。此外，表现肺气虚及肺阴虚证的下呼吸道疾病患者，其鼻分泌物 SIgA、鼻纤毛细胞脱落数及黏液纤毛清除时间均见显著异常。这都是鼻肺相关的实例，需要临证关注。

（2）鼻与其他脏腑的关系：骨髓来源细胞释放的 IL–5、IL–3 等炎性介质是变应性鼻炎病理中的主要细胞因子，趋化 EOS 在呼吸道黏膜的浸润和表达。肾主骨生髓，肾阳虚体质者更容易促进此类细胞因子表达。提示体质病理对鼻与肾关系的影响。此外，脾虚型变应性鼻炎时，鼻黏膜 IL–4、IL–6 活性升高。

**3. 咽喉与脏腑的关系**　咽喉与脏腑的关系最主要是“咽为胃系”“喉为肺系”学说。过敏性休克时咽、喉和肺组织中 P 物质含量升高；胃－食管－咽反流可以引发反流性咽喉炎，出现反复的清嗓动作、慢性咳嗽、咽异物感、咽喉痛、声嘶及吞咽不畅以及咽喉黏膜水肿、红斑、肉芽肿和溃疡。这些病理现象是支持前述理论的临床依据。

### 二、耳鼻咽喉与经络的关系实质研究进展

经络实质主要涉及神经－体液－免疫网络机制，以及“蛋白质偶联”“细胞传递”“全能干细胞生成”等诸多现象，还涉及纤维张力网络系统。耳鼻咽喉头颈部的神经网络联系非常复杂，感觉神经、运动神经、自主神经相互交织成许多神经丛，继而通过各种反射弧及精细复杂的高级中枢投射，传出冲动广泛影响效应广阔的内分泌与免疫网络系统，因而将官窍与脏腑紧密地有机联系在一起。如鼻咽神经丛就可以引发诸多特殊的生理与病理反射，发挥特殊经穴作用。此外，经络还可能是存在于神经系统、循环系统、内分泌系统、免疫系统之外的一个完全独立的系统，它与这些系统既有区别又相互关联，共同完成人体各种生理调节功能。

## 第六节　体质禀赋状况对脏腑与官窍功能的影响

先天禀赋，主要是指子代出生以前在母体内所禀受的一切。先天禀赋是体质形成的基础，也是人体体质强弱的前提条件。在体质的形成过程中，先天因素具有关键作用。人类的智力、体力、健康和绝大多数疾病的发生，无一不是遗传和环境相互作用的结果，这就是体质先天禀赋的

重要性所在。

经典遗传学理论以 Mendel 遗传定律和 Morgan 互换定律为重要基础。遗传的分子基础是核酸，核酸的碱基序列储存着生命的全部遗传信息，并通过有丝分裂和减数分裂将遗传信息传递给子代，使遗传信息得以承袭，这也是现代基因分析技术得以发展的重要理论基础。但经典遗传学仍无法解释有些生物现象，如在基因 DNA 序列没有发生改变的情况下，基因功能发生了可遗传的变化并最终导致表型改变的现象，此即表观遗传变异。表观遗传学含义有三：①是可遗传的，即这类改变通过有丝分裂或减数分裂，能在细胞或个体世代间遗传；②是基因表达的改变；③没有 DNA 序列的变化或不能用序列变化来解释。机体通过两套遗传信息调控机制，一方面使基因组 DNA 精确的复制、转录和翻译，保证遗传信息传递的稳定性和连续性；另一方面又使基因组在内外环境条件下选择性地表达信息，最终形成个体的特有遗传性状或体质状况。

体质禀赋状况对官窍与脏腑功能的影响，典型地体现于肺系病变鼻鼽和颃颡岩等头颈肿瘤，其遗传易感性突出地表明了体质禀赋在这类疾病发病中的重要意义。过敏性疾病是遗传相关性特应性个体对过敏原的过强反应状态，在中医则被认为是正气不足，感受风寒异气所致，与体质禀赋有关；而在颃颡岩类病变，禀赋不足所导致的病理性体质状态成为了其发病基础，尤以气虚体质更为突出。二者的发病机制中，都涉及调节性 T 细胞（Tregs）功能活性的异常变化，只是活性偏倚趋势相异而已。Tregs 是机体维持自身免疫耐受的重要组成部分，与多种自身免疫性疾病和过敏性疾病密切相关。特应性个体即存在此类缺陷。如过敏性疾病的重要环节之一就是 Tregs 功能缺失或受到抑制而导致机体对过敏原的耐受力降低，从而促使幼稚型 $CD4^+T$ 细胞向 Th2 细胞优势分化引起。天然 Tregs（nTreg）、$CD4^+Treg$、$CD25^+Treg$、$CD127^{low}/-Treg$、Foxp3+Treg 等亚型在胸腺中产生。通过表型、数量、增殖和抑制能力评估 Tregs 的成熟情况和功能时发现，发展为过敏体质的儿童 Tregs 通路发育迟缓，其 $CD127^{low}/-Treg$ 成熟明显减缓，可能是特异质儿童患过敏性疾病的原因之一。过敏性炎症过程包括致敏阶段和效应阶段，早在急性过敏反应的致敏阶段 Tregs 即通过维持免疫耐受功能，参与调节机体对过敏原的免疫反应。如果幼儿在出生后第一年内暴露于猫和狗的抗原，可以减少以后对复杂过敏原产生过敏反应的危险性；自幼生活在农场中，尤其是那些直接和动物接触的儿童，比在城市中长大的儿童发生过敏性疾病的可能性低，因为后者气道、肠道黏膜相关淋巴组织对环境抗原的免疫耐受性降低，以至于容易出现靶器官肺系特应性变化。而在颃颡岩等头颈肿瘤病理中，于先天禀赋缺陷所致的病理体质效应基础上，Tregs 则呈现功能亢进状态，以至于在头颈官窍引发免疫耐受现象，岩毒得以发展扩散。

# 第四章
# 耳鼻咽喉头颈疾病的病因病机概要

扫一扫，查阅本章数字资源，含PPT、音视频、图片等

耳、鼻、咽喉，属清空之窍，与外界直接相通，与脏腑密切相关。凡六淫外感、七情内伤或跌仆损伤、饮食劳逸等因素，导致脏腑、经络、气血失常，阴阳失调，皆可引发耳鼻咽喉头颈疾病。

## 第一节　耳鼻咽喉头颈疾病的主要病因

### 一、外感六淫

**1. 风邪**　耳鼻咽喉易为风邪所犯。风邪侵袭常兼夹寒、热、湿邪，并容易引发宿疾，风为阳邪，风邪致病易引动阳气从阳化热，引发急性热症。

**2. 寒邪**　寒邪致病多随风侵犯人体，常犯阳虚患者，多随患者的体质而变，阳虚者，容易从阴化寒，阳盛者，容易从阳化热。

**3. 暑邪**　暑邪致病较少，有明显的季节性，易伤气阴，若夹湿邪，则易伤脾胃。

**4. 湿邪**　湿邪致病与气候、环境密切相关。易伤脾气，导致水湿内停，在耳鼻咽喉病中多见局部的溢脓或渗液增多，且病程延长，不易速愈。

**5. 燥邪**　燥邪致病易伤鼻及咽喉，表现为鼻腔或咽喉黏膜干燥。其发病与季节、地域、环境有关。阴虚内热者易受燥邪侵犯。

**6. 热邪**　热邪致病容易引动脏腑内热，导致脏腑火热证；容易伤及血脉，引起局部充血或出血；容易阻滞气血运行，引起局部红肿疼痛，凡是耳鼻咽喉红肿和比较严重的疼痛均为热邪和脏腑火毒所致。

此外，疫疠之邪和异气亦为耳鼻咽喉头颈疾病病因。疫疠是一类具有较强传染性的致病邪气，侵犯耳鼻咽喉引起白喉、结核、梅毒、猩红热等病。异气是指污浊的气体，如工业废气、汽车尾气、各种有毒化学气体、粉尘，及部分容易导致过敏反应的气体，如花粉等。两者均可直接由口鼻而入，导致耳鼻咽喉疾病。

### 二、内伤七情

喜、怒、忧、思、悲、恐、惊等七情过度皆可使气血失和、气机失调而导致耳鼻咽喉疾病，常见者如突发性聋、耳鸣、梅尼埃病、咽异感症、癔病性失音、鼻衄等。

### 三、其他病因

**1. 外伤**　耳鼻咽喉头颈部显露于外，易受外部伤害，常见的外伤有跌仆、挤压、撞击、金

刃、枪弹、爆炸、烧灼、电击等；此外还有动物咬伤、昆虫刺伤等源自动物伤害，强烈或持久的噪声、气味可伤及听觉和嗅觉。

**2. 饮食不节** 过食肥甘厚腻或生冷寒凉食物，损伤脾胃，导致气血津液化生不足，或痰湿内生，阻遏气血津液上达，皆可导致耳鼻咽喉疾病。

**3. 劳倦** 发声不当和发声过度可损伤喉部发声器官；过度疲劳可引起不同程度的听觉和嗅觉功能减退；久病，劳役、房劳过度，可使脏腑虚损而导致耳鼻咽喉疾病。

**4. 禀赋体质特异** 对某些花粉、灰尘、螨虫、鱼虾、化学气体等物质过敏，可致脏腑功能失调，出现鼻部或其他部位的变态反应性疾病，并随潜在的体质倾向性，或保持始发病的属性，或出现寒热、虚实、阴阳、燥湿的转化。

**5. 异物** 异物误入耳鼻咽喉，影响官窍功能即致病。常见的异物损害有咽及食道异物、喉及气管异物、鼻腔异物和外耳道异物等。

**6. 药物中毒** 多由于奎宁、水杨酸盐以及氨基糖苷类抗生素如双氢链霉素、新霉素、卡那霉素等，引起耳鸣、耳聋、聋哑、耳眩晕等病症。

### 四、继发病因

**1. 痰饮** 脾虚失运生痰，或火热炼津成痰后，痰饮又成为致病因素。可表现为咽部、喉部和鼻腔的分泌物；或表现为局部异常停留的液体，如耳郭痰包、鼻部囊肿等；或表现为局部黏膜和皮下的肿胀，如声带水肿、声带小结等；或表现为“无形之痰”，可以阻滞气机，影响耳鼻咽喉的正常功能，出现眩晕、耳聋、咽喉异物感等症状。

**2. 瘀血** 气滞或血行脉外易生瘀血，瘀血又可进一步阻滞气机，影响耳鼻咽喉功能，致生新疾。如部分耳鸣耳聋、肥厚性鼻炎、声带肥厚及声带息肉等，多由瘀血阻滞气机所致。

## 第二节　耳鼻咽喉头颈疾病的主要病机

### 一、鼻病的主要病机

急性鼻病，多因外感邪毒，肺、胃、肝、胆、脾失调而致，多属实证；慢性鼻病，可由于肺、脾、肾虚损，邪毒滞留而致，多属虚实夹杂证。

**1. 邪毒侵袭** 风寒侵袭，内舍于肺，宣肃失司，以致鼻塞、流清涕、喷嚏、鼻黏膜淡红带紫等症，多见于急性鼻炎、变应性鼻炎等病。外感风热，或风寒化热，邪壅鼻窍，可见于鼻部疔疮疖肿、急性鼻炎、鼻窦炎、鼻出血等病。风热湿邪侵袭鼻窍，或因饮食不节，脾胃湿热熏蒸鼻之肌肤，以致鼻前孔附近肌肤肿烂痒痛、黄水淋漓等症，多见于鼻疳、鼻疮等病。秋令燥邪伤肺，或长期吸入寒冷、灰尘、烟尘空气，耗伤鼻肺之津，或阴血不足，鼻失濡养，以致鼻窍干枯，结痂腐败，多见于干燥性鼻炎、萎缩性鼻炎等病。

**2. 伏热致病** 外感风热，引动肺胃伏热，邪热壅盛，上蒸于鼻，气血壅滞，甚则热胜肉腐，可致鼻塞、流黄浊涕、鼻部肿痛、鼻出血等，可见于急性鼻炎、鼻窦炎、鼻出血等病。若热邪传于肝胆，引动肝胆伏热，循经上蒸熏灼鼻窍，气血壅滞，津汁腐败，产生黄绿浊涕，多见于鼻窦炎、鼻出血等病。

**3. 脏腑虚损** 素体虚弱，病后失养，或劳倦、饮食伤脾，导致肺脾气虚，卫表不固则易感外邪，祛邪不力致邪毒滞留，病程久延，清阳不升，浊阴上干则分泌物增多，肿胀不消，可见于多种慢性鼻病。若劳伤阴液，导致肺肾阴亏，津液干涸，鼻窍肌膜失养，甚则阴虚内热，虚火上炎，烁灼鼻腔，以致鼻腔干燥，黏膜枯萎、结痂，鼻燥出血，可见于干燥性鼻炎、萎缩性鼻炎、鼻出血等。若劳伤阳气，肾阳亏虚，卫气无根，不能上充于鼻，鼻腔、鼻窦失于温养，不能御邪而邪毒滞留不去，以致浊涕不止，或清涕无制，可见于鼻窦炎、变应性鼻炎。

**4. 气滞血瘀痰凝**　久病入络，经脉不畅，或鼻部损伤，脉络受损，气血瘀滞于鼻，气为血帅，肺脾不足，则气虚而血行不畅，留瘀鼻窍，以致鼻塞、失嗅，或有肿痛，可见于各种慢性鼻病、鼻外伤。肺脾失调，水津内停，痰浊内生，停留鼻窍，致成息肉、肿块、积液，可见于鼻息肉、肿瘤、鼻部囊肿等病症。

## 二、咽病的主要病机

咽病以火热为患多见，然火有虚、实之分。外感风热，疫病邪毒，脏腑积热，上攻咽喉，为实火；肺肾阴虚，虚火上炎，为虚火。也有如气滞血瘀、气滞痰凝、脾肾阳虚等非火者。

**1. 邪毒侵袭**　风寒侵袭，肺失宣降，寒邪凝结于咽，以致咽部疼痛，吞咽不利，多见于急性咽炎。风热袭咽，或风寒化热，内应于肺胃，邪热循经上壅于咽，以致咽部红肿热痛，吞咽不利，可见于多种外感急性咽病。瘟疫邪毒袭咽，可致白喉、猩红热等咽部烈性疾病。

**2. 胃火上蒸**　邪热由表传里，或嗜辛辣肥甘，以致胃火炽盛，熏蒸咽喉，出现红肿剧痛、痰涎壅盛、吞咽困难等，多见于急性咽病的严重期。

**3. 脏腑虚损**　素体虚弱，病后失养。若劳倦、饮食伤脾，导致肺脾气虚，清阳不升，精气津液无以输布，咽关失养，以致咽部不利。若肺肾阴亏，津液干涸，咽失濡养，甚则阴虚火炎，虚火客于咽喉，可致咽喉灼热、干燥，或有异物感等。若肾阳虚弱，命门火衰，咽部失于温养，或下焦虚寒，格阳于上，无根之火上浮咽喉，可致咽部肿胀、微痛、梗梗不适等症。

**4. 痰气交阻**　情志不遂，肝失疏泄，气机郁结，梗于咽喉；或肝郁犯脾，脾虚痰湿内生，痰气互结于咽喉，可致咽中梗梗不利，产生梅核气等病；若肝气久郁化火，上灼于咽，与邪搏结，可致咽部红肿，疼痛溃烂，产生鼻咽癌等病。肺脾亏损，湿浊内生，凝聚咽部，导致咽部或扁桃体肿胀，或有结节、息肉、肿瘤。

## 三、喉病的主要病机

**1. 邪毒侵袭**　风寒侵肺，肺失宣降，寒邪凝滞于喉，以致声门开阖不利，声音嘶哑，多见于急性喉炎。风热袭喉，或风热犯肺，肺失宣降，邪热循经上壅于喉，则喉部红肿疼痛，声嘶失音，多见于急性喉病初起者。

**2. 肺热蒸喉**　风热外犯，热传于肺，或肺经风寒化热，肺热壅盛，上蒸于喉，以致喉部红肿疼痛，声音嘶哑等症。可见于急性喉部疾病。

**3. 脏腑虚损**　体虚久病，多语损气，劳倦过度，饮食失节，肺脾受损，声门失养，气虚无力鼓动声门，以致发音低微，声嘶失音。体质虚弱，病后失养，肺肾阴亏，喉部失于津液濡养，可致喉部干燥、声音嘶哑日久。命门火衰，下焦虚寒，声门失于温煦，可致喉部微痛、声嘶等症，见于慢性喉炎。亦有阳虚而暴感寒邪，以致寒邪直中少阴，产生咽喉疼痛或失音者，可见于急性喉炎。

**4. 气滞血瘀痰凝**　肝气暴郁，气机不利，可致突然失音，谓之肝郁失音。余邪滞留不去，久病入络；手术外伤，喉部受损；或久用嗓音，发声不当，均可使气血瘀滞，脉络受阻，清道失利，引起咽喉干涩、疼痛不适、声嘶失音等症。肺脾亏损，湿浊内生，凝聚咽喉，导致声带肥厚，或声带小结、息肉等病。

## 四、耳病的主要病机

急性耳病多属实证、热证，常与肝胆有热，或邪毒侵袭相关，以风、热、湿邪为多；慢性耳病多属虚实夹杂证，常与肾、脾亏虚，邪毒滞留有关。

**1. 邪毒侵袭** 风寒袭肺，肺气不宣，循经上乘，犯于耳窍，可产生耳内闭塞闷胀感、耳鸣、听力减退，多见于耳胀初起；耳郭受冻，血脉凝滞，可致耳郭麻木、肿痛、紫绀，甚或紫黑溃烂。风热外袭，或风寒化热，肺气失宣，邪壅于耳，或循少阳经脉犯耳，可引起耳窍肿痛、胀闭、溢脓、耳鸣、耳聋等症，多见于分泌性中耳炎、化脓性中耳炎、外耳道炎等病。风热湿邪直袭耳窍，或素有肝胆湿热内蕴，复感外邪引动，邪毒循经上蒸耳窍，产生耳部肿痒疼痛、糜烂流水等症，多见于外耳湿疹、外耳道炎，或慢性化脓性中耳炎急性发作等病。风邪外袭，入侵耳部脉络，致经气痞塞，气血阻滞，产生口眼㖞斜等症，多见于贝尔面瘫。

**2. 火热上犯** 风热邪毒外侵，引动肝胆火热，循经上犯于耳，可产生头痛、眩晕、暴聋、耳鸣等症；若火热蒸灼耳窍，气血壅滞，则产生红肿疼痛；若火热灼腐黏膜，则耳中流脓色黄；若肝火生风，风火上扰清窍，亦可引起眩晕、耳鸣、耳聋等症。素体肝阳偏旺，或因暴怒伤肝，怒气升发太过，上扰清窍，可致耳眩晕、耳鸣、耳聋等症。

**3. 脏腑虚损** 劳伤过度，病后失养，或禀赋不足，致使精髓亏虚，耳窍失养，或精亏而阴虚火炎，可致耳眩晕、耳鸣、耳聋等症；若精水不足，水不制火，心肾不交，上扰清窍，可致耳鸣耳聋、耳眩晕；若肾阳亏虚或脾肾阳虚，耳失温养，可致耳鸣耳聋等症；若阳衰不能温化水液，寒水上泛，停聚耳窍，可致耳眩晕；若肾虚骨弱，阳虚寒湿内停，侵蚀骨质，可致脓耳缠绵难愈。若耗伤肺脾之气，气虚耳窍失养，可致听力减退、平衡障碍等症；若脾气虚弱，运化失健，湿浊邪毒滞留，可致中耳积液、流脓，缠绵不愈。若心脾虚损，气血不足，耳失荣养，可致耳痒、耳聋、耳鸣、眩晕等症。

**4. 气滞血瘀痰凝** 卒受惊恐、思虑过度、劳役所伤、肝气郁结、跌仆损伤，或久病气虚等，皆可导致血行不畅，血脉瘀滞，窍络闭塞，产生疼痛、阻塞感、听力下降、眩晕等症，可见于耳外伤、耳闭、耳鸣、耳聋、耳眩晕等病患。过食醇酒厚味，脾胃受伤，痰浊内生；或脏腑积热，郁久化火，痰火互结，上壅清窍，可致耳鸣、耳聋等症；若痰火与邪毒互结于耳窍，还可形成耳部肿瘤；若痰火阻滞气机，亦可致眩晕。饮食、劳倦伤脾，脾失健运，痰湿内生，阻遏气机，以致清阳不升，浊阴不降，上蒙清窍，可致耳病，多见耳鸣、耳聋、眩晕等症；若湿浊停聚于中耳，则为中耳积液；停于内耳，则生眩晕之症；停于外耳，则成囊肿之疾。

## 五、头颈疾病的主要病机

**1. 禀赋异常** 先天禀赋不足，精气失充，形体失养，或禀赋异常，以致甲状舌管囊肿及瘘管、鳃裂囊肿及瘘管、颈部囊状水瘤等先天疾患。

**2. 邪毒侵袭** 风寒侵袭，郁遏卫表，清阳不升，寒邪郁于头颈部，以致头痛项强项痛；风寒挟湿侵袭头颈，留而不去，以致气血凝滞，出现头痛、颈痛、肩胛痛、颈动脉有压痛等病症。风热邪毒直袭头颈部，或风寒犯肺化热，肺失宣降，邪热循经上壅头颈，气血壅滞，则见头颈部红肿热痛、吞咽不利。

**3. 脏腑虚损** 素体阴虚，热病伤阴，病后失养，燥邪伤津，致使肺阴亏虚，颈部失于滋养，甚或肺阴虚，虚火上炎，蒸灼头颈，炼津为痰，形成痰核瘰疬；若劳逸过度，病后失养，以致肺虚气损，精气津液无以输布，头颈失养，护卫不足，易为邪毒侵袭、滞留，产生种种头颈部包块。若素体虚弱，久病失养，饮食劳逸所伤，致使脾胃气虚，清阳不升，头颈部失养，或浊阴不降，上干头颈，邪毒滞留头颈部，可产生种种眩晕、头重如蒙，或头颈部小瘰增生、结节，或痈肿难溃等症。若年老、久病或劳伤，致使肾元亏虚，肾阴不足，头颈失养，或阴虚火炎，虚火客于头颈部，可致头颈部焮热、刺痛、异物感等；肾阳亏虚，命门火衰，头颈部失于温养，或下焦虚寒，格阳于上，无根之火上浮头颈，可致头颈部畏寒、痰核等症。

**4. 伏邪致病**　风热邪毒外侵，引动肝胆伏热，以致肝胆火热炽盛；或素体肝阳偏旺，加上暴怒伤肝，怒则气上，引动相火上炎，升发太过，上扰头颈部，可产生头痛、眩晕、暴聋、耳鸣、痰核瘰疬等症。素体肺胃郁热，适逢风热邪毒入侵，循经上壅头颈不解，邪热入里，引动肺胃伏热，致使肺胃火热炽盛，腐肉蚀肌化脓，而见头颈部的痈肿。

**5. 气滞血瘀痰凝**　情志不遂，郁怒伤肝，肝失疏泄，气机郁结，梗于颈部；或肝郁犯脾，脾虚痰湿内生，痰气互结于颈部，可致颈部梗梗不利或刺痛不适；若肝气久郁化火，火热上灼，与浊邪搏结于颈部，可致颈部红肿、疼痛溃烂，产生瘰疬等病。病后余邪滞留，久病入络，或手术外伤，肌膜受损，均可使气血瘀滞，脉络受阻，引起头颈疼痛不适、活动不利等症。肺脾亏损，湿浊内生，凝聚颈部，可致局部瘰疬、结节、痰核等症。

## 第三节　耳鼻咽喉与头颈疾病病因病机中西医关联节点

中医学对病因病机的认识和现代医学理论认识原则并无冲突。中医所谓的外感病邪，包括了病原微生物、寄生虫等内容，疫病则包括了各种流行性传染病。在发病学上，抗病基础“正气”主要是人体免疫系统抗病能力，与后天饮食营养之气相合而发挥效应。其关联性可以从下述几个方面得以体现。

### 一、体质状态与疾病易感性

这其实就是禀赋决定体质，个体体质状态影响疾病易感性的问题，包括“基因易感性”和“环境易感性”，与中医学的“天人相应”理论一致。体质决定了人体小宇宙对环境的反应特性，自然界大宇宙又可反作用于前者，影响人体的生长发育以及生理和病理变化发展趋势。中医学的这个特征观念与表观遗传学所强调的外界环境影响人体内在生理、病理的思想是一致的。这一发病观念及其所反应的官窍疾病病机特点，典型地体现于环境风邪异气诱发特应性体质个体发生鼻鼽等变应性疾病所表现的病机特点，以及特异性免疫治疗改善该类个体对环境致敏因素反应状况所显示的病理体质可调性。内外伏邪相合，可以在以气虚质为代表的病理性体质个体诱发头颈官窍岩变，并可以呈现家族聚集现象，也是禀赋决定特定体质对疾病易感性的例证；而抗肿瘤免疫疗法通过改善这类个体体质状况以祛除岩病，应用肿瘤疫苗促使易感个体提升肿瘤预防能力，进一步说明了这种关系的发病学意义和该理论的临床应用前景。

### 二、正气抗病与免疫功能

“免疫”一词，最早见于明代李氏著的《免疫类方》，有关内容论述在先秦文献中屡见不鲜。中医早已认识到疾病的发生、发展与机体防御力（免疫力）密切相关，涉及阴阳盛衰、精气血津液失常、脏腑经络失调等基本理论，表现为免疫系统的防御、自稳、监视功能。

中医学认为人体的免疫系统是在阴阳平衡状态下，以五脏为中心，通过精、气、血、津、液为介质，通过经络沟通、运输、调节的作用维持人体的生理平衡。中医对疾病发生、发展与变化机理的认识，归结在邪正斗争与阴阳失调两个最基本方面。“正气存内，邪不可干；邪之所凑，其气必虚”，就是在疾病发生发展过程中邪正斗争的反映。如变应性鼻炎、鼻息肉病等都可看成是正不胜邪的免疫异常；而暴聋患者出现烦躁易怒、面红目赤者，多因肝气升发太过，气血并走于上之由，这是脏腑的气机失调所致。中医未病先防原则在具体应用中提出了“扶正祛邪”的治则。扶正就是根据不同的病证分别采取益气、养血、滋阴、助阳等方法，来提高机体的正气。祛邪就是采取发汗、攻下、清热、消导等方法祛除病因，而达到防病的目的。中医中药里虽然没有“免疫”这一专用术语，但在现代免疫学精确的定量检测手段应用中，可以观察到中医药对免疫机能具有一定的调节作用。探讨中医免疫与西医免疫的异同和关联，找出其共性，将为中西医结合的发展开创新的出路。

### 三、皮肤－黏膜免疫屏障与肺主皮毛理论

**1. 皮肤的免疫屏障功能** 皮肤是一个具有独特免疫功能的网络系统，为识别、处理和提供抗原的场所，细胞免疫反应强烈。皮肤屏障功能缺陷时，变应原等抗原物质能够经皮肤途径进入体内，诱发系统性变态反应。

**2. 鼻的免疫屏障功能** 鼻黏膜是一种高效黏膜免疫器官。鼻黏膜相关淋巴组织和气管相关淋巴组织、胃肠相关淋巴组织等同属黏膜相关淋巴组织系统，参与黏膜免疫反应。与咽部淋巴系统一起构成鼻咽相关淋巴组织，负责鼻腔免疫。自然状态下，上呼吸道黏膜是机体首先接触吸入抗原（包括病毒、细菌等）的部位。利用这一原理，鼻内免疫可更好地激发系统性免疫反应，发挥防御效应。这一现象，为肺气卫外功能提供了合理解释。

**3.“肺合皮毛”理论与皮肤屏障及其功能缺陷** 皮毛乃一身之表，是人体抵抗外邪的屏障。中医“肺主皮毛”的理论源于《黄帝内经》，可将之概括为肺主皮毛、肺合皮毛、肺生皮毛、肺应皮。从中医角度认识皮肤屏障功能状况与“肺”的关系，有利于皮肤功能缺陷及由此而诱生之特应性进程的防治。通过调节、改善肺气的功能，使“肺合皮毛”关系得以正常运行，从而逆转“肺气虚弱”以“固表实卫”，更有效地防治呼吸道变应性疾病。

皮肤屏障可以阻止外界有害物质侵入，皮肤屏障缺陷则有利于病原菌、变应原以及毒素、刺激物、污染物等环境有害物进入机体，诱发系统性变态反应。类似皮肤屏障的结构亦见于呼吸道等处黏膜，同属体表屏障系统。而且中医皮毛的现代概念同样也包含了皮肤－黏膜屏障体系。因此，“肺合皮毛”实指肺与皮肤－黏膜屏障体系的关系。在此，决定屏障功能的 Filagrrin 基因可能是其分子联系纽带。

皮肤屏障功能缺陷是特应性个体的早期（尤其是婴幼儿时期）病理表型，可以诱发系统性（特别是呼吸系统）变态反应。早期干预婴幼儿皮肤屏障功能缺陷，改善皮肤屏障功能缺陷相关的体质特性，可以阻止特应性体质的演变与发展，有利于预防某些系统性变态反应的发生。这一效应，还可以通过调理肺脏功能，实现益肺、健脾、补肾实皮，提升皮肤免疫功能，让皮肤屏障更为坚实。以上印证了肺与皮毛同本同源属性。

最新研究显示，在鼻前庭皮肤表面有里昂葡萄球菌（*S.lugdunensis*）寄生的个体，其分泌的杀菌物质（bactericidal compound）可以清除金黄色葡萄球菌（*S.aureus*）的寄生，消除严重感染的隐患。该机制为“肺合皮毛”理论及其临床应用增添了新的依据。

## 四、鼻－肺反射与肺系疾病

"肺开窍于鼻"，鼻是肺的"官窍"，鼻－肺反射现象为这一理论提供了科学依据。人或动物都存在鼻－肺反射，生理条件下可以影响肺通气量，有利于发挥保护功能；病理状况下，则鼻窍病变与肺脏病变可以互相影响，形成恶性循环。不仅支气管哮喘和变应性鼻炎同属呼吸道疾病，与黏膜免疫有着密切关系，有"同一气道，同一疾病"之说，鼻窍与肺脏的慢性病变还可以通过这一反射的病理效应互相影响，互相促进病理演变进程。这一理论，有助于临证之际更好地认识并有效诊疗上下呼吸道的某些慢性疾病。

第五章

# 耳鼻咽喉头颈部常用检查法

扫一扫，查阅本章数字资源，含PPT、音视频、图片等

## 第一节　光源、额镜和检查器械

### 一、光源和额镜

**1. 光源**　100W 附聚光透镜的可活动检查灯或弯腰灯，置于受检者头部稍偏后外侧略高处，距检查者额镜 25 ～ 40cm。

**2. 额镜**　镜面是能聚光的凹面反光镜，焦距约 25cm，中央有一小孔。镜体借一转动灵活的双球关节连接于额带上。

**3. 戴镜及对光**　戴镜前，先调节双球关节松紧度，使镜面既能灵活转动又可置于任何位置上而不松滑下坠。然后调节额带圈直径，使之适合检查者头围大小。额镜戴于头部，双球关节拉直于眼前，镜面与额面平行，镜孔正对检查者平视时的瞳孔，远近距离适宜（图 5–1）。镜面应置于光源同侧。

对光时，应先调节光源位置，使光线准确投射到镜面上，再调节额镜镜面角度，将光线反射聚焦到欲检查部位，以得到最亮反射光斑（焦点光）为准。检查者的视线通过镜孔与目标部位上的反射光斑成一直线，即瞳孔、镜孔和反射光斑三点一线，以便能够清晰视诊欲检目标（图 5–2）。检查过程中，须在“单眼视”下进行操作，但另眼不闭。并保持姿势端正舒适，尽量不要仰颈、弯腰或转身以迁就光源和受检者体位，应细心调整光源光线的投射方向和额镜镜面的反光角度，并适当调整受检者头位以适应检查需要。

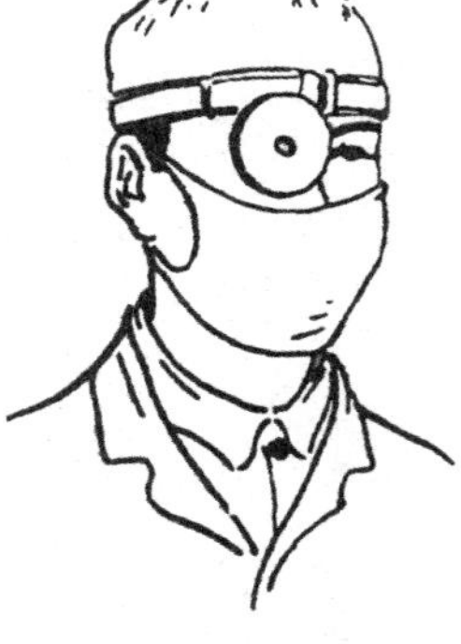

**图 5–1　额镜的佩戴方法**

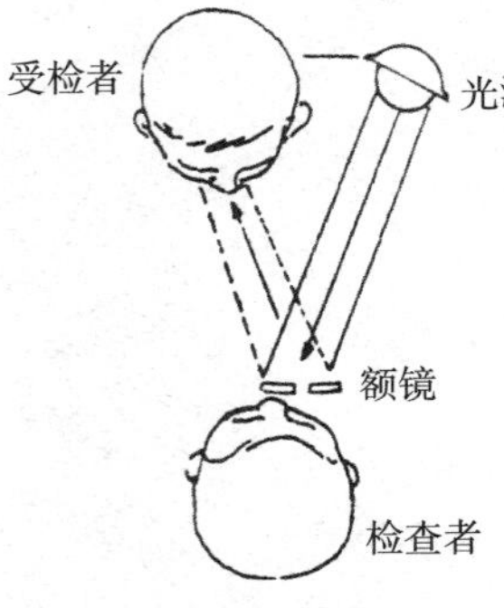


**图 5–2　额镜对光方法**

### 二、被检者体位

一般成人取正坐位，腰抵椅背，上身稍前倾，两臂下垂，手置膝上，头置正中位，检查过程中根据需要调整患者头位。对不能合作的小儿，应由其家长或助手抱于胸前，将患儿双腿夹紧，一手扶头，另一手绕其胸前固定对侧手臂（图 5-3），使其不能随意移动体位。

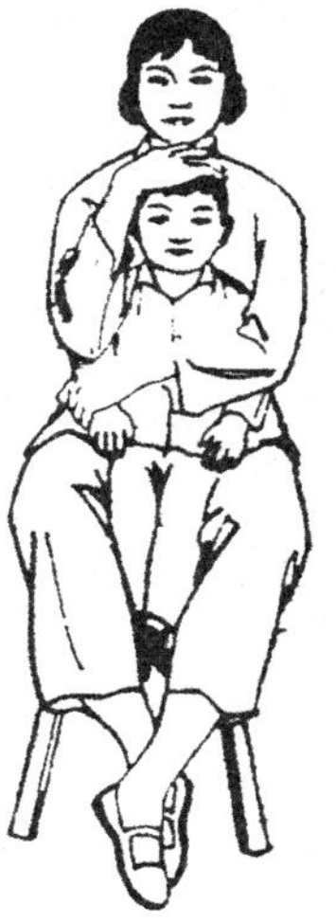

图 5-3　小儿受检时的体位

## 第二节　鼻的检查法

### 一、外鼻检查法

主要观察有无形态、色泽改变。触诊检查有无压痛、增厚、变硬，鼻骨有无骨摩擦感、畸形及移位等。

### 二、鼻腔检查法

**1. 鼻前庭检查法**　嘱被检者头稍后仰，检查者以拇指推起鼻尖并左右移动。观察鼻前庭皮肤有无红肿、溃疡、结痂、皲裂和肿块等。须仔细诊查鼻前庭外上方之隐窝部，以免遗漏病变。

**2. 前鼻镜检查法**　一手持鼻镜，鼻镜持镜方法见图 5-4；另一手扶持受检者头顶部，以便随时调整其位置而有利检查。先将鼻镜两叶合拢置入鼻前庭，然后缓缓张开镜叶，镜叶前端切勿超过鼻阈，以免引起疼痛或损伤鼻中隔黏膜而致出血。取出鼻镜时，两叶勿完全闭合，以免夹住鼻毛。

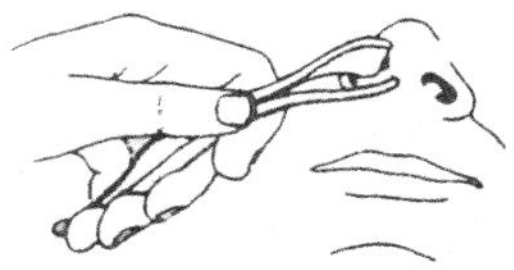

图 5-4　前鼻镜持镜方法

鼻腔的检查一般按由下向上、由前段向后段和由内壁向外壁的次序进行（图 5-5）。如鼻黏膜肿胀，可用 1% 麻黄素喷雾鼻腔或浸棉片，收缩鼻腔黏膜后再行检查，以便看清鼻腔深部的病变。

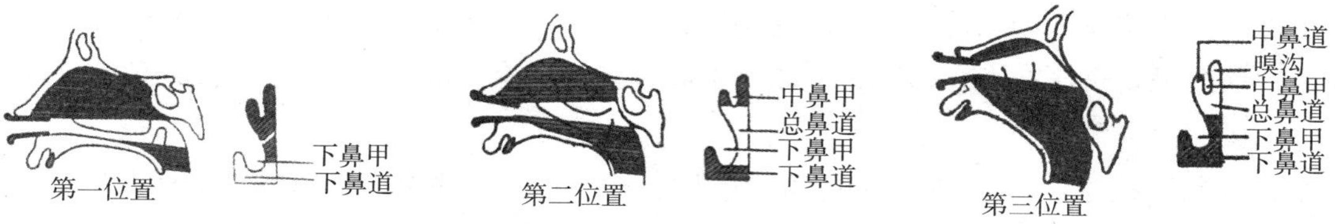


图 5-5　前鼻镜检查的三种位置

检查过程中，注意观察鼻黏膜颜色，有无充血、肿胀、肥厚、干燥和萎缩，有无溃疡和粘连；总鼻道有无增宽或变窄，各鼻道有无分泌物及分泌物的量、色和性状；鼻中隔有无偏曲、穿孔、出血点、血管扩张和糜烂；鼻腔有无异物、息肉及肿瘤等。

**3. 后鼻镜检查法**　用于检查鼻腔后部及鼻咽部。被检查者头略前倾，张口，咽部放松，用鼻呼吸。将后鼻镜镜面在乙醇灯或热吹风口上略微加热后，检查者左手持压舌板，压下舌前 2/3，右手持加热后的后鼻镜，镜面朝上，由一侧口角经悬雍垂侧方送入，置于软腭与咽后壁之间，避免触及咽壁及舌根。适当调整转动镜面角度，以得鼻咽图像全貌。当镜面向上向前时，可见软腭背面及后鼻孔各部；镜面移向两侧，可见咽鼓管咽口、咽鼓管圆枕及咽隐窝等周围结构；镜面移向水平方向，可见鼻咽顶部和腺样体（图 5–6）。对咽反射敏感不能合作者，可先予 1% 丁卡因表面麻醉，然后再行后鼻镜检查。或辅以拉钩、硅胶管等牵拉软腭，以利检查。

检查中，注意黏膜有无充血、粗糙、出血和溃疡，表面是否有痂皮或脓液，有无新生物存在等。

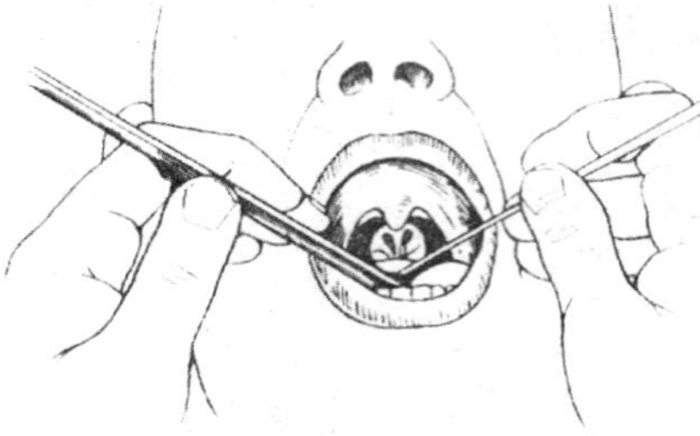

（1）正面观

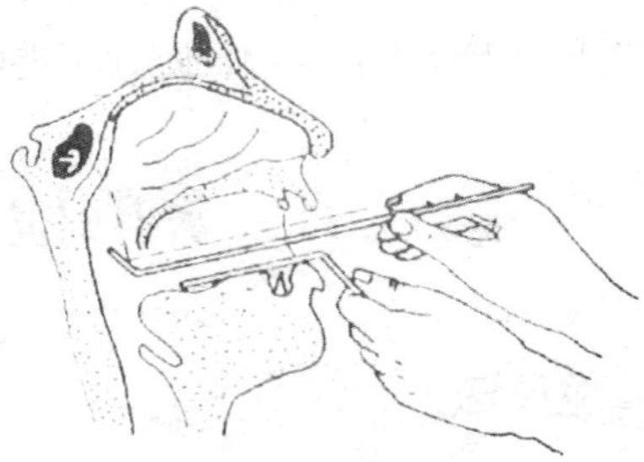

（2）侧面观

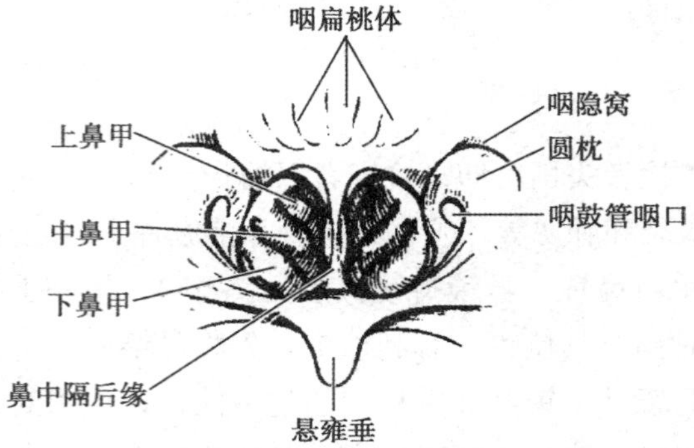


（3）后鼻镜检查所见

**图 5–6 后鼻镜检查法**

## 三、鼻窦检查法

**1. 视诊和触诊** 观察面颊部、内眦及眶内上角皮肤有无红肿、压痛，局部有无硬性或弹性隆起，眼球有无移位及运动障碍。根据压痛位置，有助于判定患病鼻窦部位，如额窦炎压痛点在眶内上角，前组筛窦炎压痛点在内眦，上颌窦炎时在犬齿窝有压痛，蝶窦或后组筛窦发炎时可出现眼球深部压痛。

**2. 利用鼻镜检查法** 主要观察鼻道中有无脓液及其所在部位，借以判断哪组鼻窦病变。如中鼻道有脓，提示前组鼻窦炎；上鼻道有脓（检查时见于嗅裂处），则提示后组鼻窦炎。如疑似鼻窦炎而中、上鼻道未检见脓液，可采用体位引流法，即先用 1% 麻黄素棉签收缩鼻腔（尤其是中鼻道和嗅裂处）黏膜，使窦口通畅开放，然后再行体位引流。若疑为上颌窦炎，让患者取侧卧头低位，健侧在下；如疑为额窦或筛窦炎，则取正坐位，或取坐位而上身下俯，头下垂近膝，约 15 分钟后再做前鼻镜检查，观察鼻道中有无脓液。此外，尚需注意观察鼻腔、鼻道内有无新生物，鼻甲黏膜有无肿胀及息肉样变等。

**3. 上颌窦穿刺冲洗法** 用于对上颌窦疾病的诊断和治疗。注意洗出物的量和性质，必要时可将洗出物做细胞学检查和细菌培养等。

**4.X 线检查法** 常用拍片位置有鼻颏位（华氏位），主要检查上颌窦，也可显示筛窦、额窦和鼻腔及眼眶；鼻额位（柯氏位）主要检查额窦和筛窦，也可显示上颌窦、鼻腔和眼眶。从 X

光片可了解窦腔的发育情况、形状、大小，有无黏膜增厚、占位性病变和骨质破坏等。但因其周围骨质结构繁杂，骨影干扰多，分辨差，目前临床较少应用。

计算机 X 线断层摄影术（CT）和磁共振成像（MRI），以其薄层、多位相和较少重叠的优点，能更加清晰、准确地显示鼻腔和鼻窦病变，为诊断提供丰富的形态学资料，已被广泛应用于临床。

### 四、鼻功能检查法

**1. 呼吸功能检查法** 可用通气测量板粗略测量鼻腔通气程度。以一长 12cm，宽约 8cm，厚 0.3 ～ 0.5cm 的长方形金属板，正面刻有每个方格为 $1cm^2$ 的正方形图形。检查时将此板放在鼻孔下方，鼻小柱与板缘小缺口接触，保持水平位。受检者平静呼吸 8 ～ 10 次（约 20 秒），此时板面会形成清楚的气雾凝集区，用笔画出其外圈边界，再求其面积。据此可将鼻腔通气程度分 4 个等级：①良好，单侧凝汽范围达 15 个方格以上；②一般，单侧凝汽范围在 7 ～ 12 个方格；③较差，单侧凝汽范围达 4 个方格以内；④极差或全部阻塞，单侧凝汽范围在 1 个方格以内，或无凝汽现象。

现代临床已应用鼻测压计检查法定量测定呼吸气流阻力等指标。

**2. 嗅觉检查法** 用不同气味的无色液体，如香精、醋和煤油等做嗅觉检查，并以水做对照。将各种嗅剂分装于大小、色泽一致的小瓶中，受检者用一指腹堵住一侧鼻孔，以另一侧鼻孔嗅之，然后说明气味的性质，每种嗅剂依次检查。此即常用的简易法，一般只能测试有无嗅觉功能。此外还有嗅阈检查及嗅觉诱发电位检查方法。

## 第三节 咽的检查法

### 一、口咽检查法

受检者正坐张口，安静呼吸。检查者右手持压舌板，将受检者舌前 2/3 轻轻向前下方压下。对咽反射敏感者，可先予 1% 丁卡因咽部喷雾 1 ～ 2 次做黏膜表面麻醉。

观察口咽部形态，黏膜色泽，扁桃体大小，注意有否充血、分泌物、假膜、溃疡、新生物，软腭、腭舌弓和腭咽弓活动情况。如用拉钩将腭舌弓拉开，则能更清晰地观察扁桃体的细微变化。用压舌板挤压腭舌弓，检查扁桃体隐窝内有无干酪样物或脓液溢出。如有肿块，可行口内外双合指诊，触其大小、硬度及活动度。

### 二、鼻咽检查法

**1. 鼻咽镜检查法** 即后鼻镜检查法，见鼻的检查法。

**2. 鼻咽触诊法** 此法主要用于儿童。患儿应由助手或患儿家长抱好固定。检查者立于患儿右后侧，左手绕过头后，用食指压患儿左面颊部组织至齿间，同时固定其头部，右手食指迅速进入口腔，经软腭后滑入鼻咽部做触诊，检查腺样体、肿瘤大小及表面情况。（图 5–7）检查动作宜轻柔、迅速，一般不超过 3 ～ 4 秒，对疑有咽部脓肿者不应用触诊检查。

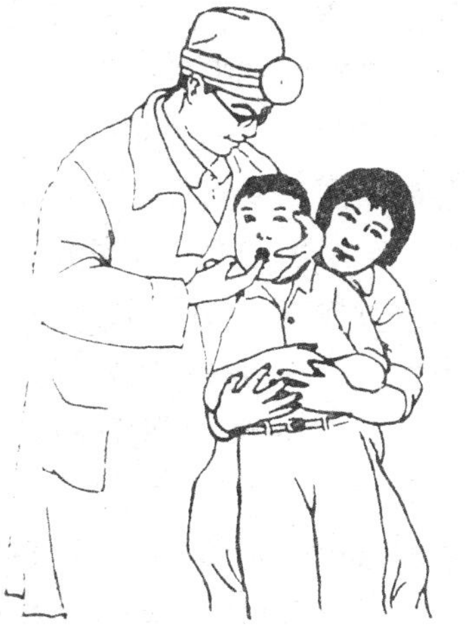

图 5–7 小儿鼻咽检查法（鼻咽指诊）

**3. 纤维鼻咽喉镜检查** 该镜为可弯曲的光导纤维检查设备。用1%丁卡因表面麻醉鼻腔和咽喉黏膜，将镜从鼻腔导入，全面检查鼻腔和鼻咽后，再将镜向深部推进，经口咽送入喉咽，越过会厌进入喉腔，可详细观察喉咽各部及喉腔。必要时还可做活检或照相。对咽反射敏感、后鼻镜间接喉镜检查不满意者尤为适用。是检查鼻咽和喉部最有效的工具。

### 三、喉咽检查法

喉咽检查法见喉部检查“间接喉镜检查法”。

### 四、X线检查法

为明确咽部、咽后隙、颈椎和下颌骨等处病变部位及范围，可行X线检查。如颈侧位片、颅底片、下颌骨片和茎突片等，有利于发现儿童腺样体肥大。CT和MRI检查可清晰地显示咽部软组织的变化，有利于鼻咽癌或翼腭窝肿瘤的早期诊断，并能较准确地显示肿瘤的浸润范围。

## 第四节 喉的检查法

### 一、喉的外部检查法

观察喉的外形大小是否正常，位置是否在颈前正中，两侧是否对称，有无吸气期软组织塌陷。触诊喉部有无肿胀、触痛、畸形和颈部有无肿大的淋巴结或皮下气肿等。用拇指和食指轻轻按住喉体，向两侧移动，诊查喉的移动度和摩擦感。当喉癌发展到喉后区时，这种感觉往往消失。

### 二、间接喉镜检查法

间接喉镜检查是最常用而简便易行的喉内检查方法。此法不但可以检查喉部，还能检查喉咽部。受检者端坐，头稍后仰，张口将舌伸出。检查者调整好光线后，左手拇指和中指持纱布，包裹舌前1/3并将舌尖轻轻拉出口外，食指将上唇推开。右手持间接喉镜，先在乙醇灯上加温镜面，以免起雾影响反光，但也勿过热。将喉镜伸入口内，用镜背将悬雍垂推向上后方，镜面朝前下方。操作时应避免镜背接触咽后壁而引起恶心。接着左右转动镜面并调整前后角度，便可看到喉咽和喉腔（图5–8）。依次观察舌根、会厌、会厌谷、喉入口和梨状窝等处。然后嘱被检查者发“依——依——”音，使会厌上抬，可看见会厌喉面、杓会厌襞、声带和室带等喉腔各部（图5–9）。

咽反射敏感而不能配合检查者，可对咽部黏膜做表面麻醉（1%丁卡因喷雾咽部1～2次）后再行检查。会厌不能抬起者，在喉咽黏膜表面麻醉后，受检者自己拉舌，检查者左手持镜，右手持会厌拉钩将会厌拉起，然后进行检查。

正常喉咽及喉腔两侧对称，梨状窝无积液，黏膜呈淡红色，声带呈瓷白色条状。发“依——”音时，声带内收（图5–9），向中线靠拢；深吸气时，声带向两侧外展（图5–9），此时可通过声门窥见声门下区和部分气管前壁软骨环。

检查过程中，还应注意喉室和喉腔各处黏膜色泽，有无充血、增厚、溃疡、瘢痕、新生物和异物等，以及声带和杓状软骨活动情况。

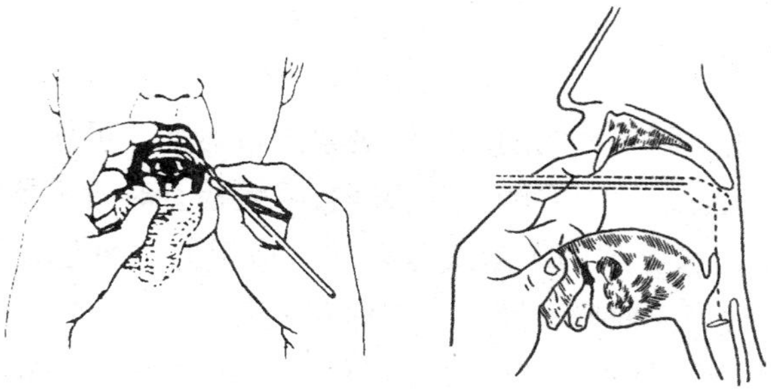

（1）正面观　　　　（2）侧面观

**图 5–8　间接喉镜检查法**

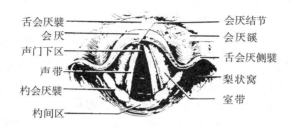

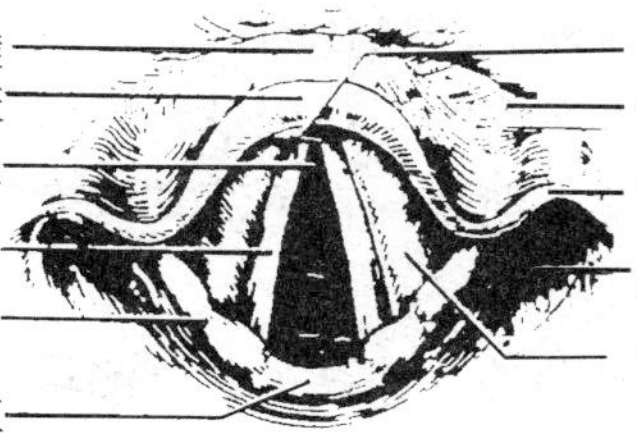


**图 5–9　间接喉镜检查所见**

## 三、纤维喉镜检查法

纤维喉镜检查即纤维鼻咽喉镜检查，见咽部检查法。

## 四、喉电子内镜检查法

喉电子内镜检查是利用喉电子内镜影像系统和数字影像处理系统，对喉部进行详细观察并能照相保留。与传统的纤维喉镜相比较，其分辨率和亮度均有很大提高。由影像系统将所摄图像转换成电子信号，能实时处理图像，并可进行结构及颜色调整。其外经约 5mm，检查适应证和检查方法同纤维喉镜。

## 五、直接喉镜检查法

此项检查不是常规喉部检查法。借直接喉镜镜体使口腔与喉腔处于一条直线上，便于视线直达喉部，进行喉腔各部的检查与治疗。一般适用于间接喉镜检查不合作，不能全面了解局部病变者，并可同时进行喉腔手术（如钳取异物、息肉和取活检等），以及通过直接喉镜插入支气管镜和进行气管内吸引等。患有严重颈椎病变者不宜施行此项检查。严重心脏病或血压过高而必须行此项检查者，应与内科医师合作，共同做好术前准备工作，并在术中严密监护。目前此种检查在临床较少应用。

## 六、喉的 X 线检查法

喉部 X 线检查常用于喉部肿瘤、异物等的诊断。方法有透视、平片、体层摄片、造影和 CT 扫描等。喉部 CT 扫描对了解喉部肿瘤的浸润范围、有无淋巴结转移更有价值，是目前常用的检查方法。

### 七、喉的功能检查法

**1. 喉动态镜检查** 利用不同频率的闪动光源观察声带运动，可使高速振动的声带连续运动像变慢，或使之呈相对静止状态，从而看清在常规间接喉镜检查时所不能发现的声带细微变化，如振动的方式、振幅和声带边缘黏膜的游走式运动等。临床上，动态喉镜常用于诊察声带早期病变。如发声时一侧声带振动消失或振动异常，常示有早期声带癌可能。本法也可用于鉴别声带麻痹与环杓关节固定；前者声带振动消失，后者则正常。还可用于诊断功能性失声，也可测定音域，进行发声生理研究。

**2. 声图检查** 声图仪可对声音信号做频率、时程和强度等声学分析。其基本原理是使声音信号经频率分析装置处理后，以电压电流烧灼的方法在电敏记录纸上画出声图。如被分析的声音信号是语言，即称为语图，用于分析各种病理嗓音的特征，研究嗓音（包括艺术嗓音）的音质。亦可用于言语缺陷、言语矫治及言语重建等的客观记录，还可作为法医鉴定的重要手段。它是一种客观的检查方法，但不能代替用听觉辨别声音音色及其响度的生理响应，故声图检查应与主观检查法结合应用。

**3. 声门图** 声门图是通过特殊的设备及计算机系统测量声门动态变化过程而得到的曲线，它不能直接对声门面积进行动态测量，但可以间接反映声门面积的大小变化。是研究嗓音生理病理、诊断专业歌唱者喉病的重要手段。

**4. 其他检查** 除上述方法外，气流动力学检查、喉肌电图检查等，也是现代喉科临床上常用的功能检查法。

## 第五节　耳的检查法

### 一、病史询问

首先要了解患者的年龄、职业性质，是否有噪声接触史及持续时间，是否使用过耳毒性药物等。对其生活习惯（如烟酒嗜好）、以往健康状况、药物过敏史等也应详询。病史询问中，要着重了解耳聋、耳鸣、眩晕和耳流脓等耳科疾病常见症状的相关情况，注意上述症状出现的时间、程度和发生顺序，以及伴发症状。

### 二、耳的一般检查法

**1. 听诊** 留意受检者的言语是否清晰，发音是否准确和语声的高低等。对疑有耳部血管瘤者，应用听诊器听诊，注意有否血管杂音。

**2. 视诊** 观察耳郭的大小、形状和位置，注意两侧是否对称，有无畸形、缺损、瘘口、新生物及皮肤红肿、创伤等。观察有无外耳道口闭锁、狭窄、新生物和瘘口，有无分泌物；如有分泌物则应注意其性状。

**3. 触诊** 两手拇指以相同的压力同时触诊两侧乳突，了解患侧乳突尖、鼓窦区有无压痛。轻轻牵拉耳郭、轻轻按压耳屏，分析该类动作与耳痛程度变化的关系。在外耳道炎或疖时，耳痛会明显加剧；如为中耳病变，则疼痛感无变化。对耳郭或耳周的瘘管，可用探针探查其深度及走向。

**4. 嗅诊** 中耳胆脂瘤的脓液有特殊的腐臭，单纯性和骨疡型化脓性中耳炎脓液长期未清洗时，虽可能有臭味，但清洗后即消失；中耳癌等恶性肿瘤以及中耳结核伴死骨形成者，分泌物也有恶臭。

## 三、外耳道及鼓膜检查法

**1. 徒手检查法**　一手将耳郭向后、上、外方轻轻牵拉，使外耳道变直，另一手食指将耳屏向前推压，使外耳道口扩大。对婴幼儿，则应将耳郭向后下方牵拉，同时以食指推压耳屏向前。如需右手操作（清洗脓液、钳取异物等），可用单手检查法。

**2. 耳镜检查法**　耳镜外形似漏斗，可使外耳道深段得到更好的暴露。检查时要选择与外耳道口径宽窄适应的耳镜。左手牵拉耳郭，右手将耳镜以略微旋转的方式轻轻置于外耳道内，但勿超越峡部，以免引起疼痛及反射性咳嗽。如需右手操作，可用单手检查法。电耳镜自带光源及放大镜，可细致观察鼓膜性状。鼓气耳镜侧方有一小孔，以橡皮管连接橡皮球；合适耳镜置入外耳道后，形成一密闭腔，挤压或放松橡皮球，在外耳道形成正压或负压，可借机观察鼓膜活动情况，并可发现细小的鼓膜穿孔等病变。检查外耳道时应注意有无耵聍、异物，并观察皮肤表面情况。如遇耵聍、异物、脓液时，应予清除，以便仔细观察鼓膜。应注意鼓膜色泽、解剖标志、活动度以及有无穿孔等。

## 四、咽鼓管功能检查法

咽鼓管功能障碍与许多中耳疾病的发生、发展及预后有密切关系。因此，咽鼓管功能检查是耳科检查法中的重要内容之一。

**1. 咽鼓管吹张法**　咽鼓管吹张法主要用于鼓膜无穿孔者，可大概估计咽鼓管通畅度，并可用于治疗。

（1）*吞咽法*：嘱受检者做吞咽动作，同时通过置入外耳道的听诊器听诊。咽鼓管功能正常时，检查者可听到轻柔的“嘘嘘”声。也可在吞咽时观察鼓膜，若鼓膜可随吞咽动作而内外活动，即可认为功能正常。

（2）*捏鼻鼓气法*：受试者以手指将两鼻翼向内压紧，闭口，同时用力呼气。咽鼓管通畅时，检查者可以经置入外耳道的听诊器，听到气体经鼻咽部循两侧咽鼓管进入鼓室致鼓膜振动的声音，或见到如吞咽法一样的鼓膜活动。

（3）*波氏球吹张法*：嘱受检者口内含水，检查者将波氏球橄榄头塞于受检者一侧前鼻孔，紧压另一侧鼻孔，在受检者吞咽时迅速紧捏橡皮球。如咽鼓管通畅，检查者同样可从外耳道听诊器听到气体经鼻咽部咽口循咽鼓管冲入鼓室引起鼓膜振动的声音。

**2. 声导抗仪检查法**　此法对鼓膜完整者，配合吞咽法或捏鼻鼓气法，可检查咽鼓管主动平衡中耳内正负压的能力。有鼓膜穿孔者，可利用咽鼓管声测仪的气泵系统经外耳道施压，以检测咽鼓管对正负压的被动和主动开放能力。

## 五、听觉功能检查法

**1. 音叉试验**　最常用的是256Hz音叉。检查者手持叉柄，将叉臂在手掌适度敲击，使其振动。检查气导（air conduction，AC）时，将振动的两叉臂末端平行地置于距外耳道口1cm处；检查骨导（bone conduction，BC）时，将叉柄末端紧贴于颅面上或乳突区。采用下述几种试验法，综合评价测试结果，可初步判断耳聋性质（表5–1），但难以精确判断听力损失程度。

（1）*任内试验*（Rinne test，RT）：又称气导骨导比较试验，系测试同侧耳气、骨导听力之比。

振动音叉后，将音叉柄底部放在乳突上测试骨导听力，直至听不到声音时，立即测同侧耳气导听力。若受试耳仍可听到声音，说明气导＞骨导，以阳性（+）表示。若受试耳听不到气导声音，应再振动音叉，先测气导，待听不到声音，再测骨导。若骨导仍可听到，说明骨导＞气导，以阴性（–）示之。若两次测试气导与骨导听力相等，以（±）表示。

（2）韦伯试验（Weber test，WT）：又称骨导偏向试验，意在比较受检者两耳的骨导听力。将振动的音叉柄底部紧压颅面中线上任一点，请受检者辨别声音偏向何侧。以“→”示偏向侧，以“=”示声音在中间。

（3）施瓦巴赫试验（Schwabach test，ST）：又称骨导比较试验，旨在比较受检耳与正常耳的骨导听力。先以振动的音叉测试正常人鼓窦区的骨导听力，直至听不到声音，立即测试受检者骨导。然后按同法先测受检耳，再测正常人。如受检耳骨导延长，为阳性（+），缩短为阴性（–），若与正常人相等，以（±）表示。

**表 5–1　音叉试验结果评价**

| 试验方法 | 正常听力 | 传导性聋 | 感音神经性聋 |
|---|---|---|---|
| RT | （+） | （–）或（±） | （+） |
| WT | （=） | →患耳 | →健耳 |
| ST | （±） | （+） | （–） |

（4）盖来试验（Gelle test，GT）：适用于鼓膜完整者，检查其镫骨是否活动。将振动的 C256 音叉柄底放在鼓窦区，同时以鼓气耳镜向外耳道交替加压和减压。若出现声音强弱波动，亦即当加压时骨导顿觉减低，减压时恢复，即为镫骨活动试验阳性（GT“+”），表明镫骨活动正常。若加压、减压声音无变化时，则为阴性（GT“–”），为镫骨底板固定征象。

**2. 纯音听力测试**　纯音听力计是应用电声学原理设计而成，通过电子振荡装置和放大线路，产生不同频率和不同强度的纯音，供测试人耳听觉功能。设计中，将正常人平均听阈制定成标准听力零级，故通过听力计测出的受试耳听阈（单位为 dB）即听力损失 dB 数（听力级）。听力零级，是指健康青年正常耳听阈声压级（SPL）的统计数值，代表一个国家或地区的听力标准。最常用的是听阈测试。听阈是指人耳对某一纯音信号能感受的最小声强值。人耳对不同频率纯音的听阈不同。纯音测试即测定受试耳在一定范围内不同频率纯音的听阈。听阈升高也就是听力下降。测试项目包括气导和骨导。两种纯音听阈图均为以横坐标表示频率（单位为 Hz）、纵坐标表示声级（单位为 dB）的坐标图，简称听力图（或听力曲线）。在图中，将受试耳各个不同频率的听阈连成线，即为气导和骨导听力曲线。国内临床上一般以 500Hz、1000Hz 和 2000Hz 三个频率的气导听阈值均数来评价耳聋的程度：根据 2021 年 WHO 听力损失评级：正常为＜ 20dB，20 ～ 34dB 为轻度，35 ～ 49dB 为中度，50 ～ 64dB 为中重度，65 ～ 79dB 为重度，80 ～ 94dB 为极重度，≥ 95dB 为完全听力损失（全聋）；单侧聋的定义为好耳听力＜ 20dB，差耳听力≥ 35dB。根据听力曲线的特点，还可判断耳聋的性质。骨导正常或接近正常，气导下降，气骨导间距（gap）大于 10dB，气导曲线平坦或低频听力损失较重而呈上升型者，多为传导性聋；气骨导间距愈大，表示传音性聋愈重。气、骨导曲线一致性下降，一般以高频听力损失较重，曲线呈下降型者，多为感音神经性聋。兼有传导性聋和感音神经性聋的听力曲线特征，而且气导和骨导听力曲线都下降，但有气骨导间距存在，这种听力曲线为混合性聋。

利用声强超过受检耳听阈的声音测试其听觉功能的试验，称为阈上功能听力测验，包括重振试验、听觉疲劳和病理性适应测验，以及语言听力测验等，可辅助耳聋性质及病变部位诊断。

**3. 声导抗测试法**　是客观测试中耳传音系统和脑干听觉通路功能的方法。根据等效容积原理，由导抗桥和刺激信号两大部分组成的中耳导抗仪，通过在密闭的外耳道，从正压到负压和由负压到正压来持续调节外耳道气压，由此引起鼓膜连续位移而产生声顺的动态变化，用记录仪以压力声顺函数曲线形式记录下来，就得到鼓室导抗图或称鼓室功能曲线。根据曲线的形状、峰压点、峰的高度以及曲线的坡度、光滑度等，可较客观地反映鼓室内各种病变的情况，如中耳内压力、中耳传音结构的病变以及有无液体潴留等。测量声刺激引起，经听神经和面神经通路传导的镫骨肌反射，用于了解中耳传音功能，辨别耳蜗性、蜗后性和非器质性耳聋，并可对周围性面瘫做出定位诊断。

**4. 电反应测听法**　声波在耳蜗内由毛细胞转换成神经冲动，沿听觉通路传到大脑，在此过程中产生的生物电，称为听觉诱发电位。利用这些电位作为指标来判断听觉通路各个部分功能的方法，称电反应测听法。听觉诱发电位的测试方法很多，目前临床应用较多的有耳蜗电图、听性脑干反应测听、中潜伏期反应、皮层电位和多频稳态诱发电位等。它是一种不需要受试者做主观判断和反应的客观测听法，主要用于婴幼儿的听力测试、诊断功能性聋、鉴别耳聋的病变部位、脑干和其他中枢神经系统的病变定位诊断、治疗方法选择和结果判断。以听性脑干反应测听应用较为普遍，是鉴别伪聋的有效方法。

**5. 耳声发射检测法**　耳声发射由耳蜗螺旋器中外毛细胞的主动运动所产生，并由内耳向中耳、外耳道逆行传播的声能，可在一定程度上反映耳蜗功能状态。耳声发射包括自发性耳声发射和诱发性耳声发射。前者是指对受试耳不予任何声刺激情况下，即可在外耳道记录到的耳声发射。诱发性耳声发射阈值与主观听阈呈正相关。听力正常人的诱发性耳声发射出现率为90% ～ 100%。耳蜗性聋听阈高于 20 ～ 30dB（HL）时，诱发性耳声发射消失。由于诱发性耳声发射的检测具有客观、简便、省时、无创和灵敏等优点，目前已广泛用作婴幼儿的听力筛选方法之一，对耳蜗性聋（如药物中毒性聋、噪声性聋和梅尼埃病等）的早期诊断有重要价值。

**6. 耳鸣检查法**　耳鸣检查是对耳鸣治疗最具指导意义的检查手段，主要包括耳鸣音调匹配、响度匹配、耳鸣最小掩蔽级、残余抑制试验，根据耳鸣的不同声调、响度、耳鸣掩蔽曲线的类型以及残余抑制效应的强弱，可以初步确定耳鸣患者的治疗方案及其疗效。

（1）耳鸣的音调匹配：通常用耳鸣综合器或听力计所发出的适当声音与患者的耳鸣进行匹配。测试时，先让患者熟悉整个测试过程，然后在对侧耳给予响度舒适的测试纯音（阈上10dB），从 1kHz 开始，直至听力计的最高频率；再从最低频率测到 1kHz。让患者比较和确定哪个纯音频率与对侧耳耳鸣的音调相同或相似。如果纯音不能与耳鸣声调匹配，则按相同的步骤用窄带噪声进行扫描，观察哪个中心频率的窄带噪声可与耳鸣匹配。如连续纯音或窄带噪声使得病人难以分辨耳鸣与外界声音时，可改用间断音或啭音。

（2）耳鸣的响度匹配：音调匹配完成后，以 1dB 为一档，根据给声强度与患者耳鸣强度的大小关系来调节测试音强度，直到刚好与其耳鸣强度相等为止，测得的声音强度与对应频率听力阈值之差，即为耳鸣响度。大多数耳鸣为单一音调，耳鸣的响度多在听阈上 10dB 左右。

（3）掩蔽试验：掩蔽声采用窄带噪声。根据耳鸣频率匹配检查结果，在相应频率给予以 5dB 为一档递增的窄带噪声，直至刚好使耳鸣消失的最小声音强度，即最小掩蔽级。按照听力图形式记录的 MML 连线即为耳鸣掩蔽曲线。按 Feldman 曲线分类法，可将其分为汇聚型、分离型、重叠型、间距型、拮抗型（不能掩蔽型）5 型。

（4）残余抑制试验：给予耳鸣频率听阈上 10dB 的窄带噪声，观察持续掩蔽 1 分钟后耳鸣响度的变化。如果耳鸣消失或减轻，则残余抑制有效，为阳性；若耳鸣无变化或加重，则残余抑制无效，为阴性。残余抑制效应为阳性的患者采用掩蔽治疗多可获得较好的疗效。

## 六、前庭功能检查法

前庭功能检查可以了解前庭功能的状况，并为定位诊断提供依据。主要包括平衡功能检查和眼震检查。

**1. 平衡功能检查** 检查方法较多，主要分静平衡和动平衡两大类，包括闭目直立检查法、对指试验、行走试验和闭眼垂直书写试验等。

**2. 眼震检查** 眼球震颤简称眼震，是一种不随意的眼球节律性运动。前庭系统的周围性、中枢性病变以及某些眼病均可引起眼震。前庭性眼震由交替出现的慢相和快相运动组成。慢相为眼球转向某一方向的缓慢运动，由前庭刺激所引起；快相乃眼球的快速回位动作，为中枢矫正性运动。眼球运动的慢相朝向前庭兴奋性较低的一侧，快相朝向前庭兴奋性较高的一侧。因快相便于观察，临床上通常将快相所指方向定为眼震方向。按眼震方向不同，可分为水平性、垂直性、旋转性以及对角性眼震等。眼震强度可分为三度。一度眼震出现于眼球向快相方向侧注视时，二度者向快相侧及向前注视时均出现眼震，三度为向慢相侧注视时亦出现眼震。眼震的检查方法有裸眼检查法、Frenzel 眼镜检查法和眼震电图描记法。利用眼震电图描记仪可记录到比肉眼观察时更为精确和肉眼不能察觉到的微弱眼震，并提供振幅、频率及慢相角速度等各种参数，有较高的诊断价值。眼震检查应包括以下项目。

（1）自发性眼震：是一种无需任何诱发措施即可观察到的眼震。

（2）位置性眼震和变位性眼震：位置性眼震是患者头部处于某种位置时方才出现的眼震。变位性眼震则是在头位和体位迅速改变过程中或其后短时间内出现的眼震。

（3）冷热试验：是通过将冷、温水或空气注入外耳道内诱发的前庭反应。根据眼震的各参数，尤其是慢相角速度来分析反应的强弱并评价半规管的功能。临床上最常采用的是用 44℃和 30℃的水进行试验。其他项目如视动性眼震试验、扫视试验、跟随试验、注视试验和瘘管试验等亦应检查，并记录所存在的眼震情况，以便进行综合分析。前庭性病变的眼震特点是多呈水平性，眼震方向一般不易改变，除非病变发展，并伴有眩晕及其他自主神经系统症状。

# 第六章
# 耳鼻咽喉头颈疾病的辨证

扫一扫，查阅本章数字资源，含PPT、音视频、图片等

中医辨证方法有八纲辨证、脏腑辨证、卫气营血辨证、气血津液辨证等，耳鼻咽喉头颈疾病的辨证也要运用上述辨证方法，其中以八纲辨证、脏腑辨证和气血津液辨证方法用得最多。

耳鼻咽喉头颈疾病的特征，主要体现在局部的症状和体征。辨别局部的症状体征，根据局部与全身联系的特点分析其中医证候特征，这是十分重要的，也是中西医结合耳鼻咽喉科的特色所在。中医学的整体观念，既重视局部症状体征与全身的联系，也重视全身其他部位症状体征与局部症状体征的联系。临床上，应整体辨证与局部辨证相结合，使某一疾病当时所属“证”的概念，能反映全身症状体征与局部症状体征之间的内在规律与有机联系。在耳鼻咽喉科，通常情况下，一个典型的证候，应既有符合该证的全身症状和体征特点，也须有符合该证的局部症状和体征特点。

## 第一节　鼻病辨证

### 一、风寒袭鼻证

鼻塞声重，喷嚏，流清涕，鼻甲肿胀，色淡或灰白。全身症状见恶寒，发热，头痛，周身不适，咽痒咳嗽。舌淡，苔薄白，脉浮紧。常见于急性鼻炎初起。

### 二、风热犯鼻证

鼻塞声重，喷嚏，流黄黏涕，鼻甲肿胀潮红。全身症状见恶风，发热，头痛，周身不适，咽痒咳嗽。舌淡红，苔薄黄，脉浮数。常见于急性鼻炎、急性鼻窦炎，以及鼻部疖肿等。

### 三、燥邪伤鼻证

鼻腔干燥不适，容易鼻出血，检查见鼻黏膜干燥少津，甚至枯萎。在秋季、空气干寒、环境干燥时症状加重。舌干少津，苔薄，脉细。多见于干燥性鼻炎、萎缩性鼻炎等病。

### 四、热毒壅鼻证

鼻部肿胀，初起如粟粒，红赤，焮热感，根脚坚硬，疼痛，数日后顶部现黄色脓点，根软脓溃。全身症状见壮热，头疼。舌红，苔黄，脉数。常见于鼻部疖肿等。

### 五、胃火灼鼻证

鼻塞，鼻黏膜红肿，或有鼻衄。全身症状见口渴引饮，或有口臭，牙龈红肿，小便短赤，大

便燥结。舌质红，苔黄厚，脉滑数。常见于急性鼻窦炎、鼻出血，以及鼻部疖肿等。

### 六、湿热熏鼻证

鼻塞重，脓涕黄浊量多，鼻黏膜深红肿胀，鼻窦区疼痛，按之加重。全身症状见头痛，身热，口干口苦，胸胁苦满，小便黄，大便干结。舌苔黄腻，脉弦滑数。常见于急性鼻窦炎。

### 七、郁热滞鼻证

病程较长，鼻塞不利，涕黄黏或黄浊，嗅觉减退，鼻黏膜红肿且暗；或鼻衄，鼻内干燥感，鼻息气热；或鼻孔处灼热，焮痛结痂。全身症状多不明显，或有咽喉干痒，咳嗽不爽，少许黏痰，尿黄，大便干结。舌红，苔微黄，脉略数。常见于慢性鼻炎、慢性鼻窦炎、鼻出血、嗅觉下降、鼻息肉、鼻部疖肿，以及酒渣鼻等。

### 八、气虚鼻寒证

鼻塞，时轻时重，嗅觉减退，流黏白浊涕，反复发作性鼻痒、喷嚏、流清涕，早晚多发；鼻黏膜肿胀色淡，或苍白，或淡暗带紫，多属慢性、久病，遇寒冷则鼻症加重，冬春尤甚。全身症状见倦怠乏力，面色淡白不华，畏风，自汗，易感冒，咳嗽痰白，纳差腹胀，便溏等。舌质淡，苔白，脉缓弱。常见于慢性鼻炎、慢性鼻窦炎、变应性鼻炎等。

### 九、阴虚鼻燥证

鼻内干燥，灼热，鼻易出血，鼻黏膜干红少津，甚则枯萎，结痂臭秽。全身症状见咽干咽痒，干咳少痰，五心烦热。舌红少苔，脉细或细数。多见于萎缩性鼻炎、干燥性鼻炎、鼻出血等。

### 十、鼻窍瘀滞证

久病鼻甲肿胀，色带暗紫，表面不平，甚则呈结节状或桑椹样，鼻黏膜收缩反应差；鼻部外伤致鼻塞、嗅觉下降、瘀肿疼痛。全身症状见面色晦暗，胸胁胀闷，走窜疼痛，急躁易怒，刺痛拒按。常见于慢性肥厚性鼻炎、鼻出血等。

### 十一、鼻窍失煦证

鼻涕清稀量多，遇冷加重，日久不愈，鼻塞、嗅觉减退。全身症状见腰膝酸软，畏寒肢冷。舌淡苔白有齿痕，脉沉细而弱。常见于慢性肥厚性鼻炎、变应性鼻炎等。

## 第二节　咽病辨证

### 一、风寒袭咽证

咽痛不适，咽痒，咳嗽，咽部黏膜微肿，色淡或微红。全身症状见恶寒，发热，头痛，周身不适，鼻塞，流清涕。舌淡红，苔薄白，脉浮紧。多见于急性咽炎等病初起。

### 二、风热犯咽证

咽痛不适，咳嗽，咳痰微黄，口微干，咽部黏膜、扁桃体色鲜红，肿胀。全身症状见恶寒，发热，头痛，鼻塞，流涕。舌边尖红，苔薄白，脉浮数。多见于急性咽炎等。

### 三、燥热伤咽证

咽干鼻燥，干咳无痰，或痰少而黏，不易咯出。全身症状见胸痛，发热头痛，周身酸楚不适，咽部黏膜红而干燥。舌质红，苔薄白，脉浮细而数。常见于急性咽炎等。

### 四、胃热灼咽证

咽痛较重，吞咽时加剧，甚则吞咽困难，咳痰色黄；咽部黏膜或扁桃体红赤肿胀，咽后壁淋巴滤泡增生，表面附有黄白分泌物或腐物，甚则成片；或咽部脓肿，有局限性红肿高突。全身症状见发热，甚至高热，口渴欲冷饮，或有口臭、牙龈红肿，小便短赤，大便秘结。舌红，苔黄或黄厚，脉洪数或滑数。常见于急性咽炎、急性扁桃体炎、扁桃体周脓肿等。

### 五、郁热积咽证

咽喉疼痛，咽干，口苦，咽黏膜红。全身症状见胸胁满闷，不欲饮，心烦喜呕。舌红，苔黄，脉滑数。常见于急性咽炎、急性扁桃体炎、扁桃体周脓肿等。

### 六、气虚咽失荣养证

咽内微痛微痒，梗梗不适，咽干不欲饮，劳累后及上午症状较重，咽部黏膜微肿，色偏淡，咽后壁淋巴滤泡增生；或咽部肌肉萎软，吞咽障碍。全身症状见面色不华，倦怠乏力，气短懒言，畏风，自汗，或有腹胀，纳差，便溏。舌淡，苔白，脉缓弱。常见于慢性咽炎、慢性扁桃体炎等。

### 七、阴虚咽失濡养证

咽内干涩，微痛微痒，梗梗不适，咽中有灼热感，咽干少饮，劳累后或午后症状较重。咽部黏膜微肿带暗，干燥少津；或咽后壁淋巴滤泡增生，粒小高突；咽部黏膜表面有溃疡，疮面污秽，疮口不整齐，周围红肿，久难愈合。全身症状见口干舌燥，干咳少痰，手足心热，或有腰膝酸软，失眠多梦，耳鸣耳聋。舌红少津，苔薄少，脉细数。常见于慢性咽炎、慢性扁桃体炎等。

### 八、气郁结咽证

咽内梗阻感，位置游移不定，如梅核，或如炙脔，吞之不下，吐之不出。伴情志忧郁，喜叹息，胸胁胀痛。舌淡暗，脉弦细。多见于咽异感症等。

### 九、瘀滞咽窍证

咽内干燥，但欲漱水而不欲咽，久病咽部，位置固定，有触压痛，或疼痛每于夜间加剧，咽部黏膜肥厚，色暗红，表面脉络曲张，或舌根部脉络迂曲扩张，扁桃体肿大，硬实，或表面有白色络纹。舌淡红或暗红，苔薄白，脉涩。常见于慢性咽炎、慢性扁桃体炎等。

### 十、痰热蒸咽证

咽部疼痛，吞咽困难，咽中痰涎壅盛，咽部黏膜红肿，或咽后壁淋巴滤泡增生；扁桃体红肿，表面有黄白分泌物，或附有腐物，融合成片。舌红，苔黄腻，脉弦滑。常见于急性咽炎等。

### 十一、热毒壅咽证

咽喉肿胀，疼痛剧烈，咽喉堵塞感，且颌下疼痛，痰鸣气急，或张口受限，发热口渴，头痛。舌红，苔黄，脉数。常见于急性咽炎、急性扁桃体炎、扁桃体周脓肿等。

## 第三节　喉病辨证

### 一、风寒袭喉证

卒然声嘶，喉痛不适，喉内痒，咳嗽，声带微肿。全身症状见恶寒，发热，头痛，周身不适，或有鼻塞，流清涕。舌淡，苔薄白，脉浮紧。常见于急性喉炎初起。

### 二、风热犯喉证

卒然声嘶，喉痛干燥，喉部作痒，咳嗽，声带色鲜红，肿胀。全身症状见恶寒，发热，头痛，周身不适，鼻塞，流黄涕。舌淡，苔薄黄，脉浮数。常见于急性喉炎等。

### 三、风燥伤喉证

喉痒，干咳少痰，或痰黏不易咳出，鼻燥咽干，舌干少津，或痰中带血丝，咽喉疼痛，发热恶风。舌苔薄黄或薄白，脉浮数，或浮紧。常见于急性喉炎。

### 四、肺热蒸喉证

喉部干燥，疼痛，声音嘶哑，甚至失音或吞咽困难，声带及喉内其他部位黏膜红赤肿胀，会厌红肿。全身症状见发热，口干，咳嗽痰黄。舌红，苔黄，脉数。常见于急性会厌炎、急性喉炎。

### 五、气虚声门失养证

喉部微痛微痒，干燥但不欲饮，声音嘶哑，语音低怯，讲话不能持久，声带肥厚，色淡，松弛无力。全身症状见面色不华，倦怠乏力，气短懒言，畏风，自汗，或伴腹胀，纳差，便溏。舌淡，苔白，脉缓弱。常见于慢性喉炎。

### 六、阴虚声门失濡证

喉部干涩，微痛微痒，喉中有灼热感，口干少饮，声音嘶哑，讲话不能持久，劳累后或午后症状较重，喉部、声带黏膜微肿色暗，干燥少津。全身症状见口干舌燥，干咳少痰，手足心热，或有腰膝酸软，失眠多梦，耳鸣耳聋。舌红少津，苔薄少，脉细数。常见于慢性喉炎。

### 七、气郁结喉证

卒然音哑，语声低怯呈嘘嘘耳语状，哭、笑声正常。伴情志忧郁，喜太息，嗳气，胸胁胀痛。舌淡暗，苔白或黄，脉弦细。常见于功能性失声。

### 八、气血痰瘀凝喉证

声带运动受限或瘫痪，声带或室带肥厚，色暗红，或有声带小结、息肉，喉部有痰，色白或黄。全身症状见面色暗淡，善太息，胸胁刺痛。舌淡红或暗红，苔薄白，脉涩，或弦滑。常见于慢性喉炎、声带小结、声带息肉等。

## 第四节　耳病辨证

### 一、风寒袭耳证

耳内胀闷、闭塞感，鼓膜轻度内陷、充血，或有鼓室积液。全身症状见头痛，周身不适，或有鼻塞、流清涕。舌淡红，苔薄白，脉浮紧。常见于分泌性中耳炎等。

### 二、风热犯耳证

耳内胀闷、闭塞感，耳鸣耳聋，或耳郭、外耳道等处红肿疼痛，或耳内溢脓。全身症状见发热、恶寒，鼻塞，流黏涕，或有咳嗽。舌边尖红，苔薄白，脉浮数。常见于分泌性中耳炎、急性化脓性中耳炎初期等。

### 三、风热湿毒聚耳证

耳部作痒难忍，耳郭周围皮肤发红灼热，时流黄水，甚至经久不愈，经抓搔后出血、疼痛。小儿多有发热、烦躁等症状。舌苔黄腻，脉数有力。常见于外耳湿疹、外耳道炎、外耳道真菌病等。

### 四、血虚风燥伤耳证

耳郭作痒难忍，皮肤增厚，干裂，粗糙，有干痂和脱屑。全身症状见形体消瘦，食欲不振，身倦乏力。舌淡，脉细。常见于外耳湿疹、外耳道炎等。

### 五、肝胆火热灼耳证

耳郭或外耳道皮肤红肿糜烂，黄水淋漓；或外耳道红肿热痛，甚至波及耳前耳后；耳内疼甚，鼓膜红肿、穿孔，脓液黄浊量多；或耳鸣、耳聋，鸣声较大。全身症状见口苦咽干，胸胁苦满，急躁易怒，身热。舌红，苔黄腻，脉弦滑数。常见于外耳湿疹、化脓性耳部软骨膜炎、外耳道炎、化脓性中耳炎、耳鸣、耳聋等。

### 六、肝阳上亢扰耳证

耳鸣，耳聋，眩晕。全身症状见面红目赤，失眠健忘，咽干口燥，腰膝酸软。舌红少津，脉弦细。常见于耳鸣、耳聋等。

### 七、肝血不足耳亏证

耳鸣如蝉，时轻时重，听力下降，眩晕。全身症状见夜寐梦多，眼干，视物模糊。舌红少津，脉弦细而数。常见于梅尼埃病、耳鸣、耳聋等。

### 八、心肾不交扰耳证

耳鸣，听力下降。全身症状见虚烦失眠，心悸健忘，腰膝酸软，潮热盗汗，小便短赤。舌红少津，脉弦细而数。常见于梅尼埃病、耳鸣、耳聋等。

### 九、阴虚耳窍失濡证

耳鸣如蝉，鸣声尖细，入夜更甚，耳聋逐渐加重，眩晕时发；或耳内流脓，量少而臭，日久不愈。全身症状见腰膝酸软，健忘少寐，形体消瘦，齿松发脱，咽干舌燥，手足心热。舌红少苔，脉细数。常见于分泌性中耳炎、慢性化脓性中耳炎、老年性聋、梅尼埃病等。

### 十、阳虚耳窍失煦证

久病耳鸣、耳聋，耳内流脓，量少臭秽，日久不愈，常伴耳骨蚀损，眩晕时作，多伴头胀沉重，呕吐清水，或有心悸。全身症状见面色淡白无华，形寒肢冷、背凉，腰膝冷痛，小便清长，夜尿频，大便溏薄。舌质淡胖，苔白润滑，脉沉弱，尺脉尤甚。常见于耳聋、梅尼埃病、慢性化脓性中耳炎等。

### 十一、气虚邪滞耳窍证

鼓膜增厚，或有钙斑，或有鼓室积液，或耳内溢脓，缠绵难已，或耳部皮肤粗糙、瘙痒、结痂。全身症状见纳呆腹胀，口淡，面色不华，困倦乏力，大便时溏。舌淡胖，脉缓弱。常见于分泌性中耳炎、慢性化脓性中耳炎等。

### 十二、血瘀耳窍证

耳内闭塞感，耳鸣，耳聋，逐渐加重，鼓膜增厚，或有粘连，或咽鼓管不通畅，或有爆震、外伤病史。舌质暗红，苔薄白，脉涩。常见于分泌性中耳炎、耳鸣、耳聋等。

### 十三、痰热扰耳证

突发眩晕、耳鸣、耳聋，鸣声较大，持续不歇。全身症状见头脑胀重，胸闷不舒，恶心，呕吐痰涎较多，纳呆腹胀，尿黄。舌红，苔黄腻，脉弦滑数。常见于分泌性中耳炎、化脓性中耳炎、耳鸣、耳聋、梅尼埃病等。

## 第五节　颈部疾病辨证

### 一、瘀血阻颈证

颈部创伤后，颈部肿胀、青紫，疼痛或出血，或伴声嘶、吞咽及呼吸困难。舌暗红，脉涩或弦紧。常见于颈部创伤。

### 二、痰湿潴颈证

单侧颈外侧肿块，生长缓慢。或者颈部中线肿块，光滑、有弹性、球形，与皮肤无粘连，可随吞咽动作而上下移动，穿刺可抽出囊液。舌淡胖，有齿痕，苔白腻。常见于先天性颈侧囊肿、甲状舌管囊肿等。

### 三、邪毒壅颈证

颈部肿块，质硬，不易移动，可伴随头颈部等其他不适。全身症状见消瘦，乏力，皮肤晦暗无泽。常见于颈部原发性或转移性恶性肿瘤。

# 第六节　耳鼻咽喉头颈疾病辨证的现代研究进展

## 一、关于体质研究的进展

关于体质的研究处于初始和上升阶段，2015 ～ 2020 年国内关于耳鼻喉科疾病体质研究的期刊论文约 160 篇，其中 90% 为变应性鼻炎，其次为慢性咽炎、阻塞性睡眠呼吸暂停低通气综合征、鼻咽癌、耳鸣等。内容大多是体质与证型相关性研究、体质与发病相关性研究、体质与预后相关性研究、体质分布、体质特点、中药治疗特定体质的临床研究、体质治疗经验或案例等。有研究认为阳虚质、气虚质、特禀质是变应性鼻炎的主要体质；气虚质和阳虚质是耳鸣患者发病的主要体质；鼻咽癌高危人群体质以单纯气虚质为特点，初诊鼻咽癌患者体质以热和瘀为特点，放疗一年后鼻咽癌患者体质以气虚质为基础的夹热、夹瘀及夹湿为特点；气虚质是鼻咽癌的敏感体质，且贯穿于鼻咽癌发生的全过程。还有人研究了小儿多汗与特应性体质的相关性。

## 二、关于大样本证型分析的研究进展

开展疾病大样本辨证分型研究有助于为治疗提供客观依据。有学者对 283 例变应性鼻炎患者中医体质与证型相关性进行分析，认为其体质类型分布以特禀质、阳虚质及气虚质为多，中医证候类型分布以脾气虚弱证、肺脾气虚证及肺经伏热证为多。部分中医体质与中医证型间密切相关：气虚质与肺气虚寒证密切相关，阳虚质与肾阳不足证密切相关，阴虚质与肺经伏热证密切相关，痰湿质与脾气虚弱证及肺脾气虚证密切相关，湿热质与肺经伏热证密切相关，特禀质与肺经伏热证密切相关，气郁质、血瘀质与各中医证型间无明显相关性。有学者对 500 例耳鸣患者做证型分析，认为耳鸣应多从脾虚论治，并提出现今社会环境下，脾虚证型相较于肾虚证型患者多见。故在临床治疗中应结合患者全身情况辨证论治，不应将耳鸣病因皆归于肾虚。脾胃强健，则耳鸣自息。

## 三、关于诊疗指南的研究进展

缺乏标准是制约学科发展的原因之一，标准化工作可推动学科的快速发展。

2012 年中华中医药学会耳鼻喉分会在中华中医药学会的指导下，组织相关专家制定并发布了耳胀耳闭、暴聋、耳鸣、耳眩晕、鼻窒、鼻槁、鼻鼽、鼻渊、鼻衄、急喉痹、慢喉痹、急乳蛾、慢乳蛾、急喉喑、慢喉喑等病种的诊疗指南，对这些疾病的定义、诊断标准、辨证及治疗等进行了规范。有学者对该指南进行临床应用评价，评价分为适用性评价和应用性评价两部分，结果显示指南质量较高，并且能够较好指导和应用于临床，未来《指南》修订过程中，应改进调摄预防部分内容，并纳入循证医学证据，以最终提高临床使用率。

# 第七章

# 耳鼻咽喉头颈疾病治疗概要

扫一扫，查阅本章数字资源，含PPT、音视频、图片等

耳鼻咽喉头颈疾病的中医治疗方法相当丰富，有内治、外治、针灸及其他疗法等。临床上应从实际出发，根据辨病和辨证结果，中西互参，合理配合使用各种治法，才能取得较好的疗效。

## 第一节　鼻病治疗概要

### 一、内治法

**1. 通窍法**　用于邪滞鼻窍，鼻塞不利的病证。常用方剂如苍耳子散；药物如苍耳子、白芷、辛夷、川芎、石菖蒲、藿香、葱白、薄荷等。本法多与其他治法配合使用。

**2. 解表法**　因于风寒犯鼻者，宜疏风散寒，常用方如荆防败毒散、通窍汤；药物如荆芥、防风、白芷、辛夷、细辛、生姜等。因风热犯鼻者，宜疏散风热，常用方如银翘散、桑菊饮；药物如薄荷、牛蒡子、桑叶、菊花、蔓荆子等。

**3. 清热法**　因肺热熏鼻者，宜清肺泄热，常用方如麻杏石甘汤、黄芩汤；药物如石膏、黄芩、鱼腥草、桑白皮、芦根、知母等。因胃热熏鼻者，宜清胃泻热，常用方如凉膈散；药物如生石膏、知母、黄芩、黄连、大黄、玄明粉等。因肝胆热邪犯鼻者，宜清肝泻火或清胆泻热，常用方如龙胆泻肝汤、藿胆丸；药物如藿香、龙胆草、黄芩、栀子、夏枯草、茵陈等。因于火毒攻鼻者，宜泻火解毒，常用方如黄连解毒汤、五味消毒饮；药物如黄芩、黄连、黄柏、栀子、金银花、紫花地丁、蒲公英、野菊花等。

**4. 行气活血法**　用于血瘀鼻窍所致的病证，常用方如当归芍药汤、通窍活血汤；药物如当归尾、川芎、赤芍、丹参、桃仁、红花、茜草根、路路通等。

**5. 补益法**　因于肺气虚而邪滞清窍者，宜补肺益气，常用方如玉屏风散；药物如黄芪、党参、防风、白术等。因于肺寒者，宜温肺散寒，常用方如温肺止流丹；药物如黄芪、白术、细辛、荆芥、丁香等。因于肺肾阴虚者，宜滋阴润肺，常用方如清燥救肺汤、养阴清肺汤、百合固金汤；药物如沙参、天冬、麦冬、百合、石斛、玉竹等。因于脾虚邪滞者，宜健脾益气，常用方如补中益气汤、参苓白术散、四君子汤；药物如黄芪、党参、白术、炙甘草、山药、大枣等。因于肾阳不足者，宜温阳散寒，常用方如麻黄附子细辛汤、右归丸；药物如麻黄、附子、细辛、肉桂、鹿角胶、巴戟天、淫羊藿、补骨脂等。

**6. 排脓法**　用于鼻流脓涕，量多不止，或脓涕难出者。因肺胃热盛者，宜解毒排脓，常用方如升麻解毒汤；药物如升麻、葛根、蒲公英、鱼腥草、赤芍、黄芩、桔梗、白芷等。正虚邪滞者，宜托里排脓，常用方如托里消毒散；药物如皂角刺、生黄芪、桔梗、薏苡仁、白芷等。

## 二、外治法

**1. 滴鼻法**　将药液滴入鼻内，起到局部治疗的作用。所用药液应根据病情择取。如鼻塞，鼻甲肿大者，宜辛散宣窍，可用滴鼻灵、辛夷滴鼻液等，或适量应用黏膜血管减充血剂；如鼻流浊涕者，宜解毒祛邪通窍，可用鱼腥草液、盐酸赛洛唑啉、辛夷滴鼻液等；如鼻腔黏膜干燥萎缩者，宜扶正祛邪，滋润肌膜，可用复方薄荷脑油、麻油，或蜂蜜加冰片等滴鼻。

**2. 吹药法**　将药粉吹入鼻腔内，以达到治疗目的。应辨证选药。如风热犯鼻，用冰连散；风寒侵鼻，用碧云散；鼻衄，用百草霜、血余炭、大黄粉、白及、云南白药之类。用药时以喷粉器将药粉轻轻吹入鼻腔，每天 3 ～ 4 次。除止血时药粉可多用外，一般以薄薄的均匀一层为宜。吹药时，应嘱患者屏气，以免将药粉吸入气管和肺内，引起呛咳。

**3. 涂敷法**　将药物涂敷患处，以起到局部治疗作用。如对鼻部疖肿、湿疹、酒渣鼻等病，可用清热解毒消肿的药物涂敷。常用四黄散、黄连膏、紫金锭、硫黄散等，或用野菊花、木芙蓉叶、鱼腥草等鲜品捣烂外敷。如为鼻息肉，可用明矾散、硇砂散等涂敷以敛湿、消痔散结。鼻腔干燥疼痛，可用金黄膏、玉露膏涂敷以润燥止痛。将内服中药药渣布裹，趁温热敷于鼻部，用于治疗鼻伤瘀肿疼痛，有祛瘀活血、消肿止痛的作用。对于鼻衄患者，可用冷水浸湿的毛巾或冰袋敷于前额或颈项部。

**4. 塞鼻法**　即用纱布裹药末如枣核大，塞于鼻中；或以药棉沾药末、药膏塞于鼻中，随所用药物不同，而达到各种治疗目的。如将血余炭、大黄粉、田七末、云南白药、百草霜等沾于棉片上，贴于出血处或填塞鼻腔，可用以止血。

**5. 熏鼻法**　将药物煎沸，趁温热以鼻吸入热气，或以药物制成溶液，放入超声雾化器，雾化吸入鼻内，以达治疗目的。一般可用辨证论治的内服煎剂，煎煮后即时吸其蒸气熏鼻，可起到疏散风寒、行气活血、宣通鼻窍等作用。对于干燥性鼻炎、萎缩性鼻炎等病，有鼻内干燥、疼痛较剧症状者，蒸汽熏鼻可滋润黏膜，润燥止痛，尤为适宜。

**6. 手术法**　对于鼻部的重度解剖变异（如严重的鼻中隔偏曲等）、肿瘤性病变、鼻息肉等，必要时可采用手术治疗。内镜下的鼻窦手术较大幅度地提高了鼻窦炎性疾病的手术效果。

# 第二节　咽病治疗概要

## 一、内治法

**1. 祛风法**　因风热外犯者，宜疏风清热，常用方如疏风清热汤；药物如薄荷、蝉蜕、牛蒡子、金银花、连翘、桑叶等。因风寒侵袭者，宜疏风散寒，常用方如六味汤；药物如荆芥、防风、苏叶、桂枝等。

**2. 清热法**　因胃热熏蒸咽部者，宜清胃泻热，常用方如清咽利膈汤、凉膈散、承气汤等；药物如黄芩、栀子、石膏、金银花、连翘、大黄、玄明粉等。凡咽部红肿疼痛，宜清热利咽，常用药物如薄荷、牛蒡子、射干、马勃、山豆根、金果榄、万年青、山慈菇、胖大海、玄参、桔梗、生甘草等。

**3. 祛痰法**　因于热痰者，宜清热化痰利咽，常用方如清气化痰丸；药物如黄芩、瓜蒌、前胡、胆南星、竹茹、天竺黄、枳实、贝母等。阴虚生痰者，宜润燥化痰，常用方如贝母瓜蒌散；药物如贝母、瓜蒌、天花粉、麦冬、桔梗、陈皮等。气虚痰湿者，宜燥湿化痰，常用方如二陈汤、消瘰丸；药物如半夏、陈皮、茯苓、白术、苍术、浙贝母、牡蛎、海浮石、昆布、海藻等。

**4. 调理气血法** 因肝气郁结者，宜疏肝解郁，常用方如半夏厚朴汤、逍遥散、旋覆代赭汤；药物如柴胡、香附、郁金、半夏、厚朴、旋覆花、代赭石等。因血瘀者，宜活血化瘀，常用方如桃红四物汤、会厌逐瘀汤；药物如当归、赤芍、桃仁、红花、路路通、丹参等。

**5. 补益法** 因气虚者，宜益气健脾，常用方如补中益气汤、参苓白术散；药物如黄芪、党参、白术、炙甘草等。肾阳虚者，宜温阳利咽，常用方如附桂八味汤；药物如附子、肉桂、锁阳、补骨脂、菟丝子等。因肺肾阴虚者，宜滋阴利咽，常用方如养阴清肺汤、知柏地黄汤；药物如沙参、麦冬、百合、玄参、生地黄、熟地黄、知母、山茱萸、黄柏等。

**6. 排脓法** 用于咽部脓肿。痈肿已成未溃者，宜清热解毒排脓，常用方如仙方活命饮；药物如皂角刺、白芷、当归尾、泽兰等。痈肿已溃者，宜托里排脓，常用方如托里消毒散、黄芪解毒汤；药物如黄芪、当归、桔梗、升麻、薏苡仁、穿山甲、皂角刺等。

## 二、外治法

**1. 吹药法** 咽部吹药，又称咽喉吹药，习惯上也称为“喉科吹药”。这是将药物研成极细粉末，用细竹管、纸管或特殊吹药器具，将药物吹到咽部的一种给药方法。这种方法具有药物局部外治作用，也具有内服药物的作用。适用于咽部红肿、疼痛、腐烂、痰涎增多等。

（1）吹药选材：用于制作吹药的药材以矿物药和植物药为主。

①雄黄：性辛温，功能祛腐解毒，雄黄要选择颜色鲜艳、明亮的，称为“明雄黄”。

②硼砂：性甘、咸、凉，功能清热、化痰、解毒。硼砂常与雄黄配伍作为咽喉吹药的基础。

③枯矾：枯矾为白矾煅制而成，功能燥湿化痰，止血敛疮。

④青黛：性咸寒，有清热、凉血、解毒功能。

⑤黄柏：性苦寒，有清热燥湿的功能。

⑥蒲黄：性甘平，有活血化瘀、消肿止痛的功能。

⑦薄荷：性辛凉，功能疏风清热，在外用药中还有消肿止痛功能。

⑧白芷：性辛温，功能疏风解表，在外用药中还有祛腐排脓功能。

⑨冰片：冰片也是咽喉吹药的重要药物，有天然冰片和机制冰片两类，天然冰片也叫梅片、龙脑，是龙脑香树的树脂，功效更好。冰片药性苦、辛、凉，功能清热、消肿、止痛、通窍。

⑩龙胆草：性苦寒，功能清热消肿止痛。

（2）吹药制作：吹药的制作主要是指药物配方和磨药。

药方的配制要根据药物的功用，结合临床经验进行配制。磨药的次序一般是“先硬后软”，先磨矿物类药，再磨普通植物类药，最后再磨冰片、血竭等树脂类药。吹药磨好以后，要装在密封性良好的深颜色玻璃瓶中贮存备用。

（3）吹药应用：吹药前，应先用淡盐水或冷开水漱口，清除痰涎，然后用以下工具将药粉均匀喷布于患处，每天 6 ～ 7 次。吹药时，勿吹过多或用力过猛，以免呛入气道，引起咳嗽。

①纸管吹药：传统的吹药方法，是用一张纸卷成细长的纸管，一头取少许药粉，吹向患者的咽部。这种方法取材方便，在卫生学方面有欠缺，现在较少应用。

②铜吹药鼓：铜制的吹药鼓，也是传统的吹药工具，在喉科医师，或有条件者，用吹药鼓比较好。

③喷粉器：是现代的吹撒药粉工具，有喷洒量大而且均匀的优点，现在已经取代了传统的吹药鼓。只是这种喷粉器比较适合医院使用，患者在家庭应用较少。

④一次性吹药瓶：近年来，药品包装材料有了较快发展，有些咽喉吹药采用了带有弹性的塑料瓶作为包装，这种瓶子可以作为一次性应用的吹药喷粉器。例如“西瓜霜喷器”。除了自行配置吹药以外，也有常用的成品吹药，例如以清热解毒消肿为主的西瓜霜、冰麝散、冰硼散；以祛腐解毒为主的锡类散、珠黄散；以止血祛腐为主的珍珠散；以生肌收敛为主的生肌散等。

**2. 排脓法**　主要用于治疗咽部脓肿。操作时，嘱患者正坐，头稍仰，必要时由一人扶定其头，以压舌板固定舌体，充分暴露脓肿处，选择脓肿最高突或软陷波动之处，取消毒的三棱针或小尖刀，轻轻刺破或切开，放出脓液（可轻轻挤压），嘱患者吐出。术后，吹布少许具有清热解毒作用的药粉。施术动作应轻巧敏捷，勿刺入过深，以免伤及深部血脉而引起出血。

**3. 外敷法**　咽部疾病导致颈外红肿疼痛者，可用如意金黄散或消瘀膏外敷，有清热解毒，消肿止痛作用。

**4. 含漱法**　用药液漱涤口腔，每天含漱 3 ～ 4 次，有清洁口腔和清热解毒作用，有助于咽部疾病的治疗，可用于多种咽部病证。咽黏膜腐烂、口秽不洁及咽病手术后者，尤宜使用此法。常用方如漱口方；药物如金银花、桔梗、甘草、玄参、蒲公英等。也可用新鲜草药如车前草、土牛膝根等捣汁，稍加水含漱，或用复方硼砂溶液之类含漱。

**5. 噙含法**　即将药物含于口内，使药物慢慢溶化，然后徐徐咽下，可以让药物较长时间地接触咽部，达到局部治疗作用，适用于多种咽部病症。可根据证候不同而选用铁笛丸、润喉丸、冰硼散、六神丸、喉症丸、新癀片、藏青果等。也可以喉咽清口服液含于口中，缓缓咽下，尽可能延长含咽时间，以加强局部疗效。

**6. 蒸气及超声雾化吸入法**　蒸气吸入，是根据病情，选用适当药物煎煮后，趁温热时经口鼻吸入药物蒸气而使之作用于咽部。一般药物中的挥发油成分可以随蒸气挥发，到达咽部，起到畅通气血，温通经络，祛风散寒，清利咽喉的作用，多用于慢性咽病及风寒咽痛。方法：用热水 1 杯，杯内加入药液，患者低头，口对杯口上方，以干毛巾 1 条，围于口、鼻与杯口之间，张口徐徐呼吸，吸入药物蒸气。蒸气的温度不可太高，以防烫伤。常用药物如紫苏、细辛、香薷、薄荷、橘皮、白芷等。现代临床常用超声雾化法，系通过超声波将药液雾化，吸入咽喉。此法可将药液中挥发油成分和非挥发油成分均匀雾化，雾气颗粒细小，因此其效果较蒸气吸入更好。

**7. 手术疗法**　咽部的肿瘤、严重的解剖变异、淋巴组织过度增生肥厚（如扁桃体肥大等）或病灶性淋巴组织炎症、咽腔狭窄所致的睡眠呼吸暂停低通气综合征等，常可选用手术疗法。

## 第三节　喉病治疗概要

### 一、内治法

**1. 祛风法**　参见“第二节咽病治疗概要”的“祛风法”。

**2. 清热法**　参见“第二节咽病治疗概要”的“清热法”。

**3. 祛痰法**　参见“第二节咽病治疗概要”的“祛痰法”。对于声带肥厚、声带小结等病，还可以用咸寒软坚散结法，选用海蛤粉、海藻、海浮石、昆布等软坚化痰药物。

**4. 化瘀法**　气滞血瘀，导致声带肥厚、声带小结、声带息肉者，宜活血化瘀，常用方如会厌逐瘀汤；药物如当归、赤芍、桃仁、红花、三棱、莪术、丹参等。

**5. 补益法**　参见“第二节咽病治疗概要”的“补益法”。

**6. 开音法**　即用具有开音作用的药物治疗声嘶及失音。本法须与其他治法配合应用。如因风寒或湿浊蕴聚声门而致喑者，可加入石菖蒲、藿香等以芳香化浊开音；属风热者，可加入蝉蜕、木蝴蝶祛风开音；如为阴虚肺燥者，宜加玄参、胖大海润喉开音；如因久咳肺气耗散而致喑者，宜加诃子敛肺开音。

### 二、外治法

**1. 吹药法** 参见“第二节咽病治疗概要”的“吹药法”。喉部疾病兼有咽部疾病者，用吹药法更为适宜，但应注意避免引起呛咳。

**2. 含漱法** 参见“第二节咽病治疗概要”的“含漱法”。

**3. 噙含法** 参见“第二节咽病治疗概要”的“噙含法”。

**4. 蒸气及超声雾化吸入法** 参见“第二节咽病治疗概要”的“蒸气及超声雾化吸入法”。因为超声雾化吸入法可以将药液雾化成直径 5μm 左右的微滴，对喉部没有刺激性，所以此法在治疗喉部疾病中应用更广泛。

**5. 手术疗法** 声带小结、声带息肉、喉部肿瘤、喉狭窄或梗阻等，可选用手术疗法，也可选用激光微创治疗。

## 第四节　耳病治疗概要

### 一、内治法

**1. 祛风法** 因于风寒侵耳者，宜祛风散寒，常用方如三拗汤、荆防败毒散；药物如麻黄、杏仁、荆芥、防风、柴胡、川芎等。因于风热犯耳者，宜祛风散热，常用方如银翘散、蔓荆子散等；药物如薄荷、金银花、连翘、蔓荆子、菊花、柴胡等。耳痒者，多属于风邪外犯，宜祛风止痒，常用方如消风散、四物消风饮；药物如荆芥、防风、蝉蜕、地肤子、萆薢、苦参、白蒺藜等。

**2. 清热法** 因肝胆或脾经湿热熏耳者，宜清利湿热，常用方如龙胆泻肝汤、甘露消毒丹；药物如龙胆草、夏枯草、黄芩、茵陈、栀子、木通、薏苡仁、滑石、赤茯苓等。

**3. 和解法** 用于邪在少阳，枢机不利所致的耳病，常用方如小柴胡汤；药物如柴胡、黄芩、青蒿等。

**4. 祛痰法** 因于痰热扰耳者，宜清热化痰，常用方如清气化痰丸、加味二陈汤等；药物如黄芩、胆南星、竹茹、瓜蒌、贝母等。因于痰浊聚耳者，宜燥湿除痰，常用方如六君子汤合五苓散加减；药物如白术、党参、陈皮、泽泻、半夏、茯苓等。

**5. 活血祛瘀法** 用于血瘀耳窍证，常用方如通气散加味、通窍活血汤、桃红四物汤等；药物如丹参、赤芍、桃仁、红花、川芎、葛根、柴胡、香附、石菖蒲、路路通等。

**6. 补益法** 脾虚气弱者，宜益气健脾，常用方如补中益气汤、益气聪明汤；药物如黄芪、党参、白术、炙甘草、升麻、葛根、当归、柴胡等。气血不足或心脾两亏者，宜益气养血，常用方如八珍汤、归脾汤；药物如黄芪、党参、白术、黄精、熟地黄、当归、何首乌等。肾虚精血不足者，宜补肾填精，常用方如六味地黄汤、杞菊地黄汤、知柏地黄汤；药物如熟地黄、山茱萸、女贞子、龟甲、旱莲草等。因于肾阳亏虚者，宜温肾壮阳，常用方如附桂八味丸、补骨脂丸；药物如淫羊藿、巴戟天、补骨脂、菟丝子等。

**7. 开窍法** 用于邪闭耳窍证，常用方如通气散；药物如香附、川芎、柴胡、石菖蒲、藿香、路路通等。临床上本法常配合其他方法使用。

**8. 排脓法**　促使脓液排泄。若热毒壅盛，宜清热解毒排脓，常用方如仙方活命饮；若正虚毒恋者，宜扶正托毒外出，常用方如托里消毒散。常用排脓药物如白芷、桔梗、天花粉、薏苡仁、皂角刺、黄芪、桔梗等。

### 二、外治法

**1. 清洁法**　用清热解毒，燥湿收敛的药物煎水清洗患处，以清洁耳郭或外耳道的脓液和痂皮，以利药物直接作用于患部。外耳道有脓，可用淡白醋（白醋与凉开水各半）或3%过氧化氢清洗。

**2. 滴耳法**　用清热解毒、收敛祛湿、祛邪止痛的药液滴入耳内，用以治疗耳痛、耳中流脓等，如黄连滴耳液、鱼腥草液、黄连酊等。滴药前，应仔细清洁耳道；滴药时，宜偏头，患耳向上，每滴入2～3滴，随后按压耳屏，促使药液进入外耳道深部或鼓室，每天3～4次。

**3. 吹药法**　用喷粉器将药粉吹入耳内或患处，以清热解毒，敛湿祛腐。常用药物如耳灵散、烂耳散、青黛散、冰硼散等。每天吹药1～3次。在每次吹药之前，务必将前次所吹之药清理干净。鼓膜穿孔小者不宜用，因药粉难以进入鼓室，反而堵塞穿孔，妨碍引流。每次吹药量宜少不宜多。总之，应用此法要慎重，操作时应格外小心。

**4. 涂敷法**　用于耳部疮疖肿痛，糜烂流脓等症，以清热解毒、消肿止痛、敛湿祛腐的散剂或涂敷剂涂敷于患部。常用药如青黛散、黄连膏、金黄膏、紫金锭等。也可用内服煎剂的药渣，趁热敷于红肿处。

**5. 手术疗法**　手术疗法适用于先天性耳郭畸形、耳部肿瘤、中耳胆脂瘤、慢性化脓性中耳炎骨疡型、耳硬化症等，或听力重建。面肌痉挛、面神经麻痹，甚至某些类型的耳鸣、眩晕等，也可用手术疗法。

## 第五节　颈部疾病治疗概要

### 一、内治法

**1. 活血祛瘀法**　用于瘀血阻滞颈络证，常用方如通窍活血汤、桃红四物汤、血府逐瘀汤等；药物如丹参、赤芍、桃仁、红花、川芎、葛根、当归等。

**2. 化痰散结法**　用于痰湿困结证，常用方如二陈汤、消瘰丸；药物如半夏、陈皮、茯苓、白术、苍术、浙贝母、玄参、牡蛎、海浮石、昆布、海藻等。

**3. 益气解毒法**　用于正虚邪滞证，根据患者体质予以扶正祛邪。常用方剂如补中益气汤、归脾汤等；药物如蚤休、白花蛇舌草、半枝莲、苦参、鸦胆子、山慈菇、夏枯草、僵蚕、牡蛎、土鳖虫、三棱、莪术等。

### 二、外治法

**1. 涂敷法**　用于颈部外伤，或者用于颈部疮疖肿痛，糜烂流脓等症。以清热解毒、消肿止痛、敛湿祛腐的药物涂敷于患部。常用药如青黛散、黄连膏、金黄膏、紫金锭等。

**2. 手术疗法**　手术疗法适用于颈部外伤需要清创缝合或者其他处理者，先天肿物亦适合手术治疗，颈部恶性肿瘤根据不同情况选择性采用手术治疗。

## 第六节　耳鼻咽喉头颈疾病治疗的科学基础与展望

国外有研究表明特应性体质儿童婴幼儿时期特应性状况干预对其后特应性体质及相关疾病可起到防治的作用。认为积极治疗儿童时期的湿疹，可以提升免疫系统功能，从而防止过敏性疾病。治疗湿疹的药物可能是通过调节中间丝相关蛋白起作用。国外有学者开始寻找一种复合物能够引发皮肤细胞产生更多的中间丝相关蛋白，有望在未来的几年中，能够找出新的药物或者外用乳霜能够加强皮肤的防御功能从而治疗过敏性疾病。治疗的时机选择在儿童，在免疫系统被激活之前的儿童期，通过药物干预使得皮肤能够产生防御机制从而消除过敏性疾病的发生。

国内有学者开始着手从中医角度研究特应性体质儿童的体质，对其常见症状进行统计分析。有学者研究了易患变应性鼻炎的儿童的常见症候群，并进行分类，为我们提供了新的思路，可以考虑对这些症候群进行中医中药的干预，从而减少变应性鼻炎的发生。

# 下　篇

# 第八章
# 鼻部疾病

扫一扫，查阅本章数字资源，含PPT、音视频、图片等

## 第一节 鼻 疖

鼻疖（nasal furuncle）是发生于鼻尖、鼻翼和鼻前庭等部位单个毛囊、皮脂腺或汗腺的局限性、急性化脓性炎症。其形小根紧，状如钉盖，顶有脓点，相当于中医的“鼻疔”。若妄加挤压或治疗不当，感染可循内眦静脉、眼上下静脉扩散入海绵窦，引起严重的颅内并发症——海绵窦血栓性静脉炎，即中医所言的“鼻疔走黄”。

### 【病因病理】

**1. 病因** 本病多因挖鼻、拔鼻毛等因素造成鼻部皮肤损伤后，继发细菌感染而成；亦可因鼻分泌物刺激，细菌从毛囊根部进入皮下组织，形成局限性化脓性感染。致病菌多为金黄色葡萄球菌。如果鼻前庭皮肤菌群失调，缺乏路邓葡萄球菌（*S.lugdunensis*），抑杀金黄色葡萄球菌机制削弱，加上患者抵抗力低，患有慢性鼻前庭炎及糖尿病等全身疾病，更易患本病，且常反复发作。

**2. 病理** 毛囊或皮脂腺周围出现急性化脓性炎性反应，毛细血管中血液凝固，大量炎性细胞浸润，中心逐渐坏死，化脓。病菌向周围侵犯，可累及邻近组织而表现蜂窝织炎、静脉炎和软骨膜炎。

**3. 病机**

（1）外鼻受损，邪毒侵鼻：鼻部肌肤受损，风热邪毒乘虚侵袭，邪聚鼻窍，蒸灼肌肤，灼腐化脓。

（2）肺胃积热，邪毒壅鼻：肺胃素有积热，热毒结聚，内热外邪熏蒸，循经上灼，热毒壅盛于鼻窍。

（3）正虚邪盛，鼻疔走黄：鼻疔失治、误治，妄行挤压或过早切开，致邪毒扩散；或因正虚邪盛，邪毒内陷，毒入营血，内攻脏腑而致的严重变症。

### 【临床表现】

**1. 症状** 初起局部疼痛，继而红肿，有明显触痛。疖肿多在1周内成熟并溃破流脓，疼痛随之减轻。可伴有低热，严重者患侧上唇及面颊部可出现肿胀，并有全身不适。

**2. 体征** 初起可见局限性红肿，周围浸润变硬，局部呈丘状隆起，疖肿成熟后顶部有黄白色脓点。

**3. 并发症**

（1）海绵窦血栓性静脉炎：表现为鼻侧红肿、疼痛，继之患侧眼睑、结膜水肿，眼球突出，运动障碍，瞳孔固定及眼底改变。可发生眼眶蜂窝织炎，甚至可以累及对侧，并出现败血症症状，如弛张型高热、寒战、脾肿大，以及一般性颅脑症状，如头痛、呕吐、嗜睡、昏迷等，严重者可危及生命。

（2）上唇及颊部蜂窝织炎：炎症向周围扩散，引起邻近组织蜂窝织炎，表现为上唇、颊部弥漫性红肿压痛。

**【实验室检查】**

感染严重者，可出现血中白细胞总数增多，中性粒细胞比例升高。

**【诊断与鉴别诊断】**

**1. 诊断要点** 鼻部皮肤表现局限性充血、肿胀、触痛，可见脓头。

**2. 鉴别诊断**

（1）鼻部丹毒：鼻部剧痛，弥漫性红肿，延及面部和上唇，全身症状较重。

（2）鼻前庭炎：鼻部干痛，鼻前庭皮肤弥漫性潮红、微肿，表皮糜烂，可有脓痂覆盖，常双侧发病。

**【治疗】**

以局部抗菌消炎、清热解毒、消肿排脓为主，辅以全身治疗。若热毒壅盛或鼻疔走黄，则以全身治疗为主，辅以局部治疗。切忌挤压、碰撞、早期切开，以免邪毒扩散或内陷。

**1. 一般治疗** 局部消毒清洗，有脓头者，可小心挑破脓头，清洗脓液。

**2. 抗生素治疗** 有全身症状者，可酌情使用抗生素。有并发症者，应用大剂量敏感广谱抗生素，静脉给药。

**3. 辨证论治**

（1）外鼻受损，邪毒侵鼻证

证候：病初起，外鼻或鼻前庭红肿、灼热、疼痛，逐渐加重，可有跳痛。检查见患处粟米样突起，根脚坚硬，形如椒目。全身症状可有恶寒，发热，周身不适。舌质红，苔薄黄，脉浮数。

治法：疏风清热，解毒消肿。

方药：五味消毒饮加减。可加荆芥、防风、白芷、赤芍、桔梗，以疏风消肿。

（2）肺胃积热，邪毒壅鼻证

证候：患处肿痛甚或跳痛。检查见疖肿突起，可见顶有脓点，严重者可见上唇、面部、下睑等处红肿。全身症状可有发热，头痛，口干，大便结，小便黄。舌质红，苔黄，脉数。

治法：泻火解毒，消肿止痛。

方药：黄连解毒汤加减。疼痛甚，加乳香、没药、赤芍；发热，酌加荆芥、柴胡、薄荷；大便干结者，加大黄、生石膏、天花粉。可配合服用中成药八宝丹。

（3）正虚邪盛，鼻疔走黄证

证候：面鼻高肿，睑肿合缝，结膜水肿，眼球突出不转，眼底检查见静脉怒张，视乳头水肿。患处疮头紫暗，顶陷无脓，根脚散漫。全身症状可见壮热寒战，头剧痛，烦躁口渴，呕吐，便秘，尿赤，甚者神昏谵语。舌质红绛，苔厚黄燥，脉洪数或滑数。

治法：泻火解毒，清营凉血。

方药：黄连解毒汤合犀角地黄汤。若神昏谵语，加服安宫牛黄丸、至宝丹、紫雪丹之类；有脊强背直、抽搐等症，加钩藤、水牛角、石决明、地龙之类，以镇肝息风止痉。

**4. 局部治疗**　鼻疖初起或成脓未溃，局部涂抹 10% 鱼石脂软膏，或敷如意金黄散、新癀片，或紫金锭醋调敷患处，辅以超短波、红外线照射。疖肿成熟后，可待其自行溃破，或用小棉签蘸少许纯石炭酸腐蚀脓头，也可在无菌操作下，挑破脓头，取出脓栓。疖肿破溃后，局部涂抗生素软膏，或用生肌散、太乙膏敷患处；保持清洁。

此外，对重症患者，应加强对症及支持治疗。

**【预防与调护】**

1. 病期禁忌一切挤压、触碰及局部灸治和早期切开，以免邪毒扩散。

2. 平素忌醇酒厚味、辛辣炙煿之品，宜多食蔬菜、水果，保持大便通畅。对糖尿病患者应积极控制血糖。

3. 戒除挖鼻、拔鼻毛的不良习惯，保持鼻部清洁卫生，提高机体抗病能力。

## 第二节　鼻前庭炎

鼻前庭炎（nasal vestibulitis）是鼻前庭皮肤的弥漫性炎症，以鼻前庭皮肤弥漫性红肿、疼痛，或干痒、结痂、鼻毛脱落为主要表现，临床上分急性、慢性。常反复发作，经久难愈。属中医“鼻疮”范畴。

### 【病因病理】

**1. 病因**　本病常因急、慢性鼻炎和鼻窦炎、变态反应性鼻炎或鼻腔有异物时（多见于小儿）的分泌物持续刺激引起，或有挖鼻等不良习惯，反复损伤鼻前庭皮肤所致。糖尿病患者、长期接触有害气体及粉尘职业人员，易诱发或加重本病。

**2. 病理**　鼻前庭或其上唇皮肤充血，表皮脱落，血浆渗出，形成浅溃疡，覆有干痂，有时可出现皮肤增厚、脱屑、皲裂。

**3. 病机**

（1）邪热侵袭：多因鼻涕浸渍鼻孔，或粉尘、有害气体长期侵袭，或挖鼻损伤，邪热侵袭，湿积鼻孔肌肤。

（2）阴虚血燥：邪热久滞鼻孔肌肤，内耗阴血，外损肌肤，以致阴虚血燥，鼻孔肌肤失养，迁延日久不愈。

### 【临床表现】

**1. 症状**　急性者鼻前庭灼热、痒痛、触痛。慢性者鼻前庭作痒，有干燥与异物感。

**2. 体征**　鼻前庭皮肤弥漫性红肿、皲裂，有脓痂黏附。或见鼻毛脱落稀少，局部皮肤增厚，甚至结痂或皲裂，揭除痂皮后可见渗血。

### 【诊断与鉴别诊断】

**1. 诊断要点**　鼻前庭灼热疼痛，瘙痒，干燥与异物感；鼻前庭及附近上唇皮肤弥漫性红肿或糜烂，或皮肤增厚、脱屑、皲裂或结痂，可见鼻毛脱落稀少。

**2. 鉴别诊断**　应与鼻前庭湿疹相鉴别。此病常为面部湿疹或全身湿疹的一部分，多见于小儿。湿疹的皮损为多形性，对称分布，水疱明显，渗液较多，瘙痒剧烈。

【治疗】

去除诱因，全身调理，加强局部治疗，预防继发性感染为基本原则。

**1. 辨证论治**

（1）邪热侵袭，湿积鼻窍证

证候：局部灼热疼痛，触之明显。检查见鼻前庭及其与上唇交界处皮肤有弥漫性红肿，鼻毛上覆有脓痂；或局部轻度糜烂，溢少许脂水。或伴鼻塞流涕，鼻息灼热，口干。舌质偏红，苔薄黄或腻，脉浮数。

治法：疏风清热，解毒散邪。

方药：黄芩汤加减。红肿甚者，加大青叶、板蓝根；灼热痛甚者加蒲公英、牡丹皮。

（2）阴虚血燥，鼻窍失养证

证候：鼻孔处作痒且痛，灼热干燥，异物感。检查见患处皮肤干燥，粗糙，皲裂，或有结痂，鼻毛脱落，清除痂皮后可见皮肤潮红，微有出血。或有口干咽燥。舌质红，少苔，脉细数。

治法：滋阴祛风，养血润燥。

方药：四物消风饮加减。若痒甚，加白鲜皮、刺蒺藜。

**2. 局部治疗**

（1）急性期：可用温生理盐水或硼酸液行局部湿热敷；或内服药再煎取汁，湿热敷患处。湿盛渗液多者，用明矾 10g，生甘草 25g，煎水 0.5kg，清洗患处。亦可用生地汁，或麻油调辰砂定痛散、六神丸、紫金锭之类涂敷患处。或局部清洁后使用激素或抗生素软膏外涂。

（2）慢性期：局部涂莫匹罗星软膏或 1% 黄降汞软膏；局部干燥皲裂者，黄连膏、玉露膏外搽。结痂多者，先用 3% 过氧化氢溶液清除痂皮和脓液，再涂膏药。

对顽固的慢性鼻前庭炎，可先用 10% ～ 20% 硝酸银溶液涂抹患部皮肤，再涂以抗生素软膏。

**3. 物理治疗** 可用红外线、Nd：YAG 激光照射鼻前庭，或于局麻下行局部微波治疗。

【预防与调护】

1. 戒除挖鼻习惯，忌搔抓患处，保持局部清洁。
2. 积极治疗鼻腔疾患，去除病因。
3. 忌食辛辣炙煿，肥甘厚味。

## 第三节　鼻前庭湿疹

鼻前庭湿疹（eczema of nasal vestibule）是指发生于鼻部皮肤的湿疹，主要发生于鼻前庭，可蔓延到鼻翼、鼻尖及上唇。以患部皮肤灼热痒痛、糜烂渗液、结痂等为主要表现。相当于中医“鼻疳”。多见于儿童，可分急、慢性两型。

【病因病理】

**1. 病因** 本病属皮肤变态反应性疾病，可因接触某些敏感药物、化妆品、毛织品，或进食鱼虾、牛奶等致敏物质而发病。鼻腔、鼻窦疾病时的分泌物刺激及湿热环境影响，可诱发和加重本病。常因搔抓患部而加重皮肤损害。

**2. 病理** 急性期角质层有角化不全及凝聚的血浆，偶可见中性粒细胞浸润；表皮内见水疱，水疱周围可见细胞间水肿（海绵形成）和细胞内水肿，伴有单个核细胞为主的细胞浸润及细胞外渗，真皮浅层毛细血管扩张。亚急性期角质层有不同程度的角化不全及结痂，海绵形成，细胞内水肿，常有海绵型水疱，中等程度的棘层肥厚。慢性期表皮棘层肥厚明显，有角化亢进及角化不全，真皮浅层毛细血管壁增厚，胶原纤维可轻度变粗，炎症浸润一般分布于真皮上部的血管周围。在病变过程中，常可合并某些病毒、细菌和真菌的感染。

**3. 病机**

（1）肺经风热，湿邪侵鼻：禀赋相关的特应质个体，加上患鼻病长期不愈，致使肺经素蕴内热；又因风热湿邪外袭，邪热引动肺热；或因时常涕渍鼻孔，或挖鼻损伤肌肤，湿热侵袭，引动肺经蕴热上攻，风热湿邪搏结于鼻窍，蒸灼肌肤，致鼻前孔皮肤损伤糜烂而为病。

（2）邪热久稽，血虚鼻燥：浸淫流水日久，伤津耗血，致局部阴血亏虚；肺脾郁热久蕴，阴血暗耗，虚热上攻；复因患处余邪未清，邪热稽留，久蒸鼻孔，肌肤失养，而致患部皮肤粗糙、皲裂、脱屑之症。

## 【临床表现】

**1. 症状**　患部瘙痒，重者难以忍受，有轻度疼痛，但常被瘙痒症状所掩盖。若继发感染，则有明显的胀痛或灼痛。常有其他部位湿疹病史。

**2. 体征**　局部可见潮红斑、水疱，继发感染则疱液混浊而成脓疱，水疱、脓疱被抓破，浆液、血浆、脓液渗出，形成大小不等糜烂面，渗液干后结成白色、灰白色、黄色或黄绿色等痂片，结痂过多堵塞鼻孔可致张口呼吸。慢性期可见患处肌肤增厚、粗糙、皲裂、结痂，表皮多有糠秕状脱屑，或细小鳞屑。

## 【诊断与鉴别诊断】

**1. 诊断要点**　患部皮肤为多形性损害，潮红斑、水疱、渗液、结痂、脱屑、皮肤增厚并存。病程较久，常反复发作。多伴发其他部位湿疹。

**2. 鉴别诊断**　主要应与鼻前庭炎相鉴别。该病局部疼痛明显，鼻毛黏附脓痂，病损多局限于鼻前庭内，皮肤红肿或糜烂，重者可侵及上唇。

## 【治疗】

去除可疑病因，局部治疗与全身治疗相结合。中药以祛风清热燥湿，止痒润燥为则；酌情应用抗过敏药。若继发感染，可应用抗生素类药。局部对症治疗，选用清洁、止痒、抗菌、抗炎、收敛药物。

**1. 抗炎、抗过敏**　常选用氯苯那敏、阿司咪唑、西替利嗪、氯雷他定口服，可配合应用维生素 B、维生素 C、钙片等。对用多种疗法效果不明显的反复急性发作者，可考虑短期使用皮质类固醇。有继发感染时，可加用抗生素。

**2. 辨证论治**

（1）肺经风热，湿邪侵鼻证

证候：鼻部瘙痒、灼热，或疼痛，小儿可见啼哭，躁扰不安，搔抓鼻部。检查见鼻前庭及其上唇交界处皮肤潮红、微肿，有多个粟粒样水疱，或轻度糜烂，溢少许脂水，积结痂块。全身一般无明显症状，或可有头痛，鼻塞，流涕，微发热，口干，鼻息热。舌质略红，苔薄黄，脉浮数。

治法：疏风清肺，泻热利湿。

方药：消风清热饮加减。风盛痒著者，加蝉蜕、白鲜皮；湿重而糜烂明显者，加土茯苓、苦参、黄柏、地肤子之类；小儿疳热者，加使君子、槟榔之类。

（2）邪热久稽，血虚鼻燥证

证候：湿疹反复发作，鼻前孔处瘙痒，或有灼热、干燥、异物感。检查见患处皮肤增厚、粗糙、皲裂，或有干痂或脓痂，鼻毛脱落。全身一般无明显症状，或见口干咽燥，小便黄，大便干结。舌质红，少苔，脉细数。

治法：滋阴润燥，养血消风。

方药：四物消风饮加减。酌加蝉蜕、白鲜皮、地肤子以祛风止痒；加金银花、野菊花以解毒祛邪。

**3. 局部治疗**

（1）可用内服煎剂药渣再煎取汁，湿热敷患处。或用明矾、苦参各 10g，生甘草 25g；煎水清洗渗液和脓痂。亦可用 3% 过氧化氢溶液软化痂皮后清除之。

（2）湿盛脂水多、红肿糜烂、渗液者，用青黛散干撒患处。

（3）皮肤增厚、干燥、皲裂、脱屑者，可用紫连膏涂抹。

（4）可用复方氟米松软膏、派瑞松软膏、曲安奈德益康唑乳膏、皮炎平乳膏等涂抹患处。继发感染者，可用莫匹罗星软膏外涂。

### 【预防与调护】

1. 注意局部卫生，勿搔抓患处，以免加重损伤，或引起继发性感染。

2. 积极治疗慢性鼻炎、鼻窦炎，以免鼻分泌物浸渍鼻前庭皮肤。

3. 忌食辛辣炙煿、肥甘厚味。过敏体质者忌食鱼、虾等发物，以免诱发本病。小儿尤应注意饮食调养，防治肠道寄生虫病，以免疳热上攻。

## 第四节　急性鼻炎

急性鼻炎（acute rhinitis）是由病毒感染引起的鼻腔黏膜急性炎症性疾病。全年均可发病，但多发于冬春季气候骤变、寒暖交替之时。中医称“伤风鼻塞”，俗称“伤风”或“感冒”。

### 【病因病理】

**1. 病因**　本病以鼻病毒、腺病毒、流感或副流感病毒、冠状病毒等感染为多见；可继发细菌感染，常见的致病菌有溶血性链球菌、肺炎双球菌、葡萄球菌、流感杆菌等。诱因包括受凉、过劳、烟酒过度、维生素缺乏、内分泌失调、全身慢性疾病等，以及鼻腔其他疾病，口腔、咽部的感染病灶等局部因素。

**2. 病理**　为一种单纯性炎症变化。发病初期黏膜血管痉挛，局部缺血，腺体分泌减少，继之充血水肿，腺体及杯状细胞分泌增强，黏膜表皮脱落。黏膜下层水肿，并有单核及多形核细胞浸润。至晚期，多形核细胞浸润增加，渗出黏膜表面，脱落于分泌物中，故分泌物渐成黏液脓性。鼻腔分泌物 pH 值多呈碱性，溶菌酶活力降低。至恢复期，黏膜上皮逐渐恢复正常。整个病程 7 ～ 10 天。

**3. 病机**　素体阳虚，易感受风寒之邪；素体阴虚，易感受风热之邪。秋冬季多感风寒，春夏季多感风热。此外，夏季多夹暑湿，秋季多夹燥气。

（1）外感风寒，邪滞鼻窍：起居失常、寒暖不调或过度疲劳，腠理疏松，卫表不固，风寒外袭皮毛，内舍于肺，清肃失司，邪壅鼻窍。

（2）外感风热，邪犯鼻窍：肺系素有蕴热，复受风热之邪侵袭，或风寒之邪化热，肺失清肃，邪壅清道，上犯鼻窍。

## 【临床表现】

**1. 症状**　鼻塞、多涕，鼻涕由清稀渐转为黏液脓性，高峰期转为脓性，恢复期又转为黏液性；鼻内及鼻咽部干燥灼热感，喷嚏，伴有微恶寒或发热、周身不适等症。

**2. 体征**　初期可见鼻黏膜略干红，继之黏膜充血肿胀；鼻腔分泌物变化随病期而异，由黏转黏液脓性到脓性，最后恢复正常。

**3. 并发症**　急性鼻炎可因感染直接蔓延，或经不恰当的擤鼻而使感染向邻近器官扩散，引发多种并发症。经鼻窦开口向鼻窦蔓延，可引起急性鼻窦炎；经咽鼓管蔓延，可并发急性中耳炎；向下扩散，可并发急性咽炎、喉炎、气管炎甚至肺炎。急性鼻炎反复发作可迁延成慢性鼻炎。

## 【实验室检查】

血常规检查可见白细胞总数轻微升高。

## 【诊断与鉴别诊断】

**1. 诊断要点**　起病急、病程短。主要表现为鼻塞、流涕、鼻黏膜红肿，可有微恶寒、发热、周身不适等全身症状。

**2. 鉴别诊断**

（1）变应性鼻炎：阵发性鼻痒，喷嚏频作，鼻塞，流清水样涕，反复发作，发作过后则如常人，鼻腔分泌物清稀且多。无外感症状。

（2）急性鼻窦炎：局部症状多限于一侧鼻腔，患侧大量黏液脓性涕或脓涕，不易擤尽，有头痛和局部疼痛，鼻黏膜充血肿胀，中鼻道或嗅裂有脓。

## 【治疗】

以疏风散邪通窍，改善鼻通气，促进鼻分泌物排出，预防并发症为原则。

**1. 一般治疗**　口服解热镇痛剂，如复方阿司匹林、康泰克之类。可选用盐酸吗啉胍等抗病毒药，如合并细菌感染者，可酌用抗生素。

**2. 辨证论治**

（1）外感风寒，邪滞鼻窍证

证候：鼻塞，喷嚏，流清涕，鼻音重。鼻黏膜色略红，下鼻甲淡红带紫，鼻涕清稀。伴头痛，周身不适，微恶寒发热，口淡不渴。舌质淡，苔薄白，脉浮紧。

治法：祛风散寒，辛温通窍。

方药：辛夷散加减。酌加苍耳子、鹅不食草，通利鼻窍。

（2）外感风热，邪犯鼻窍证

证候：鼻塞，头痛，鼻息热，喷嚏，涕黏或黏黄。鼻黏膜红肿，下鼻甲肿大。伴发热恶风，微汗出，或咽痛，咳嗽不爽，口微干渴。苔薄白或薄黄，脉浮数。

治法：疏风清热，宣肺通窍。

方药：银翘散加减。酌加白芷、苍耳子通利鼻窍。咽痛甚者，加射干、板蓝根；头痛甚者，加藁本、蔓荆子。

若体质素虚，感受风寒或风热，证属肺卫气虚者，治宜益气解表，宣肺通窍，选用参苏饮加减。若表虚自汗，易感风邪者，可用玉屏风散固表扶正，益气祛风。

**3. 局部治疗** 鼻塞甚者，以盐酸赛洛唑啉鼻喷剂、1% 麻黄碱滴鼻液或呋麻滴鼻液、辛夷滴鼻液之类滴鼻，盐酸赛洛唑啉鼻喷剂每日 2 次，余者每日 3 ～ 4 次。但应注意不宜过多或久用。

**4. 针灸治疗** 鼻塞者，取迎香、印堂，头痛加合谷、太阳、风池，泻法，留针 10 ～ 15 分钟。清涕量多，取迎香或上星穴悬灸 10 ～ 15 分钟。

**5. 其他疗法**

（1）单方验方：生姜 5 片，红枣 10 枚，葱白 5 根，红糖适量；水煎服，日 1 剂。

（2）按摩：按揉迎香、鼻通、印堂、合谷穴。

### 【预防与调护】

1. 加强锻炼，增强体质，起居有常，衣着寒暖适宜，劳作出汗后尤应谨防感冒。

2. 流感期间，少在公共场所逗留，外出宜戴口罩，小儿及体弱者尤应如此。

3. 病期鼻塞之际，勿强行擤涕，以免并发急性中耳炎。

## 第五节 慢性鼻炎

慢性鼻炎（chronic rhinitis）是由多种原因引起的鼻黏膜及黏膜下组织的慢性炎症性疾病。包括慢性单纯性鼻炎（chronic simple rhinitis）和慢性肥厚性鼻炎（chronic hypertrophic rhinitis）。以鼻塞、鼻甲肿胀为主要临床表现，男女老幼均可发病，无季节及地域差别。属中医“鼻窒”范畴。

### 【病因病理】

**1. 病因** 本病可能主要由急性鼻炎反复发作或治疗不彻底所致。邻近器官的感染病灶，鼻腔用药不当或过多过久，职业或环境因素，如有害气体或粉尘刺激等，也可导致本病。全身因素如慢性疾病、营养不良、内分泌失调、嗜好烟酒及免疫功能下降和变态反应等，亦与本病发生有关。

**2. 病理**

（1）慢性单纯性鼻炎：鼻黏膜深层小动脉呈慢性扩张状态，收缩能力降低，下鼻甲海绵状组织中的血窦也呈慢性扩张而血液充盈；血管和腺体周围有淋巴细胞及浆细胞浸润，杯状细胞增多，腺体分泌增强，但无黏膜组织增生性改变，病变性质尚属可逆性。

（2）慢性肥厚性鼻炎：可能由慢性单纯性鼻炎发展而来。黏膜固有层中小动静脉扩张，静脉及淋巴管周围有淋巴细胞及浆细胞浸润。静脉及淋巴回流受阻，管腔显著扩张，通透性增强，黏膜固有层水肿，继而发生纤维组织增生，黏膜肥厚，骨膜增殖，甚则鼻甲骨增生肥厚。

**3. 病机**

（1）肺经郁热，邪犯鼻窍：伤风鼻塞余邪未清，或屡感风邪郁而化热，客于肺经，肺失肃降，经脉郁滞，郁热上犯，郁结于鼻窍。

（2）肺脾气虚，邪滞鼻窍：郁热久羁，伤及正气，肺气不足，清肃无力；脾气虚弱，运化失健，清阳不升，浊阴上干，滞留并壅阻鼻窍。

（3）邪毒久留，瘀阻鼻窍：邪毒滞留鼻窍，日久深入脉络，阻碍气血流通，瘀血阻滞鼻窍脉络，鼻窍室塞不通。

## 【临床表现】

**1. 症状**

（1）慢性单纯性鼻炎：间歇性、交替性鼻塞，静息、卧床或受凉后加重，活动后减轻；时有鼻涕，常为黏液性或黏脓性；鼻塞时嗅觉减退明显，通畅时嗅觉好转；鼻塞重时，讲话呈闭塞性鼻音，或有头部昏沉胀痛。

（2）慢性肥厚性鼻炎：鼻塞呈持续性，并渐进性加重，可引起头昏、头痛等症。鼻涕黏稠，嗅觉减退，有较重的闭塞性鼻音，或伴有耳鸣、听力下降。

**2. 体征**

（1）慢性单纯性鼻炎：鼻黏膜肿胀，以下鼻甲为明显，表面光滑，湿润，色泽多呈暗红，探针触之柔软有弹性，对1%麻黄碱收缩反应良好。

（2）慢性肥厚性鼻炎：鼻黏膜肥厚，鼻甲表面不平，下鼻甲前、后端及下缘，甚或中鼻甲前端呈结节状、桑椹状肥厚或息肉样变，其色或暗红，或见灰白，触之多硬实，用探针轻压不出现凹陷，或凹陷后难以立即平复，对1%麻黄碱收缩反应不敏感。

**3. 并发症**　慢性鼻炎可致咽鼓管堵塞而并发分泌性中耳炎。

## 【诊断与鉴别诊断】

**1. 诊断要点**

（1）慢性单纯性鼻炎：间歇性或交替性鼻塞，下鼻甲肿胀、光滑，对血管收缩剂反应良好。

（2）慢性肥厚性鼻炎：鼻塞呈持续性并渐进性加重，下鼻甲肥大，表面呈桑椹状或有息肉样变，黏膜对血管收缩剂反应差。

**2. 鉴别诊断**

（1）变应性鼻炎：阵发性鼻塞、鼻痒、喷嚏、流清涕，发作过后诸症消失。

（2）慢性鼻窦炎：鼻塞可轻可重，头痛，多脓涕，中鼻道有脓，可有息肉形成。

## 【治疗】

以散邪通窍，恢复鼻腔通气功能为基本原则。

**1. 辨证论治**

（1）肺经郁热，邪犯鼻窍证

证候：间歇性或交替性鼻塞，涕稍黏黄，时有鼻内灼热感，或有嗅觉减退、头额胀痛。鼻黏膜暗红，下鼻甲肥厚肿胀。全身症状或见口微干渴，小便黄，大便干。舌质红胖，苔微黄，脉数。

治法：清解肺热，散邪通窍。

方药：升麻解毒汤加减。酌加辛夷、藿香散邪通窍。

（2）肺脾气虚，邪滞鼻窍证

证候：间歇性或交替性鼻塞，受凉益甚，涕稍黏白，或有嗅觉减退、头昏沉重。下鼻甲肿胀，色淡暗。或见体倦乏力，面色不华。舌质淡胖，边有齿痕，苔白，脉缓弱。

治法：补益肺脾，祛邪通窍。

方药：温肺汤加减。酌加川芎、白芷、苍耳子、石菖蒲等宣通鼻窍。

（3）邪毒久留，瘀阻鼻窍证

证候：病程长，持续性鼻塞，嗅觉明显减退，闭塞性鼻音，或有少量黏涕。鼻甲肿胀硬实，表面不平，或鼻甲呈桑椹样变，收缩反应差。舌质暗，或有瘀点。

治法：行气活血，化瘀通窍。

方药：当归芍药汤加减。肺气虚者，加黄芪、诃子；头痛者，加白芷、藁本。

**2. 针灸疗法**

（1）体针：肺经郁热证，取二间、内庭、迎香、太阳、尺泽，用泻法；气虚邪滞证，取足三里、迎香、太渊、公孙、印堂，用补法；血瘀鼻窍证，取迎香、印堂、合谷、风池，用泻法。每日 1 次，10 次为 1 个疗程。

（2）耳针：取鼻、内鼻、肺、脾、胃，针刺，留针 15 ～ 20 分钟，每日 1 次；或王不留行贴压，每日自行加压按摩 2 ～ 3 次，5 天 1 个疗程，疗程间歇 2 ～ 3 天。

（3）灸法：虚寒证取人中、迎香、风府、百会，肺虚加肺俞、太渊，脾虚加脾俞、胃俞、足三里。艾条灸，每次 15 ～ 20 分钟，1 ～ 2 日 1 次。小儿患者可用荜茇、天南星研末，炒热后纱布包裹，温灸囟门 20 ～ 30 分钟，每日 1 ～ 2 次。

**3. 局部治疗**

（1）滴鼻：主要应用鼻腔黏膜血管收缩剂，如盐酸赛洛唑啉鼻喷剂、1% 麻黄碱滴鼻液、呋麻滴鼻液，但不宜久用，以免发生药物性鼻炎。

（2）吹鼻：鹅不食草（95%）、樟脑（3%）、冰片（2%）研细末和匀，装瓶密封。每用少许吹鼻，每日 3 次。亦可用碧云散吹鼻。

（3）塞鼻：冰片、白芷、赤芍、牡丹皮各适量，研细粉，和入适量凡士林，制成 20% 药膏，再将剪成合适大小的纱条搅入凡士林药膏中，取纱条塞入鼻腔，每次保持 1 小时以上，每日 1 次。

**4. 其他疗法**

（1）封闭：0.25% ～ 0.5% 利多卡因做迎香、鼻通穴封闭，主要用于慢性单纯性鼻炎。

（2）消融术：可酌情采用射频或等离子消融等疗法，但须慎重，仅适用于一般疗法无效的严重肥厚性鼻炎。

（3）手术：上述治疗无效者，可选用下鼻甲黏膜部分切除术、下鼻甲黏膜下组织切除术、下鼻甲骨折外移术或下鼻甲骨切除术。

## 【中西医结合治疗进展及展望】

慢性单纯性鼻炎和慢性肥厚性鼻炎为同一疾病的不同阶段，其症状和体征是渐进性发展的。随鼻腔黏膜血管扩张，黏膜充血肿胀，渐致纤维组织增生，使黏膜肥厚，骨膜增殖，甚则鼻甲骨增生肥厚，鼻塞由间歇性逐渐发展为持续性。辨证论治当据证以益气散邪、疏风通窍渐至活血行气通窍。可配合短期使用盐酸赛洛唑啉等高选择性 α1 受体激动剂，直接激动 α1 受体引起血管收缩而减轻充血水肿效应。激光、等离子等消融术和手术切除应慎用，否则易损伤鼻腔功能。

## 【预防与调护】

1. 预防感冒，积极治疗急性鼻炎，勿使迁延成慢性。

2. 避免长期局部使用鼻腔黏膜血管收缩剂，特别是滴鼻净等。

3. 戒烟以减少不良刺激，少食醇酒厚味，以免助火为患。

## 第六节　干燥性鼻炎

干燥性鼻炎（rhinitis sicca）是以鼻分泌物减少、鼻黏膜干燥为主要表现的鼻腔黏膜慢性炎性疾患，秋冬干燥季节多发或加重。本病中医称为“鼻燥”。

### 【病因病理】

**1. 病因**　病因尚不甚明确，多认为与工作环境及外界气候有关。在气候干燥、寒热温差大和粉尘多的环境中易患此病，维生素缺乏、贫血、大量吸烟、饮酒可致鼻黏膜改变，引发本病。

**2. 病理**　鼻黏膜干燥变薄，部分上皮细胞纤毛消失，甚至化生为鳞状上皮。基底膜含有大量胶质、变厚。分泌腺退变萎缩而致分泌功能减退。有时可出现黏膜浅层糜烂或溃疡，可以累及黏膜下组织及软骨膜。

**3. 病机**

（1）肺阴亏虚，燥邪伤鼻：气候干寒或燥热，环境多尘，耗伤肺津，鼻窍失于濡养。或久病失养，肺肾阴液亏虚，阴虚肺燥，虚火上炎，灼伤肺津，鼻窍失于濡养。

（2）肺经郁热，上犯鼻窍：恣食烟酒、辛辣炙煿之品，致脏腑积热，郁热邪气循经上干，鼻受熏蒸，损伤津液，致鼻窍干燥。

### 【临床表现】

**1. 症状**　自觉鼻腔干燥少涕，多伴有鼻内异物感、灼热感，易发鼻衄。干燥季节症状加重。

**2. 体征**　鼻腔前端病变较明显，鼻黏膜干燥、充血，表面粗糙，可见少量分泌物或散在少许细小干痂，鼻中隔前下方黏膜可有干燥、糜烂、结痂。

### 【诊断与鉴别诊断】

**1. 诊断要点**　以鼻腔干燥为主要症状和体征，黏膜病变主要在鼻腔前部，嗅觉正常。

**2. 鉴别诊断**　主要应与萎缩性鼻炎相鉴别。该病鼻内干燥，易出血，可有恶臭，鼻塞，嗅觉减退或丧失，鼻腔宽大，鼻甲萎缩，有大量痂皮黏附。

### 【治疗】

以养阴清热润燥，湿润鼻腔，辨证论治，促进康复为治则。

**1. 一般治疗**　去除病因，增强营养，补充维生素A、维生素$B_2$、维生素C、维生素E等。

**2. 辨证论治**

（1）肺阴亏虚，燥邪伤鼻证

证候：鼻内干燥、灼热，异物感，有时擤鼻带血。鼻黏膜干燥少津，下鼻甲前端常有少许结痂，鼻中隔前下方干红，或有少许结痂。或伴咽痒干咳，咽干欲饮，腰膝酸软，五心烦热。舌红少苔，脉细数。

治法：清燥宣肺，养阴生津。

方药：清燥救肺汤加减。咽干燥甚者，加桔梗、玄参、生地黄；鼻衄者，加白茅根、牡丹皮、炒栀子；大便秘结者，加火麻仁、郁李仁之类。肺肾阴虚明显者可用百合固金汤加减。

（2）肺经郁热，上犯鼻窍证

证候：鼻内干燥不适，鼻息气热，容易鼻衄。鼻黏膜干红，鼻中隔前下方少许结痂、糜烂。或伴咽干欲饮，口微渴，小便黄，大便干结。舌质红，苔黄，脉滑数有力。

治法：清宣肺胃，生津润燥。

方药：加味升麻葛根汤加减。便秘加芒硝；口苦咽干加龙胆草。

**3. 局部治疗**

（1）生理盐水或5%葡萄糖生理盐水滴鼻。

（2）复方薄荷油或清鱼肝油滴剂滴鼻，每日3次。

（3）当归滴鼻剂或蜜糖、芝麻油滴鼻。

（4）鼻中隔有糜烂者，局部涂黄连膏或紫连膏。

**【预防与调护】**

1. 戒烟酒，戒除挖鼻等不良习惯。
2. 改善生活与工作环境，加强个人防护，避免吸入干燥多尘的空气。
3. 加强营养，多饮水，多食蔬菜水果，保持大便通畅。

## 第七节　萎缩性鼻炎

萎缩性鼻炎（atrophic rhinitis）是一种发展缓慢，以鼻腔黏膜萎缩性或退行性病变为病理特征的慢性炎症。主要临床特点是鼻黏膜、鼻甲萎缩，鼻腔宽大，鼻腔内积结黄绿色分泌物和痂皮，嗅觉障碍，或有恶臭。无臭味者为单纯性萎缩性鼻炎，有臭味者为臭鼻症（ozena）。本病多发于山区和气候干燥地区，女性多于男性，体格瘦弱者多于健壮者。本病属于中医“鼻槁”范畴。

**【病因病理】**

**1. 病因**　原发性者原因不明，多认为是全身疾病的局部表现。可能与缺乏某些营养成分如脂溶性维生素而造成鼻黏膜与骨质营养障碍，或与遗传因素、自主神经失调、内分泌紊乱、细菌（臭鼻杆菌）感染有关，或谓之为自身免疫性疾病。继发性者主要继发于慢性鼻窦炎的分泌物长期刺激，以及由于高浓度有害粉尘、有害气体的长期刺激。鼻中隔偏曲及手术所致鼻黏膜广泛损害，结核、梅毒、麻风等特殊传染病对鼻黏膜的损害等，也可继发本病。

**2. 病理**　病变早期，鼻黏膜仅呈慢性炎症改变，继而发展为进行性萎缩。黏膜与骨部血管逐渐发生闭塞性动脉内膜炎和海绵状静脉丛炎，血管壁结缔组织增殖，管腔缩小或闭塞，血液循环不良，导致黏膜、腺体、骨膜及骨质萎缩、纤维化，甚至蝶腭神经节亦可发生纤维性变；假复层纤毛柱状上皮化生为无纤毛的鳞状上皮。因黏膜萎缩，局部抵抗力降低，臭鼻杆菌感染而致鼻腔黏膜浅表溃疡、渗出、积结痂块。

**3. 病机**

（1）肺经燥热，虚火上炎：久病阴虚，肺经燥热，或气阴两亏，清阳不升，津不上乘，阴血虚少，鼻窍失养，虚火上炎，致鼻窍肌膜枯萎，发为本病。

（2）阴虚瘀滞，湿热熏鼻：阴血亏虚，鼻窍失养，肌膜枯萎，复感湿浊之邪，湿郁化热，灼腐酿脓，积结痂皮。

## 【临床表现】

**1. 症状**　起病缓慢，鼻腔或咽喉干燥不适，女性患者每于月经期症状加重。嗅觉减退或消失，鼻内虽有恶臭，但不能自知；鼻腔堵塞感，可因干痂堵塞而致鼻塞，或因鼻腔感觉功能减退而感觉鼻塞。常发鼻衄，伴头昏、头痛，吸入冷空气时尤甚。

**2. 体征**　鼻腔宽大，黏膜萎缩，鼻甲瘦小，尤以下鼻甲为甚，甚则从鼻腔可直接看到鼻咽部。鼻腔干枯少津，或有稠厚脓痂，黄褐色或灰绿色，大块或呈管筒状，清除痂皮后见黏膜糜烂或出血；在鼻咽部甚则咽部、喉部黏膜亦可有类似改变。或伴有慢性鼻窦炎体征。自幼发病者，可见鼻梁平塌凹陷。

**3. 并发症**　鼻腔病变可向下蔓延至咽、喉，甚至气管，出现相应部位的黏膜干燥萎缩，或有脓痂覆盖其上。萎缩性鼻炎常并发鼻窦炎。

## 【诊断与鉴别诊断】

**1. 诊断要点**　鼻腔干燥，嗅觉减退或丧失，鼻甲萎缩，鼻腔宽大，充塞大量痂皮及分泌物。

**2. 鉴别诊断**

（1）干燥性鼻炎：有鼻腔干燥感，易出血，下鼻甲前端可能有少许干痂黏附，但嗅觉障碍不甚，无鼻气腥臭及鼻甲萎缩，鼻腔内脓痂甚少。

（2）鼻梅毒：鼻塞，黏脓涕或血涕及结痂，嗅觉减退，或外鼻溃疡、硬结，或鼻中隔穿孔，鼻梁下塌，血清康华试验及快速血浆反应素环状卡片实验可确诊。

（3）鼻麻风：早期有鼻塞、鼻出血，鼻分泌物黏脓性，鼻毛脱落，鼻中隔和鼻甲黏膜多呈结节性浸润，继而糜烂，渐现鼻部麻木。晚期鼻腔干燥，流脓血涕并结痂。可发生鼻中隔穿孔，塌鼻畸形。麻风杆菌检查、病理组织学检查可确诊。

## 【治疗】

对症治疗以减轻局部症状，辨证论治以改善全身状况并促进局部病变好转。

**1. 对症及支持疗法**

（1）维生素疗法：常服维生素 A、维生素 $B_2$、维生素 C、维生素 E 或鱼肝油丸等，也可用维生素 A 肌肉注射。

（2）免疫调节剂：可选用转移因子、胸腺素、IL–2 等。

（3）血管扩张剂：可经常口服烟酸、地巴唑等扩血管类药，以改善鼻黏膜血液循环。

**2. 辨证论治**

（1）肺经燥热，虚火炎鼻证

证候：鼻内干燥，鼻息灼热，嗅觉减退。鼻黏膜萎缩，鼻腔宽大，或有鼻腔干痂而较薄、少量黄绿秽涕。或伴咽痒干咳、倦怠乏力、纳差食少，干燥季节症状加重。舌红少苔，脉细数。

治法：养阴清热，润肺生津。

方药：养阴清肺汤加减。酌加玉竹、麻仁、蜂蜜之类养阴生津。气阴两虚者，可用补中益气汤加玄参、麦冬、百合以益气养阴，升清润窍。

（2）阴虚瘀滞，湿热熏鼻证

证候：鼻内干燥感，涕浊腥臭，如浆如酪，色微黄或浅绿，痂皮量多，嗅觉减退或丧失。鼻黏膜干红枯萎，鼻甲萎缩较甚。伴见头昏头痛。舌质偏红，苔微黄腻，脉细濡数或细滑。

治法：养阴益气，化浊通窍。

方药：甘露饮加减。酌加蒲公英、鱼腥草类清热解毒，白芷、藿香之类通窍化浊，或加升麻、天花粉、桔梗升清除涕。

本病属久病，久病多瘀，各证均宜于主方中酌情选加丹参、当归尾、桃仁、红花、赤芍、水蛭、地龙、土鳖虫之类以助活血通络，化瘀生新。

**3. 中成药** 选用不同类型鼻炎片制剂，配合应用补中益气丸及复方丹参片，坚持服用 2 ～ 3 个月，有助于改善病情。

**4. 局部治疗**

（1）鼻腔冲洗：用温生理盐水；或鱼腥草、白芷各 50g，煎水取汁 200mL，冲洗鼻腔，以清除鼻腔痂皮，消除臭味。

（2）滴药：复方薄荷油滴鼻剂、鱼肝油滴剂、液状石蜡等滴鼻以湿润鼻腔黏膜，软化干痂。或 25% 葡萄糖甘油、复方雌二醇滴鼻剂滴鼻，有抑制鼻分泌物分解作用。表现臭鼻症者，以 3% 链霉素液滴鼻可减轻症状。

（3）涂鼻：用 1% 碘甘油或 1% 新斯的明涂鼻黏膜，每周 2 次，以促进黏膜血管扩张。或以冰片 3g 研细，溶于蜂蜜 100g，搅匀装瓶，以棉签蘸药涂鼻腔，每日 3 次，10 天为 1 个疗程。

**5. 其他疗法**

手术治疗：主要是缩窄鼻腔，减小鼻腔空气流量，减少水分丢失，保持鼻腔湿润。常用手术有鼻腔侧壁内移术、黏骨膜下填塞术、鼻前庭缩窄术等。

### 【中西医结合治疗进展及展望】

萎缩性鼻炎病因不明，病程迁延，反复难愈。临证治疗，当针对血液循环不良、分泌减少、臭鼻杆菌感染，以及阴血亏虚、正气不足、湿浊犯鼻等因素，多措并举，中西医结合，内服与局部治疗结合方可获效。

### 【预防与调护】

1. 保持鼻腔清洁，清除鼻内痂皮及分泌物，鼻腔禁用血管收缩剂滴鼻。
2. 戒烟酒，忌辛燥炙煿之品，多食蔬菜、水果、豆类食品。
3. 改善工作与生活环境，减少粉尘吸入，保持室内空气湿润。

## 第八节 变态反应性鼻炎

变态反应性鼻炎（allergic rhinitis，AR）简称变应性鼻炎，又称过敏性鼻炎，为鼻黏膜的Ⅰ型（速发型）变态反应性疾病，包括间歇性和持续性两种。随着工业化的发展及大气污染加重，空气中 $SO_2$ 浓度的增高，饮食结构的改变以及“过度清洁”的生活方式，本病发病率有明显上升趋势，发达国家达 10% ～ 20% 以上。我国不同地区间发病率差异很大，高发区已达到 37.74%。本病发生无明显性别差异，多发于青壮年及儿童。属于中医“鼻鼽”范畴。

鼻鼽在中医中也称“鼽嚏”，早在《礼记·月令》就有鼽嚏的记载：“季秋行夏令，则其国大水，冬藏殃败，民多鼽嚏。”此外，在古代文献中尚有“鼽鼻”“鼽水”“鼻流清水”等别称。鼻鼽作为病名，首见于《内经》，如《素问·脉解》说：“所谓客孙脉则头痛、鼻鼽、腹肿者，阳明并于上，上者则其孙络太阴也，故头痛、鼻鼽、腹肿也。”对于鼻鼽的治疗，中医讲究内外兼施，通过体针、耳针（针刺或耳压法）、穴位注射等方法来促进疾病的恢复。

## 【病因病理】

**1. 病因**

（1）变应原物质：为诱发本病的直接原因，包括吸入性变应原与食入性变应原两大类。前者常见的有花粉、屋尘螨、真菌、动物皮屑、羽绒、室内尘土等，后者常见的有牛奶、鱼虾、鸡蛋、水果等。

（2）遗传因素：由于本病患者常为特应性（atopy）体质，属于易感个体，而且其家族成员中多有类似疾病患者，因而本病与遗传因素有关。

**2. 病理**　本病为 IgE 介导的鼻黏膜Ⅰ型变态反应，但可影响整个呼吸道黏膜。当变应原进入鼻黏膜后，经抗原处理与递呈，Tho 细胞向 Th$^2$ 细胞分化，发生 Th2 细胞漂移，CD4+T 细胞等细胞活化，释放细胞因子，刺激 B 细胞合成并分泌特异性 IgE 抗体，后者与肥大细胞、巨噬细胞、嗜碱性粒细胞等效应细胞膜上的 IgE 受体结合，使鼻黏膜致敏。同时，对嗜酸性粒细胞有较强趋化效应的细胞因子合成和分泌亦大大增加。当致敏机体再次接触同类变应原，与效应细胞膜表面的 IgE 结合，并与另一 IgE 分子桥连，激活肥大细胞等脱颗粒，释放大量生物活性介质，如组胺、白细胞三烯、激肽、前列腺素类、血小板活化因子及神经多肽类物质等，黏膜上皮 NO 合成增加，继而导致鼻黏膜毛细血管扩张，通透性增高，组织水肿，腺体分泌增加，嗜酸性粒细胞聚集，感觉神经末梢敏感性增强，表现为鼻黏膜的显著水肿。病变可波及整个呼吸道，特别是终末支气管系统黏膜及平滑肌。变应性鼻炎发作时，其炎症细胞的活性至少与即刻早期原癌基因 c-jun 的活化有关。c-jun 表达产物 AP-1 与 DNA 分子的 AP-1 位点结合，启动靶基因转录，促进细胞增殖和炎性介质的合成。由于微量元素与某些酶活性，尤其是与那些涉及免疫功能的酶活性及激活因子有关，如锌与 DNA 和 RNA 聚合酶的关系等，亦参与了变应性鼻炎的发病机制。但是，有时也可能涉及鼻腔或呼吸道局部神经 - 免疫网络系统参与发病机制的问题。

病理组织学上，变应性鼻炎的鼻黏膜常表现为以 T 淋巴细胞、嗜酸性粒细胞浸润为主要特征的变态反应性炎症。在疾病早期，当脱离致敏因素后，其病理改变可有不同程度的恢复。但于多次或反复发作后，由血管扩张发展为管壁增厚，纤维组织增生，可致黏膜肥厚及息肉样变。

**3. 病机**　鼻鼽，又称鼽嚏，《素问玄机原病式·六气为病》中曰：“鼽者，鼻出清涕也。”“嚏，鼻中因痒而气喷作于声也。”本病的发生，乃在肺、脾、肾三脏虚损基础之上，感受风寒异气，鼻窍受邪所致。

（1）肺虚感寒：肺主气，开窍于鼻，外合皮毛，司腠理开阖。肺气充足，则卫外坚固。禀赋异常而致素体肺气虚弱，则卫表不固，腠理疏松，风寒异气易乘虚而入，致宣降失调，津液停聚，鼻窍不利而为病。故《诸病源候论》卷二十九曰：“肺气通于鼻，其脏有冷，冷随气入乘于鼻，故使津液不能自收。”

（2）肺脾气虚：脾土为肺金之母。鼽嚏久不愈，肺气日虚，子盗母气，致脾气亦因而虚弱，进一步加剧肺气不足，卫表不固，更易感风寒异气之邪，故而鼻鼽反复发作不愈，黏膜病变趋于严重。正如李东垣《脾胃论·脾胃盛衰论》曰：“肺金受邪，由脾胃虚弱不能生肺，乃所生受病也。”

（3）肾阳亏虚：肾为先天之本，诸阳之根，主纳气。同时，命门之火温煦脾土。本病患者多为禀赋异常，肾阳不足。在肺脾之气均现虚弱之际，经诸脏的生、克、乘、侮等复杂病机变化，可进而波及肾命之火，出现三脏气阳亏虚，寒水上泛而不能制，尤易受风寒异气之刺激而发病，以致鼽嚏频作不止。所以，《素问·宣明五气》篇曰："五气所病……肾为欠，为嚏。"

（4）气虚郁热：虽然本系虚损病机，由于禀赋效应差异不一，于鼻鼽发病的某一阶段，由于肺脾气虚，卫外不固，很易感受外邪。风寒异气侵袭，无力祛除，稽留肺系，郁久化热，故可于虚寒病证期间伴发郁热之象。该类病机变故，甚至可以发生于肾阳亏虚之际。只不过此为暂时之变，并系本虚标实之象，属于特应性病理体质与风寒异气致病效应交互作用的一过性特殊病机反应。

## 【临床表现】

**1. 症状** 本病以阵发性发作鼻痒、喷嚏频作、大量清水样涕、鼻塞为典型表现。

（1）喷嚏：呈阵发性发作，少则三五个，多则十个以上，常在晨起或夜晚时明显。

（2）清涕：发作时有大量清水样鼻涕溢出，重者如水自流。

（3）鼻塞：呈间歇性或持续性，程度轻重不一。花粉症患者鼻塞常较重。

（4）鼻痒：多数患者自觉鼻痒，有蚁爬感，花粉症患者以眼痒明显。

（5）嗅觉减退：多为暂时性，偶见持久性者。

**2. 体征** 鼻镜检查典型表现为鼻黏膜苍白水肿，或为淡白、灰白、浅蓝色甚至紫蓝色，以下鼻甲明显。鼻腔多水样分泌物。部分患者鼻黏膜可呈息肉样变甚至形成息肉。

**3. 并发症**

（1）变应性鼻窦炎：由于鼻窦黏膜与鼻腔黏膜连续，且结构相同，鼻腔变态反应很易波及鼻窦。鼻窦黏膜明显水肿时，CT 可帮助诊断。

（2）分泌性中耳炎：患者可出现耳鸣、耳闷、听力下降等症状，声导抗检查有助于确诊。

（3）过敏性咽喉炎：常觉咽喉作痒，咳嗽或有声嘶，少数严重者可能发生喉水肿，引起呼吸困难。

（4）支气管哮喘：是变应性鼻炎常见并发症，可同时发生，或先后发生，严重的季节性患者最易并发此病。研究证实，变应性鼻炎与支气管哮喘在流行病学、发病机制、病理改变等方面均有诸多相同之处，因而存在着上、下呼吸道在病理学上的一致性。符合"一个气道，一种疾病"的概念，强调了变应性鼻炎是支气管哮喘重要危险因素的认识。

## 【实验室及其他检查】

**1. 鼻分泌物涂片细胞学检查** 脱落细胞学检查可见较多嗜酸性粒细胞、嗜碱性粒细胞和杯状细胞。嗜酸性粒细胞的多少与患者近期是否接触变应原有关。

**2.IgE 抗体检测** 采用放射免疫法或酶联免疫吸附试验检测，血清或鼻分泌物总 IgE 水平可以升高，特异性 IgE 多为阳性。

**3. 变应原半定量快速体外检测法** 取血清样本，加样于检测板标本孔，15 ～ 20 分钟即可观测结果。阳性反应分 5 级。文献报道该试验阳性率＞ 90%，特异性＞ 99%，效果优于常规 ELISA 法，但应注意假阳性结果的排除。这类试剂盒组合可以检测吸入性与食入性变应原达 60 种以上。

**4. 皮肤点刺试验（skin prick test，SPT）** 以适宜浓度和微小剂量的各种常见变应原标准化浸液在前臂掌侧做皮肤点刺试验，经与组胺阳对照液结果比对，阳性反应说明患者对该种变应原过敏。若受检者在应用抗组胺药物或糖皮质激素治疗期间，皮肤点刺试验应在停药至少 7 天后方可进行。

**5. 鼻黏膜激发试验**　为进一步明确变应原检测结果的可靠性，可将某种变应原在标准的、有控制的条件下直接作用于鼻腔黏膜进行激发试验（除了滤纸片法，还包括变应原液体滴入法、变应原粉剂吸入法等），阳性反应者即可表现出鼻痒、喷嚏、流清涕等过敏症状。此项试验结果阳性即可确诊。

## 【诊断与鉴别诊断】

**1. 诊断要点**　本病的诊断主要依据病史、症状和检查所见。可参考世界卫生组织颁布的变应性鼻炎临床定义和分类及阶梯治疗指南进行诊断。确诊变应性鼻炎需临床表现与皮肤点刺试验或血清特异性 IgE 检测结果相符，并得到激发试验结果的证实。

“变应性鼻炎及其对哮喘的影响”（allergic rhinitis and its impact on asthma，ARIA）工作小组最新修订指南中，依据患者发病情况、病程和对患者生活质量的影响，继续维持对变应性鼻炎的新分类法，即首先分为间歇性和持续性变应性鼻炎两类，再将每一类分为轻度和中重度两级。由此排列组合，变应性鼻炎可以分为四个亚型，依次为轻度间歇性、中重度间歇性、轻度持续性和中重度持续性变应性鼻炎（图 8–1）。但是，鉴于花粉症的发病与诊疗特殊性，这种分类法是否完全适合于该病的实际情况，值得深入探讨。

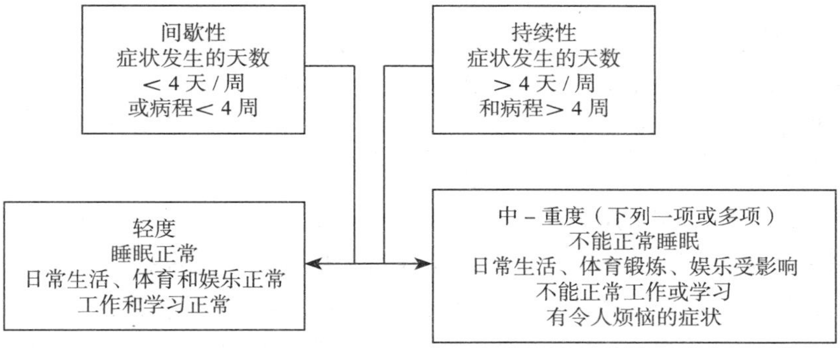


**图 8–1　变应性鼻炎 ARIA 分类**

**2. 鉴别诊断**

（1）血管运动性鼻炎：本病与神经 – 内分泌系统功能失调有关。其临床表现与变应性鼻炎极为相似，发作突然，消失亦快。情绪激动、精神紧张、疲劳、环境冷热变化等因素可诱发本病。变应原皮肤试验和其他实验室检查均为阴性，鼻分泌物涂片无典型改变。

（2）嗜酸性粒细胞增多性非变应性鼻炎：临床症状与变应性鼻炎相似，鼻分泌物中可见大量嗜酸性粒细胞，但变应原皮肤试验和 IgE 检测均为阴性。

（3）急性鼻炎：早期有喷嚏，清涕，但程度轻，病程短，一般 7 ～ 10 天。常伴有四肢酸痛，周身不适，发热等症状。发病高峰期鼻涕可变成黏液性或黏脓性。

## 【治疗】

目前，药物治疗是控制变应性鼻炎症状的首选措施，免疫治疗则为最根本的疗法。本病的中医药治疗在缓解症状、延长间歇期、减少反复发作方面显示了一定优势，尤其是对西药（如激素）有禁忌证的患者，中医药治疗更显重要。急性发作期采用抗组胺药、糖皮质激素和抗胆碱能治疗，可在短时间内迅速控制症状；缓解期或间歇期，则宜以中医辨证治疗为主，辅以辨证调体，有助于通过调控与禀赋相关的表观遗传学病理环节而改善特应性体质，减轻病情，减少病情反复。

**1. 避免接触变应原** 对已明确的变应原，应设法避免接触或食用。如花粉症患者，可在花粉季节减少外出或迁移他地；对动物皮屑、羽毛过敏者，应避免接触宠物、禽鸟；对真菌、屋尘过敏者，应保持室内通风、干爽。

**2. 抗组胺药** 常用者为组胺受体 H1 拮抗剂。主要用于治疗间歇性变应性鼻炎，可控制鼻痒、喷嚏和流涕等症状，但对缓解鼻塞作用较弱。口服用药起效一般需 1 ～ 2 小时，药效可持续 12 ～ 24 小时。第一代抗组胺药如氯苯那敏、赛庚啶、异丙嗪等，有嗜睡副作用。第二代抗组胺药如阿司咪唑、西替利嗪、氯雷他定、特非那丁等，其副作用小，但要注意不能过量用药，不能与酮康唑、伊曲康唑和红霉素合用。第三代抗组胺药如地氯雷他定、左旋西替利嗪、左旋卡巴斯汀、去甲阿斯咪唑、弗克芬德，理论上无中枢镇静作用。口服抗组胺药在儿童变应性鼻炎治疗中的作用尤为重要。近年已有鼻腔局部应用的抗组胺药盐酸氮卓斯汀（爱赛平）、左旋卡巴斯汀（立复汀）制剂用于临床。鼻用抗组胺药在缓解鼻部症状方面效力不及鼻用皮质类固醇，但在缓解眼部症状方面作用相当。

**3. 肾上腺糖皮质激素** 该疗法被认为是目前治疗变应性鼻炎等变应性疾病最有效的药物疗法，临床上多采纳鼻用糖皮质激素喷雾制剂。该类药物通常起效较慢，需 12 ～ 24 小时，而最佳药效则在数日甚至数周后才能达到。其特点是对鼻腔黏膜局部效应强而吸收入血甚少，肝脏首过效应效率特高，因而全身效应很低，按推荐剂量使用可将全身副作用降至最低，安全性得到了保障。常用者有丙酸倍氯米松、布地奈德、丙酸氟替卡松和糠酸莫米松等。对常年性和季节性变应性鼻炎的疗效无明显差异。儿童患者应尽量降低使用剂量并将疗程限制在 2 ～ 6 周，可参考《儿童变应性鼻炎诊断和治疗指南（2010 年，重庆）》控制用药。

**4. 细胞因子拮抗剂** 目前常用的是白三烯拮抗剂孟鲁斯特纳等制剂，有助于增强疗效。

**5. 免疫疗法** 亦称特异性脱敏疗法。此法不仅可使机体产生高水平特异性 IgG 封闭抗体，以阻抑变应原与 IgE 抗体的结合，更重要的是通过对 Tregs 功能活性的激活作用，增强免疫耐受机制，并影响黏膜重塑，改善靶器官黏膜的免疫病理机制。以皮肤试验及鼻黏膜激发试验阳性的相应变应原提取液，以极低浓度开始少量皮下注射或舌下滴药含服，逐渐增加浓度和剂量，经诱导期后改为维持剂量。但变应原的安全性等问题仍需进一步改善，尤其是以注射法脱敏者更应注意。一旦开始免疫治疗，就不能中断治疗计划，需要坚持 2 ～ 3 年以上方能获得理想疗效。因疗程很长，不少人难以坚持完成正规疗程，故影响了疗效。目前正在发展基因工程变应原，有望提高变应原纯度及疗效。

**6. 手术治疗** 鼻内选择性神经切断术如翼管神经或筛前神经切断或更为精准的相关神经分支切断，可使鼻内副交感神经兴奋性降低，改善靶器官黏膜神经 – 免疫病理机制，减轻神经源性炎症病变，获得一定治疗效应。

**7. 辨证论治**

（1）肺虚不固，鼻窍感寒证

证候：该型常为鼻鼽之轻证，或为初发阶段。鼻痒难忍，喷嚏频作，流大量清水鼻涕，鼻黏膜苍白水肿，可伴鼻塞，嗅觉减退，遇风冷发作。素体常有恶风怕冷，易感冒，倦怠乏力，气短自汗。舌质淡，苔薄白，脉虚弱。

治法：温肺散寒，益气固表。

方药：温肺止流丹，或用玉屏风散合苍耳子散加减。风寒盛、营卫不和者，合桂枝汤；痒甚嚏多，加蜈蚣、全蝎、地龙、蝉蜕。

（2）肺脾气虚，鼻窍失养证

证候：多为病情发展而渐加重，持续日久之故。鼻塞重，鼻涕清稀或黏白，淋漓而下，嗅觉迟钝，双下鼻甲黏膜肿胀甚，色苍白或灰暗，或呈息肉样变。全身伴见头昏头重，神疲气短，四肢困倦，纳差便溏。舌质淡或淡胖，边有齿痕，苔白，脉濡缓。

治法：健脾补肺，升阳固表。

方药：补中益气汤加减。发作时加细辛、五味子、辛夷、白芷；清涕不止，加乌梅、诃子；鼻黏膜肿胀甚，加车前子、泽泻、浙贝母、半夏。小儿患者，可用参苓白术散。

（3）肾阳亏虚，鼻窍失温证

证候：此为病之重者，症状明显，经久不愈。常年性发作鼻痒，喷嚏，流清涕，早晚较重，鼻黏膜苍白水肿或紫暗，兼见腰膝酸软，四肢不温，背冷怕寒，小便清长。舌质淡，脉沉细弱。

治法：补肾益气，温阳固表。

方药：金匮肾气丸或右归丸加减。可加当归尾、赤芍、川芎。表现有肾阴不足者，可联用左归丸加减。

（4）气阳虚弱，热郁鼻窍证

证候：阵发鼻痒，喷嚏频作，常流清涕，间有稠涕，鼻腔黏膜红赤或暗红肿胀。伴口微苦且干，常觉体乏心烦，小便黄，大便或干结。舌质偏红，苔微黄，脉兼细数且弱。

治法：清热祛风，益气止嚏。

方药：辛夷清肺饮合补中益气汤加减。可加知母、黄柏、牡丹皮。

**8. 中成药**　金匮肾气丸、右归丸、鼻炎片、玉屏风散、补中益气丸、益气聪明丸、左归丸等，视病情辨证选用。

**9. 局部治疗**

（1）肥大细胞稳定剂：如色甘酸钠，以 4% 溶液滴鼻或喷鼻。

（2）减充血剂：发作期间，可于鼻腔局部短期适量应用盐酸赛洛唑啉鼻喷剂或 1% 麻黄素滴鼻液（儿童用 0.5%），以缓解鼻塞症状。

（3）抗胆碱药：0.03% 异丙托溴铵喷鼻剂，可减少水样鼻分泌物。

（4）中药制剂的鼻腔局部应用：如葱白滴鼻液、滴鼻灵等滴鼻，碧云散、荜茇适量研末吹鼻。用鹅不食草干粉，加入凡士林制成 100% 药膏，涂入鼻腔。或用干姜适量研末，蜜调涂鼻内。

（5）其他疗法：鼻腔冲洗可起到辅助治疗作用。下鼻甲黏膜冷冻疗法、微波热凝、激光照射、20% 硝酸银烧灼等，可降低鼻黏膜敏感性，但应慎重选用。现正在研发 IgE 抗体基因工程疫苗，有望用于临床。

**10. 针灸疗法**

（1）体针：取风池、迎香、口禾髎、肺俞、脾俞、肾俞、大椎等穴位，轮换使用，每日 1 次，10 天为 1 个疗程，用补法或泻法（风池、迎香、口禾髎常用泻法）。

（2）耳穴贴压：取过敏点、肺、脾、肾、肾上腺、内分泌、内鼻、皮质下等穴，以王不留行籽胶粘固定，随时按压。双耳交替使用，3 天轮换 1 次。

（3）灸法：取迎香、百会、上星、足三里、三阴交等穴，悬灸或隔姜灸。

## 【中西医结合治疗进展及展望】

变应性鼻炎的病机乃肺、脾、肾虚损所致正气不足，兼外感风寒异气，其中以肺气虚为基础，治当补气固表、祛风通窍。玉屏风散（《世医得效方》）是扶正固本的经典方剂，很切合该病机特点，而且出现了一些改良剂型，显示了免疫机能调节功效，通过纠正 Th2 的优势分化，强化 Th1 活性，维持 Th1/Th2 功能平衡，抑制 IgE 的产生并抑制肥大细胞释放生物活性物质，得以有效控制变应性鼻炎病情。或许，对 Tregs 功能活性以及黏膜重塑等病理环节的影响，也是此类中药的重要药理效应，发挥类似免疫疗法的效应。加上对鼻腔黏膜上皮细胞纤毛功能活性促进作用，减轻组织水肿，能够有效缓解鼻阻塞，减少鼻分泌物，改善嗅觉功能。

依据中西医结合理念，于疾病不同时期联合应用相关化学药物，可以进一步提高疗效。该病的重要组织病理学特点为大量的嗜酸性粒细胞浸润。鼻用糖皮质激素通过调节局部免疫细胞活性，促进嗜酸性粒细胞凋亡效应，并对多种炎性细胞和细胞因子发挥广泛的抑制效应，因而，已经成为目前治疗变应性鼻炎的一线首选药物。

中西医结合用药方案中，常首先于局部施以鼻用糖皮质激素，结合短期口服抗组胺药以迅速控制急性发作症状，然后继续应用中药制剂以巩固疗效。

治疗变应性鼻炎的根本途径，应在于调控患者本身的特应性体质。只有通过有效改善特应性体质这一病理基础，才可能真正控制变态反应的发生。中医扶助正气、调理体质为主的治疗思路，符合这一基本原则，只是起效较慢。综合应用中药滴鼻、针灸疗法，有望克服这一弱点。

**【预防与调护】**

1. 有效加强婴幼儿时期特应性体质调理，以阻抑特应性体质的发展；强化婴幼儿特应性皮肤疾病防治，阻断特应性进程，防止演变为系统性变应性疾病。
2. 避免接触敏感物质。
3. 加强体育锻炼，增强体魄，改善病理性虚寒体质。
4. 常行鼻部按摩以健鼻。
5. 可行三伏敷贴疗法预防之。

## 第九节　血管运动性鼻炎

血管运动性鼻炎（vasomotor rhinitis）又称血管舒缩性鼻炎，为鼻黏膜的高反应性疾病，与神经－内分泌－血管系统功能失调有关，表现异常高敏的血管舒缩反应。本病以青壮年居多，女性较男性多见。亦属于中医“鼽嚏”范畴。

**【病因病理】**

**1. 病因**　为多因素致病。

（1）精神紧张、焦虑：反复的精神刺激使交感神经张力降低，副交感神经兴奋性增强，引起鼻黏膜神经源性炎症，激发鼻腔黏膜血管阵发性强烈舒张。

（2）环境、温度突变以及异味和尘埃刺激：可激发感觉神经纤维末梢释放较多 P 物质等多肽类物质，促进局部神经源性炎症，造成血管舒缩反应敏感。

（3）内分泌功能紊乱：如甲状腺功能降低，雌激素水平变化等，均可成为鼻黏膜血管舒张反应的病理基础。

**2. 病理**　本病是神经递质介导的鼻黏膜神经源性炎症改变。由于副交感神经张力升高，神经反应阈值降低，易激发乙酰胆碱类递质释放增多，引发鼻腔黏膜血管扩张，通透性增高，腺体分泌活跃，伴有鼻黏膜组织学改变，如杯状细胞增多、淋巴细胞浸润、血管扩张、腺体增生和不同程度组织水肿。

**3. 病机**　本病的临床表现与变应性鼻炎相似，故其病因病机也与变应性鼻炎相类似，除了肺、脾、肾三脏虚损外，亦可见肺经郁热，上犯鼻窍之变。

## 【临床表现】

**1. 症状**

（1）鼻塞：多为交替性鼻塞，夜晚加重，白天减轻或消失。易受气候、空气温度、空气湿度变化的影响。

（2）喷嚏：多在晨起发作，对异味及冷空气等理化刺激敏感。

（3）流清涕：白天明显，有黏液或水样涕，多与精神因素相关。

（4）嗅觉减退：见于病程较长的患者，可伴有头痛。

**2. 体征**　鼻镜检查可见鼻黏膜充血暗红，也可见色淡或苍白。反复发作者，可见黏膜水肿，以下鼻甲肿大明显。可伴有鼻中隔偏曲。

## 【实验室及其他检查】

参考变应性鼻炎的相关实验室检查项目，但在本病，这类结果均为阴性。

## 【诊断与鉴别诊断】

**1. 诊断要点**　细询病史，了解病状发作与精神状态、环境因素及发作时间的关系，留意内分泌及某些药物的影响。本病鼻部症状每日往往持续时间较长，多在 1 小时以上，同时变应原皮肤试验阴性，总 IgE 水平不甚高，特异性 IgE 阴性。

**2. 鉴别诊断**　主要应与变应性鼻炎相鉴别。其与本病症状相似，但性质为鼻黏膜变态反应，相关实验室检查结果为阳性。

## 【治疗】

以药物治疗为主。特别是结合系统的中医辨证论治，通过调治病理性体质状况，可改善或恢复患者的神经－内分泌平衡调节机制，以达到满意的治疗效果。

**1. 化学药物治疗**

（1）抗组胺药：可改善鼻黏膜水肿，减少喷嚏。

（2）抗胆碱能药：如 0.03% 异丙托溴铵，可减少鼻分泌物。

（3）鼻用糖皮质激素：鼻内局部应用，可以抑制神经源性炎症而减轻症状。

（4）鼻用减充血剂：如盐酸赛洛唑啉、麻黄素滴鼻液等，可使鼻黏膜收缩，鼻甲缩小，减轻鼻塞，但不宜长时间应用，一般连续用药时间以 5 ～ 7 天为宜。

**2. 辨证论治**

（1）肺虚不固，鼻窍感寒证：参见变应性鼻炎。

（2）肺脾气虚，鼻窍失养证：参见变应性鼻炎。

（3）肾阳亏虚，鼻窍失温证：参见变应性鼻炎。

（4）肺经蕴热，鼻窍壅塞证

证候：突发性鼻痒，喷嚏，流清涕，鼻塞；鼻黏膜红肿；咳嗽，咽痒，口干，烦热，大便干结；舌红，苔白或黄，脉数。

治法：清宣肺气，通利鼻窍。

方药：辛夷清肺饮加减。方中以黄芩、栀子、石膏、知母、桑白皮清泄肺热；辛夷、枇杷叶、升麻清宣肺气，通利鼻窍；百合、麦冬养阴清热，润肺生津。

**3. 中成药** 鼻炎片合玉屏风散口服。

**4. 其他疗法**

（1）鼻内射频治疗：鼻黏膜表面麻醉下，在下鼻甲前端，鼻丘或其相对应的鼻中隔黏膜实施治疗。针对喷嚏频发，对冷热刺激敏感的患者，可收到一定效果，但应慎重行之，以不造成过多的鼻黏膜损伤为基本原则。

（2）硝酸银涂布：以 20% ～ 30% 硝酸银溶液涂布于鼻丘表面黏膜，可降低鼻黏膜敏感性。

### 【中西医结合治疗进展及展望】

血管运动性鼻炎与变应性鼻炎均属于中医“鼻鼽”范畴，中医病机和临床表现很相似，治疗可以互相参照。

### 【预防与调护】

每当打喷嚏之前，急按迎香穴，按摩到该处发热为度，可以制止症状发作。

## 第十节　鼻中隔偏曲

鼻中隔完全正中垂直者十分少见，常有不同程度的偏曲或局部突起，即所谓“生理性偏曲”。当其向一侧或两侧偏斜，或局部突起而引起鼻腔功能障碍或出现临床症状时，便称为鼻中隔偏曲（deviation of nasal septum）。鼻中隔偏曲按形态可分为“C”型和“S”型，局部呈尖锥样突起者，称棘突或矩状突，若呈条形屋脊状突起，则称嵴突或骨嵴。根据不同的临床表现，与“鼻窒”“鼻衄”“头痛”等相关。

### 【病因病理】

**1. 外伤** 鼻部遭受直接或间接外伤，尤其是发生于婴幼儿期者，影响鼻中隔正常发育，是引起鼻中隔偏曲常见的原因。

**2. 中隔骨和软骨发育不对称** 在生长发育和骨化过程中，鼻中隔骨与软骨发育不均衡，骨与骨之间生长不对称，则发生变形而偏曲，或在接缝处形成骨棘或嵴。

**3. 占位性病变的影响** 鼻腔、鼻窦肿瘤，巨大鼻息肉等之推压，造成中隔偏离中线位置。

**4. 鼻阻塞而张口呼吸的影响** 儿童因长期鼻阻塞或腺样体肥大，形成硬腭高拱，使鼻顶至鼻底的距离缩短，鼻中隔发育受到限制，逐渐呈现偏曲。

### 【临床表现】

**1. 症状** 症状轻重与鼻中隔偏曲的部位、程度和形态的不同有关。

（1）鼻阻塞：为最常见的症状。单侧或双侧鼻塞，取决于偏曲的程度、类型和下鼻甲是否有代偿性肥大。

（2）鼻出血：鼻中隔偏曲的凸面或棘、嵴处表面黏膜张力较大而薄且干燥，易致糜烂而发生出血。

（3）头痛：主要是因偏曲部位压迫鼻黏膜的三叉神经末梢，沿神经反射至面部、额部或颞部等部位，因而引起反射性疼痛。

（4）邻近器官受累症状：如高位鼻中隔偏曲妨碍鼻窦引流，可诱发化脓性鼻窦炎或真菌感染；如影响咽鼓管的开放和引流功能，则可引起耳鸣、重听等耳部症状；如偏曲致长期鼻塞、张口呼吸，易发生上呼吸道感染，并可在睡眠中出现鼾声。

**2. 体征**　鼻腔检查可以窥见鼻中隔存在不同程度的各种类型偏曲。

### 【诊断与鉴别诊断】

**1. 诊断要点**　根据病史、症状和检查结果，不难诊断。用前鼻镜检查对于鼻中隔前部的偏曲较易发现。但其后部的偏曲，常需用血管收缩剂使鼻黏膜充分收缩后方可查见。诊断的关键在于准确判断鼻中隔偏曲与临床症状的相关性。

**2. 鉴别诊断**

（1）鼻中隔黏膜肥厚：多位于鼻中隔上部近中鼻甲水平处，是由鼻窦炎时脓液等的长期刺激或变态反应引起，又称鼻中隔结节。一般呈灰白色，用探针探察较柔软，易与较硬的鼻中隔偏曲相鉴别。

（2）鼻中隔血肿或脓肿：常有外伤史或手术史，鼻中隔一侧或两侧黏膜肿胀膨隆，触压之有弹性或波动感。若为脓肿则有局部压痛，并可能有恶寒发热等全身症状。

### 【治疗】

鼻中隔偏曲甚者，以手术治疗为主。若偏曲不是十分明显，或者患者暂时不愿意接受手术治疗，可以配合对症治疗及辨证论治以减轻甚至控制症状。

**1. 手术治疗**　手术方式主要有鼻中隔黏骨膜下切除术、鼻中隔嵴或棘突切除术、鼻中隔成形术及鼻中隔鼻梁整形术等，目前多在鼻内镜下手术。需要注意避免造成鼻中隔穿孔（彩图 1）。

**2. 辨证论治**　可以参照中医鼻室、鼻衄、头痛及其他相关疾病进行辨证论治，适当选加行气活血通窍之品。

**3. 对症治疗**　鼻腔滴用黏膜润滑剂，必要时适当应用鼻黏膜减充血剂（疗程应少于 7 天），并配合必要的全身用药。

## 第十一节　急性鼻窦炎

鼻窦炎（sinusitis）是指鼻窦黏膜的感染性炎症性疾病。按照症状体征的发生和持续时间可分为急性鼻窦炎（acute rhinosinusitis，ARS）和慢性鼻窦炎（chronic rhinosinusitis，CRS）。相当于中医的“鼻渊”。鼻渊病名最早见于《内经》，《素问·气厥论》明确记载了鼻渊的定义和病机：“胆移热于脑，则辛頞鼻渊，鼻渊者，浊涕下不止也。”

### 【病因病理】

**1. 病因**　多由病毒及细菌感染所致。常见感染病毒为鼻病毒，其他如流感病毒、副流感病毒、冠状病毒等亦可见；最常见的病原菌为肺炎双球菌、链球菌、葡萄球菌等化脓性球菌，亦可由大肠杆菌、变形杆菌、流感杆菌及厌氧菌等引起。但其发病常常有以下诱发因素。

（1）全身因素：过度疲劳、受寒受湿、营养不良、维生素缺乏引起全身及局部抵抗力低下，以及生活与工作环境不卫生等，是诱发本病的原因。急性传染病，特别是急性上呼吸道感染时，更易诱发本病。

（2）局部因素：阻碍鼻窦通气的各种鼻病及相关因素，如急、慢性鼻炎，鼻中隔偏曲，鼻腔异物，肿瘤，鼻外伤，鼻腔填塞物留置过久，鼻窦气压骤变和邻近器官的感染病灶的影响等，均可诱发鼻窦的急性感染。

**2. 病理** 急性鼻窦炎的病理学变化与致病微生物的种类、毒力强度、抗生素耐药性有密切关系。如肺炎双球菌多引起卡他性炎症，不易化脓、不侵及骨壁，较易治疗；葡萄球菌易引起化脓性炎症，治疗比较困难。病毒感染可引起炎症细胞浸润，加之过敏反应和其他因素，导致鼻黏膜上皮屏障破坏，杯状细胞增生及黏液清除功能减退，鼻窦黏膜肿胀，有利于细菌定植和生长。急性化脓性病变可分为三期：①卡他期，主要为黏膜短暂缺血，继而血管扩张充血，上皮肿胀，固有层水肿，多形核白细胞和淋巴细胞浸润，纤毛运动缓慢，腺体分泌亢进；②化脓期，上述病理改变加重，上皮细胞与纤毛发生坏死与脱落，小血管出血，分泌物转为脓性；③并发症期，少数病例可因炎症侵及骨质或经血道扩散而引起骨髓或眶内、颅内并发症。但上述病理分期仅为一般规律。

**3. 病机** 鼻渊的急性发作期多属实热之证，乃因外感风寒湿邪，内传肺与脾胃、肝胆；或脾胃素有蕴热，因外邪引动，邪毒循经上蒸，壅滞于鼻。

（1）风热犯窦：风热之邪，侵袭肌表，郁于肺经，内犯于肺，肺失宣降，邪热循经上犯鼻窍而为病。

（2）胃热熏窦：肺卫表邪不解，内传于胃腑，引动胃腑积热，化生火热，循经上犯，熏灼鼻窍而病情加剧。

（3）湿热蒸窦：胃腑火热不解，反侮于木，引动肝胆积热，夹湿上蒸，移热于面颅骨窍，病情重笃。

## 【临床表现】

**1. 症状**

（1）全身症状：因常继发于外感或急性鼻炎，故往往表现为原有症状加重，出现恶寒、发热、食欲减退、便秘、周身不适等。小儿还可发生呕吐、腹泻、咳嗽等消化道和呼吸道症状。

（2）局部症状

① 鼻塞：多为患侧持续性鼻塞。如双侧同时患病，则可为双侧持续性鼻塞。因鼻塞可伴有嗅觉暂时性减退或丧失。

② 多脓涕：鼻腔内大量脓性或黏脓性鼻涕，难以擤尽，脓涕中可带有少许血液。厌氧菌或大肠杆菌感染者脓涕有明显臭味（多为牙源性上颌窦炎）。脓涕可后流至咽喉部而产生刺激，引起发痒、恶心、咳嗽、咳痰等症状。

③ 头痛或局部疼痛：为常见症状。因脓性分泌物、细菌毒素和黏膜肿胀刺激和压迫神经末梢所致。可有明显的头痛和患窦局部疼痛。一般前组鼻窦炎引起的头痛多在额部和颌面部，后组鼻窦炎的头痛则多位于颅底或枕部。

**2. 体征**

（1）一般检查：与鼻窦部位相应的体表皮肤可有红肿，并伴有局部压痛及叩击痛。

（2）鼻腔检查：鼻黏膜充血、肿胀，尤以中鼻甲和中鼻道黏膜为甚。鼻腔内有大量黏脓性或脓性鼻涕，自中鼻道或嗅裂处流下（彩图2）。前组鼻窦炎之脓液积留于中鼻道，后组鼻窦炎之脓液积留于嗅裂。如鼻黏膜肿胀明显，不能明确脓液来源，宜先用黏膜血管收缩剂收缩，或加做体位引流后再行检查。

## 【实验室及其他检查】

**1. 鼻内镜检查**　应用管径较细的鼻内镜，或以纤维内镜行鼻腔检查，可以比较准确地判断脓液来源。

**2. 影像学检查**　X线片可显示窦黏膜增厚。若有脓液积蓄，则可见窦腔密度增高，发生在上颌窦者可见液平面。CT检查更可清晰显示病变范围与程度。

**3. 上颌窦穿刺冲洗**　须在患者无发热并在抗生素控制下施行。观察冲洗液中有无脓性分泌物，并做窦腔分泌物的细菌培养和药敏试验。

**4. 血常规检查**　外周血白细胞总数升高，中性粒细胞比例增加。

## 【诊断与鉴别诊断】

**1. 诊断要点**　根据急性发病、流脓涕、伴有发热等全身症状，以及局部疼痛、中鼻道或嗅裂积脓等特点，一般诊断不难。CT扫描有助于确诊。

**2. 鉴别诊断**

（1）眶下神经痛：部位多较局限，与神经分布走向有关，无急性感染的局部与全身表现，鼻镜检查无典型体征，鼻窦CT片检查无异常改变。

（2）三叉神经痛：疼痛发生于该神经支配区域，来去突然，疼痛难忍，但鼻部和其他检查都呈阴性。

（3）眼部疾病：角膜炎、虹膜睫状体炎等可以引起与急性鼻窦炎相似的症状，但有眼部阳性体征可资鉴别。

## 【治疗】

以全身治疗为主，合理应用抗生素，积极进行辨证论治。解除鼻腔与鼻窦引流和通气障碍；根除相关病灶，预防并发症，防其转变成慢性鼻窦炎。

**1. 抗生素治疗**　首选青霉素，应足量足疗程。对青霉素过敏或已产生耐药性者，可改用红霉素、磺胺类药物或其他广谱抗生素。明确为牙源性或厌氧菌感染者，同时应用替硝唑或甲硝唑。在应用抗生素之前，如能做细菌培养和药敏试验，对正确选择抗生素更有帮助。

**2. 黏液促排剂**　合理选用黏液促排剂，能够增强窦腔和鼻腔黏膜上皮细胞纤毛运动功能，稀化黏液，有助于窦腔内脓性分泌物的排出。

**3. 辨证论治**

（1）风热犯窦证

证候：病初起，鼻塞，涕多而白黏或黄稠。鼻黏膜红肿，鼻窦相应部位或有叩痛、压痛。伴发热，恶寒，头痛，咳嗽，嗅觉减退。舌质红，苔薄黄或薄白，脉浮数。

治法：疏风清热，宣肺通窍。

方药：银翘散合苍耳子散加减。若鼻涕量多者，可酌加蒲公英、鱼腥草、瓜蒌等；若鼻涕带血者，可酌加白茅根、仙鹤草、茜草等；若头痛较甚者，可酌加柴胡、川芎、藁本、蔓荆子、菊花等。

（2）胃热熏窦证

证候：鼻涕浓浊，量多，色黄或黄绿，或有腥臭味，鼻塞甚，嗅觉差。鼻甲肿胀，黏膜深红，中鼻道、嗅沟或鼻底可见有黏性或脓性分泌物潴留；鼻窦相应部位有叩痛、压痛或红肿。全身症状，可兼见发热，头痛剧烈，口渴欲饮，口臭，大便秘结，小便短赤。舌红，苔黄，脉数有力。

治法：清胃泻火，宣肺通窍。

方药：凉膈散加减。若大便通利，可去芒硝；涕难出者，可加皂角刺；热甚伤阴者，可加麦冬、玄参之类。

（3）湿热蒸窦证

证候：涕黄绿黏稠而量多，鼻塞重而持续，嗅觉减退。鼻甲肿胀，黏膜色红，鼻窦相应部位多有叩痛、压痛。全身症状可见发热，口苦咽干，头闷痛或重胀，目眩，耳鸣，耳聋，烦躁易怒，失眠。舌红，苔黄，脉弦数或滑数。

治法：清利肝胆，化浊通窍。

方药：龙胆泻肝汤加减。一般加苍耳子、白芷、石菖蒲等药以芳香化浊通窍；火热极盛，头痛较剧，便秘尿赤者，可用当归龙荟丸；病程日久，黄绿浊涕不止，并见口苦咽干，舌红苔黄，脉弦有力等肝胆郁热证者，可用奇授藿香丸，以木通、茵陈蒿煎水送服。

**4. 针灸疗法**

（1）体针：以迎香、攒竹、上星、口禾髎、印堂、阳白等为主穴，合谷、列缺、足三里、丰隆、三阴交等为配穴。每次选主穴和配穴各 1 ～ 2 穴，每日针刺 1 次，7 ～ 10 日为 1 个疗程。

（2）穴位按摩：选取迎香、合谷，自行以指按摩。每次 5 ～ 10 分钟，每日 1 ～ 2 次。或用两手大鱼际，沿两侧迎香穴上下按摩至局部发热，每日数次。

**5. 局部治疗**

（1）鼻部用药：血管收缩剂与抗生素滴鼻剂滴鼻，有利于促进鼻窦与鼻腔引流，可以选用盐酸赛洛唑啉鼻喷剂或呋麻滴鼻液，应注意正确的滴鼻方法。可用 1% 丁卡因加血管收缩剂混合液浸湿棉片，置于中鼻道前段最高处，每日 1 ～ 2 次，对引流和减轻头痛效果较好。局部用药中，可联合使用皮质类固醇激素。

（2）体位引流：目的是促进鼻窦内脓液的引流。

（3）物理治疗：局部红外线照射、超短波透热和热敷等物理疗法，对改善局部血液循环，促进炎症消退及减轻症状均有帮助。

（4）上颌窦穿刺冲洗：在全身症状消退和局部炎症基本控制后，可行上颌窦穿刺冲洗。此方法既有助于诊断，也可用于治疗。可每周冲洗 1 次，直至再无脓液冲洗出为止。可于冲洗后向窦内注入庆大霉素 8 万 U、地塞米松 5mg 或双黄连粉针剂等。

**6. 其他疗法**　可以应用熏鼻法。以芳香通窍、行气活血的药物，如苍耳子散、川芎茶调散等，放砂锅中，加水 2000mL，煎至 1000mL，倒入容器中，先令患者用鼻吸入热蒸气，从口中吐出，反复多次；待药液温度降至不烫手时，用纱布浸药液热敷印堂、阳白等穴位。每日早晚各 1 次，7 日为 1 个疗程。

【中西医结合治疗进展及展望】

中西医结合治疗急性鼻窦炎不仅强化了针对病原菌的直接杀伤效应，更有利于调动机体自身抗病能力，包括全身免疫系统的功能活性以及病变器官局部的抗病机制，如鼻腔－鼻窦黏膜自身可诱导性抗感染物质人类 β 防御素 -2（human β-defensin-2，HBD-2）的表达水平，内、外源性效应机制协同作用，有利于提高疗效、缩短疗程。根据中医治未病原理，可以将目标定位于预防急性鼻窦炎发作。因为病者往往存在体质虚弱的一面，调整机体的阴阳平衡，能够有效预防急性鼻窦炎的发病，特别是减少慢性鼻窦炎的急性发作频度及慢性转化。

【预防与调护】

1. 及时合理治疗感冒、急性鼻炎及邻近器官（如牙）疾病。
2. 注意鼻部清洁及正确的擤鼻方法，保持鼻腔通气良好。
3. 锻炼身体，增强体质，尽量避免急寒骤冷的刺激，以免诱发鼻窦炎急性发作。

## 第十二节　慢性鼻窦炎

慢性鼻窦炎（chronic rhinosinusitis，CRS）是鼻窦黏膜的慢性炎症性疾病。急性鼻窦炎的鼻部症状持续超过 12 周而症状未完全缓解，即可认为已经进入慢性阶段。本病多因急性鼻窦炎反复发作未彻底治愈，迁延而致，以常流脓涕为主要特征。本病可单侧或单窦发病，但常为双侧或多窦同时或相继患病。当一侧或双侧各窦均患病时，称全组鼻窦炎。相当于中医的“慢鼻渊”，又有“脑漏”“脑渗”“脑崩”“脑泻”等病名。

【病因病理】

**1. 病因**　多因急性鼻窦炎治疗不当或未彻底治愈，以致反复发作，迁延不愈而转为慢性。除了与感染、变态反应、鼻腔解剖异常有密切关系外，环境、遗传因素、骨炎、胃食管反流、呼吸道纤毛系统疾病、全身免疫功能低下等均可为诱因。

**2. 病理**　约半数慢性鼻窦炎患者病变黏膜固有层有显著的腺体增生（腺体型），少部分患者表现为固有层纤维组织增生（纤维型）及显著水肿（水肿型），其余患者表现为腺体增生、纤维组织增生及水肿同时存在（混合型）。不伴有鼻息肉患者没有显著嗜酸细胞浸润，而大多数为中性粒细胞浸润，同时伴有上皮细胞增生、杯状细胞增生、基底膜增厚及鳞状上皮化生。

**3. 病机**　本病有虚实之分。实者为郁热，病在肺与胆；虚者为气虚夹寒湿，病在肺、脾、肾。鼻渊的形成，与患者个体禀赋相关的病理体质条件有关。

（1）胆腑郁热：反复感受风热邪毒，邪热郁滞，胆失疏泄，气郁化火，蒸腐鼻窍肌膜，浊涕长流不止。

（2）气虚邪恋：鼻渊久不愈，耗伤肺脾之气，致肺脾气虚，清阳不升，湿浊上干，久滞窦窍，流浊涕不止。

（3）肾虚寒凝：久病伤气损阳，病变由脾及肾，督脉虚寒，湿浊上干，寒湿留滞窦窍，浊涕难已。

## 【临床表现】

**1. 症状**

（1）全身症状：轻重不等，多数患者则无。较常见的为头昏，倦怠，精神不振，失眠，记忆力减退，注意力不集中等，尤以青年学生明显。

（2）局部症状：主要为鼻部症状。

①多脓涕：为本病的特征性症状。呈黏脓性或脓性，色黄绿或灰绿。前组鼻窦炎的脓涕易从前鼻孔溢出，部分可流向后鼻孔；后组鼻窦炎的脓涕多经后鼻孔流入咽部而表现为咽部多痰甚或频繁咳痰，此即“后鼻孔流涕”，是为“无声之嗽”的重要原因，仅闻主动的咯痰之声而无反射性咳嗽动作之声；部分慢性鼻窦炎患者有时可能仅仅表现为此类症状。牙源性上颌窦炎的鼻涕常有腐臭味。

②鼻塞：多呈持续性，患侧为重。鼻塞的程度随病变的轻重而不同，伴鼻甲肥大、鼻息肉者，鼻塞尤甚。

③头痛：不一定有，即使有头痛，也不如急性鼻窦炎那样明显和严重。一般表现为钝痛和闷痛，或头部沉重感。若出现明显的头痛，应小心并发症可能。

④嗅觉障碍：乃因鼻黏膜肿胀、肥厚或嗅器变性所致，多数为暂时性，少数为永久性。

**2. 体征** 鼻镜检查可见下鼻甲肿胀，少数患者也可表现为萎缩。或有中鼻甲息肉样变，钩突黏膜水肿（慢性鼻窦炎的重要体征），中鼻道变窄。前组鼻窦炎时，脓液多见于中鼻道，上颌窦炎者脓液一般在中鼻道后下段，并可沿下鼻甲表面下流而积蓄于鼻底和下鼻道；额窦炎者，脓液多自中鼻道前段下流。后组鼻窦炎脓液多位于嗅裂，或下流积蓄于鼻腔后段，或流入鼻咽部。

## 【实验室及其他检查】

**1. 影像学检查** 鼻窦 X 线平片和断层片是本病诊断之重要手段，可显示鼻腔大小、窦腔密度、液平面或息肉阴影等。必要时行鼻窦 CT 扫描及 MRI 检查，对精确判断各鼻窦，特别是后组筛窦炎和蝶窦炎，鉴别鼻窦占位性或破坏性病变有重要价值。

**2. 上颌窦穿刺冲洗** 对于慢性上颌窦炎，穿刺冲洗可用于诊断，也可用于治疗，其诊断价值可能优于鼻窦 X 线片。通过穿刺冲洗，可了解窦内脓液之性质、量、有无恶臭等，并便于做脓液细菌培养和药物敏感试验。

**3. 纤维鼻咽镜或鼻内镜检查** 可进一步查清鼻腔和窦口鼻道复合体病变性质、范围与程度。

**4. 鼻阻力计检查** 可客观记录鼻腔通气功能受损情况。

## 【诊断与鉴别诊断】

**1. 诊断要点** 本病病程长，症状时轻时重，多脓涕、鼻塞，既往有急性鼻窦炎发作史。鼻源性头部不适或伴有胀痛感为本病之重要病史和症状。鼻腔检查见中鼻道或嗅裂积脓，伴有比较明显的鼻腔黏膜病变，鼻窦影像学检查有阳性改变，全身症状多不明显。

**2. 鉴别诊断**

（1）慢性鼻炎：主要症状是鼻塞，多呈双侧交替性，病理改变多在下鼻甲，中鼻道和嗅裂中一般无脓液，也无息肉形成，鼻窦检查呈阴性。

（2）鼻腔、鼻窦恶性肿瘤：可有长期鼻塞及流脓血涕史。常为一侧鼻塞，呈进行性加重，鼻内疼痛，头痛头胀。鼻腔内可见肿块，色红，触之易出血。

## 【治疗】

现比较注重内科治疗，尤其是中医辨证论治，具有独特的优势。手术治疗的目的则重在通畅引流，不宜轻易剥除窦内健康黏膜。治疗的关键，在于合理地调治患者的病理体质，最大限度地恢复窦腔引流和鼻腔正常生理功能，并重视抗变态反应的处理，以利于提高远期疗效。

**1. 一般治疗**　局部予以鼻用糖皮质激素和全身合理应用抗生素。有急性发作迹象或有化脓性并发症者，应全身给予抗生素治疗。慢性鼻窦炎急性发作者，应合理选用敏感药物，用常规剂量，疗程不超过 2 周。不推荐局部使用抗生素。但是，由于大环内酯类（14 元环）药物具有抗炎作用，可以小剂量（常规抗菌剂量的 1/2 以下）口服，疗程不少于 12 周。结合应用鼻用糖皮质激素已成为慢性鼻窦炎的基础疗法。

**2. 辨证论治**

（1）胆腑郁热，上犯窦窍证

证候：鼻涕浓浊，色黄或黄绿，或有腥臭味，鼻塞，头昏重。鼻黏膜红肿。兼见烦躁易怒，口苦咽干，小便黄赤。舌质红，苔黄腻，脉弦滑数。

治法：清泄胆热，利湿通窍。

方药：奇授藿香丸加味。一般加木通、茵陈、黄芩、栀子、鱼腥草。咽痛者，加牛蒡子、青黛；大便秘结者，可加大黄。

（2）气虚邪恋，留滞窦窍证

证候：鼻塞或轻或重，稍遇冷风则鼻塞加重，鼻涕黏白量多，无臭味，嗅觉减退。鼻黏膜晦暗，鼻甲肿大，或有息肉样变。全身症状见倦怠乏力，头昏闷或重胀，恶风自汗，咳嗽痰稀，食少腹胀，便溏。舌质淡或胖而有齿印，苔白或腻，脉濡弱。

治法：健脾补肺，渗湿化浊。

方药：参苓白术散合温肺止流丹加减。鼻塞甚者，可合苍耳子散。鼻涕浓稠量多者，可酌加陈皮、半夏、枳壳、瓜蒌等；畏寒肢冷，遇寒加重者，可酌加防风、桂枝等。

（3）肾虚寒凝，困结窦窍证

证候：鼻塞，嗅觉减退，流黏白浊涕不止，遇风寒而症状加重，缠绵难愈。鼻黏膜淡红肿胀，中鼻甲水肿明显。并见形寒肢冷，精神萎靡，腰膝冷痛，小便清长，夜尿多。舌淡苔白，脉沉细。

治法：温壮肾阳，散寒通窍。

方药：麻黄附子细辛汤加味，可合桂附八味丸。脓涕较多者，可加苍耳子、藿香；头痛重者，可加川芎；倦怠乏力、精神萎靡者，可加黄芪、党参。

**3. 局部治疗**

（1）鼻腔用药：不推荐经常使用血管收缩剂；鼻塞严重者可以短期使用新型鼻用减充血剂如盐酸赛洛唑啉鼻喷剂（一般不超过 7 天），但应慎用。由于本病多与变态反应性因素有关，故必要时可于滴鼻液中适量加入类固醇类激素，或应用色苷酸钠等抗变态反应药物，或联合应用鼻用糖皮质激素。

（2）上颌窦穿刺冲洗：每周 1 ～ 2 次。必要时可经穿刺针导入硅胶管，留置于窦内，以便每日冲洗和灌注抗生素、激素或中药制剂。

（3）鼻窦负压置换疗法：用负压吸引法促进鼻窦引流，并将药液带入窦内，以达到治疗目的。本法尤适用于后组鼻窦炎及慢性全组鼻窦炎。

**4. 手术治疗**

（1）鼻腔病变的手术处理：即以窦口鼻道复合体为中心的鼻窦外科手术，如鼻中隔偏曲矫正术，鼻息肉摘除术，以及切除膨大的钩突与筛泡等。手术目的是解除窦口鼻道复合体区域的阻塞，改善鼻窦通气引流，促进鼻窦炎症的消退。

（2）鼻窦手术：应在正规的保守治疗无效后方可采用。包括传统手术和功能性鼻内镜手术两大类，现多趋向于开展功能性鼻内镜手术。

**5. 黏液促排剂**　合理选用黏液促排剂可增强呼吸黏膜上皮细胞纤毛运动功能，稀化黏液，有助于窦腔内脓性分泌物的排出。

**6. 中成药**　选用鼻炎康、千柏鼻炎片、鼻窦炎口服液、藿胆丸等，可同时配合应用补中益气丸、参苓白术丸等。合并有变态反应因素者，可以选用前药配合玉屏风颗粒口服。

**7. 其他疗法**　局部可配合应用红外线、微波、超短波及热敷等物理疗法。可经常用生理盐水或2%～3%高渗盐水冲洗鼻腔。

### 【中西医结合治疗进展及展望】

慢性鼻窦炎之所以顽固难治，容易反复发作，其重要发病机制在于，除了患者自身的系统性免疫机能不足以外，局部的抗病御病活力低下也是重要因素。其中，鼻－鼻窦黏膜感染因子诱导性抗感染物质人类 β 防御素 -2（HBD-2）活性低下，可能是本病易感者的重要局部内因。因此，已有学者在研究引入外源性 HBD-2 治疗本病，以减少甚至避免应用抗生素的可能性。作为机体自身的固有抗病机制，理应在抗病过程中充分发挥效应。但是，由于禀赋不足造成的易感性病理体质个体，靶器官对感染因子的诱导刺激反应水平低下，加上全身正气不足，故而 ARS 难愈，容易演变为 CRS。应用中药激活包括 HBD-2 在内的机体全身和局部的双重抗病活力，自然比单纯的抗菌疗法疗效要高。此外，在治疗本病之际，不仅是对于不宜采用手术治疗的患者，即使是必须进行手术治疗的患者，都以结合应用中医辨证论治的疗效更佳。于鼻内镜手术后，积极结合中医辨证论治以及病理体质调治，可以加速促进术腔黏膜水肿消退和上皮化，加快康复过程。

### 【预防与调护】

1. 慎起居，调饮食，锻炼身体，增强或改善体质。
2. 注意防寒，预防感冒，特别是要提高或改善患者对寒冷的适应能力。
3. 积极彻底治疗急性鼻窦炎，以免转为慢性。
4. 注意鼻腔清洁，保持鼻腔、鼻窦引流通畅。

## 第十三节　儿童鼻窦炎

儿童鼻窦炎（rhinosinusitis in children）是儿童较为常见的疾病，局部感染是其最主要因素。可发生于幼儿，甚至半岁左右的婴儿。由于婴幼儿对局部感染常表现为明显的全身反应，或多见呼吸道及消化道症状，故常因去儿科就诊而延误专科治疗。本病病因、临床表现、诊断和治疗有其特点，与成年患者不尽相同。各窦之发病率与其发育先后有关，上颌窦和筛窦发育较早，故常先受感染，额窦和蝶窦一般在 2 ～ 3 岁后才开始发育，故受累较迟。《温病条辨·解儿难》云："小儿稚阳未充，稚阴未长也。"儿童鼻窦炎高发和反复发作往往与儿童"稚阴稚阳"之体有关。

## 【病因病理】

**1. 病因**　儿童鼻窦感染最常见的致病菌为金黄色葡萄球菌、肺炎球菌及流感嗜血杆菌；厌氧菌感染亦不少见，其次为卡他莫拉菌等；而慢性鼻窦炎患儿多见厌氧菌感染。其感染的发生，与其鼻窦解剖和生理特点、机能状况密切相关。由于鼻窦发育上的差异，新生儿即可患急性筛窦炎，婴儿期可患上颌窦炎，而且常可两窦同时发病，7 岁以后可患额窦炎，但多见于 10 岁以后，蝶窦炎常常发生在 10 岁之后。一般儿童鼻窦炎多发生于学龄前期及学龄期。

儿童鼻窦窦口相对较大，感染易经窦口侵入；鼻腔和鼻道狭窄，鼻窦发育不全，黏膜较厚，一旦感染致黏膜肿胀较剧和分泌物较多，极易阻塞鼻道和窦口引起鼻窦引流和通气障碍。

扁桃体或腺样体肥大，以及先天性腭裂和后鼻孔闭锁等影响正常鼻生理功能时，也易致鼻窦引流受阻。

儿童身体抵抗力和对外界的适应能力均较差，易患感冒、上呼吸道感染和急性传染病，鼻窦炎常继发于上述疾病。

内分泌机能障碍时，也会对鼻窦黏膜产生不利影响。鼻变态反应与局部感染效应常互相叠加，为病程迁延或反复发作的重要原因。变态反应因素在儿童鼻窦炎发病中的作用远远超过成人。

**2. 病理**　急性者窦内黏膜改变与成人基本相同，黏膜充血肿胀明显，渗出较多，分泌物为黏液性或浆液性，引起窦口阻塞或分泌物潴留，并转为脓性，其感染更易向邻近组织扩散。慢性者窦腔黏膜多表现为水肿型、滤泡型和肥厚型病变，纤维型病变罕见于儿童。

**3. 病机**　儿童为稚阴稚阳之体，卫外不足，极易感受风寒湿热疫疠之邪，侵犯清窍，或病邪久留不去而病变迁延难愈。

（1）风热犯窦：感受风寒之邪，郁而化热，或风热侵袭，肺经受邪，与患儿稚阳之体相互作用，导引邪热循经上犯窦窍，致成鼻渊之变。

（2）湿浊滞窦：邪热久留不去，伤胃损脾，困顿患儿稚嫩之脾阳，使运化失常，致水湿积聚，滞留窦窍，浊涕长流。

## 【临床表现】

**1. 急性鼻窦炎**　多继发于伤风感冒之后。早期症状与急性鼻炎或感冒相似，但全身症状较成人明显。局部症状以鼻塞、流脓浊涕为主，并可有局部红肿压痛。全身可见发热、恶寒、脱水、精神萎靡或躁动不安、咽痛、咳嗽、食欲不振或呕吐腹泻等。鼻腔检查可见鼻黏膜红肿，窦口部位尤为显著，鼻腔内有大量脓涕。前组鼻窦炎时脓涕自中鼻道流下，后组鼻窦炎则脓涕自嗅沟流下。

**2. 慢性鼻窦炎**　主要表现为间歇性或持续性鼻塞，张口呼吸，流多量黏液性或黏脓性鼻涕，常伴鼻出血。鼻腔黏膜肿胀，中鼻道、嗅裂有脓。患儿可伴有呼吸道症状及消化道症状，表现为咳嗽声嘶、食欲减退、慢性腹泻、营养不良等，或同时存在慢性中耳炎、咽炎、腺样体病变等。小儿易感冒，或有低热、厌食、精神萎靡、注意力不集中、记忆力减退、智力低下、发育障碍等。

## 【实验室及其他检查】

鼻窦 X 线检查可供参考。但需注意的是，5 岁以下的幼儿鼻窦黏膜较厚，上颌骨内尚有牙胞，所以幼儿 X 线片显示上颌窦窦腔混浊并不一定意味着鼻窦炎。CT 扫描则具有诊断意义，儿童鼻窦炎的 CT 特征为：①范围广：由于儿童鼻窦黏膜的炎症反应重，一旦发生鼻窦炎，多数显示为全组鼻窦密度增高。②变化快：经过恰当的药物治疗后，CT 显示的密度增高可在 1 ～ 2 周内转为正常透光。因此，在对慢性鼻窦炎儿童采用手术治疗之前，必须首先进行规范的药物治疗，手术前应再次行 CT 扫描。必要时，可对较年长患儿行鼻内镜检查，有助于诊断。6 岁以上患儿可行诊断性上颌窦穿刺冲洗术。

## 【诊断与鉴别诊断】

**1. 诊断要点** 在详细了解病史的基础上，结合临床症状和检查，不难做出诊断。如学龄前儿童感冒持续 1 周以上，脓涕不见减少甚至增多，以及其他相关症状加重者，应考虑合并鼻窦炎。

儿童鼻窦炎分二种类型，即急性鼻窦炎，症状持续时间不超过 12 周；慢性鼻窦炎，症状持续存在 12 周以上。

**2. 鉴别诊断** 急性期者，应与婴幼儿上颌骨骨髓炎相鉴别。该病全身症状明显且严重，局部皮肤红肿显著，并可累及结膜、牙龈及硬腭。

## 【治疗】

以中西医结合全身治疗为主，尤宜重视辨证论治。应强调根除病因，促进鼻窦引流，防止并发症发生。

**1. 一般治疗原则** 急性者，抗生素应用宜早而足量，疗程足够长；鼻腔局部可应用鼻用减充血剂（疗程少于 7 天）和糖皮质激素，以利通气引流。慢性者，不可轻易进行手术治疗。手术对 9 岁以下儿童的颅面发育影响较大。因此，即使必须手术治疗，也宜选用功能性鼻内镜手术。可配合负压置换疗法，尽量避免应用耳毒性抗生素，禁用鼻眼净滴鼻。

**2. 儿童鼻窦炎治疗模式与特点** 由于儿童鼻窦炎与成年患者有很大的区别，所以有其特殊的治疗模式。目前，盲目滥用耐药性抗生素的情况较多，同时又未重视鼻用糖皮质激素的规范应用；长期使用鼻减充血剂造成鼻黏膜形态与功能的损害，加上手术适应证和手术时机选择不当，以致术后遗留许多临床难题。在抗生素的选用上，以青霉素类药物阿莫西林克拉维酸钾效果最好，头孢类可以选用二代及三代头孢产品。使用时间上，急性鼻窦炎和复发性鼻窦炎维持 2 ～ 4 周，或于脓性涕症状消退后继续用药 1 周；慢性鼻窦炎应用 4 周以上。鼻用糖皮质激素已成为第一线药物，急性鼻窦炎使用 2 ～ 4 周，症状控制后继续用药 2 周，慢性鼻窦炎使用 8 ～ 12 周，症状完全控制后进行临床评估，可继续使用 2 ～ 4 周。黏液促排剂可以使用 4 周以上。急性期可以短时间低浓度应用鼻减充血剂，疗程少于 7 天。应特别注重针对腺样体肥大、胃食管反流和免疫力低下等伴随疾病的相应治疗。

**3. 辨证论治** 儿童症状收集多有困难，因而常需结合病史，以局部辨证为主。

（1）风热犯窦证

证候：鼻塞，涕黄浊。鼻黏膜红肿，鼻窦相应部位可有叩痛、压痛。并可兼见发热伴恶寒，咳嗽，纳差，神疲乏力。舌红，苔薄黄，脉浮数。

治法：疏风清热，宣肺通窍。

方药：苍耳子散加减。一般可加黄芩、连翘、桔梗、藿香。口干微渴，涕黄浊而量多者，可合升麻葛根汤加金银花。

（2）湿浊滞鼻证

证候：久病鼻塞，时轻时重，浊涕黏白，鼻甲肿胀。并可兼见面色萎黄无华，神疲乏力，纳差便溏。舌淡胖，脉缓弱。

治法：益气健脾，利湿化浊。

方药：参苓白术散加减。一般可加石菖蒲。鼻涕黄浊量多者，可用升麻葛根汤加黄芩、连翘、金银花等。

### 【中西医结合治疗进展及展望】

有资料显示，40% 的儿童急性鼻窦炎可以不治而愈，儿童慢性鼻窦炎在成年后也可能有自愈倾向。因此，儿童鼻窦炎应以药物治疗为主，尤其要注重结合辨证论治的综合治疗。药物治疗无效者，可以考虑腺样体切除及鼻内镜手术。儿童慢性鼻窦炎之所以迁延不愈、反复发作，与多种因素有关，应仔细辨别并处理。本病属本虚标实，以虚为主的疾病，补虚扶正法需贯穿于整个治疗过程中。即使感染症状比较明显，也应控制感染与扶正并重。通过调整功能，改善体质，有望获得满意疗效。

### 【预防与调护】

1. 预防感冒，保持鼻腔通气无阻。

2. 儿童鼻窦炎急性期易并发上颌骨骨髓炎，眶内与颅内并发症等，应注意密切观察病情变化，及时给予处理。

3. 慢性儿童鼻窦炎常持久难愈，应坚持治疗。

## 第十四节　鼻息肉及鼻息肉病

鼻息肉（nasal polyps）及鼻息肉病（nasal polyposis）均是鼻－鼻窦黏膜的慢性炎症性疾病。鼻息肉是极度水肿的鼻黏膜在重力作用下形成的鼻腔赘生物；鼻息肉病则多为双侧鼻腔鼻窦黏膜广泛性的炎性水肿，具有多发性鼻息肉，合并增生性鼻窦炎、支气管哮喘和（或）阿司匹林耐受不良等临床特征，复发率高，术后复发率可达 40% 以上。中年男性多发。本病属于中医“鼻痔”范畴。

### 【病因病理】

**1. 病因**　发病机制至今不明，系多因素致病。

（1）感染与细菌性变态反应：鼻窦感染合并解剖学异常，如窦口鼻道复合体阻塞、鼻中隔偏曲等，使中鼻道天然防御功能减弱，致窦内缺氧等生化改变，可促进鼻息肉的形成和发展。

（2）嗜酸性粒细胞浸润：鼻息肉组织中和鼻息肉患者鼻分泌物中均可查到嗜酸性粒细胞增多。嗜酸性粒细胞表面常有丰富的调节细胞反应活性的受体，该类细胞是许多细胞因子的重要来源，其内含有大量可损伤组织的毒性蛋白，故嗜酸性粒细胞可通过炎症反应以及细胞外基质而发挥作用，促进鼻息肉的形成和发展。

（3）细胞因子作用：是与中鼻道微环境失衡相关的局部炎症反应，参与其病理发展过程。本病是多种细胞因子复杂相互作用的结果，其中 ILs 具有极强的致炎活性，特别是来源于巨噬细胞、朗格汉斯细胞、肥大细胞及上皮细胞的 IL-5 在鼻息肉中明显升高。IL-5 可促进嗜酸性粒细胞成熟和趋化，数目增多，增强毒性，延长生存期（延缓凋亡），是鼻息肉发病中的关键性细胞因子之一。还有一种血管通透性因子 VPF，即 VEGF，是已知最强的血管通透因子，相当于组胺的 50 000 倍，在鼻息肉组织的血管内皮细胞和黏膜腺细胞表达活性显著提高，并伴有对应受体的表达增强。该因子对鼻息肉组织极度水肿的发生可能起重要作用。

（4）纤毛运动功能障碍：某些疾病表现为黏膜纤毛运动障碍而致鼻窦和下呼吸道反复感染，如囊性纤维化（cyst fibrosis），不动纤毛综合征（immobile cilia syndrome）等，在这些疾病中，鼻息肉发病率达 20% 以上。

**2. 病理**　鼻息肉是局部微环境控制下的炎症性肿块。在炎性因子刺激下，上皮细胞和免疫活性细胞合成、释放 IL–5 及多种细胞因子等炎性介质。其中主要者有组胺、5– 羟色胺、嗜酸性粒细胞趋化因子、激肽、前列腺素等。这些介质具有影响电解质进入或流出细胞的效应，可致 $Na^+$ 吸收增加，水分潴留，鼻腔侧壁产生水肿样黏膜病变，促进鼻息肉的发生与增大。同时，在多种细胞因子的相互作用下，血管通透性增高，血浆渗出，组织水肿，加上重力作用，逐渐形成息肉。

**3. 病机**　鼻息肉一名，最早见于《内经》。《灵枢·邪气脏腑病形》曰："肺脉急……若鼻息肉不通。"鼻息肉又称鼻痔。《外科大成》卷三曰："鼻痔生于鼻内，形如榴子，渐大下垂，令人气不通畅。"清·程国彭《医学心悟》卷六始称："鼻痔，鼻生息肉也。"

本病多为清阳不升，浊阴上干，湿浊凝结鼻窍，赘生物滋生而成。清阳不升为本，湿浊凝结为标。病机可分为湿热熏蒸和寒湿凝聚两个方面。

（1）湿热熏蒸：若风寒风热外袭，久蕴于肺，或肺经素有郁热，失于宣畅，或饮食不节，脾胃受损，均可致湿热内蕴，肺胃湿热循经上蒸鼻窍，积结日久，变生息肉。《医学入门·鼻》中曰："鼻痔，肺气热极，日久凝浊，结成息肉。"《张氏医通》曰："鼻痔，乃湿热胜也。"

（2）寒湿凝聚：若久病或素体脾肾阳虚，水湿内停，津液壅遏，停着于鼻，或脾肾阳虚，肺失温养，肺气虚弱，卫外不固，风寒之邪屡袭于鼻，寒邪与湿浊互结，凝结日久，则变生息肉。《诸病源候论》卷二十九曰："肺气通于鼻，肺脏为风冷所乘，则鼻气不和，津液壅塞……冷搏于血气，停结鼻内，故变生息肉。"又如《圣济总录》卷第一百一十六曰："鼻者肺之窍……风寒客于肺经，则鼻气不利，致津液壅遏，血气搏结，附着鼻间，生若赘疣，有害于息，故名息肉。"

## 【临床表现】

**1. 症状**　持续性鼻塞，进行性加重，嗅觉减退，闭塞性鼻音；鼻流浊涕，或有头痛，睡眠时打鼾。后鼻孔息肉可表现为经鼻呼气困难，但经鼻吸气受阻不明显。息肉阻塞或挤压咽鼓管咽口，可引起耳鸣和听力减退。

**2. 体征**　鼻镜检查可见鼻腔内有单个或多个表面光滑之赘生物（彩图 3），多为灰白色，亦可见淡黄色，或淡红色如荔枝肉状半透明赘生物。单发者多有一根蒂，多发者根基较广。触诊柔软不痛，可移动，不易出血。巨大或多发性息肉可引起外鼻变形，鼻背变宽，形如"蛙鼻"状。

**3. 并发症**

（1）支气管哮喘：鼻息肉病患者易并发支气管哮喘。二病均为呼吸道黏膜嗜酸性粒细胞增多性炎性病变。如患者再有阿司匹林耐受不良，则为阿司匹林耐受不良三联征（aspirin intolerance triad）。

（2）鼻窦炎：鼻息肉病患者，鼻黏膜广泛水肿增生，可波及鼻窦黏膜，或息肉阻塞窦口，引发增生性鼻窦黏膜反应，致鼻窦黏膜水肿增厚，易继发感染，发生化脓性鼻窦炎。

（3）分泌性中耳炎：鼻息肉病中，息肉压迫咽鼓管咽口，致咽鼓管阻塞，可发生分泌性中耳炎。

## 【实验室及其他检查】

**1. 鼻内镜检查**　对明确鼻息肉的部位和范围有重要意义。

**2. 鼻窦 X 线摄片与 CT 扫描**　对判断病变范围有重要意义。广泛性鼻息肉病者，鼻－鼻窦 CT 扫描更有诊断价值。

## 【诊断与鉴别诊断】

**1. 诊断要点**

（1）鼻息肉：常单侧发病，术后不易复发。

（2）鼻息肉病：常双侧发病，息肉数量多，呈多发性，鼻黏膜广泛水肿增生，根蒂不明显。术后复发率高，患者多有 2 ～ 3 次以上鼻息肉手术史。可并发增生性鼻窦炎，常伴有支气管哮喘。

**2. 鉴别诊断**

（1）鼻腔内翻性乳头状瘤：外形如多发性鼻息肉，色灰白或淡红，但表面常粗糙不平，可恶变。多发于一侧鼻腔，手术时易出血。偶见鼻息肉和鼻腔内翻性乳头状瘤并存的情况，并可能双侧发病。

（2）鼻咽纤维血管瘤：瘤体基底广，多在鼻腔后段及鼻咽部，偏于一侧，不能移动。表面可见血管，色红，触之较硬，易出血，有鼻塞、鼻出血史，多见于男性青少年。

（3）鼻腔恶性肿瘤：一侧鼻腔内新生物，粗糙不平，触之易出血。呈单侧进行性鼻塞，反复鼻出血，或有血性脓涕且臭，并伴面部麻木，剧烈偏头痛。活检可确诊。

（4）鼻内脑膜－脑膨出：多发生于新生儿或幼儿，系部分脑膜和脑组织通过筛板的先天性缺损处向鼻腔内突出所致。肿块多位于鼻腔顶部、嗅裂或鼻中隔的后上部，表面光滑，触之柔软，有弹性，不能移动，为单一肿物，无蒂。不可贸然活检，可做颅骨侧位或颅底 X 线拍片检查，亦可做 X 线额部断层拍片，或行 CT 扫描、MRI 检查，以助诊断。

## 【治疗】

本病以综合治疗为主，重点在于如何防止或延缓手术后复发。对于早期的息肉样变或单发的较小息肉，可早期应用中药和（或）鼻用糖皮质激素，以促进其消退。疑为鼻息肉病者，应尽早手术，并配合术前及术后的中、西药物治疗。对于多次复发的鼻息肉或鼻息肉病患者，尤其是合并有变态反应因素者，辨证论治尤为重要。

**1. 肾上腺糖皮质激素疗法**　与正常鼻黏膜一样，鼻息肉上皮细胞糖皮质激素受体 α 和受体 β 均为阳性。因此，初发及单发息肉体积较小者，鼻用糖皮质激素鼻喷剂喷鼻可阻止息肉生长，或可使之消失。息肉体积较大而堵塞总鼻道者，可作为手术前常规用药，采用短期冲击疗法。鼻息肉术后，鼻用糖皮质激素鼻喷剂喷鼻，坚持 1 ～ 2 个月，可防止复发。尤其是伴有支气管哮喘和（或）阿司匹林耐受不良的鼻息肉病患者，术后复发率高，应注意术前及术后糖皮质激素的应用。也可配合应用小剂量红霉素。

**2. 手术疗法**　传统的方法是以圈套器或息肉钳摘除息肉，现多采用鼻内镜手术，易于彻底清除鼻腔及窦内病变组织。

**3. 辨证论治**

（1）湿热熏鼻证

证候：鼻塞呈持续性，嗅觉减退，涕液黄浊。鼻黏膜肿胀色红，息肉色淡红或暗红、灰白，鼻道内积有脓涕。全身症状可见头痛头胀，口干渴，纳呆腹胀，大便黏滞不爽，小便黄。舌质红，苔黄腻，脉滑数。

治法：清热利湿，散结通窍。

方药：辛夷清肺饮加减。方中去百合、麦冬以防养阴碍湿。湿热盛者，加车前子、泽泻、僵蚕、浙贝母；脓涕多者，加鱼腥草、败酱草；头痛明显者，加蔓荆子、菊花；息肉暗红者，加桃仁、红花、川芎。

（2）寒湿聚鼻证

证候：鼻塞由轻趋重，嗅觉减退或丧失，流涕清稀或白黏。鼻黏膜肿胀色淡或苍白，息肉呈荔枝肉状，色白半透明，触之柔软。全身症状或见畏风寒，易感冒，倦怠乏力。舌质淡，苔白腻，脉缓弱。

治法：温肺升阳，散寒解凝。

方药：温肺汤加减，亦可用温肺止流丹。若鼻塞明显，加辛夷、白芷；若寒象不甚明显，但痰湿凝聚征象比较突出者，则可选用化痰散坚方；常感冒者，可合玉屏风散。

化痰散坚方（经验方）：半夏、陈皮、茯苓、昆布、海藻、海螵蛸、郁金、白芷、穿山甲、皂角刺。

**4. 局部治疗**

（1）涂敷法：应用具有腐蚀收敛作用的中草药粉末敷于鼻息肉表面或根部，以使息肉缩小或脱落，或于息肉摘除术后一周敷药，可减少息肉复发。常用药物如硇砂散、明矾散等。亦可取丁香、甘遂各 18g，青黛、草乌、枯矾各 3g，共研末，麻油调和，点涂息肉，每日 1 次。或用瓜蒂、细辛各等分，共研末，每用少许吹息肉处。

（2）局部注射：消痔灵注射液注入鼻息肉根部，3 日 1 次，每周 1 ～ 2 次，5 ～ 7 次为 1 个疗程。

（3）熏吸法：中药煎汤，趁热由鼻吸入蒸气，或用雾化吸入法。宜结合辨证选用药物。常用者如白芷、苍术、乌梅、石榴皮等。

### 【预防与调护】

1. 积极锻炼身体，增强机体抗病力，预防感冒。
2. 及时防治各种慢性鼻病。
3. 注意饮食起居有节，戒烟酒，忌辛辣厚味，预防术后复发。

## 第十五节　鼻出血

鼻出血（nasal bleeding，epistaxis）是耳鼻咽喉科临床上常见急症之一，可发生于单侧，也可双侧同时发病。轻者仅为涕中带血，重者大出血，可引起失血性休克。鼻出血的发生除局部原因外，与全身疾病关系更为密切，尤其是全身性出血性疾病。中医称为“鼻衄”。

### 【病因病理】

**1. 病因**　导致鼻出血的原因分为局部因素和全身因素。

（1）局部因素：包括创伤（以及手术创伤）、鼻腔鼻窦炎症、鼻中隔病变、鼻部良性肿瘤、鼻部恶性肿瘤、解剖变异、血管畸形等。

（2）全身因素：包括凝血功能障碍（血液系统疾病、肝脏或肾脏功能障碍、非甾体类抗炎药物使用、酗酒等）、心血管疾病、急性传染病、内分泌疾病、遗传性出血性毛细血管扩张症等。

成人鼻出血常与心血管疾病、非甾体类抗炎药物的使用以及酗酒因素有关；儿童鼻出血多见于鼻腔干燥、变态反应、鼻腔异物、血液系统疾病、肾脏疾病以及饮食偏食等。

**2. 病机**

鼻衄一证最早见于《内经》，如《灵枢·百病始生》中记载有"阳络伤则血外溢，血外溢则衄血"。当时即已认识到本病与全身各系统及脏腑功能密切相关。《诸病源候论》对本病的论述则更为详细，分为伤寒鼻衄、时气鼻衄、温病鼻衄、虚劳鼻衄等不同类型。

鼻衄与肺、胃、肝、心、脾、肾关系密切，与全身的气血偏盛偏衰有关。一般可分为实证和虚证两大类。实证者，多因火热气逆，迫血妄行而致；虚证者，多因阴虚火旺或气不摄血而成。

（1）肺经风热：外感风热或燥热之邪上犯于肺，致肺失肃降，邪热循经上犯鼻窍，损伤阳络，血溢出于清道而为衄。

（2）脾胃积热：脾胃素有积热，或因嗜食辛辣炙煿，致胃热炽盛，火热内燔，循经上炎，损伤阳络，迫血妄行而为鼻衄。

（3）肝火上逆：情志不舒，肝气郁结化火，循经上炎，或暴怒伤肝，肝火上逆，灼伤脉络，血随火动，血溢脉外而为衄。

（4）气虚鼻衄：久病不愈，忧思劳倦，饮食不节，损伤脾胃，致脾气虚弱，统摄无权，气不摄血，血不循经，渗溢于鼻窍而致衄。

## 【临床表现】

**1. 症状** 多为单侧鼻腔出血，量少者如涕中带血，出血剧烈或鼻腔后部的出血常表现为口鼻同时流血或双侧流血。血块大量凝集于鼻腔可导致鼻塞症状。咽入大量血液可出现恶心、呕吐，需要与咯血、呕血进行鉴别。成人急性失血量达 500mL 时，多有头昏、口渴等症状，失血量达到 1000mL 时可出现血压下降、心率加快等休克前期症状。

**2. 检查** 目的在于查明出血原因和确定出血部位。

（1）前鼻镜检查：多能发现鼻腔前部的出血点。

（2）鼻内镜检查：用于明确鼻腔后部或隐匿部位的出血。

## 【实验室检查】

血常规及凝血功能检查，帮助判断出血原因、出血量，有无贫血。

## 【诊断与鉴别诊断】

务必详询病史，仔细检查，逐步明确其病因，排除消化道、下呼吸道出血。

## 【治疗】

鼻出血是常见急症，其治疗原则为首先止血，然后循因施治。寻找出血部位，判断出血原因，以尽量缩短诊疗时间。同时，估计出血量，对出血量多的患者，注意补充血容量。

**1. 应急处理** 对活动性出血患者，应立即采取止血措施，以防失血过多。

（1）简易止血法：位于鼻中隔前段的出血，常为黎特区出血，可推挤鼻翼压迫鼻中隔，或用冷毛巾湿敷前额、后颈部，促进血管收缩，制止或减少出血。亦可选用 1% 麻黄素棉片、1 ∶ 1000

肾上腺素棉片，或以棉片裹云南白药粉填入鼻窍前段，压迫黏膜，收缩血管以止血。

（2）烧灼止血法：鼻腔内可见之出血点，可于血管收缩剂收缩止血后，选用20%硝酸银、纯石炭酸或50%三氯醋酸等酸性腐蚀药物烧灼出血点。亦可用高频电刀局部电凝、激光烧灼或微波辐射凝固等进行局部止血处理。

（3）填塞止血法：出血较剧烈或出血面积较大，难以用简易方法止血时，可采用填塞止血法。这是最有效、最可靠的止血方法。填塞法分前鼻孔与后鼻孔填塞两种（参见附篇）。鼻黏膜收缩及表麻后，立即用凡士林纱条做前鼻孔或后鼻孔填塞止血，亦可以鼻用气囊做填塞，或膨胀止血海绵进行填塞，其优点是操作简单，填塞后局部刺激反应轻。对于反复鼻出血或凝血机制障碍者，可先在其出血部位敷以明胶海绵或凝血酶、中药止血粉等，再以凡士林纱条等填塞物加压填塞，可收到较好的止血效果。必要时可在鼻内镜下施行止血术。填塞物一般留置2～3天，时间过长则有可能因继发感染而加重病情。

（4）血管凝固（结扎）术：经内镜检查出血部位不明或经鼻腔填塞后出血仍不能控制时，应根据鼻腔血管分布和可疑出血部位考虑进行相应的血管电凝（结扎）术。包括：蝶腭动脉、筛前动脉、筛后动脉、颈外动脉凝固（结扎）术等。

（5）血管栓塞术：适用于上述方法不能控制的严重鼻出血或头颅外伤所致的严重鼻出血。通过DSA，对出血责任血管定位、栓塞治疗。

**2. 一般治疗** 首先，对出血患者应加强心理治疗，稳定其情绪，减轻思想负担，增强信心，配合治疗。其次，患者应卧床休息，减少活动。予半流质饮食，保持大便通畅。失血量多者，应住院治疗。

**3. 药物治疗**

（1）镇静剂：有助于安定情绪，减缓出血。可选用地西泮、艾司唑仑等口服或肌注。

（2）止血剂：如巴曲酶、酚磺乙胺等。以改善凝血机制

（3）补充维生素：如维生素C、维生素K、维生素P等。

（4）出血量大者静脉补液以扩充血容量，必要时可输血，防止休克。

**4. 病因治疗** 如有明确的出血原因，应选择适合的治疗措施，积极治疗原发病。如抗高血压、改善凝血机制等。必要时请相关学科会诊，协同治疗。

**5. 辨证论治**

（1）风热伤鼻证

证候：鼻中出血，点滴而下，色鲜红，量不甚多。出血部位多位于鼻中隔，或见黏膜糜烂。鼻腔干燥，灼热感。多伴有身热烦躁，口干咽痛，咳嗽痰少。舌红少苔，脉数或浮数。

治法：疏风清热，凉血止血。

方药：黄芩汤或桑菊饮加减。可酌加牡丹皮、白茅根、栀子炭、侧柏叶等凉血止血药。

（2）胃热熏鼻证

证候：鼻血量多，色深红。鼻黏膜色深红而干，或有糜烂。多伴有烦渴引饮，口臭，大便干结，小便短赤。舌红，苔黄或起芒刺，脉洪滑数。

治法：清胃泻火，凉血止血。

方药：凉膈散加减。若大便通利，可去芒硝。热甚伤津伤阴者，可加麦冬、玄参、白茅根、茜草之类以助养阴清热生津，凉血止血。大出血停止后，转为少量鼻衄时作时止，反复难愈，伴口干少津，头晕眼花，五心烦热，耳鸣健忘，失眠盗汗，舌红少津，脉细数者，乃阴虚鼻燥之证，宜用知柏地黄汤加旱莲草、阿胶、藕节、仙鹤草、白及等，以收滋补肝肾，养血止血之效。

（3）肝火燔鼻证

证候：鼻衄暴发，量多迅猛，血色深红。鼻黏膜色深红。常伴有头痛头昏、耳鸣、口苦咽干，胸胁苦满，面红目赤，烦躁易怒。舌质红，苔黄，脉弦数。

治法：清肝泻火，凉血止血。

方药：龙胆泻肝汤加减。可加羚羊角、赭石、钩藤。亦可选用羚角钩藤汤以重镇潜阳，宁血止血。另可加白茅根、仙鹤草、茜草根等加强凉血止血之功；加石膏、黄连、竹茹、青蒿等以清泻上炎之火。若兼心烦失眠，身热口渴，口舌生疮，大便秘结，小便黄赤等症，为心火炎鼻之象，宜用泻心汤加白茅根、侧柏叶、茜草根等，以收凉血止血之效。

（4）气虚鼻衄证

证候：鼻衄常发，渗渗而出，色淡红，量或多或少。鼻黏膜色淡。全身症见面色无华，少气懒言，神疲倦怠，食少便溏。舌淡，苔白，脉缓弱。

治法：健脾益气，摄血止血。

方药：归脾汤加减。可加阿胶以补血养血。出血不止者，可加白及、仙鹤草以收敛止血。

此外，凡出血多者，见血虚之象，如面色苍白、心悸、神疲、脉细等。除辨证用药外，还可配合和营止血之法，适当加入黄精、首乌、桑椹、生地等养血之品。若因鼻衄势猛不止，阴血大耗，以致气随血亡，阳随阴脱，症见汗多肢冷、面色苍白、四肢厥逆，或神昏、脉微欲绝者，宜急用回阳益气、固脱摄血之法，以救逆扶危，可选用独参汤或参附汤。

**6. 其他疗法**

（1）滴鼻法：鼻腔应用 1% 麻黄素或盐酸赛洛唑啉等血管收缩剂。

（2）吹鼻或塞鼻法：选用云南白药、蒲黄、血余炭、田七粉等具有收涩止血作用的药粉吹入鼻腔，黏附于出血处，可以达到止血目的。亦可将上述药物放在棉片上，贴敷于出血处，或喷洒于填塞物后行鼻腔填塞。

（3）导引法：双足浸入温水中，或以大蒜捣成泥，贴敷于涌泉穴。亦可用吴茱萸为末，炒热后用醋调敷涌泉，有引热下行的作用。

（4）指压法：用手指紧捏双侧鼻翼 10 ～ 15 分钟；用手指掐压患者前发际正中线上 1 ～ 2 寸处，或指压百劳穴，揉 2 ～ 5 分钟。

**7. 针刺疗法**　取上星、委中、合谷、少商、足三里，先点刺少商出血，再针其他穴，强刺激，留针 20 分钟。分钟。

## 【预防与调护】

1. 鼻出血时，患者多较紧张、烦躁，因此，要先安定患者情绪，使之镇静，必要时可给予镇静剂。

2. 鼻出血患者宜少活动，多休息。一般采用坐位或半卧位。有休克者，应取平卧低头位。嘱患者勿将血液咽下，以免刺激胃肠而致呕吐。

3. 忌食辛燥刺激之物，以免资助火热，加重病情。注意保持大便通畅。

4. 平时注意锻炼身体，注意情志调养，保持心情舒畅，忌忧郁暴怒。

5. 戒除挖鼻等不良习惯。

# 第十六节　真菌性鼻窦炎

真菌性鼻窦炎（fungal rhinosinusitis，FRS）是鼻及鼻窦的一种特异性感染性疾病。常见致病真菌有曲霉菌（aspergillus）、念珠菌（monilia）、毛霉菌（mucoraceae）等。临床上最常见的是鼻曲霉菌病。鼻脑型毛霉菌病较少见，但病情凶险，发展迅速，死亡率高。近年来，本病的发病率有上升趋势。传统观点认为本病的发生与抗生素的广泛大量使用有关，但健康个体也可发生本病。本病亦属于中医“鼻渊”的范畴。

## 【病因病理】

**1. 病因**　曲霉菌为条件致病菌。一般只在机体抵抗力下降，或某一部位抵御侵袭能力降低时致病。其发病与下述因素有关。

（1）全身因素

①长期使用抗生素、糖皮质激素、免疫抑制剂，或接受放射治疗后，机体免疫力降低而致病。

②慢性消耗性疾病，如糖尿病、烧伤等，可致机体抵抗力下降而致病。

③与职业有关，如鸽鸟饲养员、粮仓管理员、农民、酿造业工人等多发。

（2）局部因素

①鼻腔、鼻窦的慢性炎症病理条件的存在。

②鼻通气引流受阻，窦腔分泌物潴留等。

③鼻外伤。

**2. 病理**　本病在临床上分为四种类型。前二型为非侵袭型，后二型为侵袭型。

（1）真菌球型（fungus ball，FB）：致病真菌主要是曲霉菌。真菌球由高度密集的菌丝、孢子、退变的白细胞和上皮细胞结成的团块形成，呈泥土样或干酪样，颜色各异，如灰色、绿色、红褐或黑褐色。真菌球不断发展可压迫窦壁骨质。窦腔黏膜水肿或增生，但真菌并不侵入黏膜内。

（2）变态反应型：又称为变应性真菌性鼻窦炎（allergic fungal rhinosinusitis，AFRS）。近年来，有人提议将其改称嗜酸细胞性真菌性鼻窦炎（eosinophilic fungal rhinosinusitis，EFRS）。其发病机制目前尚有争论。组织学上，表现为有多量的淡嗜碱性变应性黏蛋白和嗜酸性粒细胞、Charcot-Leydon 结晶与真菌菌丝并存的特征。鼻窦病变可累及多个鼻窦，窦腔黏膜水肿或增生，易反复发作。

（3）急性侵袭型真菌性鼻窦炎（acute invasive fungal rhinosinusitis，AIFRS）：真菌侵入组织深部及黏膜动脉，引起血栓性动脉炎，导致鼻窦黏膜和骨壁缺血坏死。严重者可累及眶内、翼腭窝甚至前颅窝。窦内有血性脓液、肉芽、坏死组织和干酪样物。该类型多由毛霉菌引起，如鼻脑型毛霉菌病，预后不良。真菌侵及血管系统而致严重的梗死性坏死病变者，可以急性爆发性发作，伴有严重的中性粒细胞减少，免疫球蛋白缺陷，组织坏死显著，预后极差。

（4）慢性侵袭型真菌性鼻窦炎（chronic invasive fungal rhinosinusitis，CIFRS）：病变进展较缓慢，早期真菌侵犯多局限于鼻腔或鼻窦黏膜表面或黏膜上皮层的浅层，以上颌窦多见。曲霉菌在黏膜表面生长繁殖，可见鼻窦黏膜水肿和增生。后期病变多侵犯周围组织结构。依据窦内病变的特征，本型又可分为肉芽肿型和非肉芽肿型。该型患者免疫功能还比较强盛。

**3. 病机**　在鼻病经久不愈或长期医治不当的基础上，加之生活、起居不慎，感染真菌，复因风、湿、热邪侵袭，郁于鼻窦，湿热熏蒸，蚀腐肌膜而成。也许还与个体易感体质有关。

## 【临床表现】

本病多单侧鼻窦发病，上颌窦发病率最高。

**1. 真菌球型**　多见于老人，女性多于男性。病程较慢，症状轻微，似慢性鼻窦炎表现，多见于单侧上颌窦，可见患侧鼻塞、流脓涕、涕血或有恶臭等。真菌球较大者，可有面部软组织隆起和疼痛。

**2. 变态反应型**　多见于青年人。多有长期反复发作的全鼻窦炎或鼻息肉史，曾经历一次或多次鼻窦炎和鼻息肉手术。伴有支气管哮喘，多种变应原皮肤试验阳性，血清学检查可见烟曲霉菌沉淀素试验阳性。患者鼻塞涕多，少数以鼻窦肿物形式起病，可出现眼球突出、复视和视力下降（因肿物隆起增大，压迫眼眶所致）等症状。

**3. 急性侵袭型**　其特点为病程短，发展快，多个鼻窦受累。早期可见发热，眶部肿胀，面部疼痛（侵犯眶下神经）及肿胀。进一步发展，可发生头痛，视力下降，嗜睡；严重者出现球结膜水肿，眼球突出，球后疼痛，眼肌麻痹及颈强直（侵犯颅底，并发鼻－脑真菌病），可迅速昏迷死亡。后期还可经血循环侵犯肝、脾、肺等脏器。鼻镜检查，早期见鼻黏膜缺血呈浅白色，晚期可见鼻甲和鼻中隔结痂及黑色坏死，鼻腔结构破坏。鼻腔内有粒状的血性涕。

**4. 慢性侵袭型**　表现为缓慢进行性组织侵犯，病程较长。患侧鼻塞，流脓涕，有时涕中带血，头痛；全身症状不显著。早期局部表现与一般慢性鼻窦炎相似。上颌窦穿刺冲洗液中，可有褐色或黑色豆渣样小碎块。后期病变侵袭不同部位时，引起相应症状，可出现与急性侵袭型相似的表现。

## 【实验室检查】

**1. 实验室检查**

（1）外周血嗜酸性粒细胞计数，常表现为数量增多。

（2）血清总 IgE 抗体测定，常见其含量升高。

（3）特异性真菌抗原皮肤试验阳性。

（4）真菌血清学检查可见烟曲霉菌沉淀试验阳性。

**2. 其他检查**

（1）*局部病变组织活检*：可见小动脉内有血栓形成，黏膜表面有曲霉菌丝。

（2）*鼻分泌物涂片*：鼻分泌物涂片用 Sabourand 培养基培养 1 ～ 2 日，可见曲霉菌的菌丝生长。在光学显微镜下可见有隔的分叉形菌丝。

（3）*X 线摄片或 CT 扫描*：可见黏膜增厚，或鼻窦窦腔不均匀混浊，有时可见窦腔阴影中存在条索状或点片状钙化斑块，晚期可见骨质破坏。

## 【诊断与鉴别诊断】

**1. 诊断要点**　本病诊断关键是在病变部位找到真菌。可做鼻分泌物涂片检查，同时做真菌培养，或取病变组织行病理组织学检查。三者之一得到证实，即可确定诊断。凡单侧鼻涕带血或上颌窦冲洗液为脓性并带有暗红色血液，或含有灰色、红褐色干酪样物，病理学检查排除恶性肿瘤者，应考虑到真菌性鼻窦炎。

（1）真菌球型：除具备上述诊断要点外，鼻窦X线平片或CT扫描可见窦壁骨质膨隆或吸收，但无骨质破坏征象，活检排除恶性肿瘤。

（2）急性侵袭型：鼻腔组织结构有坏死和结痂，病变发展快，鼻窦X线平片或CT扫描见骨质广泛破坏，病变黏膜组织活检可见小动脉有血栓形成，黏膜表面有曲霉菌丝。

（3）变态反应型：有特应性体质，哮喘病史、反复发作的全鼻窦炎或鼻息肉病史、一次或多次鼻窦炎和鼻息肉手术史，应考虑到此型。窦内分泌物检查见变应性黏液素，黏膜反应以嗜酸性粒细胞浸润为主，且无菌丝。

**2. 鉴别诊断** 本病应与慢性鼻窦炎、萎缩性鼻炎，鼻腔与鼻窦恶性肿瘤相鉴别。

## 【治疗】

根据本病临床类型，选用不同的治疗方法，常常是手术配合抗真菌药物治疗。辨证论治为辅助手段。

**1. 非侵袭型及真菌球型** 选用鼻内镜手术，彻底去除鼻腔和鼻窦内病变组织及分泌物，创造宽畅的鼻窦通气和引流条件。术后不需用抗真菌药物。

**2. 急、慢性侵袭型** 须在鼻内镜手术前后应用抗真菌药物。常用抗真菌药物有伊曲康唑、两性霉素B、克霉唑、制霉菌素及5-氟胞嘧啶等，并给予间断吸氧。治疗期间，须停用抗生素和免疫抑制剂，必要时可输全血或血浆。手术中宜彻底清除病变组织，切除受累鼻窦黏膜和骨壁。

**3. 变态反应型** 以鼻内镜手术配合糖皮质激素治疗。

**4. 中医治疗** 可参照鼻渊辨证治疗。

## 【预防与调护】

1. 长期与土壤、毛皮、花卉接触者应注意个体防护。
2. 不滥用抗生素及皮质类固醇激素等药物。
3. 积极治疗原发病，提高机体抵抗力，改善易感性。

# 第九章
# 咽部疾病

扫一扫，查阅本章数字资源，含PPT、音视频、图片等

## 第一节　急性咽炎

急性咽炎（acute pharyngitis）是咽部黏膜、黏膜下组织的急性非特异性炎症，多累及咽部淋巴组织，以咽部红肿疼痛为主要特征。本病可单独发病，亦可继发于急性鼻炎或急性鼻窦炎，常发生于秋冬及冬夏之交。

本病相当于中医的“急喉痹”，多因感受风寒或风热邪气引起，故又称为“风寒喉痹”和“风热喉痹”。喉痹首见长沙马王堆帛书《阴阳十一脉灸经》，《素问·阴阳别论》有“一阴一阳结，谓之喉痹”的论述。古籍泛指咽喉疾病，现特指咽部红肿疼痛或有异物感、喉底或有颗粒突起为特征的疾病。

### 【病因病理】

**1. 病因**

（1）感染：病毒感染以柯萨奇病毒、腺病毒、副流感病毒多见；细菌感染以链球菌、葡萄球菌及肺炎双球菌多见。

（2）诱发因素：在高温、粉尘、烟雾、刺激性气体环境中停留过久，过敏以及受凉、过度疲劳等，均可诱发本病。

**2. 病理**　咽黏膜充血肿胀，血管扩张，浆液渗出，黏膜下血管及黏膜腺体周围有中性粒细胞及淋巴细胞浸润，甚至淋巴滤泡增生，并有黄白点状渗出物。常有颈部淋巴结肿大。

**3. 病机**　本病多因感受风热或风寒之邪染病，可兼夹湿邪；饮食不当，或感受燥邪、戾气亦可患病。

（1）外邪侵袭：气候骤变，起居不慎，肺卫失固，易为外邪所中。若风寒束表，卫阳被遏，肺气不宣，邪滞咽喉，则发为风寒喉痹；风寒郁而化热，或风热外邪从口鼻而入，内犯于肺，肺失宣降，邪热上壅咽喉，则发为风热喉痹。

（2）肺胃热盛：表邪不解，壅盛传里；或肺胃素有蕴热，复感外邪，内外邪热搏结，熏蒸咽喉而为病。

### 【临床表现】

**1. 症状**　起病较急，初觉咽干、灼热、咽痒，继有咽微痛感，空咽时明显，并可放射至耳部。全身症状一般较轻，但因个体体质、免疫力、年龄及细菌、病毒毒力不同而症状表现轻重不

一，可伴有恶寒、发热、头痛、四肢酸痛、食欲不振等。

**2. 体征** 口咽部黏膜急性弥漫性充血、肿胀，悬雍垂及软腭水肿。咽后壁淋巴滤泡及咽侧索红肿，表面可见黄色点状渗出物。颌下淋巴结肿大、压痛。鼻咽及喉咽部亦可充血肿胀。

**3. 并发症** 本病可引起急性中耳炎，鼻窦炎，喉炎，气管、支气管炎及肺炎。急性脓毒性咽炎可能并发急性肾炎，风湿热及败血症等。

## 【实验室及其他检查】

可行咽拭子培养和相关抗体测定，以利明确病原体。

## 【诊断与鉴别诊断】

**1. 诊断要点** 根据病史、临床症状，以及咽黏膜充血肿胀、咽后壁淋巴滤泡及咽侧索红肿等体征特点，诊断不难。

**2. 鉴别诊断** 应与某些急性传染病的前驱症状相鉴别。在儿童患者尤为重要。全身及血液学检查，咽拭子培养和抗体检测，以及流行病学调查，对鉴别诊断具有重要意义。

（1）麻疹：咽痛，发热，同时出现流泪畏光、喷嚏、流涕及干咳，两颊黏膜可见灰白色斑点（麻疹黏膜斑），发病 3 ～ 4 天后出现典型皮疹。

（2）猩红热：咽痛，高热，咽部黏膜弥漫性充血，扁桃体红肿，有脓性物，舌乳头红肿突起似杨梅，发病 24 小时后出现典型皮疹。

（3）流行性感冒：咽痛，高热，头痛。同时有鼻塞、流涕、喷嚏、干咳等上呼吸道症状。尤以该病的流行季节及流行状况为重要参考依据。

## 【治疗】

无全身症状，或全身症状较轻者，可以局部用药为主。对病情较重，伴有发热者，除局部用药外，可以辨证论治为主进行治疗。若有高热，也可选用抗生素和抗病毒药，必要时可以静脉途径给药，同时应注意休息，多饮水，进流质饮食，保持大便通畅。

**1. 抗生素、抗病毒药物治疗** 感染严重或有并发症者，常伴有高热，可根据血常规检查白细胞分类情况，选用抗生素或抗病毒类药。

**2. 辨证论治**

（1）外邪侵袭

证候：咽部疼痛，吞咽不利，偏于风寒者，见于本病初起，咽痛较轻；检查见咽部黏膜淡红；周身不适，咳嗽痰稀，鼻塞；舌淡红，苔薄白，脉浮紧。偏于风热者，咽痛较重，吞咽时痛甚；检查见咽部黏膜充血、肿胀；伴有发热恶风，头痛，咳嗽痰黄；苔薄黄，脉浮数。

治法：疏风散邪，宣肺利咽。

方药：风寒外袭者，宜疏风散寒，宣肺利咽，用六味汤。咳嗽痰多可加紫菀、杏仁；鼻塞流涕可加苍耳子、辛夷等。风热外袭者，宜疏风清热，消肿利咽，用疏风清热汤。头痛甚者，加蔓荆子、藁本；咽痛甚者，加射干。

（2）肺胃热盛

证候：咽喉疼痛较重，吞咽困难，痰多而黏稠，咽喉梗塞感。检查见咽部黏膜充血、肿胀，咽后壁淋巴滤泡红肿隆起，表面可见黄白色分泌物。颌下淋巴结肿大压痛。并见发热，口渴喜饮，大便秘结，小便黄；舌红，苔黄，脉洪数。

治法：泄热解毒，消肿利咽。

方药：清咽利膈汤加减。若咳嗽痰黄、颌下淋巴结肿大压痛，可加瓜蒌仁、射干；高热者，可加水牛角、生石膏。

**3. 中成药**　一般情况下可以服用黄连上清丸、喉咽清口服液（颗粒）、新癀片等中成药制剂；病情较重而表现肺胃热盛，上攻咽窍者，可以服用八宝丹。

**4. 局部治疗**

（1）含漱：具有清洁患部的作用。用复方硼砂溶液，或选用金银花、连翘、荆芥、薄荷等药物煎汤含漱。

（2）吹药：将中药制成粉剂，直接吹于咽部患处，以清热解毒、消肿止痛。可选用冰硼散、冰珠散、珠黄散、西瓜霜、双料喉风散等，每日 6 ～ 7 次。

（3）含药：将药物制成丸或片剂，含于口内，慢慢溶化，使药液较长时间润于咽部患处，起消肿止痛、清咽利喉作用。可选用华素片、溶酶菌含片、喉炎丸、六神丸、草珊瑚含片、新癀片等药物。

（4）蒸气吸入或雾化吸入：可用地塞米松 5mg，庆大霉素 8 万 U，加入生理盐水 20mL，雾化吸入。或用银黄注射液、鱼腥草注射液、双黄连注射液等雾化吸入，每日 1 ～ 2 次，3 ～ 5 日为 1 个疗程。

**5. 针灸疗法**

取合谷、内庭、曲池、足三里等为主穴，内关、鱼际、天突等为配穴，每次选 3 ～ 4 穴，强刺激泻法针之，每日 1 次。

### 【预防与调护】

1. 注意饮食有节，忌过食辛辣、肥甘厚味。
2. 注意防寒保暖，尤其在季节交替、气温变化时，宜及时增减衣物，防止受凉感冒。
3. 积极治疗邻近器官疾病，如急性鼻炎、慢性鼻炎、鼻窦炎、龋齿等，以防诱发本病。

## 第二节　慢性咽炎

慢性咽炎（chronic pharyngitis）为咽部黏膜、黏膜下及淋巴组织的弥漫性炎症，常为呼吸道慢性炎症的一部分。多发生于成年人，病程较长，症状顽固。常反复发作，不易治愈。本病相当于中医的“慢喉痹”，又称为“虚火喉痹”“阳虚喉痹”“珠帘喉痹”“慢缠喉”等，以虚证多见，或见虚实夹杂。

### 【病因病理】

**1. 病因**

（1）急性咽炎反复发作转为慢性。

（2）各种鼻部疾病，由于长期鼻阻塞，张口呼吸及鼻涕后流，刺激咽部；或患慢性扁桃体炎、牙周炎，均可引起慢性咽炎。

（3）长期烟酒过度，粉尘、有害气体刺激，嗜食刺激性食物等，均可引起本病。

（4）职业因素，如教师、播音员、歌唱家等，说话及用嗓过多，也易患慢性咽炎。

（5）全身因素，如贫血、心血管病、慢性支气管炎、支气管哮喘、消化道疾病、内分泌紊乱、免疫功能低下及维生素缺乏等，都可继发本病。

**2. 病理**

（1）慢性单纯性咽炎（chronic simple pharyngitis）：咽黏膜充血，黏膜下结缔组织及淋巴组织增生，鳞状上皮层增生，上皮下层小血管增多，血管周围淋巴细胞浸润，腺体肥大，分泌亢进。

（2）慢性肥厚性咽炎（chronic hypertrophic pharyngitis）：咽黏膜充血肥厚，黏膜下有广泛的结缔组织及淋巴组织增生，形成咽后壁颗粒状隆起的淋巴滤泡。如咽侧索淋巴组织增生肥厚，则呈条索状隆起。

（3）干燥性咽炎与萎缩性咽炎（pharyngitis sicca and atrophic pharyngitis）：主要病理变化为腺体分泌减少，初见黏膜干且粗糙，继而萎缩变薄。初起黏液腺分泌减少，分泌物黏稠，黏膜干燥；继因黏膜下层慢性炎症，逐渐发生机化和萎缩，压迫黏液腺与血管，使腺体分泌减少，黏膜营养障碍，致黏膜萎缩变薄，咽后壁上可有干痂附着，或有臭味。

**3. 病机**　本病主要由急喉痹失治误治，邪气留滞咽喉；或脏腑虚损，咽喉失养；或病久不愈，痰凝血瘀，结聚咽喉所致。

（1）肺肾阴虚：温热病后，或劳伤过度，耗伤阴液，肺肾阴虚，咽失濡养；或虚火上炎，熏蒸咽窍，发为喉痹。

（2）脾胃虚弱：思虑过度，劳伤脾胃，或饮食不节，或久病伤脾，致脾胃虚弱，水谷精微生化不足，咽喉失于濡养，发为喉痹。

（3）脾肾阳虚：禀赋不足，或劳损过度，或久病误治，以致脾肾阳虚，咽失温煦，寒湿凝闭；或虚阳浮越，上攻咽喉，发为喉痹。

（4）痰凝血瘀：饮食不节，脾胃受损，运化失常，水湿内停，聚而为痰，凝结咽窍；或喉痹反复发作，余邪滞留咽窍，久则经脉瘀滞，闭阻咽窍而为病。

## 【临床表现】

**1. 症状**　一般无明显全身症状。咽部可有各种不适感觉，如异物感、干燥、灼热、发痒、微痛等。常有黏稠分泌物附着于咽后壁，晨起时可出现频繁的刺激性干咳，伴恶心，甚至咳出带血的分泌物。由于分泌物增多而黏稠，常有清嗓动作。萎缩性咽炎时咽干较重，有时可咳出带臭味的痂皮。

**2. 体征**

（1）慢性单纯性咽炎：可见咽黏膜弥漫性充血，血管扩张，咽后壁有散在的淋巴滤泡，常有少许黏稠分泌物附着于黏膜表面。

（2）慢性肥厚性咽炎：可见咽黏膜充血肥厚，咽后壁淋巴滤泡增生，可散在突起，也可融合成片。咽侧索亦充血肥厚。

（3）干燥性咽炎及萎缩性咽炎：临床少见，常伴有萎缩性鼻炎。可见咽黏膜干燥，萎缩变薄，色苍白发亮，咽腔宽大，咽后壁颈椎椎体轮廓清楚，常附有黏稠的分泌物或带臭味的痂皮。

## 【诊断与鉴别诊断】

**1. 诊断要点**

（1）本病的病程一般较长，多有咽痛反复发作史。

（2）临床表现以局部症状为主，全身症状多不明显。咽部可出现异物感、干燥、灼热、发痒、微痛等多种不适症状。

（3）检查可见咽黏膜充血、肥厚，咽后壁淋巴滤泡增生，或咽黏膜干燥萎缩。慢性单纯性咽炎与慢性肥厚性咽炎的区别在于黏膜肥厚与淋巴滤泡增生的程度不同。

**2. 鉴别诊断**

（1）咽异感症：多见于中年女性。咽部感觉异常，如堵塞感、烧灼感、痒感、紧迫感、黏着感，患者常能指出存在咽部异物感的部位，空咽时明显，而进食时症状减轻或消失，一般无疼痛。症状随情绪起伏而波动，异常感觉也可以随时改变。咽部检查多无明显异常发现。病程较长者，常伴有焦虑、急躁和紧张等精神症状，其中以恐癌症较多见。

（2）茎突综合征：表现为一侧咽部刺痛、牵拉痛或咽部异物感，在扁桃体窝处可触及坚硬物，茎突 X 线拍片或 CT 可确诊。

（3）咽部良性肿瘤和恶性肿瘤：一般都可出现咽部不适感觉。应详询病史，全面仔细检查。通过物理及咽喉镜检，CT、MRI 及病理检查，可以明确诊断。

## 【治疗】

应从中西医结合入手，以辨证论治为主，配合局部用药，以获得较好的治疗效果。

**1. 病因治疗**　消除各种致病或诱发因素，如戒除烟酒等不良嗜好，保持室内空气清新，积极治疗口、鼻等邻近器官慢性炎症及其他全身相关性疾病。

**2. 辨证论治**

（1）肺肾阴虚

证候：咽部干燥、灼热、疼痛，午后较重，或咽部梗梗不利，干咳痰少而稠。咽部黏膜暗红、微肿，或黏膜干燥、萎缩变薄发亮。伴有头晕眼花，腰膝酸软，手足心热。舌红少苔，脉细数。

治法：养阴清热，生津利咽。

方药：肺阴虚为主者，宜养阴清肺，选用养阴清肺汤。若淋巴滤泡增生，可加香附、枳壳、郁金等以行气活血，解郁散结；咽黏膜干燥、萎缩明显者，酌加丹参、当归、玉竹、桑椹之类以助祛瘀生新，养血润燥。肾阴虚为主者，宜滋阴降火，清利咽窍，可用六味地黄汤加减。若咽部干燥焮热较重，大便干结，此为虚火亢盛，宜加强降火之力，可用知柏地黄丸加减。

（2）脾胃虚弱

证候：咽部微干、微痒、微痛，有异物梗阻感或痰黏着感，易恶心。若疲倦、多言、受凉则症状加重。咽黏膜淡红或微肿，咽后壁淋巴滤泡增生，或融合成片，或有少许分泌物附着。伴有面色无华或萎黄，倦怠乏力，少气懒言，胃纳欠佳，腹胀便溏。舌淡或有齿痕，苔薄白，脉缓弱。

治法：益气健脾，升清利咽。

方药：补中益气汤加减。若咽后壁淋巴滤泡增生，加川芎、丹参、郁金以活血行气；痰黏者加沙参、贝母、香附、枳壳理气化痰，散结利咽；咽干明显者，可加玄参、麦冬、百合以利咽生津；若纳呆、腹胀便溏，可加砂仁、茯苓、藿香以健脾利湿；易恶心者，加半夏、厚朴等和中降逆。

（3）脾肾阳虚

证候：咽喉异物感，微干痛，哽哽不利，咽黏膜淡红，痰涎稀白。伴面色㿠白，形寒肢冷，腰膝酸软，尿频清长，腹胀纳呆，下利清谷。舌淡胖，苔白，脉沉细弱。

治法：补益脾肾，温阳利咽。

方药：附子理中汤加减。方中人参、白术益气健脾；干姜附子温补脾肾；甘草健脾和中。若腰膝酸软冷痛明显，加补骨脂、杜仲、牛膝等；若痰涎清稀量多，加陈皮、茯苓、瓜蒌等；腹胀纳呆者，可加枳壳、木香、焦山楂、蔻仁、白扁豆等。

（4）痰凝血瘀，结聚咽窍证

证候：咽部异物感、痰黏着感，咽干灼热，微痛或刺痛，痰黏难咯，易恶心呕吐。咽部黏膜暗红，咽后壁淋巴滤泡增生或融合成片，咽侧索肥厚。伴有咽干不欲饮，胸闷不适。舌质暗红，或有瘀斑瘀点，苔白或微黄腻，脉弦滑。

治法：祛痰化瘀，散结利咽。

方药：贝母瓜蒌散加味。可加牡丹皮、赤芍、桃仁、川芎以活血祛瘀散结。若咽干不适、咳嗽痰黏，加杏仁、半夏、紫菀；若咽部刺痛、异物感，可加香附、郁金等。

**3. 中成药** 可以选用参麦胶囊、杞菊地黄丸、六味地黄丸等制剂。

**4. 单方验方** 胖大海、金银花、菊花、麦冬、玄参、生甘草，开水冲泡代茶饮。

**5. 局部治疗** 保持口腔、口咽清洁，常用复方硼砂溶液，或金银花、甘草煎汤含漱；含服华素片、碘喉片、六神丸等，或用双黄连雾化吸入。慢性肥厚性咽炎可配合应用电凝、冷冻、激光、微波、射频等治疗咽后壁淋巴滤泡增生；亦可局部涂用 5% 硝酸银，或配合中医灼烙法。干燥性咽炎与萎缩性咽炎可用 2% 碘甘油涂抹咽部，可改善局部血液循环，促进腺体分泌。口服维生素 A、维生素 $B_2$、维生素 C、维生素 E 等，可促进黏膜上皮生长。

**6. 针灸疗法** 体针取合谷、曲池、足三里、颊车，中等或弱刺激，留针 20 ～ 30 分钟，每日 1 次。灸法用于体质虚弱者，可选合谷、足三里、肺俞等穴悬灸，每次 2 ～ 3 穴，每穴 20 分钟。可配合耳针、穴位注射、激光、按摩等疗法。

**【中西医结合治疗进展及展望】**

以中医或中西医结合方法治疗慢性咽炎效果较好。辨证使用中药内服以调节脏腑功能，同时根据不同症状酌情选择噙化、蒸气或雾化吸入、烙法、耳针、穴位注射等局部外治疗法进行辅助治疗。

射频、激光等疗法对局部黏膜上皮有明显损伤作用，治疗后常引起咽部干燥感，务必慎用；低温液氮冷冻和等离子低温消融术，疗后咽部干燥感则相对较轻。

**【预防与调护】**

1. 少食煎炒和辛辣刺激性食物。
2. 减少或避免长时过度用声等。
3. 改善工作和生活环境，避免粉尘和有害气体刺激。
4. 多食富有营养和具有清润作用的食物，改善消化功能，保持大便通畅。

## 第三节　急性扁桃体炎

急性扁桃体炎（acute tonsillitis）为腭扁桃体的急性非特异性炎症，常伴有不同程度的咽黏膜和淋巴组织炎症。是一种常见咽部疾病。多见于儿童和青年。春秋季节气温变化时容易发病。

本病相当于中医的“急乳蛾”“风热乳蛾”。乳蛾是指咽痛或咽部不适，喉核红肿、表面或有黄白脓点为特征的疾病。乳蛾作为病名首见宋代《仁斋直指方论》，历代医著中有乳蛾、单蛾、双蛾、烂乳蛾、活乳蛾、死乳蛾、阳蛾、阴蛾等别名。

## 【病因病理】

**1. 病因**　乙型溶血性链球菌为主要致病菌，其次为非溶血性链球菌、葡萄球菌、肺炎双球菌、流感杆菌，也可以是腺病毒或鼻病毒等感染。细菌与病毒混合感染者不少见。近年来发现厌氧菌、革兰氏阴性杆菌感染有上升趋势。平素咽部黏膜与扁桃体隐窝内常存留某些共生性细菌，一般情况下不会致病。当某些诱因致机体抵抗力降低时，则可引发急性炎症。受凉、过度疲劳、烟酒过度、有害气体刺激、上呼吸道慢性病灶等，均可作为诱因。急性扁桃体炎时，病原体可通过飞沫或直接接触而传染，潜伏期为 2 ～ 4 天。

**2. 病理**

（1）急性卡他性扁桃体炎（acute catarrhal tonsillitis）：病变较轻，炎症仅限于黏膜表面，扁桃体实质无明显炎症改变，多为病毒引起。

（2）急性滤泡性扁桃体炎（acute follicular tonsillitis）：炎症侵及扁桃体实质的淋巴滤泡，表现充血、肿胀，甚至化脓，隐窝口之间黏膜下呈现黄白点状外观。

（3）急性隐窝性扁桃体炎（acute lacunar tonsillitis）：炎症侵犯扁桃体隐窝上皮。扁桃体充血、肿胀，隐窝内充盈之渗出物包含脱落上皮、纤维蛋白、脓细胞、细菌等，液化成脓，自隐窝口排出，可形成假膜，易拭去。

临床上常将急性滤泡性扁桃体炎和急性隐窝性扁桃体炎统称为急性化脓性扁桃体炎。

**3. 病机**　临床证候多为阳热亢盛之症，多由风热之邪外袭，火热邪毒搏结喉核而致。

（1）风热外侵：风热邪毒自口鼻入侵肺系，咽喉首当其冲，或风热外侵，肺气不宣，风热循经上犯，邪毒搏结于喉核，使脉络受阻，肌膜受灼而成乳蛾。

（2）肺胃热盛：外邪壅盛，乘势传里，肺胃受之，肺胃热盛，火热上蒸，搏结于喉核；或多食炙煿，过饮醇酒，以致脾胃蕴热，热毒上攻，搏结于喉核，以致脉络受阻，肌膜受灼而为病。

## 【临床表现】

**1. 症状**　各型扁桃体炎的主要症状大致相似。急性卡他型者局部症状和全身症状较轻，表现咽痛、低热等；急性化脓型者，局部及全身症状较重，起病急，咽痛剧烈且常放射至耳部，伴吞咽困难，全身症状可有畏寒、高热、头痛、食欲下降、乏力、周身不适等。小儿可因高热而抽搐、呕吐、昏睡。

**2. 体征**　急性卡他型者，检查可见扁桃体及腭舌弓黏膜充血肿胀，表面无渗出物。急性化脓型者，见咽部黏膜充血，腭舌弓、腭咽弓充血肿胀，扁桃体红肿突起，隐窝口之间黏膜下或隐窝口有黄白色渗出物，可连成片状假膜，但不超出扁桃体范围，易于拭去，黏膜表面上皮无坏死，可伴有下颌角淋巴结肿大、压痛。

**3. 并发症**

（1）局部并发症：是炎症直接波及临近组织所致，最常见者为扁桃体周脓肿，或引起急性中耳炎、急性鼻炎、鼻窦炎、急性喉炎、急性淋巴结炎及咽旁脓肿等。

（2）全身并发症：风湿热、急性关节炎、心肌炎、急性肾炎等，机制不明，一般认为系靶器官与病原菌之间存在共同抗原，对链球菌所诱生的Ⅲ型变态反应有交叉反应。

## 【实验室及其他检查】

**1. 血常规**　细菌感染者，白细胞总数升高，中性粒细胞增多。

**2. 咽部分泌物涂片**　可查见链球菌、葡萄球菌、肺炎球菌等病原菌。

## 【诊断与鉴别诊断】

**1. 诊断要点**　常有受凉、疲劳等病史；临床表现起病急，咽痛剧烈，吞咽困难；检查见扁桃体及腭舌弓、腭咽弓充血肿胀，扁桃体表面可见黄白色脓点，或隐窝口有黄白色点状渗出物，或连成片状假膜。

**2. 鉴别诊断**　本病应与咽白喉、樊尚咽峡炎及某些血液病引起的咽峡炎相鉴别，见表 9–1。

**表 9–1　急性扁桃体炎的鉴别诊断**

| | 急性化脓性扁桃体炎 | 咽白喉 | 樊尚咽峡炎 | 单核细胞增多性咽峡炎 | 粒细胞缺乏性咽峡炎 | 白血病性咽峡炎 |
|---|---|---|---|---|---|---|
| 咽痛 | 咽痛剧烈 | 咽痛轻 | 单侧咽痛 | 咽痛轻 | 咽痛程度不等 | 一般无咽痛 |
| 咽部检查 | 两侧扁桃体表面有黄白色点状渗出物，可连成假膜，易擦去，不易出血 | 假膜灰白色，常超出扁桃体范围，不易擦去，强行剥去则易出血 | 一侧扁桃体覆有灰色或黄色假膜，易擦去，其下有溃疡 | 扁桃体红肿，有时覆有白色假膜，易擦去 | 坏死性溃疡，上覆深褐色假膜，周围组织苍白、缺血，软腭、牙龈有同样病变 | 覆有灰白色假膜，常伴有口腔黏膜肿胀、溃疡或坏死 |
| 淋巴结 | 下颌角淋巴结肿大、压痛 | 有时颈淋巴结肿大呈“牛颈”状 | 患侧颈淋巴结肿大 | 全身淋巴结肿大 | 无肿大 | 全身淋巴结肿大 |
| 全身情况 | 急性病容，畏寒、高热，全身症状与热度成正比 | 面色苍白，精神萎靡，低热，呈中毒症状 | 全身症状较轻 | 高热、头痛，急性病容，有时出现皮疹、肝脾肿大 | 脓毒性弛张热，全身情况迅速衰竭 | 急性期体温升高，早期出现全身性出血，严重者可致衰竭 |
| 实验室检查 | 涂片：多为链球菌<br>血液：白细胞明显增多 | 涂片：白喉杆菌↑<br>血液：白细胞一般无异常 | 涂片：梭形杆菌及樊尚螺旋体<br>血液：白细胞稍增多 | 血液：异常淋巴细胞、单核细胞增多，可占 50% 以上，血清嗜异性凝集试验（+） | 血液：白细胞显著减少，粒性白细胞锐减或消失 | 血液：白细胞增多，分类以原始白细胞和幼稚白细胞为主 |

## 【治疗】

本病以溶血性链球菌感染为主，规范的抗生素治疗为主要原则。辅之以辨证论治，对于快速缓解症状、减少各种并发症，具有很好疗效。同时，应适当隔离，注意休息，进流质易消化饮食，多饮水，保持大便通畅。

**1. 抗生素疗法**　首选青霉素，肌注或静脉给药。用药 2 ～ 3 天病情无好转者，应改用其他广谱抗生素，或酌用激素。可加用抗病毒药如吗啉胍等。

**2. 手术治疗**　如反复发作，特别是已有并发症者，应在急性炎症消退后施行扁桃体切除术。

**3. 辨证论治**

（1）风热外袭

证候：病初起，咽部干燥灼热，疼痛逐渐加剧，吞咽时疼痛尤剧。喉核红肿，或有少量脓点。伴有发热恶风，头痛，咳嗽。舌淡红，苔薄黄，脉浮数。

治法：疏风清热，消肿利咽。

方药：疏风清热汤加减。

（2）肺胃热盛

证候：咽部疼痛剧烈，痛连耳根，吞咽困难，痰涎多。扁桃体红肿，有黄白色脓点，或连成假膜。下颌角淋巴结肿大、压痛。舌红，苔黄，脉洪数。

治法：泄热解毒，消肿利咽。

方药：清咽利膈汤加减。若咳嗽痰黄稠，下颌角淋巴结肿大、压痛者，加射干、贝母、瓜蒌以清化热痰而散结；高热者，加石膏、天竺黄以清热泻火，祛痰利咽；若扁桃体有脓点或假膜者，加入马勃、皂角刺以祛腐解毒；肿痛甚者，加射干、牡丹皮以消肿止痛。

**4. 中成药**　卡他型者可以服用喉咽清口服液（颗粒）、新癀片等中成药制剂，化脓性型而表现胃热熏咽者，可以服用六神丸、八宝丹等制剂。

**5. 局部治疗**

（1）含漱：用复方硼砂溶液、1∶5000 呋喃西林液或淡盐水漱口，亦可选用金银花、连翘、荆芥、薄荷煎汤含漱。

（2）吹喉：选用冰硼散、冰珠散、珠黄散、西瓜霜、双料喉风散等，直接吹于咽喉患处，以达到清热解毒、消肿止痛目的。每日 6 ～ 7 次。

（3）含药：选用华素片、溶酶菌含片、度米芬喉片、喉炎丸、六神丸、草珊瑚含片、新癀片等，含于口内，慢慢溶化，使药液较长时间润于咽喉患处，起到消肿止痛，清咽利喉作用。每日多次。

（4）蒸气吸入或雾化吸入：地塞米松 5mg，庆大霉素 8 万 U，加生理盐水 20mL，超声雾化吸入。亦可用内服中药煎水，装入保温杯中，趁热吸入药物蒸气；或用银黄注射液、鱼腥草注射液、双黄连注射液等雾化吸入，每日 1 ～ 2 次。

**6. 针灸疗法**　体针选合谷、内庭、曲池为主穴，天突、少泽、鱼际为配穴，每次 2 ～ 4 穴，强刺激泻法，每日 1 ～ 2 次。也可点刺少商、商阳放血，每穴放血 1 ～ 2 滴，每日 1 次，以泻热解毒，消肿止痛。

### 【中西医结合治疗进展及展望】

中医药治疗急性扁桃体炎有较好疗效。本病以外感时邪、里热过盛为主，早期治疗以疏风清热、散结利咽为大法，高峰期则应以清泻肺胃、解毒消肿为主法，并酌情配合吹药、含漱、刺血、雾化吸入、噙化等外治法。其中，刺血疗法是用三棱针、皮肤针或小尖刀等器具刺破患者特定部位皮肤浅表血管，放出少量血液以治疗疾病的一种方法，具有开窍泄热、活血、消肿等作用，具有简便、易操作、见效快、疗效好、经济、无毒副作用等特点。

### 【预防与调护】

1. 注意口腔卫生，及时治疗邻近组织疾病。
2. 避免过食辛辣、肥腻、刺激食物。
3. 注意保暖，防止受凉、感冒。

## 第四节　慢性扁桃体炎

慢性扁桃体炎（chronic tonsillitis）是扁桃体的慢性非特异性炎症，多因急性扁桃体炎反复发作，或因扁桃体隐窝引流不畅，隐窝内感染演变为慢性炎症所致。本病相当于中医的“慢乳蛾”“虚火乳蛾”。

## 【病因病理】

**1. 病因**　常见病原菌为链球菌及葡萄球菌，多因急性扁桃体炎反复发作，使隐窝内上皮坏死，炎性渗出物积聚其中，隐窝引流不畅，感染演变为慢性过程而成为本病。也可继发于猩红热、麻疹、流感、白喉、鼻腔及鼻窦感染。

**2. 病理**　根据其病理组织学变化，可分为三型。

（1）增生型：因炎症反复刺激，淋巴组织与结缔组织增生，扁桃体显著肥大而质软，突出于腭弓之外。

（2）纤维型：淋巴组织和滤泡变性萎缩，间质内纤维组织增生，因瘢痕收缩，扁桃体变小而坚韧。常与腭弓及扁桃体周围组织粘连。

（3）隐窝型：扁桃体隐窝内积留大量脱落上皮细胞及淋巴细胞、中性粒细胞和细菌，聚集而形成脓栓，或由于炎性瘢痕粘连而致隐窝口狭窄，隐窝内容物不能排出，形成脓栓性感染灶。

**3. 病机**　本病患者常因素体虚弱，或久病损耗正气，抗邪无力迁延而成。其慢性炎症过程的体质病理学基础多表现虚实夹杂证型，主要为虚弱质，可兼夹所有的失调体质，即偏热型、偏寒型、偏湿型及偏瘀型。

（1）肺肾阴虚，虚火上炎：邪毒滞留，耗伤阴津，或温热病后，肺肾阴虚，津液不足，咽窍失养，阴虚内热，虚火上炎，结于喉核而为病。

（2）脾胃虚弱，喉核失养：素体脾胃虚弱，气血生化不足，喉核失养，或脾不化湿，湿浊内生，结于喉核而为病。

（3）痰瘀互结，凝聚喉核：余邪滞留，日久不去，气机阻滞，痰浊内生，气滞血瘀，痰瘀互结喉核，脉络闭阻而为病。

## 【临床表现】

**1. 症状**　常有急性扁桃体炎反复发作史，频发咽痛，易“感冒”。平时自觉症状较少，可有咽部不适、咽干、咽痒、异物感、刺激性咳嗽、口臭等症状。小儿扁桃体过度肥大，可致呼吸不畅，出现打鼾、言语含混不清、吞咽不利等症状。由于经常被咽下的脓性分泌物刺激胃肠，或因隐窝内感染性坏死物分解而产生的毒素被吸收，可引起消化不良、头痛、乏力、低热等全身症状。

**2. 体征**　腭扁桃体和腭舌弓慢性充血呈暗红色，隐窝口可见黄白色脓点，挤压时可见干酪样物渗出。扁桃体大小不一。青少年多表现肥大，成人则可表现为较小，但有瘢痕形成，表面凹凸不平，常与腭舌弓及腭咽弓粘连。下颌角淋巴结常有肿大。

**3. 并发症**　慢性扁桃体炎可经变态反应（主要是Ⅲ型变态反应）引发风湿性关节炎、心肌炎、肾炎等，常被视为全身性感染病灶之一。临床上应综合考虑相关因素，尤其是扁桃体感染“病灶”反复急性发作史与肾炎等继发病病情（包括相关检测指标，如尿中红细胞数量、尿蛋白改变，血沉、抗链球菌溶血素“O”、血清黏蛋白、心电图等的变化）的波动关系以准确识别。

## 【诊断与鉴别诊断】

**1. 诊断要点**　根据常有急性扁桃体炎反复发作史，经常存在的咽痛、咽部不适等症状，以及扁桃体检查所见的典型体征，本病诊断不难。

**2. 鉴别诊断**

（1）生理性扁桃体肥大：多见于儿童和青少年，多无自觉症状，扁桃体表面光滑、无充血，隐窝口无分泌物潴留，触之柔软，与周围组织无粘连。

（2）扁桃体角化症：由于扁桃体隐窝口上皮过度角化而出现的白色尖形沙粒样物，触之坚硬，不易擦去。咽后壁或舌根等处也可见此类角化物。

（3）扁桃体肿瘤：一侧扁桃体迅速增大，或扁桃体肿大并有溃疡，常伴有周围淋巴结肿大，活检可确诊。还应注意的是，即使是双侧扁桃体肿大，也不能完全排除肿瘤的可能性，需要仔细鉴别。

## 【治疗】

应注意采用中西医结合方法对慢性扁桃体炎进行治疗。在有些情况下，特别是不愿意接受手术治疗，或存在明显的手术禁忌证者，中医药疗法有其优势。虽然手术是根治本病的有效方法，但是应严格掌握手术适应证。尤其是儿童，更应慎重。已成病灶者，在充分控制炎症及改善全身状况的基础上，应及早手术治疗。

**1. 一般治疗**　合理饮食，注意生活规律，预防上呼吸道感染，避免接触过敏原。

**2. 免疫疗法**　合理应用各种增强免疫力的药物，如转移因子等。

**3. 手术疗法**　可进行扁桃体切除术，包括剥离法、挤切法、低温等离子、超声刀，或施以激光、微波、射频等方法，但应注意预防手术并发症。

**4. 辨证论治**

（1）肺肾阴虚，火炎喉核证

证候：咽部不适，微痒微痛，灼热干燥，午后症状加重。扁桃体肥大或萎缩，表面不平，色暗红，或有黄白色脓点；扁桃体被挤压时，有干酪样物溢出。伴有咳嗽少痰，午后颧红，手足心热，耳鸣眼花，口干舌燥，腰膝酸软，大便干等症。舌红少苔，脉细数。

治法：滋养肺肾，清利咽喉。

方药：百合固金汤加减。偏于肺阴虚者，可用养阴清肺汤加减；偏于肾阴虚者，可选用知柏地黄丸。

（2）脾胃虚弱，喉核失养证

证候：咽部不适，微痒微干，异物梗阻感。扁桃体肥大，色淡红或微暗，挤压扁桃体时有白黏脓溢出。伴有咳嗽痰白，倦怠纳呆，胸脘痞闷，口淡不渴，易恶心呕吐，大便时溏。舌质淡，苔白腻，脉缓弱。

治法：益气健脾，和胃利咽。

方药：六君子汤加减。若湿邪重，加厚朴、枳壳以宣畅气机，祛湿利咽；若扁桃体肿大不消，加浙贝母、生牡蛎以化痰散结。

（3）痰瘀互结，凝聚喉核证

证候：咽干不利，或刺痛胀痛，异物梗阻感，迁延不愈。扁桃体肥大质硬，表面凹凸不平，色暗红，下颌角淋巴结肿大。舌质暗有瘀点，苔白腻，脉细涩。

治法：活血化瘀，祛痰利咽。

方药：会厌逐瘀汤合二陈汤加减。若喉核暗红，质硬不消，加昆布、莪术、牡蛎等以软坚散结。

**5. 针灸疗法**

（1）体针：选三阴交、足三里、鱼际、太溪等穴针之，平补平泻，留针 20 ～ 30 分钟，每日 1 次。

（2）耳针：取咽喉、肾上腺、皮质下、脾、肾等穴，用王不留行贴压，每日以中等强度按压 2 ～ 3 次。

（3）穴位注射：取天突、曲池、孔最，每次取单侧穴，两侧交替使用，注射 10% 葡萄糖溶液 2mL，隔日 1 次，5 ～ 7 次为 1 个疗程。

**6. 烙治法** 中医烙法适用于慢性扁桃体炎无并发症者。且对于具有手术禁忌证者，如伴有心脏病、血液病等，本法也可适用。

**7. 局部治疗**

（1）含漱：用金银花、菊花适量煎水含漱，每日数次。

（2）吹药：扁桃体隐窝有脓点者，可选用珠黄散、双料喉风散等直接吹于患处，每日数次。

（3）含药：可选用铁笛丸、西瓜霜含片、新癀片等含服以清热解毒利咽。

（4）雾化吸入：可用清热解毒利咽的中草药煎水，蒸气吸入，或双黄连粉针剂雾化吸入，每日 1 ～ 2 次。

### 【中西医结合治疗进展及展望】

扁桃体作为一个特殊的外周免疫器官，其免疫机能主要体现在儿童期。近十几年来，由于免疫学的研究进展，人们对过早、过多地切除扁桃体提出了异议。从免疫学角度看，扁桃体位于上消化道和上呼吸道的门户，免疫功能比较活跃，对各种变应原能产生积极的体液免疫和细胞免疫效应。在局部免疫中，分泌型 IgA 起主要作用，具有强大的抗细菌和抗病毒能力。扁桃体功能状况可影响分泌型 IgA 的分泌。有研究表明，手术切除儿童扁桃体，同时也意味着切除了有效抵抗感染，尤其是抵抗病毒感染的门户淋巴组织，不可避免地伴发分泌型 IgA 水平的下降，削弱了抗感染的局部免疫功能。故选择扁桃体切除术应慎重。

扁桃体炎反复发作患儿，往往存在自身免疫机能缺陷，Th1 细胞亚群功能低下，Th1/Th2 比例失衡。黄芪可显著提高慢性扁桃体炎患儿 Th1 淋巴细胞亚群功能，改善 Th1/Th2 功能失衡状态，对慢性扁桃体炎的治疗具有重要意义。

中医烙法治疗慢性扁桃体炎其主要目标在于消除扁桃体隐窝病变，达到既消除炎症病灶又保存扁桃体免疫功能的目的，而且能够提高扁桃体组织 β 防御素 –2 的水平，起到消除炎症的作用。对于扁桃体肥大者，多次烙治后可明显缩小扁桃体的体积，其方法操作简便，患者无需麻醉，无痛苦，临床效果确切。

### 【预防与调护】

1. 彻底治愈急性扁桃体炎，以免迁延为慢性扁桃体炎。
2. 对于慢性扁桃体炎反复发作者，应积极治疗，以免形成并发症。
3. 注意口腔卫生，及时治疗邻近组织疾病。

## 第五节　鼻咽炎

鼻咽炎（nasopharyngitis）是鼻咽黏膜、黏膜下组织的非特异性炎症，常累及鼻咽部淋巴组织。本病可以单独发生，亦可与邻近器官同时发病。婴幼儿发病率较高。据统计，1个月以内婴儿发病率可达76%，而且症状较重；人群鼻咽炎总患病率可达60%。中医古代文献中对本病无明确论述，依据其发病情况及相关症状，急性期应与“伤风鼻塞”“风热喉痹”有些类似，而慢性期则与“痰病”“鼻渊”“梅核气”等的部分症状相似。

## 【病因病理】

**1. 病因** 致病菌多为表皮葡萄球菌，以及金黄色葡萄球菌、乙型溶血性链球菌、大肠杆菌、变形杆菌和常见呼吸道病毒。细菌与病毒混合感染者不少见。慢性鼻咽炎多与邻近器官病灶和一些全身性疾病相关，如慢性鼻窦炎炎性分泌物的长期刺激，鼻中隔偏曲所致呼吸动力学改变，干燥空气及理化因素影响，内分泌功能障碍，胃肠功能失调等。

**2. 病理** 急性期鼻咽黏膜充血，血管扩张，浆液渗出，黏膜下血管及黏膜腺周围有粒性白细胞浸润，黏膜下淋巴组织特别是腺样体受累。病情进一步发展则可形成化脓性感染。慢性鼻咽炎表现为黏膜层慢性充血，黏膜下层结缔组织增生，黏液腺分泌增多，或黏液腺分泌减少，黏膜下层萎缩变薄。鼻咽局部丰富的淋巴组织，为该处的急性感染演变为隐性病灶提供了极为有利的条件，与许多自身免疫病及变应性疾病的继发密切相关。同时，鼻咽黏膜还有很多重要的自主神经感受器，炎症刺激可以激发强烈的自主神经反应，引发或加剧许多全身性疾病，尤其是一些原因不明性疾病，如眩晕、直立性调节不良、头颈痛、遗尿等。在此，鼻咽的病理生理地位，很可能类似于一个扳机点的效应。

**3. 病机** 鼻咽炎有虚实之分。实证者多由邪热搏结颃颡而发；虚证者多由脏腑虚损，邪滞不去而致。虚型体质，特别是气虚体质对慢性鼻咽炎的发生、发展和演变具有重要意义。

（1）风热外侵：禀赋气虚，加之起居不慎，冷暖失调，风热邪毒上犯颃颡，灼伤黏膜，致鼻咽黏膜红肿而为病。

（2）肺胃热盛：过食辛辣煎炸，肺胃积热，复感外邪，内外邪毒搏结；或外邪壅盛传里，火热邪毒结聚，蒸灼颃颡，致脉络瘀阻，鼻咽红肿化脓而为病。

（3）肺肾阴虚：素体阴虚，或温热病后，耗伤肺肾阴液，肺肾阴虚，津液不足，鼻咽失于滋养；阴虚生内热，虚火上炎，蒸灼鼻咽而为病。

## 【临床表现】

**1. 急性鼻咽炎**

（1）症状：婴幼儿与成人表现有很大差异。婴幼儿的全身及局部症状均较明显，如高热、呕吐、腹痛、腹泻及脱水表现，严重者可出现脑膜刺激征及全身中毒症状。局部症状有鼻塞、流黏液涕或脓样涕，严重者张口呼吸，拒吮奶；成人症状较轻，且以局部症状为主，如鼻咽干热灼痛，鼻塞流水样或黏脓性涕，可伴有头痛，或颈部淋巴结肿大并有压痛。由于鼻咽部位置隐蔽，发病时常和急性咽炎、上呼吸道感染同时发生，故易被忽视。

（2）体征：间接或电子鼻咽镜、鼻内镜检查，可见咽后壁有黏脓性分泌物从鼻咽流下，鼻咽黏膜弥漫性充血肿胀，腺样体尤甚，表面附有脓性分泌物。

**2. 慢性鼻咽炎**

（1）症状：鼻咽干燥不适感，异物感，痰黏附感，常有频繁咳痰动作，但痰液较少，间有痰中带血丝。可伴声嘶、头痛等。因临床表现缺乏特异性，常易与咽炎、鼻炎、上呼吸道感染等相混淆。

（2）体征：间接或电子鼻咽镜、鼻内镜检查，可见鼻咽黏膜充血、增厚，淋巴组织增生或有糜烂、溃疡，表面有分泌物附着，或黏膜干薄发亮，或有咽侧索红肿。以咽拭子在局部摩擦，鼻咽擦痛较明显，并常有血迹黏附于咽拭子上。

**3. 并发症**

（1）急性鼻咽炎：可并发周围邻近器官炎症，如急性中耳炎、咽后脓肿、急性鼻炎，以及下呼吸道急性炎症。婴幼儿可能并发肾脏疾病。

（2）慢性鼻咽炎：鼻咽黏膜慢性炎症病理刺激可能诱发一些全身性继发性病变，如不明原因的头痛、皮肤病变以及某些内脏病变等，需要仔细观察。

## 【实验室及其他检查】

**1. 血常规检查**　急性期外周血白细胞计数升高，中性粒细胞比例增加。

**2. 鼻咽脱落细胞检查**　慢性期用咽拭子擦拭鼻咽部并行脱落细胞涂片检查，可见有大量脱落上皮细胞、白细胞和少量红细胞。

**3.CT 扫描**　多表现为后顶壁软组织弥漫性对称性增厚，多数表面光滑，少数表现为黏膜粗糙；由于鼻咽炎渗出液不均匀的敷布在咽隐窝、咽鼓管、咽壁，加之炎性分泌物刺激引起反复吞咽动作，导致空气与渗出物混杂而出现小气泡，在没有恶性征象的情况下，小气泡征是鼻咽炎的特征性影像之一；常常合并有鼻窦炎的影像学证据。

**4.18F-FDG PET/CT 检查**　为准确排除早期鼻咽癌，可行 18F-FDG PET/CT（氟脱氧葡萄糖 F18 正电子发射断层显像术）检查。鼻咽癌组织显示为鼻咽部局限性高代谢灶，而鼻咽炎性肿胀组织则多显示为鼻咽部局限性低代谢灶。

## 【诊断与鉴别诊断】

**1. 诊断要点**

（1）婴幼儿近期见鼻塞、流鼻涕且伴发热等全身症状，应考虑急性鼻咽炎。

（2）对成人和较大儿童，可通过间接或电子鼻咽镜确诊。

（3）鼻咽干燥感，鼻咽黏膜充血、糜烂、有出血点，增厚且有擦痛表现，是慢性鼻咽炎的主要局部特征。

**2. 鉴别诊断**　慢性鼻咽炎应与早期鼻咽癌相鉴别。如有痰或涕中带血，特别是晨起吸涕时第一口痰中带血，或有耳鸣、耳闷，颈淋巴结肿大等，应注意排除鼻咽癌。鼻咽 CT 以及局部活检有助于确诊。同时，也应注意排除鼻咽癌前病变。

## 【治疗】

急性期应予抗生素治疗。特别是婴幼儿患者，一定要应用敏感足量的抗生素以控制感染，并配合辨证论治，予以清热解毒、消肿利咽之中药。慢性鼻咽炎以辨证论治为主，并适当配合局部用药。

**1. 一般治疗**　急性期应注意休息，饮食要清淡，及时补充水分，保持大便通畅。发热明显者应及时降温。慢性期注意情绪及饮食的调理。

**2. 抗生素及抗病毒药物的应用**　急性鼻咽炎应给足量抗生素及抗病毒药物，以便及时控制感染，防止引发邻近器官并发症。抗生素首选青霉素或头孢类口服或静滴，抗病毒药物可用吗啉胍注射液、喜炎平注射液等。

**3. 辨证论治**

（1）风热侵袭颃颡证

证候：鼻咽部干焮不适，干咳少痰，鼻塞，涕黏白或黄稠。鼻咽黏膜红肿，表面附有分泌物。伴有发热头痛，周身不适，耳痛耳闷。舌边尖红，苔薄黄，脉浮数。

治法：疏风清热，解毒利咽。

方药：疏风清热汤加减。可加辛夷、苍耳子、蝉蜕以通利鼻窍。

（2）肺胃热壅颃颡证

证候：鼻咽干痛灼热，咳嗽痰稠，不易咳出，鼻塞不通，流黄脓涕，张口呼吸。鼻咽黏膜弥漫性红肿，表面有脓性分泌物附着。伴发热头痛，呕吐腹泻，颈项强直。舌质红，苔黄，脉洪数。

治法：清泄肺胃，解毒利咽。

方药：清咽利膈汤加减。咽痛甚者加马勃、山豆根；高热不退者加水牛角、大青叶。可以酌情配合服用八宝丹。

（3）阴虚颃颡失濡证

证候：鼻咽干灼，隐隐作痛，咽痒干咳，午后加重，涕或痰中带血丝。鼻咽黏膜充血少津，薄亮如镜，或黏膜粗糙，有溃疡。伴心烦失眠，手足心热，腰膝酸软，头晕纳差。舌质红，少苔，脉细或细数。

治法：滋养肺肾，降火利咽。

方药：偏于肺阴虚者用养阴清肺汤，偏于肾阴虚者用知柏地黄汤。若兼见脾气虚弱证，可合用四君子汤加瓜蒌、浙贝母。可以配合应用六味地黄丸、杞菊地黄丸等成药。

**4. 针灸疗法**

（1）体针：常用穴有合谷、列缺、尺泽、人迎、内庭、曲池、足三里、内关等，每取 2 ～ 3 穴，根据病情用补法或泻法，每日 1 次。

（2）放血疗法：在急性期，鼻咽黏膜红肿甚者，于耳背浅小静脉处用三棱针刺破放血数滴；高热不退者，于少商、商阳点刺出血数滴。

（3）穴位注射：选人迎、扶突、水突等穴，注射鱼腥草注射液、丹参注射液、维生素 $B_1$ 等，每穴注射 0.5 ～ 1mL，隔日 1 次，5 ～ 10 次为 1 个疗程。

**5. 局部治疗**

（1）鼻腔用药：急性期，可用 1% 呋麻滴鼻液滴鼻或盐酸赛洛唑啉鼻喷剂喷鼻。亦可用中药制剂 50% 鱼腥草液滴鼻，每日 2 ～ 3 次。慢性期可以鼻用生理性海水鼻腔喷雾。

（2）鼻咽涂药：慢性鼻咽炎者，可在鼻咽涂药。咽拭子蘸 1% 碘甘油或 1% 硫酸锌液涂擦鼻咽，每日 1 次，可连用 2 ～ 3 周。也可用 5% ～ 10% 硝酸银涂擦鼻咽部，每周 2 ～ 3 次。

（3）鼻咽喷药：经鼻腔向鼻咽部喷（吸）入双料喉风散，对顽固性慢性鼻咽炎有效。

（4）蒸气或雾化吸入：板蓝根、连翘、野菊花、蒲公英煎汤，趁热吸入其蒸气。亦可用蜂蜜加入开水杯中，搅匀后吸入蒸气。

## 【中西医结合治疗进展及展望】

慢性鼻咽炎患者，尤其在合并有 EB 病毒高活性感染状态，中医辨证属气虚型时，其细胞免疫功能多数偏低，可能有细胞微核（MN）率增高，DNA 损伤修复能力下降，细胞增殖活力增加。该人群鼻咽上皮细胞转化趋势高，属于鼻咽癌高危人群，亟须加强该人群的保护性治疗。干预治疗试验结果表明，益气解毒方药有助于改善其病理体质，抑制 EB 病毒感染活性，促使鼻咽上皮细胞 DNA 损伤修复能力提升，逆转癌前病理改变，降低癌变几率。该类干预治疗的发展，有可能促进中医药在鼻咽癌二级预防乃至一级预防中的应用。

【预防与调护】

1. 注意心理护理和健康教育，解除思想顾虑，积极配合治疗。
2. 饮食清淡，忌食辛辣炙煿之品，戒除烟酒。
3. 积极治疗邻近器官的疾病，如咽炎、鼻炎。
4. 改善环境，减少空气污染。

## 第六节　腺样体肥大

腺样体因炎症的反复刺激发生病理性增生，称腺样体肥大（adenoid vegetation）。腺样体又称咽扁桃体，位于鼻咽顶后壁中线处，为咽淋巴内环的组成部分。腺样体出生后即存在，一般儿童腺样体都比较大，尤其是 5 岁左右时，如不影响鼻呼吸，属生理性肥大。8 ～ 10 岁以后，腺样体逐渐萎缩。腺样体肥大主要见于儿童，在寒冷、潮湿、气候多变地区较多见。腺样体肥大者，往往合并有腭扁桃体肥大。中医古代无相应病名，但《灵枢·忧恚无言》有"颃颡者，分气之所泄也……人之鼻洞涕出不收者，颃颡不开，分气失也"的记载，其特点与本病类似。故有人称之为颃颡不开症，或颃颡闭塞症。

【病因病理】

**1. 病因**　鼻咽部炎症刺激，或患鼻炎、鼻窦炎时脓性分泌物长期刺激，使腺样体发生慢性炎症反应，逐渐增生肥大。肥大的腺样体堵塞后鼻孔，又可加重鼻及鼻窦炎症，对腺样体的刺激加剧，形成恶性循环。

**2. 病理**　肥大的腺样体表面黏膜由纤毛柱状上皮化生为鳞状上皮，淋巴组织增生，嗜酸性粒细胞增多，淋巴细胞浸润，血管壁增厚，纤维结构肿胀。

**3. 病机**

（1）气虚痰凝：小儿先天不足，后天失养，久病耗伤肺气，致肺脾气虚，反复感受外邪，痰浊与邪毒结滞，阻于颃颡。

（2）气血瘀阻：久病失治，迁延不愈，致邪浊阻于颃颡脉络，壅遏气血，血行不畅，渐致成瘀。

【临床表现】

**1. 症状**

（1）局部症状

①鼻部症状：鼻阻塞为主要症状，可有张口呼吸、闭塞性鼻音等。

②咽、喉及下呼吸道症状：因肥大的腺样体阻碍鼻呼吸，患儿常张口呼吸，睡眠不安，鼾声明显。由于分泌物的刺激，致咽部不适，声音改变，阵咳或呈支气管炎样表现。

③耳部症状：咽鼓管咽口受压而阻塞，可并发分泌性中耳炎、化脓性中耳炎，出现听力减退、耳鸣、耳闷、耳流脓、鼓室积液征等。

④腺样体面容：由于长期张口呼吸，影响颌及面颅骨发育，致上颅骨狭长，腭骨高拱变窄，牙列不齐，咬合不良，上下唇不闭合呈半张口状，表情淡漠，面容呆板，即所谓“腺样体面容”。

（2）全身症状：可有厌食，呕吐，消化不良，发育差，鸡胸，或出现贫血，消瘦，低热，反应迟钝，注意力不集中，头痛，夜惊，磨牙，遗尿等症。

**2. 体征**　咽部黏膜充血，咽后壁可附有脓性分泌物。鼻咽顶及后壁有明显增生的肥厚分叶状淋巴组织，形如半个剥了皮的橘子。鼻咽部指诊，可扪及柔软块状物。鼻镜检查可见肿大的腺样体下垂，与软腭背面相接触或接近，其间仅有少许空隙。

## 【实验室及其他检查】

**1. 鼻内镜或电子鼻咽镜检查**　可直接窥视腺样体的表面形态、体积及其对周围结构的影响（彩图 4）。Ⅰ度阻塞：腺样体阻塞后鼻孔 25% 以下；Ⅱ度堵塞：腺样体阻塞后鼻孔 26% ～ 50%；Ⅲ度阻塞：腺样体阻塞后鼻孔 51% ～ 75%；Ⅳ度阻塞：腺样体阻塞后鼻孔 76% ～ 100%。

**2. 影像学检查**　X 线鼻咽侧位像及鼻咽 CT 扫描可显示腺样体形状及大小。

以腺样体最突出点至颅底骨面的垂直距离为腺样体厚度 A，硬腭后端至翼板与颅底交点间的距离为鼻咽部的宽度 N，$A/N \leq 0.60$ 属正常范围；A/N 在 0.61 ～ 0.70 属中度肥大；$A/N \geq 0.71$ 属于病理性肥大。

## 【诊断与鉴别诊断】

**1. 诊断要点**　根据鼻咽检查，包括前鼻镜检查、后鼻镜检查、电子鼻咽镜检查、鼻咽部侧位片和鼻咽 CT 扫描，即可确诊。

**2. 鉴别诊断**

（1）鼻咽血管纤维瘤：多发于青少年。肿瘤生长缓慢，色红，大小不一，表面呈结节状，质地较硬。易出血，常有大出血史。肿瘤大者可将软腭向下推移。

（2）鼻咽部淋巴瘤：鼻咽部可见较大肿块堵塞，生长迅速，可有淋巴结转移。病理组织学检查为确诊的主要依据。

## 【治疗】

手术是治疗本病的有效方法。由于儿童腺样体在青春期后会逐渐萎缩消失，症状得以自行缓解，故应掌握好手术时机。如鼻咽阻塞症状严重，有听力障碍，保守治疗效果不佳，对心肺功能有较大影响时，应尽早施行手术。如鼻咽阻塞不是十分严重，鼾眠症状表现程度波动明显或患儿全身情况不适宜手术治疗，也可先用中药治疗，促使其肿胀消退或减轻，但应密切观察病情发展趋势，及时调整治疗方案。

**1. 一般治疗**　合理饮食，预防感冒，控制体重，避免接触过敏原。

**2. 手术治疗**　腺样体过度肥大时，应行“腺样体切除术”。

**3. 辨证论治**

（1）气虚痰凝颃颡证

证候：鼻塞，流涕，张口呼吸。咳嗽，易感冒，注意力不易集中，鼾眠，夜惊，磨牙，消瘦，纳差，便溏。鼻咽部见腺样体肥大。舌苔薄白或腻。

治法：益气健脾，化痰散结。

方药：六君子汤合消瘰丸加减。若流涕色黄，加鱼腥草、黄芩；咽痒咳嗽者，加桔梗、枇杷叶。

（2）气血瘀阻颃颡证

证候：鼻塞，流涕，张口呼吸，讲话鼻音重，耳鸣，耳堵塞感，精神萎靡，注意力不集中，智力迟钝，鼾眠，遗尿。检查见腺样体过度肥大或呈“腺样体面容”。舌质暗淡，有瘀点，苔薄白。

治法：活血化瘀，散结开窍。

方药：会厌逐瘀汤加减。如血瘀证候明显者，加三棱、皂角刺、泽兰；腺体过大者，加夏枯草；鼻塞不畅者，加白芷、防风；耳闭塞感者，加柴胡、川芎。

**4. 局部治疗**　鼻阻塞严重时可适当短时间应用低浓度麻黄素滴鼻液、盐酸赛洛唑啉鼻喷剂或中药滴鼻液鼻腔给药，以缓解鼻塞症状。以鼻用糖皮质激素喷鼻，有助于减轻症状，缩小腺样体体积，降低手术几率。

**【中西医结合治疗进展及展望】**

由于腺样体对儿童特别是 3 ～ 5 岁小儿咽部乃至整个上呼吸道的局部免疫功能有着比较重要的作用，故宜从严把握腺样体切除手术的适应证。

中医古籍中虽无腺样体肥大的明确记载，但腺样体肥大局部症状以鼻塞、打鼾、张口呼吸、流脓涕、咽部不适等为主，其相关临床特征与“鼻渊”“鼻窒”“乳蛾”“鼾眠”等病证所表述类似。因此，有关腺样体肥大的论治方法可参考上述疾病辨治。全身症状可见营养不良，发育差，消瘦，面色无华，食欲不振，睡眠不安，神疲乏力等，属肺脾气虚证范畴，可照此辨治。但深入分析其临床特征，这些病证的论治方法尚不能准确反映腺样体肥大的证治规律。近代医家应用益气活血法、化痰散结法、通窍化痰法、健脾消肿法等治疗腺样体肥大，取得了较好的疗效，其证治规律有待进一步总结。结合鼻用激素治疗，对于中重度腺样体肥大也有效，并已得到部分循症医学结论的支持。

**【预防与调护】**

1. 注意营养，加强日常生活调护，多晒太阳，提高机体免疫力。

2. 本病与急慢性鼻炎、鼻窦炎及某些急性传染病等因果关系密切，可以形成恶性循环，故应积极治疗之。

3. 积极治疗慢性扁桃体炎。

## 第七节　咽部脓肿

咽部脓肿（pharyngeal abscess），是指发生于咽部及其邻近颈部筋膜间隙的化脓性感染。最易受侵及的间隙有扁桃体周隙、咽后隙、咽旁隙。除扁桃体周隙外，其余间隙相互之间均有直接或间接沟通。因此，间隙感染可以相互蔓延。各间隙位于肌层深面，感染后局部引流不易，加之周围血管丰富，易发生菌血症或脓毒血症，致使症状较为严重。中医称之为喉痈，意指本病发展迅速，可致咽喉肿塞、剧痛、吞咽困难，甚则阻塞呼吸，危及生命。故《灵枢・痈疽》说：“痈发于嗌中，名曰猛疽。猛疽不治，化为脓，脓不泻，塞咽，半日死。”

### 一、扁桃体周脓肿

扁桃体周脓肿（peritonsillar abscess）是发生于扁桃体周隙内的急性化脓性炎症。早期为蜂窝织炎（称扁桃体周炎），继之形成脓肿。好发于青壮年，秋冬季多见。中医称喉关痈，又称骑关痈。多发一侧，因而又名单喉痈。

## 【病因病理】

**1. 病因**　常见致病菌为金黄色葡萄球菌、乙型溶血性链球菌、甲型草绿色链球菌及厌氧菌等。本病大多继发于急性化脓性扁桃体炎，尤其多见于慢性扁桃体炎屡次急性发作者。

**2. 病理**　由于扁桃体隐窝、特别是上隐窝引流不畅，感染易向深层发展，穿透扁桃体被膜，进入扁桃体周隙，发生蜂窝织炎，继而形成脓肿。根据其发生部位，临床上可分为前上型和后上型，以前者多见。此时，在扁桃体被膜处，可见到贯通隐窝与脓腔的通道。镜下见扁桃体周围疏松结缔组织中大量炎性细胞浸润，继而组织细胞坏死液化，融合而成脓肿。炎症浸润及组织水肿妨碍局部血液循环，致患侧扁桃体邻近软腭充血肿胀，悬雍垂水肿。

**3. 病机**

（1）*风热侵袭*：风热邪毒侵袭，上循于咽，与气血结聚不散，壅滞为患。

（2）*热毒腐脓*：素有肺胃蕴热，复感外邪，内外热毒之邪搏结于咽，蒸灼肌膜，血滞肉腐为脓。

（3）*正虚毒滞*：邪毒壅盛，结聚咽间，损伤正气，致脓出后，肿胀仍然难消。或因气血亏虚之体，复外感风热之邪，结于喉关，虽已化腐成脓，因正气不足，驱邪不力，致痈肿难溃难愈。

## 【临床表现】

**1. 症状**

（1）*局部症状*：初起为急性扁桃体炎表现，3～4天后咽痛偏于一侧且逐渐加剧，并可放射至同侧耳颞部。因痛而不敢吞咽，致唾液滞留口中，甚至口涎外溢。吞咽困难，饮水易从鼻腔反流，言语含糊，张口困难，口臭。

（2）*全身症状*：可见高热，畏寒，乏力，肌肉酸痛，胃纳差，大便秘结等。

**2. 体征**　患者呈急性病容，表情痛苦，头部倾向患侧。患侧腭舌弓及软腭充血、肿胀。属前上型者，可见患侧软腭及悬雍垂红肿，悬雍垂向对侧移位，腭舌弓前上方隆起，扁桃体被遮盖且被推向内下方。属后上型者，腭咽弓肿胀，扁桃体被推向前下方，悬雍垂及软腭可无水肿。患侧下颌角淋巴结肿大。

**3. 并发症**　炎症可向咽旁隙扩散，发生咽旁隙脓肿；亦可向下蔓延，并发急性喉炎或喉水肿，出现呼吸困难；少数病例可发生败血症或脓毒血症。

## 【诊断与鉴别诊断】

**1. 诊断要点**　发病4～5天后，张口受限，剧烈咽痛，扁桃体周围隆起明显，即可判定脓肿已形成。穿刺抽出脓液可确定诊断。

**2. 鉴别诊断**

（1）*咽旁脓肿*：咽部黏膜充血轻微，患侧颈部疼痛剧烈，并向同侧耳颞部放射，伴有局部压痛明显。患侧咽侧壁连同扁桃体被推向中线，但扁桃体本身无明显改变。

（2）*智齿冠周炎*：多发生于阻生的下颌智齿周围。牙冠上覆盖的牙龈红肿明显，触痛剧烈，挤压时有脓溢出。炎症波及腭舌弓，可发生吞咽和张口困难，但一般不累及扁桃体及悬雍垂。

（3）扁桃体恶性肿瘤：一侧扁桃体迅速增大或肿大的扁桃体伴有溃疡，一般不发热，应考虑扁桃体恶性肿瘤的可能。

## 【实验室及其他检查】

血常规：外周血白细胞总数升高，中性粒细胞比例增高。

## 【治疗】

根据脓肿形成与否决定治疗方案。脓肿形成之前，有效抗生素与中药联合运用，常可遏止病情发展，避免脓肿形成。脓肿一旦形成，切开排脓是最有效的治疗手段。协同应用中药，对减轻症状，促进病愈有良好作用。

**1. 一般治疗** 饮食要清淡，流食，及时补充水分，保持大便通畅。发热明显者应及时降温。本病有传染性，患者要注意隔离。

**2. 抗生素的应用**

（1）脓肿形成前：静脉给予足量抗生素，联用抗厌氧菌药物如甲硝唑类，并可配合适量类固醇激素。

（2）脓肿形成后：发病 4 ～ 5 天后，脓肿多已形成。于全身继续应用有效抗生素的同时，也可于脓腔内注入抗生素。

**3. 脓肿排脓术**

（1）穿刺抽脓：用以明确脓肿是否形成，同时也起治疗作用。2%利多卡因黏膜表面麻醉及浅层组织浸润麻醉后，用 16 ～ 18 号粗针头，于脓肿最隆起处刺入。注意穿刺方位，不可刺入太深，以免误伤咽旁大血管。针进入脓腔时有空虚感，回抽即有脓液。抽尽脓液后，不拔针头，经此向脓腔内注入抗生素。

（2）切开排脓：局麻下，在穿刺获脓处，或选择最隆起处切开。若无法确定切口部位，可从悬雍垂根部做一假想水平线，从腭舌弓游离缘下端做一假想垂直线，两条线交点稍外即为适宜切口处。切口长 1 ～ 1.5cm，不宜过深。切开黏膜及浅层组织，插入血管钳，撑开软组织，直达脓腔，充分排脓。术后每日复查，用血管钳再次撑开切口排脓，直至无脓排出为止。

**4. 辨证论治**

（1）风热侵袭喉关证

证候：病初起，咽部疼痛，一侧为重，吞咽时加剧。腭舌弓上段及附近软腭红肿隆起，散漫无头，触之坚硬。全身症状见发热，恶风，周身不适，头痛，口微干渴。舌质偏红，苔薄黄，脉浮数。

治法：疏风清热，解毒消肿。

方药：五味消毒饮加减。可加防风、白芷以增强祛风消肿之力；加皂角刺、乳香、没药疏通气血。若疼痛明显，可加桔梗、牛蒡子利咽止痛。

（2）热毒蒸腐喉关证

证候：一侧咽部剧痛，痛连耳窍，吞咽困难，汤水难下；咽中痰涎壅盛，讲话如口中含物；张口困难，甚至牙关紧闭。一侧腭舌弓前上方红肿高突，扁桃体被推向内下方，悬雍垂被推向对侧。颌下淋巴结肿大、压痛。全身症状见高热，头痛，口渴，口臭，鼻息气热，小便黄，大便秘结。舌质红，苔黄厚，脉洪数有力。

治法：清热解毒，利膈消肿。

方药：清咽利膈汤加减。高热者加石膏、青天葵清热泻火；若痰涎多，加天竺黄、胆南星、僵蚕之类以清热祛痰；如颌下肿胀臖核疼痛者，加射干、瓜蒌、贝母清热化痰散结。毒邪壅盛者，可用大黄扫毒汤。可配合应用八宝丹。

（3）正虚毒滞喉关证

证候：咽部脓肿穿刺排脓后，或年老体弱之人，一侧咽痛仍存，吞咽障碍，咽中痰涎多，病程持续5～7日以上乃至2～3周。局部虽隆起高突，但色偏淡或暗红，无光亮之感，或按之软，穿刺有脓。伴轻度发热，口干，欲饮而不多，疲倦乏力，小便黄。舌红苔黄，脉虚弱。

治法：补益气血，托里排脓。

方药：黄芪解毒汤加减。若大便秘结，可加大黄泻火通便，或用火麻仁、郁李仁润肠通便；咽疼重者，可加射干、桔梗利咽止痛；气虚乏力明显者，酌加党参、太子参以扶正。

**5. 中医特色疗法**　擒拿法是推拿手法之一，主要用于咽喉肿痛剧烈，张口受限，吞咽困难，汤水难下，不能进食者。

**6. 局部治疗**

（1）含漱：用漱口方类含漱液含漱，每日数次。

（2）含药：六神丸或新癀片含服，每日数次。

（3）敷涂药：颌下淋巴结肿痛者，紫金锭醋磨外涂，或用金黄散醋调外敷。

（4）放血疗法：脓未成时，用三棱针于红肿部位局部刺血，能泄热、消肿止痛。针刺少商、商阳穴出血以泄热解毒。

**【预防与调护】**

1. 多饮水，注意休息。

2. 吞咽困难者，宜进流质、半流质饮食。

3. 密切观察病情变化。脓成者应及时切开排脓，谨防喉阻塞。

4. 对急性扁桃体炎应及早治疗，以免继发本病。因慢性扁桃体炎屡次急性发作引起者，病愈后宜行扁桃体摘除术。

## 二、咽后脓肿

咽后脓肿（retroparyngeal abscess）为咽后隙的化脓性炎症。中医称里喉痈。多因咽后淋巴结感染化脓所致，可分为急性、慢性两型。急性型最为常见，多发于3岁以下婴幼儿，慢性型较少见。

**【病因病理】**

**1. 病因**　急性型多为咽后隙化脓性淋巴结炎引起。最初常因上感、流感、肺炎、腮腺炎，或耳、鼻、咽部的急性感染继发咽后淋巴结感染，继而形成蜂窝织炎，最后发展为脓肿。咽后壁异物及外伤后感染，或邻近组织炎症扩散进入咽后隙，也可发生咽后脓肿。慢性型多由颈椎结核病变所致。

**2. 病理**　急性型为咽后隙的急性化脓性炎症，间隙内发生明显炎性渗出和坏死，局部积脓。由于咽中缝的限制，脓肿偏于一侧。慢性型病变表现为结核性坏死，呈冷脓疡特征。因脓液积聚于椎前间隙内，故脓肿位于中央。

**3. 病机**　小儿脏腑娇嫩，抗病力弱，易感风热邪毒，上攻于咽。或因咽部损伤，邪毒乘势入侵，致气血壅滞，热盛肉腐成脓。

## 【临床表现】

**1. 症状** 起病较急，初起有畏寒，发热，咽痛，吞咽困难，烦躁不安。婴幼儿多表现拒食，吸奶时吐奶，或奶汁反呛入鼻，有时可吸入气管引起呛咳。言语含糊如口中含物，睡眠时有鼾声，呼吸不畅。头常偏向患侧以缓解疼痛。脓肿较大时可有吸气性喘鸣及吸气性呼吸困难。

**2. 体征** 咽后壁一侧隆起，黏膜充血。脓肿较大者，可将患侧腭咽弓及软腭向前推移。结核性咽后脓肿系“冷脓肿”，常位于咽后壁中央，黏膜色泽较淡。检查时，压舌板宜轻轻用力，切不可用力强压，否则可能造成脓肿破裂，引起窒息。如于检查中突然发生脓肿破裂，应急速将病儿双足提起，头部倒置，以免脓液流入喉腔或下呼吸道。

**3. 并发症** 脓肿破裂，吸入下呼吸道，可引起肺炎甚至窒息；感染向下发展，可引起急性喉炎、喉水肿、纵隔感染等；脓肿侵犯咽旁间隙可导致咽旁脓肿，可侵蚀大血管，导致大出血。

## 【实验室及其他检查】

1. 急性型患者白细胞总数升高，中性粒细胞比例增高。

2. 颈侧位 X 线片或 CT 检查，可见咽后壁软组织肿胀阴影，或见脓腔形成。

## 【诊断与鉴别诊断】

**1. 诊断要点**

（1）婴幼儿出现咽痛拒食，吞咽困难，吸奶时吐奶，或奶汁反呛入鼻等典型症状，应首先考虑本病。

（2）颈部 X 线片可见颈椎前隆起的软组织影或液平面。颈椎结核病变时可见颈椎骨质破坏征，有助于诊断。CT 检查准确性更好。

（3）穿刺抽脓可明确诊断，但必须非常小心，最好在仰卧垂头位下进行穿刺，以免脓肿破裂而引起窒息。

**2. 鉴别诊断**

（1）口底化脓性蜂窝织炎：初起为患侧颌下三角区肿胀，病侧舌下区后部黏膜水肿潮红，可有张口困难及吞咽疼痛。病变发展，蔓延及口底诸间隙包括颌下、舌下区发生广泛的肿胀，水肿可波及上颈部，口底肿胀致舌体抬高，口半张状，言语、吞咽均感困难。局部触诊如木板。

（2）咽后肿瘤：如咽后型颈内动脉瘤。其起病缓慢，无急性感染征，触诊有助诊断。

（3）颈椎畸形：也可引起咽后壁一侧凸起，触诊即可区别。

## 【治疗】

一旦怀疑本病，所有诊疗活动都必须小心谨慎，尤其不能随意或强行搬动患儿，以免诱发脓肿破裂，发生意外。在确诊为急性型后，应及早切开排脓或穿刺抽脓，并结合抗生素和辨证论治等全身治疗。

**1. 一般治疗** 饮食要清淡，流食，及时补充水分，保持大便通畅。发热明显者应及时降温。

**2. 切开排脓** 急性型咽后脓肿者，取仰卧头低位行切开排脓术，用压舌板或直接喉镜轻压舌根，暴露口咽后壁，以长粗穿刺针穿刺抽脓。随后用尖刀在脓肿下部做一纵形切口，并用长血管钳撑大切口，排尽脓液。术中随时用吸引器吸出脓液。因术中患儿可突发窒息，故应备有氧气、气管切开包、直接喉镜及气管插管等器械，以便在出现意外情况时能随时使用。如切开排脓后又发生脓液引流不畅，应再用血管钳撑开切口排脓。若因设备所限不能施行手术，可考虑穿刺抽脓，并注入抗生素，但须反复多次施行。结核性咽后脓肿者，可在口内穿刺抽脓，脓腔内注入链霉素，切忌在咽部进行切开排脓。

**3. 抗生素疗法**　术后使用足量广谱抗生素控制感染。结核性咽后脓肿，或存在颈椎结核者，应辅以全身抗结核治疗。

**4. 辨证论治**　病初起多为风热在表，宜疏风清热解表。脓已成，多为热毒炽盛，肉腐成脓，宜清热解毒排脓。可参照扁桃体周脓肿进行辨证论治。结核性咽后脓肿则多为阳虚阴寒凝滞，宜扶正补虚，托毒排脓，佐以杀虫之法。

**【预防与调护】**

1. 对小儿发热，并有进食啼哭、拒食、食物反流、言语含糊如口内含物等症状者，首先应考虑到本病的可能，宜及早确诊。一旦疑及本病，宜做好各种应急准备后始行咽部检查，切忌盲目草率行事，也不宜随意粗暴搬弄患儿。

2. 密切观察呼吸情况，警惕喉阻塞的出现。

## 三、咽旁脓肿

咽旁脓肿（parapharyngeal abscess）是咽旁隙的急性化脓性感染。该间隙是头颈部最易受感染的间隙之一。本病类似于中医的颌下痈。

**【病因病理】**

**1. 病因**　致病菌以溶血性链球菌为主，其次为金黄色葡萄球菌、肺炎双球菌。其感染途径有多种。

（1）临近组织的急性炎症，如急性咽炎、急性扁桃体炎、急性腺样体炎、急性鼻炎、急性鼻窦炎等，感染直接侵袭或经血行途径侵入咽旁隙。

（2）邻近组织的脓肿直接溃破或延展入咽旁隙，如扁桃体周脓肿、咽后脓肿、牙槽脓肿、腮腺脓肿、颞骨岩部脓肿及耳源性颈深部脓肿等。

（3）咽侧壁受异物及器械损伤而继发本病。咽或口腔手术（如扁桃体切除或拔牙）中，可经麻醉针头将细菌直接带入咽旁隙而引起感染。

**2. 病理**　本病是咽旁隙急性化脓性炎症，早期为蜂窝织炎，随后组织坏死溶解，形成脓肿。

**3. 病机**

（1）*邪热侵咽*：风热邪毒侵袭，上犯于咽，致咽部邪毒与气血搏结，壅聚不散而发病。

（2）*热毒攻咽*：外邪入里化火，引动脏腑积热上攻于咽，灼腐血肉化为脓。

（3）*虚邪滞咽*：邪毒结聚于咽，损伤正气，或气血亏虚之体，驱邪不力，致痈肿难溃难愈。

**【临床表现】**

**1. 症状**

（1）*局部症状*：咽旁及颈侧剧烈疼痛，可放射至耳部，患侧颈项强直，转动不利，张口困难。

（2）*全身症状*：可有精神萎靡，食欲不振，头痛，周身不适，持续高热，或伴寒战，病情严重时可发生虚脱。

**2. 体征** 患侧颌下区及下颌角后方肿胀，触诊时觉坚硬且有压痛。严重者，肿胀范围可上达腮腺，下沿胸锁乳突肌而达锁骨上窝。如已形成脓肿，则局部可能变软，但因脓肿部位较深，虽脓肿已成而常难以触及波动感。咽部检查可见患侧咽侧壁隆起，亦可能存在患侧扁桃体的异常改变。

**3. 并发症** 咽旁脓肿可能引起咽后脓肿、喉水肿、脑膜炎。若腐蚀颈部主要血管，则可能引起致命性大出血等严重并发症。

## 【实验室及其他检查】

1. 外周血白细胞总数升高，中性粒细胞比例增高。

2.B 超及 CT 检查可见液化腔，X 线颈部摄片可见咽侧软组织阴影加宽。

## 【诊断与鉴别诊断】

**1. 诊断要点** 全身症状严重，咽侧及颈部疼痛剧烈、咽侧壁隆起明显等为诊断本病的重要依据。但由于脓肿位于深部，从颈外触诊不易摸到波动感，故不能以有无波动感作为主要诊断依据。

**2. 鉴别诊断**

（1）扁桃体周脓肿：多见于 20 ～ 35 岁成年人，常有急性扁桃体炎病史。脓肿多位于扁桃体前上方，患侧腭舌弓及软腭明显红肿突出。扁桃体红肿，被推向内下方。悬雍垂红肿并被推向对侧。

（2）咽后脓肿：脓肿突起于咽后壁一侧，软腭、腭咽弓无充血或稍充血，呼吸困难明显，发音含糊不清。

（3）咽旁肿瘤：起病缓慢，初起可无症状或症状轻微。如为恶性肿瘤，至溃疡出现，则有显著咽痛、口臭或咯血性分泌物，晚期可出现消瘦、衰竭等恶病质表现，局部查及肿块。

## 【治疗】

脓肿形成之前，应用大剂量抗生素及辨证论治以控制感染，防止脓肿形成、感染扩散及发生并发症。脓肿一旦形成，应及时切开排脓。术后应继续应用抗生素及辨证论治，促使感染早日消退。

**1. 一般治疗** 饮食要清淡，流食，及时补充水分，保持大便通畅。发热明显者应及时降温。

**2. 抗生素疗法** 予大剂量敏感抗生素，疗程要足。以静脉途径给药为妥。

**3. 切开排脓术** 一般在局麻下经颈外径路切开排脓。以下颌角为中点，于胸锁乳突肌前缘做一纵行切口，血管钳钝性分离软组织进入脓腔，排脓后冲洗干净，放置引流条，缝合部分切口并包扎。每日换药 1 次，用抗生素液冲洗脓腔。

**4. 辨证论治**

（1）邪热侵咽证

证候：病初起，一侧咽壁及颈侧肿痛，吞咽障碍，语音不清，或有张口困难。患侧咽侧壁或扁桃体向咽腔突出，患侧颈部、颌下区及下颌角后方肿胀，肤色不红，触之坚硬而有压痛。并见发热恶寒，头痛，周身不适，口微干渴。舌红，苔薄黄，脉浮数。

治法：疏风解毒，消肿止痛。

方药：五味消毒饮加减。可加防风、白芷助疏风解表之力；加黄芩、败酱草、皂角刺解毒消肿。

（2）热毒攻咽证

证候：咽部及颈部疼痛剧烈，吞咽困难，张口受限，壮热，烦躁，口臭，胸闷腹胀，大便秘结，小便黄。患侧咽侧壁及扁桃体被推向咽腔中央，咽侧壁患处充血。颈部、颌下及下颌角后方明显肿胀、触痛，穿刺可有脓。苔黄厚，脉弦滑数有力。或表现发热夜甚，烦躁不眠，甚或谵语、神昏。舌质红绛，脉数或细数。

治法：清热解毒，利膈消肿。

方药：清咽利膈汤加减。全方夺其热而泻于下，使邪热得以顿挫，加速向愈。可加蒲公英、紫花地丁，以加强清热解毒之力。可配合服用八宝丹。

（3）虚邪滞咽证

证候：年老、体弱之人，一侧喉旁及颈侧肿胀，疼痛不剧，吞咽不利，言语含混不清。患侧咽侧壁及扁桃体被推向咽腔，咽侧壁隆起处黏膜淡红。患侧颈部、颌下区及下颌角后方肿胀，皮色不红，触之不硬，微痛，穿刺有稀脓。发热不高，疲倦少气懒言，纳差，面色淡白或萎黄。舌红苔黄，脉细无力。

治法：补益气血，托里排脓。

方药：托里消毒散加减。若大便秘结，加火麻仁、郁李仁润肠通便，或酌加酒制大黄泻火通便。

**5. 局部治疗**　含漱、吹药、外敷等，参见扁桃体周脓肿。

### 【预防与调护】

1. 应积极治疗可能引起咽旁隙感染的各种原发病。
2. 患者卧床休息，多饮水，进流质饮食。
3. 严密观察。预防并发症的发生。

## 第八节　阻塞性睡眠呼吸暂停低通气综合征

阻塞性睡眠呼吸暂停低通气综合征（obstructive sleep apnea hypopnea syndrome，OSAHS）是因某些原因导致睡眠时出现上气道塌陷阻塞，引起呼吸暂停和通气不足，伴有打鼾、睡眠结构紊乱，频繁发生血氧饱和度下降、白天嗜睡等的综合征候群。本病发病率有逐年增加趋势，人群发病率为 2% ～ 5%，可发生于任何年龄，但多见于中年男性肥胖者，男女之比为（2 ～ 3）：1。

中医关于本病的论述较少，大致属中医“鼾眠”范畴。“鼾眠”首载于《诸病源候论》：“鼾眠者，眠里喉咽间有声也。人喉咙，气上下也，气血若调，虽寤寐不妨宣畅；气有不和，则冲击喉咽而作声也。其有肥人作声者，但肥人气血沉厚，迫隘喉间，涩而不利亦作声。”除肥胖外，鼻鼽、鼻窒等鼻病以及乳蛾等咽喉疾病是引起本病的常见因素，可参照诊治。

### 【病因病理】

**1. 病因**　本病的病因和发病机制目前仍未阐明，但认为与以下因素密切相关。

（1）上气道结构异常或病变

①口咽狭窄：由于口咽由软组织构成，咽壁无软骨和骨性支架，腭扁桃体肥大、悬雍垂粗长、舌根扁桃体或软腭肥大、老年肌紧张度下降等病理因素，均可发展成病理性口咽腔狭窄或阻塞。

②鼻腔及鼻咽部狭窄：如鼻中隔偏曲、鼻息肉、鼻甲肥大、腺样体肥大，以及鼻腔、鼻咽部肿瘤等。

③喉咽和喉腔病变：如婴儿型会厌、肿瘤、声门上水肿等。

④畸形：上、下颌骨发育不全或畸形等，均可引发本病。

（2）上气道扩张肌张力异常　上气道扩张肌张力异常是OSAHS患者气道塌陷的重要因素，但引起张力异常原因不明。上气道扩张肌包括颏舌肌、咽侧壁肌肉和腭肌等。

（3）呼吸中枢调节异常　可为原发性，也可继发于长期睡眠呼吸暂停和或低通气引起的低氧血症，主要表现为睡眠时呼吸驱动异常降低，或对高 $CO_2$、高 $H^+$ 级低 $O_2$ 的反应异常。

（4）代谢异常　肥胖症为主要病因之一，肥胖者的舌体肥大，悬雍垂、口咽、下咽都有过多的脂肪组织堆积而使气道变狭窄。其他如甲状腺功能低下所致的黏液性水肿，经绝期后内分泌紊乱，糖尿病等，也可出现上述症状。

**2. 生理**　主要体现在低氧与二氧化碳潴留、睡眠结构紊乱、以及胸腔压力的变化。睡眠中吸气时，上呼吸道阻力增大，负压增加，气流通过狭窄部位的速度加快。由于负压原因，吸气时，上气道无骨性管腔处的软组织塌陷，甚至发生暂时性关闭，引起该处阻塞，因而出现呼吸受阻；同时胸腔负压增加对心脏及大血管产生巨大影响，并引起反流性咽喉炎等反流性疾病。由于频繁的呼吸暂停及低通气，会导致反复发作的低氧、高碳酸血症，引起呼吸努力增加、反复微觉醒、儿茶酚胺分泌增多等，严重者可发生呼吸骤停。长期缺氧刺激，可对心、脑、肺、肾、血管等器官组织造成损害，引起高血压，红细胞增多，血小板活性增加、纤溶活性下降，从而诱发冠心病和脑血栓；低氧使血管内膜损伤，易于发生脂质沉着，血黏度增高，动脉硬化加速，心肌缺血加重，脑血流减少，易诱发心脑血管意外，故认为本病是一种潜性致死性疾病。低氧可使肾小球滤过率增加，引起夜尿增多、遗尿等。睡眠结构紊乱，导致头昏头疼，记忆力下降、性情改变，并可引起神经－内分泌功能异常，导致肥胖、糖尿病、性功能下降、小儿发育迟缓等。

**3. 病机**　本病实证多由气滞、血瘀、痰凝、邪恋所致；虚证多由气血亏虚，咽喉失养而成。

（1）痰瘀互结：多见于体态肥胖者。素体脾胃虚弱，运化失职，水湿上泛；或外邪留滞肺脾，水湿输布失调，痰湿结聚，阻塞气道，致气机不利，血行不畅，瘀血停聚，与痰湿互结，迫隘咽喉，故睡眠时鼾声如雷，憋气。如《诸病源候论》所说："鼾眠者，眠里喉咽间有声也。……气有不和，则冲击喉咽而作声也。其有肥人眠作声者，但肥人气血沉厚，迫隘喉间，涩而不利亦作声。"

（2）肺脾气虚：年老体弱，阳气衰减，气血不足，无以上承咽喉，咽喉失养；或饮食不当，损伤脾胃，或素体虚弱，气血生化乏源，肌肉不得充养，松弛无力，咽壁塌陷，气道受阻，则呼吸不利，故睡眠鼾声明显。肺脾气虚，邪气留滞，痹阻气道，亦能引起鼾眠。

## 【临床表现】

以睡眠时严重鼾声、呼吸暂停及低通气为主要症状，同时伴有白天嗜睡、困倦，严重者可并发高血压、心肺功能衰竭等症。

**1. 症状**

（1）鼾眠：睡眠时张口呼吸，鼾声如雷。睡眠中频发呼吸暂停及低通气，时时被憋醒。

（2）白天嗜睡、困倦，晨起头痛，血压升高，记忆力下降，注意力不集中，工作效率低，甚或表现行为怪异等。

（3）咽干、咽痛、咽部异物感、口臭、咳嗽等，以晨起后明显。

（4）重者可出现性功能下降、夜尿增多、遗尿、梦游等。病程长者可出现性格改变；小儿可出现颌面、胸廓发育畸形，发育迟缓等。

**2. 体征**

（1）患者多肥胖，颈部粗短，部分人可见上下颌骨发育异常，外鼻狭小，鼻孔上翘，小儿可见腺样体面容、发育迟缓、胸骨畸形等。

（2）上呼吸道征象：口咽腔黏膜组织肥厚，咽腔狭小，悬雍垂肥大或过长，软腭过低过长，扁桃体肥大，舌体肥厚，腺样体肥大。鼻甲肥大、鼻中隔偏曲、鼻息肉、鼻腔肿瘤等。根据阻塞部位或阻塞水平，可分为四型。

Ⅰ型：狭窄部位在鼻咽以上（鼻咽、鼻腔）。

Ⅱ型：狭窄部位在口咽部（腭和扁桃体水平）。

Ⅲ型：狭窄部位在下咽部（舌根、会厌水平）。

Ⅳ型：以上部位均有狭窄，或同时存在两个以上部位的狭窄。

**3. 并发症**　常见多系统损害，多见于病程较长者，可并发高血压、心律失常、冠心病、夜尿增多、遗尿、性功能下降等症，严重者可出现心脏骤停、呼吸骤停、脑血管意外，导致死亡。

## 【实验室及其他检查】

**1. 多导睡眠监测仪监测（polysomnography，PSG）**　是诊断 OSAHS 的主要客观手段。通过对患者进行持续 7 个小时以上的连续性睡眠监测，可检测口鼻气流、血氧饱和度、心电图、脑电图、肺功能、眼电图、下颌肌电图、胸腹呼吸运动等，以了解其睡眠呼吸暂停的性质（分型）和程度等，可作为选择治疗方案、预后估计的依据。

本综合征所谓的呼吸暂停，是指睡眠过程中一次性口鼻气流停止时间≥ 10 秒。呼吸暂停为阻塞性，即口鼻虽无气流通过而胸腹呼吸运动存在。所谓低通气，亦称通气不足，系睡眠期间呼吸气流量较基础水平减少≥ 50%，同时出现动脉血氧饱和度（$SaO_2$）降低≥ 4%。把睡眠过程中平均每小时呼吸暂停和低通气的总次数，称为睡眠呼吸暂停低通气指数（apnea hypopnea index，AHI)；平均每小时发生呼吸暂停、低通气和呼吸努力相关微觉醒（respiratory effort arousal，RERA) 事件的总次数，称为呼吸紊乱指数（respiratory disturbance index，RDI）。

**2. 鼻咽喉镜检查**　有利于进一步查明病因，判断阻塞部位及程度。睡眠状态下检查更有利于判断。

**3. 影像学检查**　头颅侧位 X 线片测量、CT、MRI 可以获得上气道病变部位及狭窄程度。睡眠状态下行上气道矢状位和轴位超快速 MRI 扫描动态观察，可对软腭后区、舌后区、会厌区等处的阻塞情况进行有效判断。

**4. 上气道持续压力测定**　是目前最准确的定位诊断方法。将含有微型压力传感器的导管自鼻腔经咽腔到食管，检测不同呼吸平面的压力。

## 【诊断与鉴别诊断】

**1. 诊断要点**

（1）熟睡时鼾声严重，一般认为响度＞ 60dB，以呼吸暂停及低通气反复发作为最主要的临床症状。

（2）检查发现明显的上气道狭窄因素。

（3）晚间，PSG 监测 7 小时睡眠历程，期间呼吸暂停及低通气反复发作频度在 30 次以上，或睡眠呼吸暂停低通气指数（apnea hypopnea index，AHI），亦即平均每小时睡眠中呼吸暂停和低通气现象的发作次数≥ 5 次 / 小时。

（4）依据 AHI 和最低血 $SaO_2$ 水平，可对 OSAHS 病情程度进行分度，见表 9–2。

**表 9–2　OSAHS 病情分度标准**

| 程度 | AHI（次／小时） | 最低 $SaO_2$（%） |
|---|---|---|
| 轻度 | 5 ～ 20 | ≥ 85 |
| 中度 | 21 ～ 40 | 65 ～< 85 |
| 重度 | > 40 | < 65 |

**2. 鉴别诊断**

（1）单纯打鼾：睡眠时不同程度打鼾，但 AHI < 5，白天无症状。

（2）上气道阻力综合征：夜间可出现不同程度、频度的鼾症，虽上气道阻力增高，但 AHI 5 次 / 小时，白天有嗜睡症或疲劳等症状，试验性无创通气治疗有效可支持该诊断。

（3）中枢性睡眠呼吸暂停：患者无上气道狭窄，入睡后鼾声轻微，但可出现呼吸窘迫。呼吸暂停期间，鼻腔、口腔气流与胸腹式呼吸运动同时暂停。但是，中枢性睡眠呼吸暂停和 OSAHS 可以共存（即混合型），而且二者还可以相互转化，临证之际需要仔细鉴别。

（4）甲状腺功能低下、肢端肥大症：此类患者可有 OSAHS 的症状，但通过生化检测及相关体征不难鉴别。

## 【治疗】

根据病因和病情程度，因人而异选择治疗方法。对于腭扁桃体肥大、悬雍垂粗长、舌根扁桃体或软腭肥大、鼻甲肥大、腺样体肥大、肥胖症、糖尿病等，辨证论治可收一定的效果。

**1. 一般治疗**　超重和肥胖 OSAHS 患者首选减轻体重，加强体育锻炼，戒烟限酒，劳逸结合；调整睡眠姿势，睡眠时采取侧卧位，可减轻舌根后坠，保持咽腔大小变化不甚，维持呼吸道畅通，减轻呼吸暂停症状。

**2. 非手术治疗**

（1）鼻腔持续正压通气（continuous positive airway pressure，CPAP）：睡眠时，通过密闭的面罩输入一定正压空气，抵消吸气阻力，阻止上气道塌陷。长期应用，可改善呼吸调节功能，逆转 OSAHS 引起的并发症，降低其死亡率。

（2）口腔矫正器或舌托治疗：睡眠时带口腔矫正器或舌托，牵拉下颌向前及舌根前移，扩大舌根后气道，可在一定程度上改善症状。

**3. 手术疗法**

（1）去除阻塞性病因：对鼻息肉、鼻甲肥大、鼻中隔偏曲、腺样体肥大、扁桃体肥大、舌根扁桃体肥大等，施行相应的手术治疗。

（2）悬雍垂腭咽成形术（UPPP）或腭咽成形术（PPP）：主要适用于口咽部狭窄的患者，术后可增加咽腔左右及前后间隙，以减少睡眠时上呼吸道的阻力。

（3）气管切开术：适用于重度 OSAHS，或作为 UPPP 的术前治疗，可改善患者的低氧血症。

（4）低温等离子射频组织消融术（ridiofrequency tissue volumetic reduction，RFTVR）：是利用低温等离子消融系统，实现组织切割与消融的一项微创外科治疗技术。可用于悬雍垂、软腭、扁桃体、舌根、舌扁桃体和下鼻甲等的消融治疗。可在不影响表面黏膜的情况下，消融黏膜下软组织，使胶原组织收缩，组织容积缩小，同时可对消融区域的小血管产生止血效果。轻、中型OSAHS患者效果显著，对重度OSAHS或伴有严重超体重者，常需配合减肥、鼻腔持续正压通气（CPAP）等方法综合治疗。但有软腭手术史、凝血机能障碍、孕妇及安置心脏起搏器者，应视为禁忌证。

（5）$CO_2$激光治疗：一般用$CO_2$激光刀沿软腭和悬雍垂边缘做弧形切除，使软腭和悬雍垂缩短，愈合后的软腭游离缘因瘢痕而较为坚硬，以减少振动造成的阻力，并可扩大咽腔，改善通气。间隔一段时间后，可重复操作。具有时间短、出血少、反应轻等优点。对重度OSAHS患者，仍需配合其他方法综合治疗。

（6）其他：硬腭截短软腭前移术、软腭小柱植入术、舌根悬吊术。有颌骨畸形者，需行颌骨畸形矫正术。

**4. 辨证论治**

（1）痰瘀互结

证候：多见于体态肥胖或超肥胖者，痰多胸闷，恶心纳呆，白天嗜睡，困倦乏力，神疲懒言。夜间鼾声如雷，经常憋醒。鼻咽腔狭窄，悬雍垂肥厚或鼻腔内息肉生长。舌体胖大，或暗或有瘀点，苔白腻，边有齿痕，脉弦滑或涩。

治法：化痰散结，活血祛瘀。

方药：导痰汤合桃红四物汤加减。方中半夏、制南星燥湿化痰；陈皮、枳实行气消痰；茯苓健脾利湿；桃仁、红花、当归、赤芍、川芎活血祛瘀；甘草健脾和中。若舌苔黄腻，可加黄芩清热；局部组织增生肥厚明显者，可加僵蚕、贝母、蛤壳、海浮石等以加强化痰散结之效。

（2）肺脾气虚

证候：多见于中老年人。倦怠乏力，注意力不集中，白天嗜睡，夜眠鼾声，经常睡眠中憋醒。软腭下垂或舌根后坠。小儿可见发育不良，注意力不集中，腺样体面容等。舌淡苔白，脉细弱。

治法：健脾和胃，益气升阳。

方药：补中益气汤加减。方中党参、黄芪、白术、甘草健脾益气；陈皮理气养胃；当归养血；升麻、柴胡升阳。若夹痰湿，可加茯苓、薏苡仁健脾利湿，加半夏燥湿化痰；若兼血虚，可加熟地、白芍、枸杞子、龙眼肉以加强养血之力；若记忆力差，精神不集中，可加益智仁、芡实等；若嗜睡可加石菖蒲、郁金以醒脑开窍。

**5. 针灸推拿疗法**

（1）体针：取百会、水沟、足三里、合谷、三阴交，可配合丰隆、列缺、尺泽、肺俞、太渊等穴。每次选主、配穴各2～3个，平补平泻，每日或隔日1次。

（2）推拿：拿揉两侧胸锁乳突肌，滚揉、一指禅推两侧骶棘肌及斜方肌。重点按揉天鼎、中府、缺盆、水突等穴，配合肩井、风池、少冲、合谷。也可推揉腰背部足太阳膀胱经、督脉，点揉肺俞、天柱等。每日1次。

**6. 其他治疗** 因睡眠中张口呼吸而致口舌干燥，可以芦根、麦冬、天花粉煎水含漱，具有生津止渴之效。或口含服铁笛丸、西瓜霜润喉片等清润之剂。

## 【中西医结合治疗进展及展望】

近年来，人们开始逐渐关注睡眠呼吸障碍问题。其中，OSAHS是一种严重的睡眠呼吸障碍，其病理生理学改变严重影响患者生活质量甚至危及生命，或导致儿童患者智力低下、发育迟缓等。中医对本病的研究尚处于起步阶段，其主要病因病机有痰、瘀、虚三个方面，痰气搏结是打鼾的主要病理机制。中医有“肥人多痰”之说，而本病多见于肥胖者，治疗多从化痰祛瘀、调理肺脾肾入手，配合针刺、按摩、推拿等法，有望改善症状；围手术期的中医调理，能够巩固手术效果，有利于获得更好的远期疗效。本病常伴有鼻、咽、喉疾病，可以参照相应疾病进行辨治。

**【预防与调护】**

1. 加强体育锻炼，戒烟限酒，清淡饮食，增加运动，改善体质，减轻体重，有预防和辅助治疗作用。

2. 轻症者可调整睡眠姿势，尽量采取侧卧位，以减少舌根后坠而改善通气。

3. 睡前尽量避免服用安眠药、镇静与麻醉剂等。

4. 外感时应积极治疗，以免加重鼻窍、颃颡及喉关等部位的阻塞症状。

5. 患者不宜从事高空作业和驾驶工作。

# 第十章
# 喉部疾病

扫一扫，查阅本章数字资源，含PPT、音视频、图片等

## 第一节　急性会厌炎

急性会厌炎（acute epiglottitis）又名急性声门上喉炎，是喉科的常见急性感染性疾病，以会厌充血肿胀、咽喉剧烈疼痛、吞咽困难、呼吸困难为主要临床表现。病情严重者，可因急性喉阻塞而窒息死亡。成人、儿童均可发病，但成人多于儿童，男性多于女性。全年均可发生，冬春季节多见。中医经典文献中无此病名，“咽喉痈”“急喉风”等病证的描述与本病有类似之处。

### 【病因病理】

**1. 病因**

（1）感染：为最主要的病因。常见的致病菌为流感嗜血杆菌、溶血性链球菌、葡萄球菌、肺炎双球菌等，也可与病毒混合感染而发病，多经呼吸道途径而感染。

（2）变态反应：可继发于全身或局部变态反应发作期。可因细菌、病毒感染后继发，也可由单纯变态反应性炎症引起，导致会厌迅速水肿，由此引起喉阻塞的概率远高于感染因素。

（3）其他因素：误咽化学物质，吸入有害气体，颈部及喉部创伤及放射线损伤等均可引起会厌的急性炎症。也可因外伤或临近组织感染（如急性扁桃体炎、舌扁桃体炎、口底炎等）所致。

**2. 病理**　会厌舌面及杓会厌襞黏膜较疏松，声门上区的淋巴管极为丰富。因而会厌一旦发生感染，极易出现水肿，甚至发生急性喉阻塞而窒息死亡。

（1）急性卡他型：会厌黏膜急性弥漫性充血、肿胀，大量白细胞浸润。

（2）急性水肿型：会厌的变态反应性炎症以黏膜水肿为主，发病极为迅速，会厌肿胀呈球形。此型易引起喉阻塞。

（3）急性溃疡型：较少见，但病情较重，发展迅速，炎症波及黏膜下层及腺体组织，引起局部黏膜发生溃疡，或出血。

**3. 病机**　本病多因平素肺脾蕴热，复感风热之邪，或创伤染毒，使风热搏结于外，火毒炽盛于内，风痰火毒壅结会厌所致。

（1）风热侵袭，热毒搏结：风热之邪侵袭，最易客犯咽喉，攻于会厌。或平素肺脾蕴热，复感风热之邪，风热邪毒搏结会厌，气道受阻，开阖不利。

（2）热毒壅盛，痰火结聚：热毒壅盛，郁滞化火，火动痰生，结聚咽喉，灼腐成脓。火毒痰涎壅滞，故咽喉肿痛，声音难出，汤水难下，呼吸困难。

## 【临床表现】

**1. 症状**

（1）局部症状：咽喉疼痛较剧，吞咽时加重，咽下困难，口涎外溢，言语含混不清。会厌高度肿胀时可引起吸气性呼吸困难，甚至窒息。局部症状虽较重，但因声带多无受累，故很少有声音嘶哑。

（2）全身症状：起病急，有畏寒发热，表现为急性痛苦面容。儿童及老年人症状多较严重。体温在 38 ～ 39℃。

**2. 体征**

（1）会厌改变：口咽部无明显改变，但会厌明显红肿，严重时呈球形。若脓肿形成，表面可见黄白色脓点。会厌红肿多见于舌面，喉面较少见。由于肿胀会厌的后倾遮掩，喉镜检查时不易见到声带、室带。

（2）吸气性呼吸困难征：病情严重者，可出现不同程度的吸气性呼吸困难体征。

## 【实验室及其他检查】

**1. 血常规** 白细胞总数显著增加，中性粒细胞比例增加。

**2. 电子喉镜检查** 可明确诊断。

**3. 喉部 X 线检查** 喉侧位片可见到肿大的会厌。

## 【诊断与鉴别诊断】

**1. 诊断要点** 本病发病急，进展快，以咽痛、吞咽困难、言语不清为主症，多无声音嘶哑。喉镜检查可明确诊断。

**2. 鉴别诊断**

（1）小儿急性喉炎：好发于 3 岁以下儿童，主要症状为声嘶，可伴有发热，哮吼样干咳及吸气性呼吸困难。喉部检查，声带及声门下黏膜充血肿胀，会厌及杓状软骨正常。

（2）喉水肿：起病急，声音嘶哑，吞咽困难，呼吸困难。检查见会厌、杓状软骨黏膜高度水肿，但患者无明显咽喉疼痛。

（3）喉白喉：起病较缓，全身中毒症状明显，体温不高，呼吸困难呈进行性加重，声嘶，喉内可见假膜，涂片可查出白喉杆菌。

## 【治疗】

以抗感染、防止喉阻塞为基本治疗原则，可给予足量抗生素和糖皮质激素治疗，同时进行中医辨证论治。应严密关注患者的呼吸状态，如呼吸困难严重，应及时行气管切开术。

**1. 一般治疗** 应卧床休息，减少活动，保持安静，发热明显者应及时降温，保持大便通畅。

**2. 抗生素疗法** 全身应用足量抗生素，如青霉素类。病情严重及有耐药菌问题者，可联合应用足量头孢类抗生素静脉滴注。

**3. 糖皮质激素的应用** 糖皮质激素是消除局部水肿最迅速而有效的药物，一般宜早期与抗生素联合应用。成人可予以氢化可的松 100 ～ 200mg/d 或地塞米松 5 ～ 10mg/d 静脉滴注，儿童用量可酌减。

**4. 保持气道畅通** 是成功救治本病患者的关键。密切观察病情变化，对婴幼儿及年老体弱者尤宜加强观察。如为轻度呼吸困难，可给吸氧、雾化治疗。若病情急重，呼吸困难达Ⅲ度以上，宜行气管切开术。

**5. 会厌脓肿的处理**　会厌脓肿一般会自行破溃，无需特殊处理。但脓肿较大者，可在表麻下切开排脓。儿童患者取仰卧头悬垂位，经直达喉镜下切开，用吸引器吸脓，以防脓液误入气管引起窒息。

**6. 辨证论治**

（1）风热邪毒，搏结声户证

证候：见于发病初期或病情较轻者，以咽痛、吞咽困难为主症。会厌充血、肿胀，但尚未成脓，呼吸平稳。全身症状可见发热恶寒，舌红苔黄，脉浮数或数。

治法：疏风清热，解毒消肿。

方药：五味消毒饮合银翘散加减。也可用疏风清热汤加减。

（2）热毒痰火，结聚声户证

证候：多见于病情较重者。咽痛剧烈，吞咽困难，痰涎较多，言语不清，或伴有呼吸困难。会厌红肿或有脓肿形成。全身症状可见高热，口干口臭，溲黄，大便秘结。舌红苔黄，脉洪数有力。

治法：泻火解毒，消肿散结。

方药：清咽利膈汤合仙方活命饮加减。

**7. 中成药**　新雪丹颗粒、六神丸、喉咽清口服液（颗粒）等，视病情辨证选用。病情严重者，可服用八宝丹。

**8. 局部治疗**

（1）蒸气或雾化吸入：选用中草药清热解毒芳香之品，如金银花、紫苏、鱼腥草、薄荷等，制成煎剂蒸气吸入；或以庆大霉素加地塞米松或布地奈德混悬液超声雾化吸入。

（2）含服药：含化铁笛丸或新癀片，日数次。

**9. 针灸推拿治疗**

（1）体针：取合谷、曲池、少商，配少泽、商阳、天突等穴，泻法强刺激，可减轻疼痛。

（2）擒拿及提刮：于颈前近咽喉处，具有疏通经络，缓解疼痛之功效。

（3）放血疗法：以三棱针于少商、商阳穴点刺放血，有缓解疼痛的作用。

### 【预防与调护】

1. 养成良好的饮食卫生习惯，防止吞咽过热食物，避免异物损伤咽喉部。
2. 避免吸入有害气体及过度烟酒刺激。
3. 患者应卧床休息，如有呼吸困难可取半卧位，保持室内安静。
4. 积极治疗，严密观察病情变化。吞咽困难明显者，应注意支持疗法。并适时做好气管切开术的准备。

## 第二节　急性喉炎

急性喉炎（acute laryngitis）是喉黏膜的急性弥漫性卡他性炎症，以声音嘶哑，声带红肿为主要临床表现。本病占耳鼻咽喉科疾病的 1% ～ 2%，无显著性别差异。冬春季发病率较高。成人症状较轻，且很快恢复，儿童则较重，易导致声门下喉炎和急性喉阻塞。中医学称本病为“暴喑”“急喉喑”。

## 【病因病理】

**1. 病因**

（1）感染：常继发于急性鼻炎、急性咽炎，或与上述两病同时发生。常见的致病菌有流感病毒、柯萨奇病毒以及肺炎球菌、链球菌、金黄色葡萄球菌等。受凉、疲劳等致机体抵抗力低下为常见诱因。

（2）过度用声：不当用声，如发声过高或过久，剧烈咳嗽等均可引发本病。

（3）其他因素：粉尘、有害气体的刺激，烟酒过度，外伤，喉部手术等，均可诱发本病。

**2. 病理** 喉黏膜弥漫性充血，多形核白细胞及淋巴细胞浸润。随着组织间隙内渗出液的聚集，喉黏膜发生水肿，以声带、室带、杓状软骨处显著，甚至可波及声门下腔。由于黏液腺分泌增加，声带表面可有稀薄的黏液附着。随着炎症的加重，分泌物可变为黏脓样。

**3. 病机** 喉为肺所属，主发音，司呼吸。风邪袭肺，肺气失宣，气机不畅，致使脉络受阻，声门开阖不利，发为急喉喑，属“金实不鸣”。

（1）风寒袭肺，脉络受阻：风寒为阴邪，滞而不发。风寒之邪犯肺，阻滞脉络，致使声门开阖不利，发为喉喑。

（2）风热犯肺，邪热壅结：风热之邪犯肺，或风寒化热，邪热上蒸，壅结咽喉，或平素肺胃积热，复感风热之邪，内外邪热互结，循经上犯，脉络痹阻，声门开阖不利，发为喉喑。

（3）过度用声，喉窍受损：喉为发声之器，过度用声或用声不当，使喉窍损伤，脉络受阻，声门开阖不利，故喑哑。

## 【临床表现】

**1. 症状**

（1）局部症状：声嘶是急性喉炎的主要症状。初起时咽喉痒，微痛，异物感，很快出现声音低沉，逐渐加重，可致声嘶或失音。可伴有咳嗽、咳痰，但一般不严重，如伴有声门下喉炎或气管炎，则咳嗽、咳痰加重。可有喉部不适或喉部微痛，不影响吞咽。

（2）全身症状：较轻，可有周身不适或发热、畏寒等症，并伴有鼻塞、流涕等上呼吸道感染症状。

**2. 体征** 喉黏膜弥漫性充血，尤以声带明显，声带由白色变成粉红色或红色。严重时可见声带黏膜下出血。声带因肿胀而变厚，两侧声带运动正常，但可有闭合不全。

## 【实验室及其他检查】

血常规：初起血象可无变化，继之可见白细胞总数略有增高。

## 【诊断与鉴别诊断】

**1. 诊断要点** 感冒或过度用声后出现声嘶，检查见声带弥漫性充血、肿胀。

**2. 鉴别诊断**

（1）急性声门下喉炎：多见于 5 岁以下儿童。声嘶较轻，具有典型的“空——空——”样咳嗽，以声门下充血肿胀为主，可伴有发热及呼吸困难，全身症状较重。

（2）过敏性喉水肿：起病急，发病快，可因水肿部位的不同而出现声嘶、咽痛或呼吸困难等症。可见声带水肿，黏膜色淡。患者多有过敏史，或有致敏原接触史。白细胞计数多正常，但嗜酸性粒细胞增加。

## 【治疗】

以抗炎、及时消除声带水肿为主要治疗原则。可予抗生素和糖皮质激素，并配合辨证论治。

**1. 一般治疗**　禁声而使声带得到休息。多饮水，禁烟、酒刺激，保持大便通畅。

**2. 抗生素及糖皮质激素的应用**　可根据病情，选用合适的抗生素。如声带充血肿胀较重，可予糖皮质激素口服。小儿急性喉炎病情较重且变化快，易引起呼吸困难，可给予地塞米松适量肌注。

**3. 辨证论治**

（1）风寒袭肺，喉窍不利证

证候：多见于病初起，卒然声嘶，咽喉不适，干痒，咳嗽。喉黏膜微红，声带充血呈暗红色，表面粗糙干燥。全身症状见畏寒发热，或不发热，鼻塞头痛。舌淡苔白，脉浮或浮紧。

治法：疏风散寒，宣肺开音。

方药：六味汤加减。可加苏叶、杏仁、蝉蜕宣肺开音。若咳嗽痰多，加半夏、白前以止咳祛痰；若表寒内热，可用麻杏石甘汤。

（2）风热犯肺，邪壅喉窍证

证候：音哑，咽喉疼痛，咳嗽，可有少量黄痰。声带充血肿胀，或黏膜下出血，声带表面可见少许黏液样分泌物。全身症状见发热，鼻塞，头痛。舌红，苔薄黄，脉浮或浮数。

治法：疏风清热，宣肺开音。

方药：疏风清热汤加减。可加蝉蜕、木蝴蝶、胖大海利喉开音。若无表证，可去荆芥、防风；若痰涎多，可加天竺黄、瓜蒌、前胡、竹茹以清热化痰。

（3）过度用声，喉窍受损证

证候：因用声过度或不当，如大声说话、喊叫后，突然声嘶，咽喉不适。喉黏膜充血、干燥，声门闭合不良，全身无明显不适，舌脉可正常。

治法：活血化瘀，清利咽喉。

方药：桃红四物汤加减。可酌加赤芍、诃子、菊花、金银花、桔梗、蝉蜕、甘草等。

**4. 中成药**　新雪丹颗粒、六神丸、新癀片、喉咽清口服液（颗粒），视病证选用。

**5. 局部治疗**

（1）超声雾化吸入：如庆大霉素液配地塞米松液，加生理盐水 15 ～ 20mL，或布地奈德混悬液超声雾化吸入；高压泵雾化吸入效果更佳。

（2）中药蒸气吸入：藿香、佩兰、苏叶、薄荷各适量，煎水，吸入其蒸气。

（3）中药茶：取金银花、麦冬各适量，胖大海 1 枚，泡茶频饮。

**6. 针灸治疗**　取天突、上廉泉、合谷等穴，用泻法针之，每日 1 次。

## 【预防与调护】

1. 正确用声。尤其在气温骤降、上呼吸道感染期间或女性经期内，不宜过度用声或高声喊叫。
2. 忌烟酒过度，少食辛辣刺激性食物及寒凉之品。注意避免有害化学物质或粉尘刺激。
3. 积极治疗口、咽、鼻腔、鼻窦的急、慢性炎症，以防止感染下传。
4. 喉内镜检查时，注意谨慎操作，避免损伤声带。

# 第三节　小儿急性喉炎

小儿急性喉炎（acute laryngitis in children）是小儿喉黏膜的急性炎症。因发病部位多在声门下区，故又名急性声门下喉炎。好发于6个月～3岁的儿童，以发热、阵发性犬吠样咳嗽、声音嘶哑为主要症状，甚者出现呼吸困难。如不及时诊治，可危及生命。中医古代文献对本病无明确论述。依据发病情况及临床特征，当属于“急喉喑”“急喉风”范畴。

## 【病因病理】

**1. 病因**　常继发于急性鼻炎、急性咽炎等上呼吸道感染等疾病。多由病毒引起，最常见的是副流感病毒，约占2/3；还有腺病毒、麻疹病毒等。小儿急性喉炎亦可为某些急性传染病的前驱症状。如流行性感冒、麻疹、百日咳等。

**2. 病理**　炎症主要发生在声门下区，可向下发展延及气管。由于小儿喉腔较小，黏膜下层组织疏松，炎症时易发生黏膜下水肿，可致气道狭窄，出现呼吸困难。加之小儿抵抗力较弱，咳嗽机能差，喉腔分泌物不易排出，神经系统功能尚不稳定等，故受炎症刺激时，容易发生喉痉挛，出现喉阻塞。

**3. 病机**　本病多为外邪犯肺，肺气不宣，邪滞喉窍；或肺胃素有积热，再感受风热疫疠之邪，内外邪毒搏结，痰火结于喉窍而发病。加之小儿脏腑娇嫩，喉腔狭小，肌膜红肿后易发生堵塞，演变为急喉风之症。本病属实证、热证，发病脏腑多在肺胃。

（1）风热侵袭：小儿为稚阴稚阳之体，形气未充，易受外邪侵袭。加之喉位于呼吸道之上，风热侵袭，内伤于肺，上犯于喉，致喉内肌膜肿胀而为病。

（2）肺胃积热：肺胃素有蕴热，复感风热、疫疠之邪，外邪引动肺胃之热上攻，风火相煽，内外邪毒搏结于喉窍而为病。

（3）痰火结聚：火毒炽盛，火动痰生，痰火上壅，气血凝结，脉络瘀阻，气道堵塞而发为本病。

## 【临床表现】

**1. 症状**　起病较急，主要症状为声音嘶哑，阵发性犬吠样咳嗽，吸气性喉喘鸣和吸气性呼吸困难。可伴有发热，全身不适、乏力等。严重者吸气时可出现锁骨上窝、胸骨上窝、肋间及上腹部的凹陷，又称“四凹征”。甚至面色苍白，发绀，烦躁不安、神志不清。如不及时治疗，可因呼吸、循环衰竭而死亡。

**2. 体征**　喉镜检查可见喉黏膜充血肿胀，尤以声门下区为著；声带充血，有时见声门区有黏稠的分泌物附着；声门下黏膜肿胀隆起。由于小儿不合作和病情急重，在实际临床工作中很少对小儿行喉镜检查。

## 【实验室及其他检查】

血常规：白细胞总数升高，或可正常，或中性粒细胞减少，淋巴细胞升高。

## 【诊断与鉴别诊断】

**1. 诊断要点**　起病急，以犬吠样咳嗽，声嘶，发热，吸气性喉喘鸣，吸气性呼吸困难为本病的主要特征。

**2. 鉴别诊断**

（1）气管、支气管异物：有异物吸入史。异物吸入后立即出现剧烈呛咳，可有不同程度呼吸困难。气管内活动性异物可有阵发性呛咳。听诊时可闻及拍击声，或患侧肺呼吸音减弱。X线透视可协助诊断。

（2）小儿喉痉挛：多见于较小的婴儿。起病急，吸气性喉喘鸣，鸣声尖而细，发作时间短暂，症状可自行缓解。无发热及声嘶、犬吠样咳嗽症状。

（3）喉白喉：起病较缓，多继发于咽白喉。一般全身中毒症状较明显。检查见有灰白色伪膜，不易擦去，强行剥去则易出血。分泌物涂片和培养可找到白喉杆菌。

## 【治疗】

小儿急性喉炎起病急，变化快。治疗以控制感染、防止和解除呼吸道阻塞为主要原则。适时配合应用中医辨证论治，有利于提高疗效。

**1. 一般治疗**　安静休息，减少哭闹，降低耗氧量。对危重患儿应加强监护，及时吸氧，做好气管切开术的相关准备。

**2. 抗生素疗法**　病情较轻者，可予足量青霉素类或头孢类抗生素静脉滴注。病情较重或耐药者，改用其他广谱抗生素，或联合应用多种有效抗生素。

**3. 糖皮质激素的应用**　糖皮质激素与足量有效抗生素联合应用，有利于促使喉黏膜肿胀迅速消退，改善呼吸阻塞状况，获得良好治疗效果。常用地塞米松0.2～0.6mg/（kg·d），静脉滴注或肌内注射；强的松1～2mg/（kg·d），口服。

**4. 支持疗法**　注意患儿的全身营养与电解质平衡状况，保护心肌功能，避免发生心力衰竭。

**5. 气管切开术**　呼吸困难症状不能在短时间内快速缓解者，宜及时行气管切开术。

**6. 辨证论治**

（1）风热侵袭，上犯喉窍证

证候：起病急，突然声出不扬，阵发性“空——空——”样咳嗽，咽喉疼痛不适，气急喉鸣。舌边尖红，苔薄黄。小儿指纹浮露，色紫在风关。

治法：清热宣肺，利喉开窍。

方药：疏风清热汤加减。声音嘶哑明显者，加木蝴蝶、蝉蜕、胖大海；咳嗽痰多者，加杏仁、瓜蒌。喉中痰鸣者可用导痰汤加减。

（2）肺胃积热，搏结喉窍证

证候：憎寒壮热，犬吠样或“空——空——”样咳嗽，喉间痰鸣，喘息气粗，声音嘶哑，或语言难出。口干欲饮，大便秘结，小便短赤，舌红，苔黄或黄腻。指纹紫滞。

治法：清肺泄热，利喉开窍。

方药：清咽利膈汤加减。可加天竺黄、贝母、瓜蒌、竹茹。高热不退者，服用紫雪丹。

（3）痰火壅盛，结聚喉窍证

证候：猝然犬吠样咳嗽，喉间痰鸣，声如拽锯，喘急汗出。甚者烦躁不安，口唇发绀，呼吸浅速，脉微欲绝，小儿指纹青紫，直透命关。

治法：泻火解毒，涤痰开窍。

方药：清瘟败毒饮合导痰汤加减。痰盛者，加天竺黄、瓜蒌、胆南星、礞石；便秘者，加大黄、芒硝。

**7. 中成药**　早期可口服喉咽清口服液（颗粒）、六神丸，病情严重者研服八宝丹。

**8. 针灸治疗**

（1）体针：取合谷、内庭、曲池为主穴，配天突、少泽、少商等穴，每取主配穴各 1 ～ 2 穴，用强刺激针之；各穴交替使用，每日 1 次。急救时针刺人中、内关、太冲、涌泉、昆仑等穴，强刺激，可暂时缓解喉痉挛。

（2）放血疗法：取少商、十宣穴点刺放血，可缓解高热、喉阻塞症状。

**9. 局部治疗**　可用抗生素加激素行超声雾化吸入，以解痉化痰，保持呼吸道畅通。或用金银花、蒲公英、薄荷、甘草煎水，吸入其蒸气。

### 【预防与调护】

1. 注意饮食调理，少食辛辣炙煿及鱼腥之品。
2. 积极治疗鼻窦炎、咽炎、扁桃体炎。
3. 传染病流行期间，尽量限制小儿外出，避免接触传染病原。

## 第四节　慢性喉炎

慢性喉炎（chronic laryngitis）是喉黏膜的非特异性慢性炎症，以声音嘶哑，讲话费力，日久不愈为主要临床表现，是喉科常见的慢性疾病。多由急性喉炎等治疗不彻底发展而成，亦可因长期不良因素刺激而发。成人及职业用声者多发，与中医学的“慢喉喑”“久喑”类似。

### 【病因病理】

**1. 病因**　确切病因尚不十分明了，可能与下列因素有关。

（1）急性喉炎治疗不当，或反复发作迁延而成。

（2）长期用声过度或发声不当，如教师、演员等职业用声者，以及长期在嘈杂环境中工作而需高声用语者，易发本病。

（3）吸烟饮酒过度，粉尘及有害气体的长期刺激。

（4）临近器官的慢性炎症，如鼻腔、鼻窦或咽部慢性炎症、慢性支气管炎等，均可直接或间接波及喉腔黏膜。

**2. 病理**　喉腔黏膜毛细血管扩张充血，淋巴细胞浸润，细胞间质水肿，黏液腺分泌增加。黏膜肥厚，多数病变向喉内肌层延展，使声带的振动与闭合受到影响，形成慢性单纯性喉炎。病变进一步发展，出现喉黏膜增厚，纤维组织增生，声带发生肥厚性改变。少数患者喉黏膜及黏膜下层纤维变性，柱状纤毛上皮渐变为复层鳞状上皮，腺体发生萎缩，形成慢性萎缩性喉炎。

**3. 病机**　本病的发生，乃脏腑虚损，喉窍失养所致。即所谓“金破不鸣”因声音出于肺而根于肾，源于脾，若肺脾肾功能健旺，精气充沛，则声音洪亮，反之则气虚声怯。加之用声劳损，邪留不去，故成本病。

（1）肺肾阴虚：素体阴虚，或久咳耗液，肺阴亏损；或房事太过，肾精亏耗，致肺肾阴虚，津液不足，无以上布，喉失濡养；或因阴虚内热，虚火上炎，熏蒸咽喉，致声门开阖不利而发为慢喉喑。

（2）肺脾气虚：素体虚弱，过度用声，耗伤肺气；或劳倦太过，脾气不足，以致肺脾气虚，气血不能上奉，喉窍失养，无力鼓动声门而发为本病。

（3）血瘀痰凝：患病日久，正气虚损，不能抗邪外出，邪毒结聚于喉，脉络阻塞；或用声过度，耗伤气阴，气血运行不畅，血瘀痰凝，致声带肥厚，声门开阖受限而为病。

## 【临床表现】

**1. 症状**　以不同程度的声音嘶哑为主要症状，初期为间歇性，一般用嗓愈多，则声嘶愈重，逐渐发展为持续性声嘶。自觉喉内有痰液黏附，因而常作"吭喀"之声以清嗓。常有喉部不适，如异物感、咽喉灼热、干燥、发声时疼痛等。

**2. 体征**　按病变性质可分三种类型。

（1）慢性单纯性喉炎：喉部黏膜弥漫性充血，轻度肿胀，声带由白色变为淡红色；黏膜表面常有黏液附着，声带运动、闭合尚可。

（2）慢性肥厚性喉炎：喉黏膜肥厚，以室带增厚更为明显，常遮盖部分声带；声带肥厚，边缘变钝，声门闭合不良。

（3）萎缩性喉炎：喉黏膜干燥萎缩，黏膜变薄，喉腔宽敞，光亮如涂蜡状；常有黄绿色痂皮附于声带后端及杓间区；声带变薄，张力减弱，声门闭合时常有梭形裂隙。

## 【诊断与鉴别诊断】

根据病史及局部检查，一般不难做出诊断。但引起声嘶的喉部疾病较多，对于长期声音嘶哑久治不愈者，应与下列疾病进行鉴别（表 10–1）。

**表 10–1　声嘶鉴别诊断表**

| 病名 | 症状特点 | 检查 |
|---|---|---|
| 慢性喉炎 | 病程较长，初起为间断性声嘶，逐渐发展为持续性音哑，喉内有异物感 | 声带慢性充血、肥厚或萎缩，闭合欠佳 |
| 声带小结 | 声嘶，早期为间歇性，后呈持续性 | 双侧声带边缘前、中 1/3 交界处有对称性结节状隆起，可呈水肿状，表面光滑 |
| 声带息肉 | 多由慢性喉炎、声带小结发展而来。声嘶日久，呈持续性 | 声带边缘可见粉红色或灰白色半透明样肿物，表面光滑，多发生于单侧 |
| 功能性失声 | 突然失声，或仅有耳语声，与情志变化有关，但咳嗽、哭笑声音正常 | 声带色泽形态正常，发"衣"音时，双侧声带不能向中线靠拢，但咳嗽时声带运动正常 |
| 喉乳头状瘤 | 多发于儿童，亦可见于成人，病程较长，声嘶呈渐进性，肿瘤长大可出现喘鸣和呼吸困难 | 肿瘤呈灰白色或淡红色，表面不平，呈乳头状，常位于声带或室带处，活检可确诊 |
| 喉癌 | 多见于中年以上的男性，进行性声音嘶哑、咳嗽、痰中带血。肿物堵塞声门则引起喉阻塞 | 肿物多发于声带、室带或会厌等部位，呈菜花样或结节状，表面可有溃疡。如侵犯环杓关节，则声带运动障碍，部分患者有颈淋巴结转移，活检可确诊 |
| 喉返神经麻痹 | 多为单侧，声嘶较明显，若双侧外展麻痹，则除声嘶外，可有吸气性呼吸困难 | 病侧声带位于旁正中位或中间位，健侧声带可超越中线向病侧靠拢。双侧外展麻痹者，声带均居旁正中位，吸气时不能外展 |
| 喉结核 | 多继发于肺结核。以声音嘶哑为主要症状，吞咽时明显喉痛。可有低热、咳嗽、消瘦、贫血等 | 病变常发生于声带后端、披裂表面，以一侧声带为著，黏膜苍白水肿，边缘不整，严重时呈虫蛀状溃疡。痰液培养可助鉴别，X 线肺部检查可见结核灶。 |
| 喉白喉 | 起病较缓，发热不高，干咳，声嘶，全身中毒症状明显 | 咽、喉部黏膜表面有灰白色假膜，堵塞声门时可发生喉阻塞。分泌物涂片或培养可找到白喉杆菌 |

## 【治疗】

消除致病因素，避免不良刺激，注意声带休息为主要治疗原则。中医中药应为首选治疗方法，对于减轻黏膜炎症，改善发声都具有明显优势，配合局部治疗，可进一步提高疗效。

**1. 一般治疗**　积极治疗邻近器官的炎症，如鼻炎、鼻窦炎、咽炎、气管炎等，改善工作环境，戒除生活中不良习惯，避免过度用声，增强机体免疫力以减少急性发作。

**2. 抗生素及糖皮质激素的应用**　慢性喉炎急性发作时可适当加用抗生素、糖皮质激素，以促使炎症尽早吸收。一般情况下少用。

**3. 辨证论治**

（1）肺肾阴虚，喉窍失濡证

证候：声音嘶哑，时轻时重，缠绵不愈，咽喉干燥，焮热微痛，痒咳少痰，常有“清嗓”习惯。此症常于午后加重，声带呈暗红色，或声带干燥变薄。全身症状有头晕耳鸣，腰膝酸软，虚烦失眠，手足心热。舌质红，少苔，脉细数。

治法：滋养肺肾，润喉开音。

方药：百合固金汤加减。可加入木蝴蝶、青果以利喉开音。虚火旺者加知母、黄柏，或改用知柏地黄汤加减。

（2）肺脾气虚，喉窍失养证

证候：声嘶日久，语音低沉，讲话费力，不能持久，劳累后症状加重。声带松弛无力，闭合差或声带肿胀，表面有分泌物。全身症状可有倦怠乏力，少气懒言，纳呆便溏。舌质淡胖，苔白，脉细弱无力。

治法：补益肺脾，益气开音。

方药：补中益气汤加减。可加入木蝴蝶、诃子、五味子、菖蒲。痰湿重者，可加入瓜蒌、半夏、茯苓、泽泻，或用参苓白术散加减。

（3）血瘀痰凝，阻滞喉窍证

证候：声音嘶哑，日久不愈，讲话费力，声出不扬，喉内有异物感，咳吐黏痰。喉内黏膜肥厚暗红，或声带边缘有小结、息肉。舌质暗淡，边尖有瘀点，苔白，脉涩。

治法：行气活血，化痰开音。

方药：会厌逐瘀汤加减。可加入海浮石、浙贝母、瓜蒌；顽痰凝结者，加礞石、胆南星。

**4. 含服药**　铁笛丸、润喉丸、银黄含化片、草珊瑚含片等含服。

**5. 中成药**　黄氏响声丸、金嗓散结丸、清音丸等口服。

**6. 针灸疗法**

（1）针刺疗法：局部与远端取穴相结合，每日 1 次。局部取穴取人迎、天突、廉泉、扶突；远端取穴，肺脾气虚取足三里，肺肾阴虚取三阴交。

（2）穴位注射：取人迎、天突、廉泉穴，每次选 1 ～ 2 穴，穴位注射。药物选丹参注射液、红花注射液、当归注射液等，每穴注射 0.5 ～ 1mL 药液，隔日 1 次。

（3）耳针：取咽喉、声带、肺、神门、内分泌、平喘等穴。脾虚加脾、胃穴，肾虚加肾穴。每次取 3 ～ 4 穴，用王不留行籽或磁珠贴压，3 ～ 5 日更换 1 次。

**7. 局部治疗**

（1）超声雾化吸入：布地奈德混悬液、庆大霉素注射液、地塞米松液，加 0.9% 生理盐水等放入超声雾化器中，雾化吸入。痰多者可加 α－糜蛋白酶。亦可选用金银花 20g，薄荷 10g，甘草 10g，煎汤，或取不同证型中药液 20mL，蒸气吸入或超声雾化吸入。

（2）理疗：用超短波、音频电疗或直流电药物离子（碘离子）导入治疗，以改善局部的血液循环，促进炎症吸收。

【中西医结合治疗进展及展望】

慢性喉炎症状顽固，单纯中药或西药往往治疗效果不理想，采用中西医相结合、辨证与辨病相结合的诊疗方法，方能取得更好的疗效。对声嘶症状的改善，增生肥厚黏膜的逆转，喉部干燥不适感症状的改善等方面，通过中医药的“针对性”“个体化”和“综合性”治疗，常能取得较好的效果。可应用辨证内服中药，配合中药喷喉、含药、针灸推拿、中药离子局部导入或局部理疗等手段，从而促进慢性喉炎治愈率的提高。

【预防与调护】

1. 锻炼身体，增强体质，提高对外界气候的适应能力。
2. 积极治疗急性喉炎及邻近组织器官的炎症，降低急性发作频率。
3. 纠正不正确的发声方法，避免过度用声。
4. 改善工作和生活环境，避免有害气体、粉尘的长期刺激。
5. 戒烟限酒，少食辛辣炙煿及寒凉之品。

## 第五节　声带小结与息肉

声带小结（vocal nodules）又称歌者小结、教师小结、声带结节，发生于儿童者又称喊叫小结（screamer’s nodules），是一种微小的纤维结节性病变，是声带的慢性疾病之一，常发生于职业用声者，也可由慢性喉炎发展而来。

声带息肉（polyp of vocal cord）是喉息肉（polyp of larynx）的一种，亦是喉部慢性疾病，其发病与喉部的慢性刺激、发声过度、声带机械性损伤等因素有关，与过敏体质也有一定联系。

声带小结与息肉皆以声音嘶哑为主要表现，属中医“慢喉喑”“久喑”范畴。

【病因病理】

**1. 病因**

（1）长期发声不当：用声过度或骤然高声喊叫，造成声带损伤，血管扩张、通透性增加，导致局部水肿。发声时的声带振动又进一步加重创伤，反复创伤终于导致小结或息肉的形成。

（2）上呼吸道病变：在有上呼吸道炎症存在的基础上（如感冒、急性喉炎、鼻炎等），滥用声带，容易诱发声带小结和息肉。

（3）变态反应：变态反应可使喉腔、声带黏膜发生水肿、渗出。若反复发作，日久可形成声带息肉。

（4）其他学说：有人认为声带息肉的发生与局部解剖因素有关，如舌短、舌背拱起及会厌功能差者，可使共鸣及构语功能受影响，导致声带损伤。此外还有血管神经障碍学说、内分泌功能紊乱及先天遗传学说等。

**2. 病理**　早期为上皮下层发生水肿，血管扩张，血浆渗出，毛细血管增生，纤维蛋白物沉着；晚期则为黏膜表面增厚，纤维组织增生或玻璃样变。从病理组织学上看，两者属同一病变发展过程中两个不同阶段的表现。

**3. 病机**　该病属于本虚标实或虚实夹杂之证。本虚主要指肺脾气虚，其原因多为用声过度，耗气伤津，咽喉失养；标实则为多种原因所致之热邪、痰湿、血瘀结聚喉窍；又因正气虚不能抗邪外出，致气血痰湿久聚不散而为患。

（1）肺经蕴热：素嗜辛辣炙煿之品，致肺胃积热，或急喉喑治之不当，热邪留滞，内外邪热互结，蕴结于肺，耗伤阴津，炼津生痰，痰热随经上犯喉窍，结于声带，聚而不散，形成结节。

（2）气虚湿聚：素体虚弱，或久病失养，或过度用声，致肺脾气虚，宣运无力，升降失调，痰湿结聚，上犯声门，留滞声带，日久不散，发为本病。

（3）血瘀痰凝：喉喑日久，余邪未清，或发音不当，或怒而高喊，伤及喉部，脉络受阻，经气运行不畅，气血痰湿凝结，痼结声带，日久不消而生小结、息肉。

## 【临床表现】

**1. 症状**　早期主要表现为发声易疲劳，讲话不能持久，间歇性声嘶，逐渐发展成持续性音哑，发高音时更为明显。巨大息肉位于两侧声带之间者，可完全失音，甚至可堵塞声门，引起喉喘鸣及呼吸困难。

**2. 体征**

（1）声带小结：表现为声带游离缘前、中 1/3 交界处声带黏膜不同程度隆起，一般呈对称结节状（彩图 5），表面光滑，可有分泌物黏附。亦有声带小结呈广基梭形增厚者，致使声门闭合较差。

（2）声带息肉：多发于单侧，常位于声带前、中 1/3 交界处边缘，呈灰白色或粉红色，半透明状，表面光滑，多带蒂，大小如绿豆、黄豆不等（彩图 6），发声时可夹于两声带之间，也可上下活动。少数声带息肉呈弥漫性，单侧或双侧声带边缘黏膜呈梭形隆起，半透明状，形如卧蚕，致声门闭合不全。有时声带息肉隐伏于声门下，检查时易忽略。

## 【实验室及其他检查】

间接喉镜检查不易合作或暴露不清者，可行电子喉镜或动态喉镜检查。

## 【诊断与鉴别诊断】

**1. 诊断要点**　声嘶日久，声带边缘前中 1/3 交界处有对称性结节样突起，或一侧声带有带蒂或广基样半透明样赘生物，声门闭合不全。

**2. 鉴别诊断**

（1）喉乳头状瘤：多发于儿童，声嘶呈渐进性加重，随瘤体增大而声嘶加剧，还可出现喘鸣和呼吸困难。喉镜检查时，见喉内肿瘤多发或单发，呈乳头状，粗糙不平滑，色苍白或淡红色。活检可以确诊。

（2）喉癌：多发于中年以上男性，声嘶呈渐进性加重，可有痰中带血，肿瘤堵塞声门可引起呼吸困难。喉镜检查见肿瘤多呈菜花样或结节状，可发于声带、室带或会厌等处，易引起声带固定。活检可以确诊。

## 【治疗】

声带小结早期，应适当注意声带休息，矫正发声方法或行语言训练，局部理疗，配合辨证论治；声带息肉和声带小结纤维化比较明显，或其体积过大者，则以手术摘除为主，术后辅以激素、抗生素、辨证论治及超声雾化吸入治疗。

**1. 声带休息** 早期声带小结，经过适当的声带休息，常可变小甚至消失；对于较大的小结，其声音亦可改善。若声带休息 2 ～ 3 周后，小结仍未明显变小，应采取其他治疗措施，因声带肌长期不活动反而对发声功能不利。

**2. 发声训练** 在专家指导下进行正规发声训练，矫正明显的不正当发声后，小结可能消失。发声训练的目的，主要是改变错误的发声习惯，减轻声带疲劳与创伤。

**3. 抗炎治疗** 声带小结与息肉早期，可适当选用抗生素和糖皮质激素口服治疗。一般用药 1 ～ 2 周。

**4. 辨证论治**

（1）肺经蕴热，上犯喉窍证

证候：声出不扬或声音嘶哑，日久不愈，喉部微痛，干焮不适，常有“吭喀”清嗓动作。喉黏膜、声带微红，边缘有结节样突起，表面附有黏液。伴有咳嗽，痰黏稠难出，心烦失眠。舌质红，苔薄黄或黄腻，脉滑数。

治法：清热化痰，散结开音。

方药：清气化痰丸加减。可加木蝴蝶、天花粉、藏青果。结节明显者，加昆布、海藻、海浮石；结节呈暗红色者，加生地、茜草、桃仁。

（2）气虚湿聚，结聚喉窍证

证候：声嘶日久，语声低沉，讲话费力，不能持久，劳累则加重，喉间有痰，质稀色白。喉内黏膜色淡，声带肿胀，前部边缘有粟粒样结节，或声带有灰白或粉红色息肉。全身症状有倦怠乏力，少气懒言，腹胀便溏。舌质淡，苔白或白腻，脉濡滑。

治法：补益肺脾，化痰散结。

方药：陈夏六君子汤加减。可加诃子、山药、当归。痰湿重者，加瓜蒌、浙贝母、薏苡仁；结节明显者，加海藻、昆布。

（3）血瘀痰凝，痹阻喉窍证

证候：声音嘶哑，缠绵日久，语声低沉，喉内干涩疼痛。喉黏膜暗淡，声带暗红或增厚，小结紧束质硬，息肉或白或红。全身症状可有胸中烦闷，颈前有紧束感。舌质暗红，边有瘀点，脉涩。

治法：行气活血，化痰散结。

方药：会厌逐瘀汤加减。可加浙贝母、瓜蒌仁、海浮石、木蝴蝶。

**5. 手术治疗** 经电子喉镜或支撑喉镜切除小结或息肉，或行喉显微手术。术后应禁声 2 周，并用抗生素和糖皮质激素雾化吸入。

**6. 中成药** 可服金嗓散结丸、黄氏响声丸等。

**7. 针灸疗法** 病初起者，可选合谷、少商、商阳、尺泽，每次 1 ～ 2 穴，用泻法；病久者，若肺脾气虚，可取足三里，若肺肾阴虚可取三阴交，用平补平泻法或补法。每日 1 次，留针 20 分钟。

**8. 局部治疗**

（1）超声雾化吸入：参见“慢性喉炎”。

（2）含服药：常以清咽滴丸、银黄含片、润喉丸、铁笛丸等含服。

**9. 理疗** 配合喉部超短波、红外线、激光等物理治疗，可促进小结消退。

## 【中西医结合治疗进展及展望】

本病以中西医结合治疗效果较好。早期的小结与息肉考虑保守治疗，主要给予中医中药的方法，加上声带休息与正规发声训练，痊愈者尚多。声带小结与息肉较大者，可行手术切除，术后再行中药调理或发声训练。预后良好。

【预防与调护】

1. 适当注意声带休息，职业用声者应注意正确的发声方法。
2. 戒烟酒，少食辛辣之品。
3. 切忌气急高喊，以免造成声带黏膜下出血或水肿。
4. 上呼吸道感染或妇女月经期间，应注意声带保护。

## 第六节　喉水肿

喉水肿（edema of the larynx）又称急性喉水肿，为某些原因导致的喉黏膜下组织间液迅速积聚而引起呼吸困难的一种临床表现。由于其发病急骤，短时间即可造成窒息死亡，应高度重视并迅速有效抢救。本病相似于中医的“喉风”或“急喉风”。从《内经》到后世中医文献均有类似病证记载，但古代医籍中喉风的含义较广，广义“喉风”泛指咽喉多种疾病，并包括某些口齿唇舌病证在内，正如《喉科心法》卷上所说：“考古称喉症，总其名曰喉风。”狭义“喉风”是指咽喉肿痛为主症的咽喉病证。本节属于喉风中的急喉风。

【病因病理】

**1. 病因**　喉水肿的发生，与以下因素有关。

（1）非感染性因素：变应性疾病，如荨麻疹、药物过敏反应等，可以并发喉水肿。常见的过敏药物有青霉素、碘化钾口服液、阿司匹林片等；也可见于食用海鲜等食品之后。其他如喉外伤，喉部受化学气体刺激，气管插管，高温蒸汽吸入等，也可引发本症。

（2）感染性因素：喉部或邻近组织炎症，如急性喉炎，咽或喉部脓肿，颈部感染，某些急性传染病（如麻疹、猩红热）、特殊性感染（如喉梅毒、结核），均可引起喉水肿。

（3）遗传性血管性水肿（hereditary angioedema，HAE）：常见的为遗传性血管神经性水肿（hereditary angioneurotic edema），是多系统损害的遗传性血管神经性水肿，累及喉黏膜而出现喉水肿，是本病的主要死亡原因。系家族遗传性病变，为常染色体显性遗传病，存在遗传性补体缺陷。患者血清中C1-酯酶抑制因子（C1-INH）含量低甚至缺乏或功能缺陷，出现$C_1$活化过度，$C_4$及$C_2$过量裂解，补体激肽显著升高，微血管通透性增强，反复发作喉水肿，死亡率高。

（4）全身性疾病：最常见的为心脏病、肾炎、肝硬化，以及内分泌功能紊乱如甲状腺功能低下导致的黏液性水肿。

**2. 病理**　喉黏膜下组织较为疏松且富有淋巴与腺体，血管神经甚为丰富。喉腔为呼吸道的最狭窄处。喉黏膜一旦遭受不良刺激，尤其是小儿，极易发生显著的水肿，产生喉腔急性阻塞。早期多发生于杓会厌襞，继而迅速漫延至室带、声门下。变应性疾病患者，常发生血管性水肿，喉黏膜间质水肿，黏膜下渗出液为浆液性。感染性喉水肿渗出液为浆液脓性。

**3. 病机**　中医认为，本证乃因外感风热或风寒，或疫疠之邪炽盛，内酿湿热，导致脉络瘀阻，气血凝结，痰湿互结于喉，气道壅塞，猝发喉风。多见于脾虚与痰湿等特异体质者。

## 【临床表现】

发病急促，以变应性、遗传血管性者发作更快。患者常能具体指出接触某种药物、某种刺激后发病，迅速出现声嘶，语音含混，咽喉梗阻感，呼吸困难，喉鸣，甚至窒息。因杓会厌襞、杓间区肿胀，出现喉部异物感及吞咽困难。感染性喉水肿可在数小时内出现喉痛和相关症状，表现不同程度的吸气性呼吸困难及三（四）凹征。喉镜检查可见喉黏膜明显水肿、苍白，喉腔变窄显著，结构辨认不清；感染性者则见喉黏膜呈深红色水肿，黏膜发亮。

## 【实验室及其他检查】

**1. 血常规**　变应性者淋巴细胞增多，感染性者白细胞总数明显升高。

**2. 影像学检查**　喉部 X 线或 CT 扫描可显示声带增厚、声门区变窄情况。

**3. 喉镜检查**　可见喉部黏膜水肿，充血，声门变窄等情况。

## 【诊断与鉴别诊断】

**1. 诊断要点**　本病表现较典型，但重要的是鉴别明确喉水肿的病因属感染性或非感染性。详细询问病史，根据症状、必要的喉部与全身检查，即可确定诊断。变应性、遗传性血管神经性者多突然发作，有反复发作史。因本症患者死亡率可以高达 1/3，应力求迅速做出明确判断，以便及时采取针对性措施进行抢救。

**2. 鉴别诊断**

（1）喉异物：以呼吸困难就诊者，有时可能是喉异物。常有异物误吸史，喉镜检查可发现卡于喉部的异物。

（2）喉痉挛：喉部受刺激之际，如喉镜检查、汤水误吸入喉时，突然发生喉肌痉挛，表现为呼吸困难、喉鸣及发绀。本症可以自行缓解，但可反复发作。多见于过度紧张或高度敏感患者。

## 【治疗】

主要应针对病因进行治疗。本症一旦发生，应禁食，并随时清除咽喉分泌物以保持呼吸道通畅，间断吸氧，尽早建立输液通道以利于治疗方案的调整。立即做好气管切开的准备，备好急救用品。在未出现三度呼吸困难之前，尽快查出病因，采用对因治疗。因需暂禁食并且病情急、发展快，中药治疗一般不列为首选。但在病情缓解后，可以辨证论治调其体质状态，可以减少其后的发作。

**1. 糖皮质激素的应用**　大剂量糖皮质激素静脉滴注，同时喉部喷入 1∶5000 的肾上腺素，雾化吸入糖皮质激素及抗生素，可迅速改善喉黏膜水肿。

**2. 保持气道通畅**　即时给氧，吸除呼吸道分泌物；因为本病对积极有效治疗的反应较快，即使呼吸困难非常严重者，也应优先考虑气管插管，尽可能避免实施气管切开术。只有出现极度呼吸困难而危及生命之际，方才考虑气管切开。

**3. 抗生素的应用**　感染性者，选用足量的广谱抗生素肌注或静脉滴注。

**4. 原发病的治疗**　查找引起喉水肿的原因，进行针对性治疗。

**5. 辨证论治**　在轻症患者，病情较缓，呼吸困难不十分明显者，可参照喉阻塞的辨证论治。

**6. 其他疗法**　针灸疗法、涌吐疗法、放血疗法等皆可试用，参见喉阻塞。如局部有脓肿形成，尽早切开引流。

【预防与调护】

1. 密切注意病情变化，随时做好抢救准备。
2. 环境安静，半坐卧位卧床休息，暂禁食，少说话，以免加重呼吸困难。
3. 痰涎多者，随时吸痰，以保持呼吸道通畅。

## 第七节　喉阻塞

喉阻塞（laryngeal obstruction）也称喉梗阻，为喉及其邻近组织病变导致喉气道狭窄，发生不同程度的呼吸困难。若不及时救治，可窒息死亡。它不是一种独立的疾病，而是一个由各种不因病因引起的症状。儿童声门狭小，喉软骨尚未钙化，喉黏膜下组织疏松，神经发育不稳定，受刺激易发生痉挛，故急性喉阻塞发病率明显高于成人，呼吸困难进展速度较成人快。中医称本病为“急喉风”，属喉风的一种类型。《脉经》卷四云：“病人肺绝，三日死，何以知之，口张但气出而不还。”这是类似于吸气性呼吸困难的较早记载。古人有“走马看咽喉，不待稍顷”之说，形容本病病情危急，变化迅速，严重者瞬息间可引起窒息死亡。

【病因病理】

**1. 病因**

（1）喉解剖变异：如先天性喉蹼，喉闭锁，喉软骨畸形，喉瘢痕狭窄等。

（2）喉及其邻近结构急性炎症：小儿急性喉炎，急性会厌炎，会厌脓肿，急性喉气管支气管炎，咽喉部脓肿，喉白喉，颌下蜂窝织炎等。

（3）喉水肿：变应性喉水肿，血管神经性喉水肿，药物过敏，心、肾疾病导致的水肿等。

（4）喉部外伤：喉挫伤或裂伤，误食腐蚀性药物，麻醉插管时间过长，吸入有毒气体或高温蒸汽等。

（5）喉肿瘤：喉癌，喉乳头状瘤，甲状腺巨大肿瘤，以及声门下巨大息肉等。

（6）异物：喉、气管异物可造成机械性阻塞，同时引起喉痉挛。

（7）声带外展麻痹：双侧喉返神经外伤或手术损伤，以及颈、胸部肿瘤压迫喉返神经，可使声带外展瘫痪，喉腔狭窄。

**2. 病理**　喉腔为呼吸通道最狭窄的部位。喉腔黏膜下组织较为疏松，急性炎症或变态反应、血管神经性水肿、外伤等原因，使该部黏膜迅速发生水肿，致使声门更为狭窄，形成急性阻塞，造成窒息。慢性喉阻塞常由先天畸形、肿瘤所引起。随着肿瘤增大占位，喉的通气道逐渐变窄，形成不完全持续性阻塞。一旦并发感染等因素，则又可发展为急性喉阻塞。喉阻塞的关键病理生理变化为低氧血症和高碳酸血症。不同病因和发病过程引起的这一变化，不同患者机体对其反应性和耐受性存在差异，临证之际，需要周全考虑，以免造成意外。

**3. 病机**　多为热毒或风夹痰浊互结咽喉，阻塞气道。或疫疠、痰湿火毒上攻咽喉而致脉络瘀阻，气血凝结，痰涎壅盛，阻塞咽喉气道，猝发为急喉风。有因肝郁气滞、血凝痰聚的喉菌，外伤所致的气血瘀阻，异物堵塞于喉腔，亦可阻遏气道而成本病。证型多为风热外袭，热毒内困；热毒熏蒸，痰热壅结；风寒痰浊，凝聚咽喉。

## 【临床表现】

**1. 症状**

（1）吸气期呼吸困难：此为喉阻塞的突出症状。声门裂是两侧声带边缘之间的裂隙。在此处，声带上表面略向上倾斜，而声门下组织由声带下表面向周边斜行延伸，形成顶在上的类锥形声门下腔。吸气时，气流将声带斜面向下、向内推压，使声带向中线靠拢，声门裂变窄。但因吸气时的声带外展运动，使声门裂开大，所以呼吸阻力增加不明显。若喉部充血肿胀，声门裂变窄，吸入气流将声带斜面向下、向内推压时，将使已变窄的声门裂更加狭窄，加上炎症时声带外展困难，故造成吸气期呼吸困难（图 10–1）。患者表现为吸气时通气量小，吸气时间延长，吸气深而慢。在无明显缺氧时，呼吸频率变化不大。呼气时，气流顺声门下斜坡上涌，易于向上、外方推开声带，使声门裂变大，所以呼气较为容易，故呼气困难并不明显。

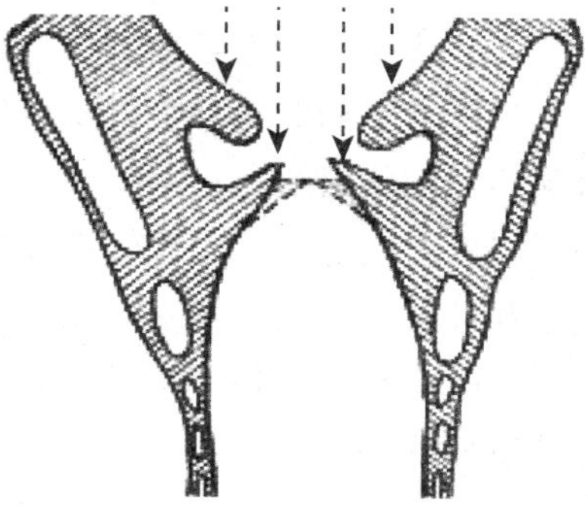

**图 10–1　吸气期呼吸困难发生机理示意图**

（2）吸气期喉喘鸣：为气流通过狭窄的声门时，气流冲击声带产生摩擦及在声门下腔形成旋涡而发出的拽锯样鸣响。此时触扪喉或气管，可有明显的颤动感。喘鸣声的大小与阻塞的程度有关。

（3）声音嘶哑：若病变主要在声带，则声嘶明显，甚至失音。但早期可能声嘶不明显。

（4）缺氧症状：初期机体尚可耐受，无明显的缺氧症状。随着阻塞时间的延长及程度的加重，则逐渐出现呼吸快而深，心率加快，血压上升。若阻塞进一步加重，则可以因为缺氧而坐卧不安，烦躁，发绀。终末期则有脉搏微弱，快速或不规则，冷汗淋漓，呼吸快而浅表，惊厥，昏迷，甚至心搏骤停。缺氧程度可通过经皮血氧检测仪来显示。

**2. 体征**

（1）吸气期四凹征：因喉阻塞时吸气阻力增大，通气量不足，迫使加大呼吸的力度，胸、腹辅助呼吸肌均代偿性加强运动，扩张胸部，以助吸气运动。但肺泡没有相应的膨胀，故胸腔内负压增加，胸壁和周围软组织如胸骨上窝、锁骨上下窝、肋间隙、剑突下窝及上腹部于吸气时内陷，称此为四凹征。儿童肌力较弱，凹陷征更为明显（图 10–2）。

（2）心力衰竭征：喉阻塞的最后阶段，呼吸减弱、变浅，四凹征已不明显，出现面部发绀，肢体变冷，心律不齐，心力衰竭，脉搏微弱，脉率快而不规则，可很快进入昏迷而死亡。

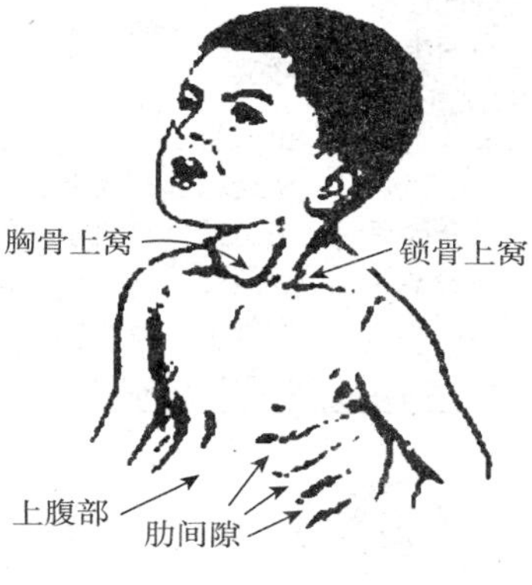


**图 10–2　吸气期四凹征**

## 【实验室及其他检查】

**1. 血常规**　有急性感染时白细胞总数增高，变应性者可为淋巴细胞增多。

**2. 喉部影像学检查**　X 线或 CT 检查可以显示喉部及其邻近组织病变。

**3. 喉镜检查**　喉镜检查可以了解喉部病变情况。但是，纤维喉镜检查可能会加重呼吸困难，即使应用直径较细的电子喉镜，也应非常小心，注意痰液的清除，做好气管插管或气管切开的准备，以备急需。

## 【诊断与鉴别诊断】

**1. 诊断要点** 根据病史、症状及体征，对喉阻塞的诊断并不困难。一旦明确了喉阻塞的诊断，首先要判断的是喉阻塞的程度，即呼吸困难的程度，准确判断病情，有利于把握治疗与手术时机。至于喉阻塞的病因诊断，则应视病情轻重和发展快慢而定。重症者和发展较快的，则应首先进行急救处理，解除喉阻塞后再做进一步的检查，明确其病因。

一般将吸气性呼吸困难分为 4 度。

一度：安静时无呼吸困难，但在活动或哭闹后表现出轻度吸气性呼吸困难及喉鸣，稍有吸气性胸廓周围软组织凹陷。

二度：安静时也出现轻度吸气性呼吸困难及喉喘鸣，活动后加重，见轻度四凹征，但不影响睡眠和进食，无烦躁不安，无明显缺氧症状，脉搏有力。

三度：吸气性呼吸困难明显，喉喘鸣声很大，四凹征明显，出现发绀、烦躁不安、脉率加快等缺氧症状。

四度：呼吸极度困难，出现冷汗淋漓、定向力消失等衰竭症状，有严重发绀，心律不齐，血压下降，脉微欲绝。如不及时抢救，可很快进入昏迷、窒息而死亡。

**2. 鉴别诊断** 常见呼吸困难鉴别见表 10–2。

**表 10–2 三种呼吸困难鉴别表**

| 类型 | 病因 | 呼吸困难特征 | 四凹征 | 声音 | 体征 |
|---|---|---|---|---|---|
| 吸气性呼吸困难 | 见于咽、喉、气管上端狭窄或阻塞性疾病，如脓肿、肿瘤、喉炎、白喉、气管异物等 | 吸气运动加大、延长，吸气深而慢，呼气正常，呼吸频率不变或减慢 | 有明显的四凹征 | 吸气期喉鸣 | 检查可发现喉及邻近组织的狭窄或阻塞病变 |
| 呼气性呼吸困难 | 见于小儿支气管狭窄或阻塞性疾病，如支气管哮喘 | 呼气运动增强、延长，呼气困难，吸气正常 | 无四凹征 | 呼气时有哮鸣声 | 咽喉检查正常，肺部可见充气过多等体征 |
| 混合性呼吸困难 | 由气管中、下段阻塞性病变引起，或上、下呼吸道同时有狭窄或阻塞性病变。见于喉气管支气管炎、肺炎、气管肿瘤等 | 吸气与呼气均费力，显示呼吸气流出入均有困难 | 一般无四凹征，但呼吸频率加快。上呼吸道阻塞明显者可有轻度四凹征 | 一般不伴有明显的异常声音 | 咽喉常无狭窄病变，但肺部听诊可有哮鸣音及痰鸣声 |

## 【治疗】

尽快解除呼吸困难是治疗的关键。可根据病因、呼吸困难的程度、患者一般情况、耐缺氧能力以及客观条件等因素综合考虑，择优而行。严重者应争分夺秒，当机立断，挽救生命，以免造成窒息或出现心力衰竭。

不同程度的呼吸困难，其治疗原则是有区别的。一般原则为：一度呼吸困难者，应积极进行病因治疗。二度呼吸困难时，首先考虑病因治疗；由炎症引起者，可用足量抗生素和糖皮质激素；若为异物，应迅速取出；一时不能去除病因的喉肿瘤、双侧声带麻痹等，也可考虑气管切开。三度呼吸困难者，在积极进行病因治疗的同时，必须做好行气管切开的准备。在严密观察病情变化的前提下，病因能在较短时间内去除者，可以暂不行气管切开。若经抗炎治疗病情无好转，全身情况较差，宜早行气管切开。如为肿瘤等占位性病变，应立即行气管切开。四度呼吸困难者，应迅速行环甲膜切开或紧急气管切开，也可先做气管插管，再行正规气管切开。

**1. 呼吸困难的抢救**

（1）器材的准备：备好行气管切开或气管插管相关器材，做好气管切开的准备。三度及以上呼吸困难者，相关抢救器材应备于床边。

（2）抗生素及激素的应用：一旦出现急性喉阻塞，无论何种病因，均宜使用大剂量的抗生素控制感染，并配合激素治疗，以迅速改善喉黏膜的炎性肿胀。

（3）氧气吸入：喉阻塞时，常规给予氧气吸入，以改善缺氧症状。但对于喉阻塞时间较久且病情显著，已有严重紫绀者，宜警惕输氧（尤其是纯氧），有可能加重其呼吸抑制的情况。因呼吸反射由颈动脉及主动脉体受缺氧血所刺激而发生，此时血内二氧化碳浓度已高，呼吸中枢受到抑制，如单纯给氧，血氧含量增高，而二氧化碳对中枢的抑制尚未解除，则呼吸更受抑制，甚至停止。

（4）气管切开：三度及以上呼吸困难且病因在短时期内不能迅速解除者，应及时行气管切开术。紧急情况下，可予气管插管，亦可行环甲膜紧急切开，从而赢取时间，挽救生命。但是，当临床高度怀疑气管内肿物或气管外肿物侵犯气管内时，气管插管应属禁忌。

**2. 维持水电解质平衡** 喉阻塞时，常有水电解质与酸碱平衡紊乱，应及时补液，纠正酸碱平衡紊乱，并增强静脉营养。禁食者应补足能量。

**3. 辨证论治**

（1）风热外袭，热毒困喉证

证候：咽喉肿胀疼痛，吞咽不利，咽喉紧涩，汤水难下，强饮则呛，言语不清，痰涎壅盛，咽喉堵塞，呼吸困难。全身症状可见乏力，恶风，发热，头痛。检查见咽喉黏膜呈鲜红色或紫红色，声门区红肿显著。舌质红，苔黄或黄厚，脉数。

治法：疏风清热，消肿开窍。

方药：清咽利膈汤加减。若痰涎壅盛者，加瓜蒌、贝母、竹沥、前胡、百部等清热化痰之药。

（2）热毒熏蒸，痰热壅喉证

证候：咽喉突发肿痛难忍，喉中痰鸣，声如拽锯，喘息气粗，声音嘶哑，或言语难出。全身症状可见憎寒壮热，或高热心烦，汗出如雨，口干欲饮，大便秘结，小便短赤。可见咽喉极度红肿，会厌或声门红肿明显，痰涎多或有腐物，并可见鼻翼翕动，天突、缺盆、肋间及上腹部在吸气时出现凹陷。舌质红绛，苔黄或腻，脉数或沉微欲绝。

治法：泄热解毒，祛痰开窍。

方药：清瘟败毒饮加减。痰涎壅盛者，加大黄、贝母、瓜蒌、葶苈子、竹茹等清热化痰散结，并配合六神丸、雄黄解毒丸、紫雪丹、至宝丹以清热解毒、祛痰开窍；大便秘结者，可加大黄、芒硝以泄热通便。

（3）风寒痰浊，凝聚喉窍证

证候：猝然咽喉憋闷，声音不扬，吞咽不利，呼吸困难，或兼有咽喉微痛。全身症状可见恶寒，发热，头痛，无汗，口不渴等症。喉关无红肿，会厌可明显肿胀甚至如球状，声门处黏膜苍白水肿，声门开阖不利。舌苔白，脉浮。

治法：祛风散寒，化痰开窍。

方药：六味汤加味。可加苏叶、桂枝，以助疏散风寒；加半夏、天南星、白附子等，以燥湿祛风化痰；加蝉蜕祛风开音；加茯苓、泽泻，健脾祛湿消肿。

**4. 外治**

（1）吹药：牙关紧闭，口禁不开，汤药不能入者，可予通关散（牙皂、川芎）吹鼻取嚏，或以巴豆油浸于纸上，捻条烧熏鼻部，以开关通窍。

（2）蒸气吸入：可选菊花、薄荷、金银花、藿香、佩兰、葱白等药适量煎煮，让患者吸入其蒸气，以消肿通窍。

**5. 针灸疗法**

（1）体针：选合谷、尺泽、天突、丰隆、少商等穴，每次 2 ～ 3 穴，泻法强刺激，不留针。

（2）放血疗法：以三棱针点刺少商、十宣穴，放血少许以泄热。

**【预防与调护】**

1. 密切观察病情变化，积极治疗，做好充分准备，随时进行抢救，防止发展至三度以上呼吸困难。

2. 为了避免加重呼吸困难症状，宜卧床休息，少讲话，尽量少活动，并应采取半坐卧位，以免加重呼吸困难。

3. 痰涎较多者，采取半坐卧位，并随时吸痰以利呼吸道通畅。

4. 忌食辛辣及肥甘厚腻之物，以免助长火势及滋生痰湿，使病情加重。戒除烟酒，以免刺激咽喉，加重病情。

5. 如为咽喉、颈部肿瘤所引起的二度以上呼吸困难，应让患者知道早期进行气管切开，再行原发病治疗的好处。

6. 一度、二度呼吸困难者给予流质饮食，三度呼吸困难者应禁食。

## 附：喉阻塞的几种常用急救手术

### 气管切开术

气管切开术（tracheotomy）是切开颈段气管前壁，插入气管套管，经此新建立的人工通气道而呼吸的应急抢救手术。通过气管切开术，不仅对喉阻塞性呼吸困难具有积极的救治意义，对于脑外伤、脑出血、脊髓灰质炎等病程中因出现呼吸衰竭而引起的下呼吸道分泌物潴留者，气管切开术也已列为重要的辅助治疗手段。经气管切开口，便于吸除下呼吸道的分泌物，改善气体交换效率，减轻呼吸阻力。

**1. 应用解剖** 颈段气管位于颈前正中，上连环状软骨下缘，下达胸骨上凹，有 7 ～ 8 个气管软骨环。颈段气管表面依次覆盖有皮肤、少量的皮下组织、浅筋膜、胸骨舌骨肌和胸骨甲状肌。两肌的内侧缘在正中相互衔接，形成白线。气管切开时，沿此线分离肌肉，可保持中线位，容易找到气管前壁。浅筋膜下较疏松，其内有较粗的静脉。在 2 ～ 4 气管环两旁有甲状腺腺体，其峡部在中间横越遮盖于气管环前壁，手术时可将其向上或向下推移，必要时可切断缝扎。在气管环两侧，有颈内静脉、颈总动脉等重要结构，斜行分布在胸锁乳突肌深部，于胸骨上窝处靠近气管。手术时保持中线位，可避免误伤颈部大血管。

气管环后壁 1/3 无软骨，为结缔组织膜连接，与食管前壁紧贴。气管切开时，勿切入过深，以免伤及此而造成气管食管瘘。两侧胸膜顶有时亦高出第一肋骨平面，向颈部彭出；在 7 ～ 8 气管环的前壁有无名动、静脉横过。故手术切口一般不宜低于第五气管环，以免损伤胸膜和血管。

**2. 适应证**

（1）喉阻塞：凡喉部炎症、水肿，肿瘤压迫，外伤、异物等所致的急性喉阻塞，呼吸困难在三度及以上，又不能在短时间内解除者。

（2）下呼吸道分泌物潴留：各种原因引起的昏迷，颅脑病变，神经麻痹，严重的胸腹外伤，呼吸道烧伤等所致的下呼吸道分泌物潴留。目的是便于吸痰，保持呼吸道通畅，给原发病的治疗创造条件。但对于 SARS 并发的呼吸困难，气管切开应慎重。

（3）预防性切开：颌面部、口腔、咽、喉的某些手术，为了进行全麻，防止术中血液、分泌物流入下呼吸道，并保持术后呼吸道通畅；颅内、胸部、心脏等部位的手术，便于麻醉及术中呼吸的管理，亦常行预防性气管切开。

（4）取出气道异物：特殊情况下的气道异物，需经气管切开，才能方便取出。

（5）颈段气管病变：颈段气管病变引起的呼吸困难，有随时加剧的可能，麻醉插管等常无法实施。因此，颈段气管不可逆病变所致的呼吸困难，应尽早进行气管切开。

**3. 术前准备**

（1）器材准备：如手术刀、止血钳、拉钩、镊子、针、线、布巾等，及气管插管器械和吸引器、麻醉喉镜等。

（2）气管套管的选择：根据年龄选择气管套管的型号，可参照表 10–3。气管套管由底板、外管、内管、管芯四部分组成。目前也常使用一次性带气囊的塑胶气管套管。还有外套橡皮气囊的套管（图 10–3），低压气囊套管（图 10–4）。手术时，气囊充气后，封闭套管周围间隙，可以防止血液等流入下呼吸道。

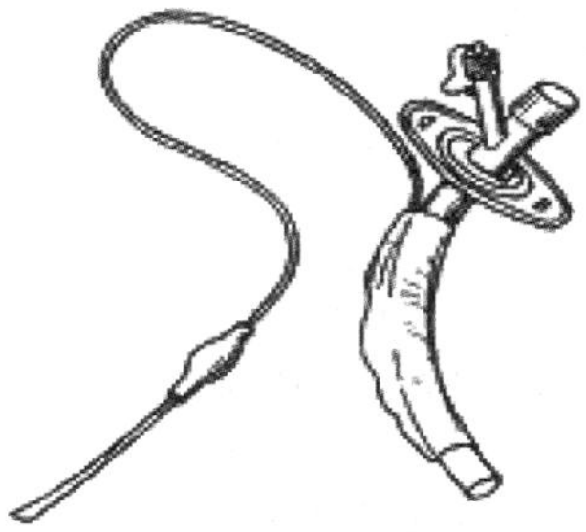

图 10-3　带气囊的气管套管

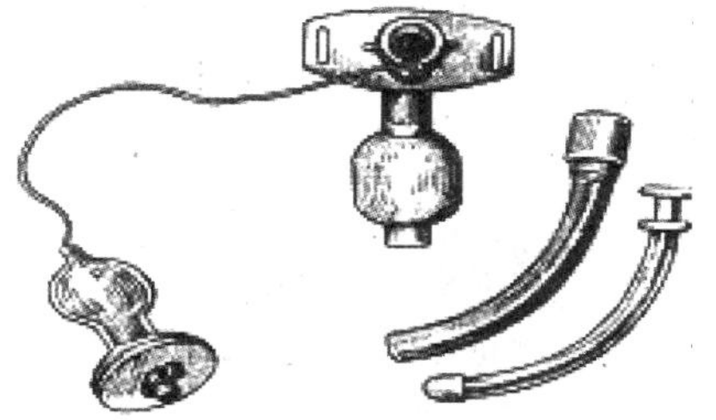

图 10-4　低压气囊气管套管

（3）患者准备：应了解病情及患者颈部情况，熟悉其气管的周边关系以及可能存在的影响气管切开的因素。一般术前不用吗啡、阿托品等药物。

（4）气管插管的应用：儿童或缺氧严重者，最好先行气管插管，然后再行常规气管切开术。

**表 10–3　气管套管型号选用参考表**

| 型号 | 00 | 0 | 1 | 2 | 3 | 4 | 5 | 6 |
|---|---|---|---|---|---|---|---|---|
| 内径（mm） | 4.0 | 4.5 | 5.5 | 6.0 | 7.0 | 8.0 | 9.0 | 10 |
| 长度（mm） | 40 | 45 | 55 | 60 | 65 | 70 | 75 | 80 |
| 适合年龄 | 1～5个月 | 6个月～1岁 | 2岁 | 3～5岁 | 6～12岁 | 13～18岁 | 成年女性 | 成年男性 |

**4. 手术方法**

（1）体位：取仰卧位，肩下垫枕，头部后仰，尽量暴露气管，但不宜过度后仰，以防加重呼吸困难。应始终保持气管在中线位置（图 10–5）。

（2）麻醉：一般情况下采用局麻。以 1% 普鲁卡因或利多卡因从甲状软骨下缘至胸骨上切迹的颈前中线皮下、筋膜下行浸润麻醉。

（3）切口：一般采用直切口，自环状软骨下缘至近胸骨上窝处，沿中线切开皮肤及皮下组织。若取横切口，可选在环状软骨下 3cm 处，沿皮纹做 4 ～ 5cm 切口，切开皮肤及皮下组织，然后向深部纵向分离（图 10–6）。

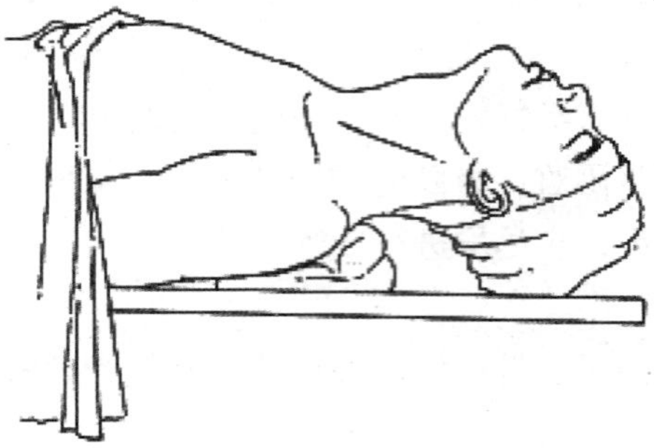

**图 10–5　气管切开术患者的体位**

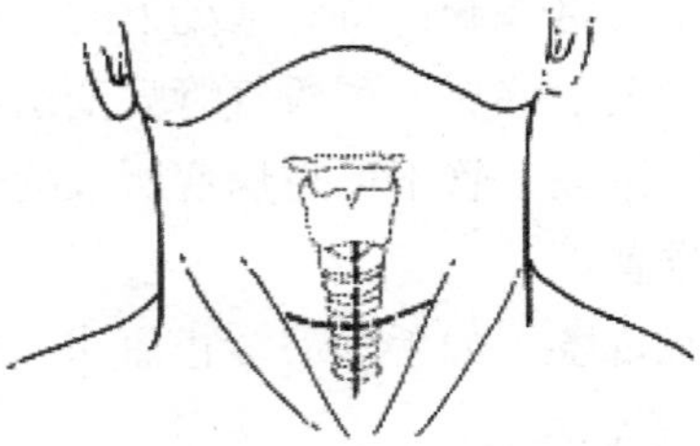

**图 10–6　气管切开术的切口位置**

（4）分离气管前组织：用止血钳沿正中线做纵向钝性分离，拉钩将分开的胸骨舌骨肌、胸骨甲状肌从中线以相等的力量牵向两侧。怒张的静脉可予切断、结扎。甲状腺峡部过宽者，可将其分离，用拉钩牵引向上，亦可切断后做褥式缝扎（图 10–7），以充分暴露气管（图 10–8）。分离过程中，两侧拉钩力量应均衡，经常以手指触摸环状软骨及气管环，始终保持气管在中线位。不宜在气管两侧分离组织过宽，避免发生气肿。

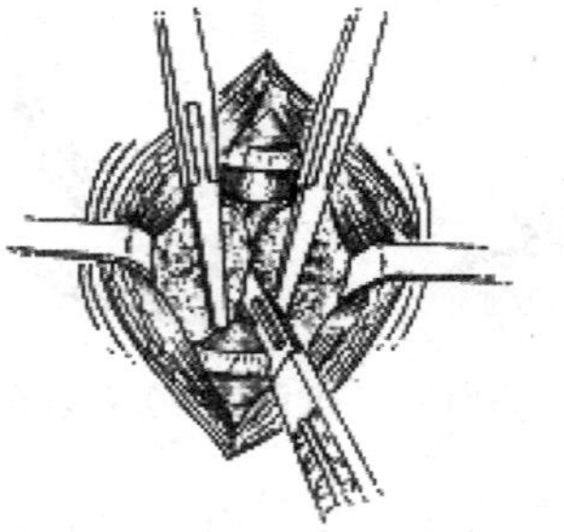

**图 10–7　切断甲状腺峡部**

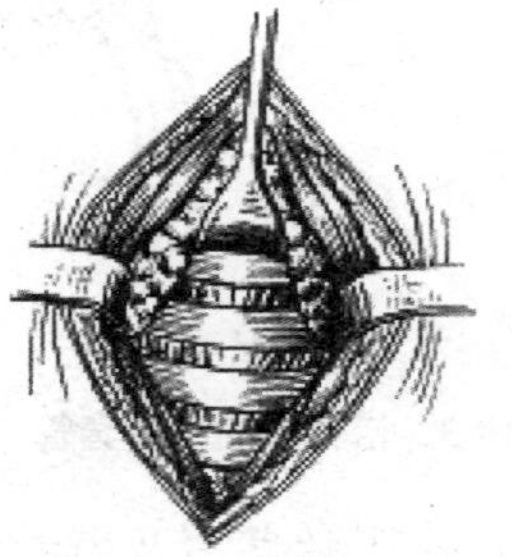

**图 10–8　暴露气管环**

（5）暴露气管：达气管前筋膜时，可看到气管环。气管前筋膜可不再分离。小儿气管柔软，有时确认困难，可用注射器穿刺，能抽出空气可证实为气管，以防止误伤颈部大血管。

（6）切开气管：确认气管后，用刀尖将气管前筋膜及 2 ～ 3 气管环一并挑开（图 10–9）。切开气管环时，应避免切开第 1 气管环及气管后壁，以防形成气管狭窄和气管食管瘘，也不应低于第 5 环，以防伤及大血管发生大出血。

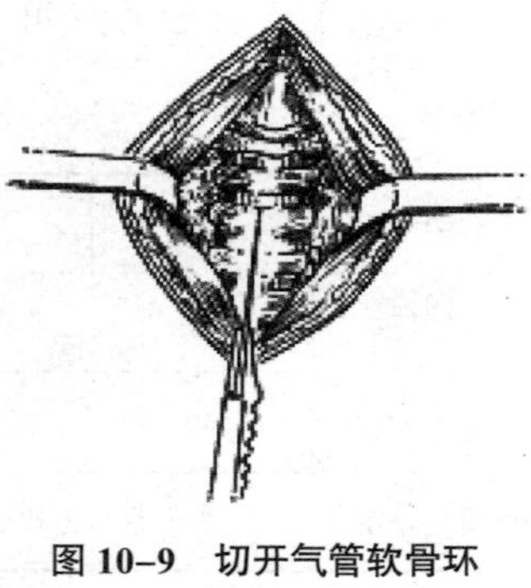

**图 10–9　切开气管软骨环**

（7）插入气管套管：气管切开后，将气管扩张钳或弯血管钳快速插入气管切口并撑开，选择合适的带有管芯的气管套管放进气管内，迅即拔出管芯，用吸引器快速吸除从套管内、套管周边喷咳出的分泌物后，再将内套管放入外套管内。若气管切口过小，插入外套管困难，可切除少许气管软骨，以扩大气管切口（图 10–10、10–11）。插管后应观察管口呼吸气流情况，以确定套管在气管内，否则应重新插入。

（8）固定套管：套管安放妥当后，将套管带子牢固地系于颈侧，以防套管滑脱。缚带松紧要适当，以遗留能放入一个手指的间隙为宜（图 10–12）。

（9）创口处理：如切口较长者，可缝合套管上方的创口 1 ～ 2 针，但不宜缝合过紧，防止形成皮下气肿。用一块从中线剪开一半、大小适当的纱布，夹在套管两侧，置于套管垫板与皮肤之间，以保护皮肤创口。

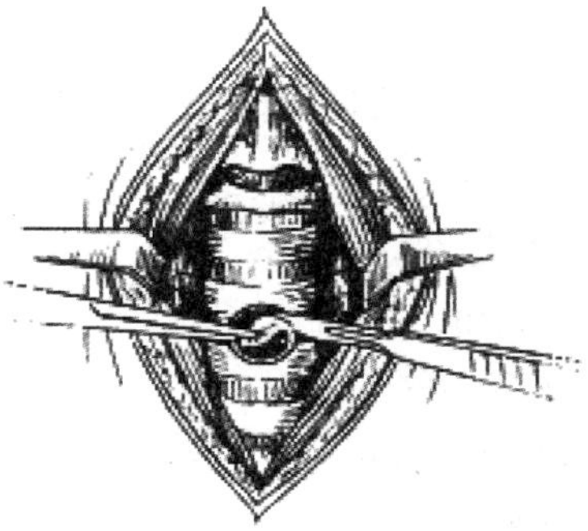

**图 10–10　扩大切口**

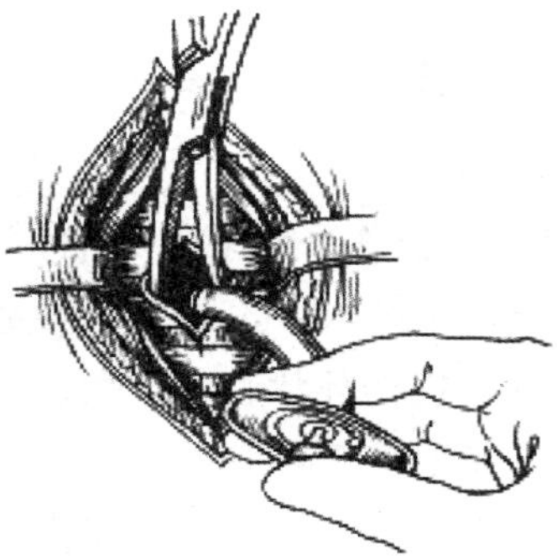

**图 10–11　插入气管套管**

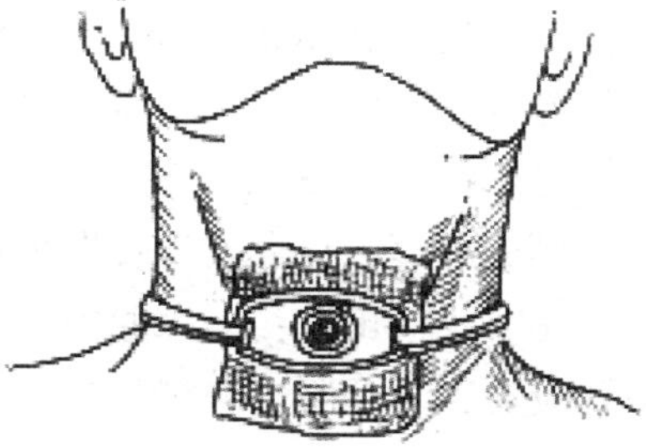

**图 10–12　安放并固定于颈部的气管套管**

**5. 术后护理**

（1）维持套管通畅：术后常有分泌物自套管口咳出，应随时吸痰。气管分泌物黏稠者，可采用雾化吸入，或定时通过套管滴入少许生理盐水、α – 糜蛋白酶、地塞米松注射液，以稀释痰液，便于吸出。

（2）清洁套管：为防止分泌物干涸于套管内壁，阻碍呼吸，应定时清洁套管内壁。可每 4 ～ 6 小时取出内套管清洗 1 次，煮沸消毒后立即放回。

（3）保持室内温度和湿度适宜：室内温度在 22℃左右，相对湿度在 90%以上较适宜。为湿化空气，可在套管口上遮盖 2 层湿纱布。

（4）防止切口感染：由于痰液的污染，切口易发生感染。每日更换纱布，消毒切口及周围皮肤；酌情应用抗生素。

（5）防止脱管：套管缚带过松、结扣意外被解开、套管太短、气管切口过低、皮下气肿、剧烈咳嗽、患者烦躁挣扎等，均可能造成脱管，必须严密观察。有时套管看似在正常位置，但实际已脱于皮下，以致形成带管窒息。一旦脱管，应立即重新插入套管。

（6）拔管：喉阻塞解除或下呼吸道阻塞症状消失，可考虑拔管。拔管前应先分步堵管 24 ～ 48 小时，无呼吸困难再度发生时，方可拔管。切口以蝶形胶布闭合粘贴，数天后即可愈合。拔管后 1 ～ 2 天内，应密切观察呼吸情况。

**6. 术后并发症及其处理**

（1）出血：原发性者多见，因术中止血不彻底，或术后剧咳，局部小血管扩张，甲状腺结扎线脱落等所致。予镇静、止咳、止血药，多可止血。如出血不止，则需打开切口，找到出血点重新结扎。继发性出血虽较少见，一旦发生就比较严重。可见于伤口感染、气管切口过低、套管磨损大血管、气管壁被压迫坏死等。常在手术后 4 ～ 5 天突然发生大出血，导致气道堵塞、失血迅速而死亡。应立即换用带气囊套管或麻醉插管插入气管，全麻下打开切口，或开胸处理，紧急抢救。

（2）气肿：切口软组织游离过多，或气管环软骨切口过大而气管前筋膜切开过小，皮肤切口缝合过紧等，使气体在通过创口时进入皮下组织内而形成。气肿可达颈、颌、面部，甚至胸、背、腹等处，严重者可致气胸、纵隔、心包气肿。轻度气肿在7天左右自行吸收，严重的气肿常需拆除切口缝合线。气胸或纵隔气肿者，则需行气体引流。

（3）肺部并发症：常见的有肺水肿与肺部感染。呼吸困难时间过久，气管切开后肺部压力骤降，毛细血管通透性增高，形成肺水肿。用加压给氧法、使用利尿剂促使水肿消退。肺部感染可因原发感染灶发展、呼吸改道、导管内吸痰等引起。应加强呼吸道管理，积极应用抗生素，蒸气吸入以控制之。

（4）气管食管瘘：因手术损伤、带管时间过长所致。瘘口小者采用鼻饲，碘仿纱条填塞，可自行愈合。瘘口较大者，需行手术修补。

（5）喉气管狭窄：气管切口过高，损伤环状软骨或合并软骨的感染、坏死，有肉芽组织生成，形成瘢痕，致喉或气管发生狭窄。早期可予扩张术，严重者需行喉、气管成形术。

（6）拔管困难：阻塞原因未解除，损伤环状软骨，喉、气管狭窄，气管腔内肉芽形成，套管型号较大，下呼吸道分泌物过多，儿童对气管导管的依赖等，均可造成不能拔管。可根据不同原因做相应处理。有的可采取改用小号套管过渡的办法，配合口鼻呼吸锻炼，逐渐堵管。

## 环甲膜切开术

环甲膜切开术（cricothyroidectomy）为紧急情况下的一种临时急救手术，用于上呼吸道阻塞危及生命，来不及行气管切开术者。

环甲膜位于甲状软骨下缘与环状软骨上缘之间的间隙处，位置表浅，表面仅覆以皮肤、薄层颈阔肌及筋膜。环甲膜的下方适为声门下区，是紧急切开以建立呼吸通道的最佳位置。当头部后仰时，触摸甲状软骨与环状软骨之间的间隙，很容易确定其部位。

**1. 体位** 同气管切开术。紧急情况下，可将患者颈部仰放于术者膝部上进行操作。

**2. 手术操作** 术者左手摸清患者甲状软骨与环状软骨之间的间隙，并以拇食指固定其甲状软骨。右手用小刀在甲状软骨与环状软骨之间做一横行3～4cm的皮肤切口，再以刀尖切开环甲膜（图10-13），或一刀直接切入喉内，立即插入血管钳撑开切口，再插入任何可用的空心管如塑料管、笔套等，以暂时维持呼吸，随后再改插气管套管，再行常规气管切开术。

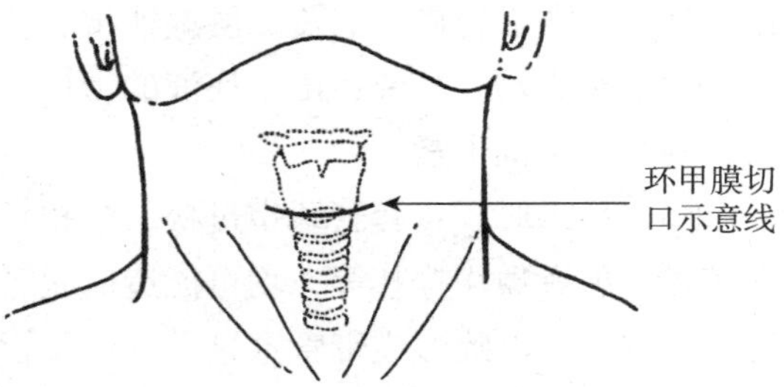


**图10-13 环甲膜切开术位置示意图**

## 快速气管切开术

快速气管切开术即应用快速气管切开器在颈部将穿刺、切开和套入气管套管等步骤一气呵成的气管切开方法，适用于临床急救或战地救护，能够迅速缓解呼吸困难症状。

**1. 快速气管切开器** 由弯型穿刺针、针芯、切开刀及刀柄、外套管、内套管等组成。有不同大小型号可供选用。

**2. 手术方法**

（1）患者仰卧垫肩，头后仰，保持正中位。术者左手中指和拇指固定颈部气管，食指置于环状软骨之下的颈前正中线上，以指示穿刺针刺入部位。

（2）右手持带有针芯的穿刺针，在颈前正中线第 2、3、4 气管环处，针尖垂直刺入皮肤、皮下组织及肌层，向气管方向推进。感觉稍有抵抗时，示已达气管前壁；再稍用力推进，出现落空感，示已进入气管腔，应使针尖顺势向下朝气管隆突方向推进少许。左手固定针管，右手拔出针芯，确定有无空气吹出；若无空气吹出，表示穿刺针尚未进入气管腔内，需立即重新穿刺。

（3）右手持已装上气管套管的切开刀，撑开刀片，刀尖经穿刺针近端圆孔套入小槽内，将外套管贴穿刺针柄端马鞍形片槽内，用力将切开刀及外套管沿穿刺针小槽与马鞍形片轨道向气管内推进。珠形刀尖越过针槽远端时，外套管即已随切开刀进入气管内。此时，左手固定外套管，右手将刀片收拢，从外套管拔除刀片及穿刺针。吸除气管内分泌物，固定套管系带，插入内管。

**3. 注意事项**

（1）穿刺针刺入气管时，不可用力过猛，以免刺伤气管后壁。

（2）患者条件允许时，尽可能行常规气管切开术。特别是小儿，因气管细软，管腔狭小，快速气管切开器难以准确插入气管内，并容易损伤气管及其周围组织而引起并发症。

### 气管插管术

气管内插管（endotracheal intubation）为解除呼吸困难，保持呼吸道通畅，进行人工呼吸或给予气管内麻醉的常用方法。

**1. 适应证**

（1）情况十分紧急，暂无法行气管切开术者。

（2）估计呼吸困难短期内可缓解而不必做气管切开术者。

（3）全麻手术用以维持患者呼吸或行气管内麻醉。

**2. 操作方法** 患者取仰卧位，用麻醉喉镜挑起其舌根部，会厌可随之上抬，声门得以暴露。选用大小合适的气管插管，管内放入金属管芯，轻巧地经声门裂插入气管，拔出管芯，吸出气管内分泌物，固定插管，保持呼吸道通畅。固定插管前，应务必小心确认插管确实位于气管内。

## 第八节 嗓音疾病的康复治疗

发声及言语的形成是一个非常复杂的过程，需要言语器官严密配合协调一致。经言语中枢、神经系统支配，通过呼吸器官（肺、气管、胸廓）、振动器官（声带及喉肌肉、关节）、共鸣器官（鼻、咽、喉）、构音器官（舌、腭、唇、齿）等言语器官的配合协调，最终形成言语。发音以声带振动为主，各部分协同作用形成，如仅靠喉部声带工作，各部分功能出现失衡，即会引起声带过度挤压、创伤，而导致发音障碍。

嗓音疾病的主要临床表现为声音嘶哑。针对其相关原发疾病的治疗手段实施完毕后，嗓音功能的康复往往需要一个较长期而特殊的过程。因此，后续的嗓音康复治疗非常重要。

嗓音疾病的康复治疗方法主要是嗓音训练或发声训练，是针对发病原因，指导、监督患者逐步改正不良发声习惯，建立合理、科学的发声方法，使发声各环节能够更好地协调配合，减少声带的工作负荷，促进嗓音的恢复。

中医对嗓音疾病有较深入的研究，早在殷商甲骨文中已有“音有疾”“疾言”的记载。而在古文献中，瘖与喑相通，故嗓音疾病的中医病名有“喉喑”“暴喑”“卒喑”“久喑”“久无音”“喑哑”“声嘶”“声喝”“子喑”等。

## 【病因】

除一些先天性疾病、肿瘤、外伤外，嗓音疾病的发生多与用声过度和用声不当有关，并多见于教师、演员、销售员等经常用嗓者。

**1. 先天性疾病导致发声障碍** 如喉软化、喉蹼、腭裂、先天喉气管裂、声带发育不良（声带沟）、先天喉囊肿等，皆可引起声音嘶哑，出生后即有症状表现，常伴有先天性喉喘鸣或呼吸困难。声带沟是最常见的先天性疾病，发病率高，临床常与声带萎缩、声带息肉等相伴，易被忽视。

**2. 用声不当所致的发声障碍** 最为常见，多见于声带小结、声带息肉、任克间隙水肿等良性增生性病变。常因发音或歌唱时方法不当，喉肌收缩过强，使声带及共鸣腔肌肉过度收缩，声门关闭过紧，共鸣腔变小。或声带前中 1/3 交界处振动过度，引起声带慢性机械性外伤、黏膜增厚。

室带肥厚或室带功能亢进也为发音障碍的原因之一，常为代偿性，又叫室性发音障碍。常继发于声带功能或器质性病变后。由于室带振动的频率较低，故其发出的声音低沉，粗糙晦涩，持续时间短，容易疲劳。

**3. 炎症、肿瘤、外伤导致发声障碍** 炎症包括急性喉炎、慢性喉炎、喉结核等疾病。肿瘤包括咽喉部的一些良、恶性肿瘤。良性肿瘤（如喉乳头状瘤、喉接触性肉芽肿）声嘶发展缓慢；恶性肿瘤声嘶可在短期内进行性加重，最后完全失声，同时可伴有呼吸困难、吞咽困难及相邻器官累及的征象。外伤性指各种外伤、异物、手术等原因使喉部软骨、软组织、关节损伤或移位，引起声音嘶哑。

**4. 运动性发声障碍** 由中枢神经系统、周围神经系统或肌肉疾患引起的声带麻痹，如单侧或双侧喉返神经麻痹、喉上神经麻痹、言语中枢病变、重症肌无力等疾病，均可出现不同程度的声音嘶哑。

喉上神经麻痹者声音低而粗糙，不能发高音；双侧喉上神经麻痹者可伴有吞咽时食物或唾液误吸入呼吸道引起呛咳。单侧喉返神经麻痹表现为不同程度的声门关闭不全，发音易疲劳、嘶哑、气息声明显，伴有误吸，但经对侧声带代偿后也可无症状；双侧喉返神经麻痹或可伴有不同程度的呼吸困难。

痉挛性发音障碍为一种中枢运动神经系统病变，影响神经肌接头处神经递质的释放，发声时喉部肌肉非随意运动，导致发音痉挛、震颤。其他如重症肌无力等，累及咽喉部肌肉时也会出现相应的发音嘶哑、发音易疲劳及吞咽障碍等症状。

**5. 功能性发声障碍** 常与神经类型、心理状态、情绪等因素有关。如癔病性失声，患者喉结构正常，多见于女性，常于精神创伤或情绪激动后突发声音嘶哑，但咳嗽、哭笑声正常。声嘶恢复快，可再发。

**6. 其他因素** 如肾炎、肝炎都可能明显地影响声音状况。而贫血、凝血障碍等疾病在引起皮下出血的同时，也可能首先在声带黏膜下出现。激素水平的变化也可以引起声音的改变。而慢性副鼻窦炎、过敏性鼻炎以及慢性支气管炎、甲状腺功能低下等，都会影响发声功能。

## 【临床表现】

嗓音病主要表现为不同程度的声音嘶哑，还有讲话费力、不能持久，高音上不去，出现双音、含薯音、假颤音等多种情况。声音嘶哑的描述带有一定的主观性和经验性，目前尚无客观分类。大致可分为几种类型：毛、闷、沙、哑、轻、粗、尖、紧、痛、气息声等。主观的评分有嗓音障碍 GRBAS 评分系统，患者填写的 VHI（嗓音障碍指数）量表等。此外，还有几种特殊类型的声嘶如下。

假：发声言语中不自觉地或自觉地走向假声音调。可见于变声期假声、男声女调或声门闭合不全、声带麻痹、肌紧张性发音障碍等患者继发出现的假声。

双声：少见，是在语音中有些声音不自觉地成对出现。有两种可能的原因：一种是真假混合，这较为常见；另一种可能是真正的双声，震动过程中形成两个共振体，它们发出的频率按一定的相位传出。临床上带蒂的声带息肉可夹在声门当中，有时可出现双声。

除以上声带及室带器质或功能性疾病外，还可见唇、齿、舌位置不当的构音障碍。主要表现为口齿不清，多见于齿龈音，来诊者多已过学语期，已为青少年或成人。或者原先能正确发音，但因疾病而失去某种语音的发声能力；或为鼻音障碍，表现为鼻音过重或无鼻音，尤以鼻音过重为多见。该现象又称开放性鼻音，多为软腭位置不当所致，可以是神经麻痹或习惯性动作引起的软腭过多开放。

## 【治疗】

嗓音疾病的规范治疗包括常规治疗和嗓音康复两个方面，结合应用可获更好的疗效。治疗目的是恢复正常发声功能，故应特别强调针对病因的积极治疗。

**1. 常规治疗**　主要是针对引发嗓音异常的各种原发性疾病的相关治疗。

（1）*雾化吸入疗法与物理治疗*：以抗菌消炎西药以及糖皮质激素或中成药进行雾化吸入，以利声带肿胀、早期声带小结和息肉的消退。丹参离子导入治疗、超短波理疗等物理疗法，能改善局部组织的血供，有加速炎症吸收和消退之功效。

（2）*嗓音内科治疗*：根据病情选择黏液促排剂、抗菌消炎药、抗组胺药等。中药在治疗嗓音疾病方面尤有优势。

（3）*嗓音外科治疗*：对于声带良性增生性病变，经药物治疗、发声训练疗效不理想者，可行嗓音显微外科手术治疗，但手术时应注意，保护声带被覆体层振动结构，维护嗓音功能是首要原则。至于非良性增生性疾病，特别是恶性肿瘤，手术治疗是重要手段，但须以牺牲部分或全部嗓音功能为代价，因而应谨慎区别对待。尤其是声带癌前病变者，需充分评估病情，并与患者沟通，在消除病变与保护嗓音功能二者之间合理取舍。声带病变手术后，适时指导患者进行发声训练，以利于嗓音功能恢复，防止病变复发。即使喉全切除术后也可训练患者发食管音，利用人工喉及各类发音重建方法以获得“新声”。

**2. 嗓音康复治疗**　发音障碍的病因较复杂，常用嗓音康复治疗方法如下。

（1）*嗓音康复期的辨证论治*：由于造成嗓音问题的原发疾病的治疗往往涉及手术等有创性治疗以及由此造成的喉部组织损伤，甚至是因为恶性肿瘤之类疾病而承受了放化疗。因此，该阶段的中医基本病机多表现为正气的亏损，特别是气血虚弱是其基本环节，或同时存在阴阳两虚以及水湿运化不足所致的痰凝之变。此外，气血瘀滞也是康复治疗中需要关注的共同病机之一，该类病机可能贯穿于嗓音康复的全过程。

①气血虚弱，喉失濡养证

证候：语声低怯，不耐久语，话语稍多即见语音变调或声嘶；兼见面色不华，少气乏力，食纳欠佳。喉镜检查可见喉腔黏膜色淡，或见声带松弛。舌淡，苔白，脉虚弱。

治法：补益气血，养喉开音。

方药：八珍汤加减。可酌加诃子、木蝴蝶、胖大海、人参叶等，以利喉开音；加木香、枳壳，以行气导滞；加丹参、牡丹皮，行气活血。

②气阴两虚，喉燥失濡证

证候：语声不扬，常易变调或声嘶，多语加剧，喉内干燥灼热感；兼见乏力易倦，烦渴喜饮，眠差多梦。喉镜检查可见喉腔黏膜干红失润，薄而易皱，或覆有干痂。舌淡红，较干而少苔，脉细数且弱。

治法：益气养阴，润喉开音。

方药：益气养阴方加减。可加诃子、木蝴蝶、青果、胖大海、蝉蜕等，以利喉开音；加五味子，以敛阴濡喉；加怀山药、太子参，以健脾益气；加川芎、丹参、牡丹皮，以行气活血。虚火旺者，加知母、黄柏，或改用知柏地黄汤加减。

③气虚痰凝，喉窍不畅证

证候：语声不扬，常易变调或声嘶，时咳嗽咳痰或咳痰不爽；兼见面色萎黄不华，气短乏力，身重易倦，食纳不佳，大便不爽。喉镜检查可见喉部或声带黏膜色淡肿胀，喉腔内多分泌物。舌淡，苔白或腻，脉濡滑。

治法：健脾燥湿，化痰开音。

方药：陈夏六君子汤加减。可加诃子、木蝴蝶、胖大海、人参叶等，以利喉开音；加怀山药、薏苡仁、太子参，以健脾益气渗湿；加僵蚕、胆南星，以化痰散结；加鸡血藤、川芎、丹参、牡丹皮，以行气活血。

（2）嗓音保健：是嗓音康复治疗的基础和关键。应使患者明确声音保健的重要性、长期性及相关措施。

①全身保健：如充分休息、多饮温水、戒烟忌酒，避免辛辣等刺激性食物，避免餐后冷饮，远离油烟干燥环境及噪声环境，以减少对声带的刺激，增强体质，预防呼吸道感染以利于嗓音康复。

嗓音病的食疗保健，应注重食用既可养阴润肺，又能清利咽喉；既能疏经通络，又兼益气健脾；既能安神补心，又可化痰开音的食物。一般宜多食清淡且具有润喉、养嗓、开胃之效的食物。

②发声休息：在治疗声音嘶哑的过程中，若患者继续频繁用声，往往难以达到满意的疗效。声带因炎症或手术后引起反应性充血、肿胀时，应少说话，使声带得到充分的休息，以利炎症消退。但要注意，声休是相对的，术后 1 周应少讲话，而不是绝对的禁声。越来越多临床经验表明，绝对禁声反而不利于嗓音功能恢复，易致患者因紧张、术后不适而不敢发声，慢慢遗忘发声方法，导致新的发音障碍，国外甚至报道要尽早介入发声训练，帮助患者重塑发声方法及信心。

③注意发声方法，重视日常嗓音保健：人体发声器官如同乐器一样，由动力结构、振动结构、共鸣器组成。人的发声动力为呼吸，振动体主要是声带，共鸣器乃发声过程相关的体腔。发声时，由于方法不当，不能掌握好发声技巧，以至于呼吸气流的力学效应和喉部发声结构的功能动作不协调，或用嗓过度，导致声带和咽喉部肌肉负荷过重，就会引起声带充血、水肿，甚至造成声带创伤而形成小结或息肉。用嗓过度是指超过本人能力限度的嗓音滥用。发声能力或特征包括音调（发声的频率范围）、音强（声音强度激发的声带振动幅度）、音时（发声的持续时间）三个方面，各人在此类指标的能力或限度是不同的，超出个人能力限度的发声动作，尤其是频繁发声时，很容易导致声带创伤而转变为声带病变，如声带息肉、声带小结、慢性喉炎等。这类嗓音病变的治疗较为复杂费时，对于嗓音质量要求较高的职业用嗓者尤其如此，即使治疗后一度好

转，若不正确的发声习惯得不到纠正，病变仍有可能再次发生。不过，经过系统的正规训练，个人的发声能力会有提高，甚至显著提高。

平素不要滥用嗓音，避免大声叫嚷。说话不要太快或太长，音调不宜过高。一旦出现声音嘶哑，应及时诊治。男性青春期的变声期、女性月经期，尤其要注意减少发声。男孩在 16 ～ 18 岁时嗓音变得粗而低沉，这是生理发育引起的发声器官的正常变化，称为“变声期”；女性月经期间声带轻度充血，也应注意声带休息，在此时期，容易促生声带病变。

纠正清嗓习惯。清嗓动作可使声带瞬间异常拉紧，长期频繁的这类效应，容易造成声带损伤。如果这样的动作是由于上呼吸道病理因素的影响，特别是鼻腔与鼻窦病变所引起，宜积极治疗该类病变，以消除频繁清嗓的病因。若是个人不良习惯所造成的过多清嗓动作，则务必戒除之，以减轻声带负荷，在职业用嗓者尤宜注意。

总之，使用嗓音不宜过度，以用嗓后不感到喉肌过于疲劳为宜，否则提示用嗓已超过负荷，或者表明发声方法不当。

（3）*发声训练，矫治错误发声方法*：发声方法不正确，是造成嗓音问题的基础性病理因素，对于职业用声者尤其如此。这个问题涉及许多嗓音专业技术的应用，而且还是一个带有普遍意义的临床问题。

①对于喉肌功能过强如男声女调，男性青春期变声异常而致语调高尖者，应引导其在发声时使喉肌放松，语调降低。可以采用发声时同时做咀嚼动作的训练方法，还可以应用咳嗽声音启动正常发声的方法。采用上述方法，通过反复练习，直至发出正确的声音。练习时从单个字开始，然后练习双字词组及短句，再训练读短文，最后练习对话。

②对于喉肌功能过弱者，经常练习屏气动作，使声带紧闭，胸腔固定，结合发声练习。经过反复练习，有助于增加声带张力。

③对于某些声带息肉、声带小结患者，需要对其进行呼吸训练、放松训练和发声训练。放松训练时，让患者有意识地逐步放松，并通过腹式呼吸方式感觉规律而缓慢的呼吸节律。呼吸训练时，让患者调节呼吸，改胸式呼吸为胸腹式混合呼吸，强化吸气能力，控制呼气运动，努力使呼气过程慢而均匀，尽可能延长呼气期。发声训练时，通过练习 a、i、u 等单音体会并改进、掌握正确发声方法。

（4）*推拿疗法*：推拿疗法具有疏通经络，流畅气血，促进炎症吸收的作用。故凡发声功能障碍而声哑之症、咽喉部慢性炎症和歌喉的保健，皆可行推拿疗法。嗓音病患者经过推拿治疗后，颈部喉外肌肉包括舌骨前下各肌群和环甲、环杓区以及喉内肌群得以松弛，声带张力改善，喉关节活动灵便，发声功能容易趋于恢复。常用方法以推、拿、揉、按、点为主，手法要求轻快柔和，避免粗暴用力。常用推拿部位有面部、口底部、喉部、颈部及肩背部，推拿穴位有人迎、水突、廉泉、扬声等，还可在环甲关节和环杓关节进行推拿。

（5）*针刺疗法*：对一般声带病症，如声带充血、水肿、黏膜下出血、肥厚、声带张力减退，以及喉关节炎所致的声门闭合不良或环杓、环甲关节炎等，针刺疗法均有一定疗效。声带手术前的准备和术后炎症之消退以及嗓音功能的恢复等，针刺治疗也有一定效果。气虚多选用手太阴肺经的鱼际、尺泽，手阳明大肠经的曲池、手三里、合谷、扶突；脾虚常选用足太阴脾经的三阴交，足阳明胃经的足三里、人迎、内庭；肾虚常选用足少阴肾经的涌泉、照海，足太阳膀胱经的天柱，手太阳小肠经的天容；肝火旺者选足厥阴肝经的太冲，足少阳胆经的阳陵泉。

（6）*精神—心理治疗*：对于功能性发音障碍等疾病，在应用嗓音及言语矫治的同时配合心理治疗，如暗示疗法，会获得更为良好的疗效。

第十一章

# 耳部疾病

扫一扫，查阅本章数字资源，含PPT、音视频、图片等

## 第一节　先天性耳前瘘管

先天性耳前瘘管（congenital preauricular fistula），为外耳发育不良所遗留的一种临床常见外耳疾病，单侧病变多于双侧。本病属中医文献的“耳漏”“耳瘘”等范畴。

### 【病因病理】

**1. 病因**　胎儿发育过程中第1、2腮弓的耳郭原基融合不全所致。

**2. 病理**　瘘管为一狭窄盲管，可穿过耳轮脚或耳郭软骨，深达外耳道狭部或乳突表面。管壁为复层鳞状上皮，皮下结缔组织中含毛囊、汗腺和皮脂腺，管腔内常有脱落上皮等混合而成的鳞屑，有臭味。继发感染时呈化脓性炎症改变。

**3. 病机**　为先天禀赋不足，阻碍耳的发育，缺损成瘘。若邪热侵袭，壅遏气血，可发为痈肿；或久病伤正，邪毒滞留，瘘口溢脓时发时止，经久不愈。

### 【临床表现】

**1. 症状**　一般无明显自觉症状，偶有局部发痒。若继发感染则有局部红肿、疼痛，可伴溢脓。

**2. 体征**　瘘口微细凹陷，多位于耳轮脚前（彩图7），少数可在耳郭三角窝或耳甲腔部；可有少量白色皮脂样物溢出。继发感染时，局部红肿溢脓，甚则形成脓肿，脓溃成漏孔，并可反复发作，局部形成瘢痕。

### 【诊断与鉴别诊断】

**1. 诊断要点**　出生即发现耳前有针眼样大小瘘管开口，挤压时可溢出少量白色皮脂样物。

**2. 鉴别诊断**　须与第一腮瘘相鉴别；若继发感染，应与耳前淋巴结炎及一般疖肿相鉴别。

### 【治疗】

无症状者一般可不做处理。一旦继发感染，应积极抗炎治疗，选用敏感抗生素，并配合应用清热解毒、消肿止痛的中药，如五味消毒饮加减，辅之以外用药治疗。若感染久不愈合，或反复发生感染者，则需手术切除瘘管。

【预防与调护】

忌食辛辣炙煿之品，并保持局部清洁卫生，防止感染。

## 第二节　耳郭假囊肿

耳郭假囊肿（pseudocyst of auricle）为耳郭软骨间积液，耳郭囊肿样隆起的一种耳郭疾病。本病又称耳郭非化脓性软骨膜炎、耳郭浆液性软骨膜炎。相当中医的“耳郭痰包”。

【病因病理】

**1. 病因**　病因不明，可能与耳郭机械性刺激、挤压等有关，由此造成局部微循环障碍，发生组织间的无菌性渗液。

**2. 病理**　镜下观察，囊肿切面依次包括皮肤、皮下组织、软骨膜及与其紧密相连的软骨层，软骨层的内面覆有一层浆液纤维素，其表面无上皮细胞结构，与真性囊肿的囊壁结构不同，故称假囊肿。从病理组织学看，实为软骨间积液。

**3. 病机**

（1）气滞痰凝：肝主疏泄畅达。若肝气郁结，则气机不利，耳郭脉络阻滞，同时肝郁横逆犯脾，脾土不振，痰湿不化，凝聚于耳郭，形成痰包。

（2）气虚痰结：素体脾虚，或久病伤脾，脾气不足，运化失司，痰湿内生，同时气虚无以运血，耳郭血脉不畅，痰湿上滞于耳郭，发为痰包。

【临床表现】

**1. 症状**　短期内速发耳郭局限性无痛性隆起，刺激后可加速其增大。小者无明显不适，大者可有局部胀痛感、痒感或灼热感。

**2. 体征**　常于耳郭舟状窝或三角窝处出现局限性隆起，也可见于耳甲腔。一般不侵及耳郭背面。局部皮肤隆起，肤色稍红，按之有囊状感，无明显压痛。

【实验室及其他检查】

耳郭透光试验阳性，穿刺可抽出淡黄色液体，培养无细菌生长。

【诊断与鉴别诊断】

**1. 诊断要点**　不明原因的耳郭速发性无痛局限性肿胀，穿刺抽出淡黄色液体。

**2. 鉴别诊断**　应与化脓性耳郭软骨膜炎相鉴别。该病耳郭局部红肿疼痛、触痛明显，肿胀较实而缺乏弹性，范围较宽，穿刺可抽出脓性液体，培养有细菌生长。病变严重者可导致耳郭软骨坏死、畸形。

【治疗】

以局部治疗为主，消除积液，促进愈合，避免复发，防止继发感染。

**1. 抽液、加压包扎或注药法**　在严格无菌条件下，用注射器穿刺抽尽囊液，然后用绷带加压包扎。亦可在抽净囊液后，选用硬化剂、15% 高渗盐水或 50% 葡萄糖适量做囊腔内注射，然后加压包扎。复发者，可激光打孔，清除积液，然后加压包扎。

**2. 手术治疗** 反复发作难愈者，可手术开窗，清除积液和肉芽后加压包扎。

**3. 辨证论治**

（1）气滞痰凝耳郭证

证候：耳郭痰包突现，肿胀迅速，甚则胀满不适。按之柔软，无压痛。可伴情志忧郁，或急躁易怒，胸胁胀闷。舌暗或有瘀点，苔白腻，脉弦滑。

治法：理气化痰散结。

方药：四逆散合导痰汤加减。

（2）气虚痰结耳郭证

证候：耳郭痰包反复发作，经久不愈，甚则耳郭皮肤增厚，弹性较差，无疼痛。可伴食少乏力，气短懒言，大便稀溏。舌淡，苔白腻，脉缓滑。

治法：益气祛痰散结。

方药：苓术二陈煎加减。

**4. 其他疗法**

（1）理疗：初起可选用超短波、红外线局部照射。

（2）艾灸：抽除囊液后，用艾条悬灸 5 分钟，然后再加压包扎。

（3）磁疗：将磁片贴于囊肿内外两侧，加压固定，维持 1 ～ 2 周。

（4）冷冻治疗。

**【预防与调护】**

1. 局部处理后的早期，应注意预防感染。

2. 平素应避免耳郭局部挤压。

## 第三节　外耳湿疹

外耳湿疹（eczema of external ear）为发生于外耳道、耳郭和耳周皮肤处的变态反应性多形性皮炎。多见于小儿，分急性和慢性两型。相当于中医的“旋耳疮”“月食疮”“月蚀疮”“月蚀疳疮”“黄水疮”等。

**【病因病理】**

**1. 病因** 病因复杂，可由多种内外因素引起，但具体发病原因常不明确。多认为与特应性体质有关，系变态反应性疾病。常见的致敏因素有食物类如牛奶、虾蟹、蛋品等，吸入类如花粉、动物皮毛等，接触类如织物、油漆、化妆品、肥皂、药物、日光或化脓性中耳炎病程中的脓液刺激等等。还可能与神经机能障碍、消化不良、代谢障碍、内分泌失调等有关。

**2. 病理** 主要病理表现为红斑、丘疹、丘疱疹及水疱、脱屑等，有渗出倾向。其一般表现为血管扩张充血，真皮水肿，有血管周围炎性反应，伴有不同程度、不同形式、不同细胞成分的渗出和浸润。也可出现变性、坏死等病变。急性期以中性粒细胞渗出浸润为主，慢性期以淋巴细胞、组织细胞为主，常伴有成纤维细胞增生及纤维化。

**3. 病机** 患病个体往往是与禀赋不足有关的特应性病理体质者。

（1）风湿热毒：外感风热邪毒，循经入里，内引肝胆湿热，或素食肥甘厚味，使湿热内蕴，化火生风，以致风湿热毒浸淫耳肤，引发本病。

（2）血虚风燥：风湿热毒久羁耳肤，日渐伤津耗血，或脾胃素弱，阴血化生不足，以致血虚风胜化燥，耳肤失养，病程迁延难愈。

## 【临床表现】

**1. 症状**　外耳道、耳郭，甚至耳周皮肤瘙痒。急性者更是痒甚难忍，或伴烧灼感，或微痛不适。亚急性者局部仍瘙痒，渗液较急性者少，可有结痂和脱屑。慢性者外耳道内剧痒，皮肤增厚，有脱屑。

**2. 体征**　急性者患处皮肤潮红肿胀，有小丘疹，继而出现小水疱，溃破后流出黄色分泌物，皮肤糜烂、渗液、结痂。转为慢性后，表皮脱屑，皮肤增厚，粗糙，皲裂，甚则出现外耳道狭窄。

## 【实验室及其他检查】

变应原检查：皮肤点刺试验或血清抗体检测有助于确定致敏因素。

## 【诊断与鉴别诊断】

**1. 诊断要点**　多见于小儿；外耳局部皮肤表现典型的湿疹性病变所特有的症状和体征。

**2. 鉴别诊断**　主要应与外耳道炎相鉴别。该病以疼痛为主，瘙痒不甚，渗液为脓性，且量不多，以外耳道弥漫性红肿为特征。

## 【治疗】

消除刺激，根治病因为治疗本病的基本原则。须局部治疗与全身治疗相结合，尤其是辨证论治，在本病的治疗中独具优势。

**1. 一般治疗**　可选用抗过敏药如氯雷他定、地氯雷他定等口服。严重者，适当应用皮质类固醇类药物如地塞米松、氢化可的松等；继发感染明显者，则全身或局部加用抗生素治疗。

**2. 辨证论治**

（1）风湿热毒聚耳证

证候：患处瘙痒明显，甚则灼热微痛。局部皮肤潮红肿胀，有水疱，溃后糜烂，黄水淋漓，干后结痂。婴幼儿可有发热，烦躁，睡眠不安等症。舌尖红，苔黄腻，脉滑数。

治法：清热利湿，祛风止痒。

方药：萆薢渗湿汤加减。一般加防风、蝉蜕、徐长卿。风胜者，可用消风散；湿盛者，则可用除湿汤；湿热偏盛者，用龙胆泻肝汤。

（2）血虚风燥伤耳证

证候：患处作痒，病变缠绵难愈。局部皮肤增厚粗糙，干燥皲裂，或积鳞屑。可伴面色黄，纳差，身倦乏力。舌淡苔白，脉细缓。

治法：养血润燥，祛风止痒。

方药：四物消风饮加减。一般可加白鲜皮、乌梢蛇、徐长卿，以祛风止痒。

**3. 局部治疗**

（1）洗剂与湿敷：渗液多时，可用 3% 硼酸溶液或 15% 氧化锌溶液湿敷。或用苍术、白鲜皮、黄柏、苦参，或黄柏、马齿苋、败酱草等分，煎水外洗或湿敷患处。干痂较多或有脓性分泌物者，先用3%过氧化氢清洗，再用后述药物。

（2）涂药与敷药：局部清洗之后，视渗液多寡，可分别选用青黛散、黄连粉撒于创面，或麻油加上述药粉调敷。渗液较少或已干水时，可涂用氧化锌糊剂，或各种类固醇软膏。如继发感染，出现脓性分泌物，则应配合应用抗生素软膏。

（3）烟熏疗法：以苍术、黄柏、苦参、防风、白鲜皮、五倍子适量研末，放在较厚草纸内制成纸卷，或将药末置于特制熏炉内点燃，烟熏患处，每日1次，每次15～30分钟。

**4. 其他疗法**　久治不愈或反复发作者，若能查出致敏原，可试用脱敏治疗。

### 【预防与调护】

注意耳部卫生，勿随意挖耳；忌用肥皂或水洗患处，或涂抹有刺激性的药物；避免诱因，如忌食虾蟹及辛辣炙煿食物，积极治疗化脓性中耳炎等。

## 第四节　外耳道炎与外耳道疖

外耳道炎（external otitis）系外耳道皮肤及皮下组织的弥漫性感染性炎症，相当于中医的“耳疮”。外耳道疖（furuncle of external acoustic meatus）为外耳道皮肤的局限性化脓性炎症，相当于中医的“耳疖”。

### 【病因病理】

**1. 病因**　常见致病菌有金黄色葡萄球菌、链球菌、绿脓杆菌和变形杆菌等。多因外耳道皮肤及其附属器受损，水浸泡，化脓性中耳炎脓液刺激，或在患糖尿病及其他全身慢性疾病情况下，局部抵抗力下降，继发该类细菌感染，导致外耳道皮肤局限性化脓性病变，或外耳道皮肤弥漫性急、慢性炎症。

**2. 病理**　急性弥漫性外耳道炎表现为局部皮肤水肿，大量多形核白细胞浸润，上皮细胞呈海绵样变，皮肤表面渗液、脱屑。早期皮脂腺分泌受抑制，耵聍腺扩张，腺体内充盈脓液。慢性期为外耳道皮肤及皮下组织的弥漫性非特异性炎症，可以表现为以增生为主的病理改变。

外耳道疖则表现为外耳道皮肤毛囊、皮脂腺或汗腺的急性化脓性病变，有脓肿形成。

**3. 病机**

（1）风热邪毒侵袭：挖耳搔痒、污水入耳，或脓液浸渍，耳道肌肤损伤，卫外不固，风热邪毒侵袭，搏结于耳，致生耳疖耳疮。

（2）肝胆湿热蒸灼：过食肥甘厚味，或辛辣炙煿之品，肝胆湿热内蕴，循经上蒸耳道，壅遏经脉，致生耳疖耳疮。

（3）血虚邪毒滞留：久病耳疮，风湿热毒暗耗阴血，或素体脾胃虚弱，化生不足，血不养肤，正不胜邪，邪毒滞留耳道，导致病程缠绵。

### 【临床表现】

**1. 症状**

（1）外耳道炎：初期耳道发痒灼热，继而耳痛，耳胀不适，甚则耳闭耳堵，听力下降。若转为慢性，则以耳痒不适为主，或时有耳微痛。

（2）外耳道疖：起病即现较剧耳痛，常放射至同侧头部，张口、咀嚼或碰触患耳时疼痛加重，常因痛难眠。若疖肿过大，堵塞外耳道，可有耳堵耳闷感，妨碍听力。

**2. 体征**　急性外耳道炎以外耳道皮肤弥漫性红肿，外耳道腔变窄为特征，可伴表皮糜烂，有脓性渗出物；转为慢性后，外耳道皮肤粗糙增厚，脱屑，或有少量分泌物，甚则外耳道狭窄，鼓膜混浊增厚，标志不清。

外耳道疖以局限性皮肤红肿突起，肿胀之处顶部出现脓头为特征；脓肿成熟溃破后，外耳道内有少量脓血流出；可伴有耳周淋巴结肿大压痛。

## 【实验室及其他检查】

影响听力者，听力检查示传导性听力下降。

## 【诊断与鉴别诊断】

**1. 诊断要点**

（1）外耳道炎：急性者以耳道皮肤红肿疼痛为特点，慢性者则以耳道内痒痛不适、皮肤增厚、外耳道变窄等为特点。若合并有外耳道骨髓炎及广泛的进行性坏死，甚至引起颞骨等处颅骨骨髓炎，伴发面神经麻痹，则为坏死性外耳道炎。

（2）外耳道疖：外耳道皮肤局限性红肿，可见脓头，牵拉耳郭时疼痛加重。

**2. 鉴别诊断**

（1）化脓性中耳炎：急性期鼓膜尚未穿孔时，耳痛剧烈，无耳郭牵拉痛；一旦鼓膜溃穿，则耳痛顿减，耳道溢出脓液。

（2）耳后骨膜下脓肿：常继发于化脓性中耳炎，耳后乳突部肿胀压痛，乳突影像学检查显示乳突炎性改变或骨质破坏等。

## 【治疗】

应局部治疗与全身治疗相结合，以抗炎、消肿、止痛为基本原则，配合辨证论治，能有效促进病变愈合，防止转变为慢性。

**1. 一般治疗**　选用敏感的抗生素口服或肌注，严重者静脉滴注，以有效控制感染。多选用大环内酯类、头孢菌素类、青霉素类抗生素。可适当配合止痛剂局部或全身应用。慢性外耳道炎应保持耳道局部清洁，局部应用激素类药物。

**2. 辨证论治**

（1）风热邪毒袭耳证

证候：病初起，局部红肿疼痛，表面可有黄白色分泌物。可伴恶风发热，头痛，周身不适。舌尖红，苔薄黄，脉浮数。

治法：疏风清热，消肿止痛。

方药：银翘散合五味消毒饮加减。

（2）肝胆湿热蒸耳证

证候：局部红肿疼痛较剧，或突起有脓，或漫肿闭耳，耳周臖核肿痛。可伴发热，口苦咽干，溲黄便结。舌红，苔黄腻，脉弦数。

治法：清泻肝胆，消肿止痛。

方药：龙胆泻肝汤加减。

（3）血虚邪毒滞耳证

证候：耳疮日久，局部作痒微痛，耳道肌肤增厚粗糙，甚则狭窄。可伴面色无华，毛发不荣，皮肤干涩。舌红少津，脉细数。

治法：养血润燥，解毒祛邪。

方药：归芍地黄汤加减。可加白蒺藜、僵蚕、红花、金银花、地肤子等。

**3. 局部治疗** 早期可用抗生素滴耳液，或 1% ～ 3% 酚甘油滴耳，或用上述药液纱条敷于患处，每日换药 2 次。也可用红霉素软膏，或 5% 鱼石脂软膏外涂患处。若疖肿已成熟，可小心切开排脓引流，外敷抗生素软膏。慢性外耳道炎者，可选用抗生素与类固醇激素制剂、霜剂局部涂敷，也可选用如意金黄膏、黄连膏等中药涂敷患处。

**【预防与调护】**

1. 忌食辛辣炙煿之品，以免助火肆虐。
2. 积极治疗其他诱因，如糖尿病、化脓性中耳炎等。
3. 保持耳部卫生，戒除挖耳习惯，避免污水入耳。

## 第五节　耵聍栓塞

耵聍栓塞（impacted cerumen）是指耵聍分泌过多，日久聚集成块，阻塞外耳道，妨碍听力的一种常见外耳疾病。相当于中医的“耵耳”。

**【病因病理】**

**1. 病因** 当外耳道皮肤受到各种刺激，如炎症、经常挖耳等，使外耳道耵聍腺耵聍分泌过多，加上同时存在的某些局部病理因素，如外耳道畸形、狭窄、肿瘤、瘢痕、外耳道塌陷，或为油性耵聍，以及老年人肌肉松弛、下颌关节运动无力、挖耳时将耵聍向外耳道深部推进等，均可致耵聍排出受阻，成为本症。

**2. 病机** 肝胆湿热循经浸渍耳窍，搏结耳道津液，形成过多油垢；或风热邪毒外犯耳窍，搏结耳道津液，滞留于耳，堵塞耳道，耳闭失聪。日久热伤阴分，转为干性团块；若遇水膨胀，堵闭更甚。

**【临床表现】**

**1. 症状** 外耳道未完全阻塞者多无症状，但可有局部瘙痒感。耵聍完全堵塞外耳道，可致听力下降，并伴耳鸣。若耵聍遇水膨胀，可有耳胀痛不适，耳闭堵加重。若继发外耳道皮肤感染，则耳痛明显。

**2. 体征** 外耳道内有棕褐色或黑色团块状耵聍堵塞，质硬如石，或质软如蜡。若继发外耳道皮肤感染，则有外耳道皮肤红肿，耳郭牵拉痛。

**【实验室及其他检查】**

耳内镜检查见外耳道有棕黑色硬性团块物质，听力检查为传导性听力损失。

**【诊断与鉴别诊断】**

本病诊断较易。主要应与其他类型传导性聋和外耳道胆脂瘤相鉴别。

【治疗】

清除耵聍，预防感染为基本治疗原则。

**1. 直接取除耵聍**　可用耵聍钩直接钩取耵聍。若质硬或深达鼓膜不易取出者，可用5%碳酸氢钠溶液滴耳数日，使耵聍软化，然后再用器械取除，或用生理盐水冲洗。

**2. 并发外耳道皮肤感染时的治疗**　耵聍栓塞继发外耳道皮肤感染时，应局部或全身应用抗菌素治疗，也可选疏风清热解毒利湿的中药内服，以促使感染尽快消除。

【预防与调护】

积极治疗既有之外耳道疾病，戒除挖耳习惯。取除外耳道耵聍时应十分小心，以免损伤外耳道皮肤。一旦发生外耳道皮肤损伤，应及早应用抗生素以预防感染。

## 第六节　外耳道真菌病

外耳道真菌病（otomycosis）也称真菌性外耳道炎，是外耳道皮肤的真菌感染性炎性病变。好发于潮湿温暖环境和地区，是我国南方常见的一种外耳道炎。相当于中医的“耳痒”病。

【病因病理】

**1. 病因**　致病真菌以曲霉菌、念珠菌、毛霉菌等常见。在一定的条件下，如污水入耳、中耳炎脓液刺激、习惯性挖耳等，导致局部皮肤抵抗力减弱，或长期滥用抗生素，导致局部菌群失调，或全身慢性疾病，机体抵抗力下降，均可发生耳皮肤的真菌感染。

**2. 病理**　不同类型真菌感染，其病理改变可有差异。如曲霉菌可引起外耳道皮肤充血或湿疹样变，但不侵犯骨质，无组织破坏；念珠菌感染早期以渗出为主，晚期为肉芽肿形成；毛霉菌可侵入血管，引起血栓，导致组织缺血坏死。

**3. 病机**

（1）湿热侵耳：身居潮湿温暖环境，若污水入耳，或习惯性挖耳，耳道肌肤受损，卫表不固，真菌挟湿热之邪乘虚而入，郁于耳道肌肤，发为本病。

（2）虚火灼耳：久病伤正，或素体虚弱，肝肾不足，耳道肌肤失养，且阴虚火旺，挟真菌上炎耳道肌肤，发为本病。

【临床表现】

**1. 症状**　早期轻症者可无症状。随着病情发展，出现耳痒，甚则奇痒难忍，或伴耳胀痛不适，听力下降，耳鸣。

**2. 体征**　外耳道皮肤覆盖一层灰黄色、褐色或白色霉苔，或为粉末状、丝状物（彩图8），量多时可呈筒状、块状。揭去痂皮后，可见皮肤充血、肿胀，或糜烂，或浅溃疡，可有肉芽生长，表面有分泌物。

【实验室及其他检查】

分泌物涂片、真菌培养等检查，可查到相关真菌，必要时可做组织活检。

【诊断与鉴别诊断】

**1. 诊断要点** 以外耳道瘙痒为主要症状，局部可见霉苔；分泌物涂片、真菌培养等检查可查到相关真菌。抗真菌治疗有效。

**2. 鉴别诊断** 本病需与普通的细菌性外耳道炎、坏死性外耳道炎、外耳道新生物相鉴别。有时还要和中耳感染相鉴别。

【治疗】

局部治疗为主，以控制真菌感染为基本原则，同时注意消除相关诱发因素。

**1. 一般治疗** 清除外耳道污物，保持局部干燥。局部涂用 1% ～ 2% 麝香草酚乙醇、3% 水杨酸酊，或酮康唑霜、克霉唑霜等。合并细菌感染者，必要时配合抗生素治疗。

**2. 辨证论治**

（1）湿热侵耳证

证候：耳内奇痒难忍，耳胀不适，甚则耳部疼痛。耳道肌肤潮红、肿胀、渗液，霉苔物多。舌红，苔白，脉滑或数。

治法：疏风清热，除湿杀虫。

方药：选用消风散或萆薢渗湿汤加减。一般可加地肤子、蛇床子、百部。

（2）虚火灼耳证

证候：耳内作痒，耳胀痛不适，病程缠绵。耳道肌肤潮红、增厚，分泌物不多。舌红苔少、脉细数。

治法：滋阴降火，杀虫止痒。

方药：知柏地黄汤加减。一般均可加地肤子、蛇床子、百部等药。

【预防与调护】

1. 注意局部卫生，避免污水入耳。
2. 戒除挖耳习惯。
3. 防治化脓性中耳炎。
4. 忌滥用抗生素和激素。

## 第七节　分泌性中耳炎

分泌性中耳炎（secretory otitis media）亦称非化脓性中耳炎（non-suppurative otitis media）或渗出性中耳炎（otitis media with effusion），是以耳内闷胀堵塞感，鼓室积液及传导性听力下降为主要特征的中耳非化脓性炎性炎症。本病以往同义词较多，如卡他性中耳炎、浆液性中耳炎、黏液性中耳炎等，容易造成混乱。现国内外都已经将其统一于中耳炎条目之下，再区分为化脓性中耳炎和分泌性中耳炎，并分别区分为急性与慢性二型。可见于任何年龄，但发病率以小儿为高，是引起小儿听力下降的重要原因之一。相当于中医的“耳胀耳闭”。

【病因病理】

**1. 病因** 真正病因尚未完全明了。一般认为，咽鼓管功能障碍是引起分泌性中耳炎的关键因素。

（1）咽鼓管功能障碍

①咽鼓管阻塞：可分为机械性阻塞与非机械性阻塞二类。传统认为，咽鼓管咽口的机械性阻塞是本病主因。如腺样体肥大、鼻咽部肿瘤或填塞物的直接压迫，化脓性鼻窦炎、肥厚性鼻炎、鼻咽炎、头颈部放疗等所引起的咽鼓管黏膜肿胀导致咽鼓管通气不良等。非机械性阻塞因素包括咽鼓管开闭肌功能失调、咽鼓管发育不全等所致的咽鼓管功能失调，以及与小儿咽鼓管生理结构特点相关的因素，更容易形成中耳负压，导致咽鼓管软骨下塌，管腔更为狭窄；细菌蛋白酶破坏导致咽鼓管腔黏膜表面活性物质缺乏，表面张力缺陷，也影响管腔的正常开放。

②咽鼓管清洁和防御功能障碍：咽鼓管表面黏膜为假复层柱状纤毛上皮，与其上之黏液毯共同组成“黏液纤毛输送系统”，借此不断向鼻咽部排除进入管内的病原体及中耳分泌物。细菌外毒素的作用、先天性纤毛运动不良综合征或以往的中耳炎症均可影响该系统功能，造成咽鼓管开放障碍。

（2）感染：不少研究证实，中耳低毒性细菌或病毒感染，诱导产生炎症介质（如前列腺素、白细胞三烯、组胺、5-羟色胺、溶酶体等），尤其是病原菌的内毒素，对中耳局部黏膜具有致炎作用，造成中耳积液。但感染因素并不能完全解释本病的临床病理过程，单纯抗感染治疗也难以有效终止其病理进程。

（3）免疫病理反应：中耳黏膜具有独立的免疫防御机能。中耳积液中细菌检出率较高，存在炎性介质，并检测到细菌的特异性抗体、免疫复合物及补体等，提示慢性分泌性中耳炎可能是一种由抗体介导的免疫复合物疾病。

（4）其他因素：还有神经源性炎症机制学说、胃食管反流学说等。

**2. 病理**　病变早期，中耳黏膜水肿，毛细血管通透性增加，继之黏膜增厚，上皮化生，鼓室前部低矮的假复层纤毛柱状上皮化生为增厚的分泌性上皮，鼓室后部的单层扁平上皮化生为假复层柱状上皮，杯状细胞增多，上皮下有病理性腺体样组织形成，固有层出现圆形细胞浸润。到恢复中期，腺体退化，分泌物减少，黏膜逐渐恢复正常。如病变未得到控制，晚期可出现中耳积液机化，或形成包裹性积液，伴有肉芽组织生长，进而发展为粘连性中耳炎，亦可后遗胆固醇肉芽肿、鼓室硬化甚至胆脂瘤等。

中耳积液为漏出液、渗出液、分泌液的混合物，可以分别表现为浆液性、黏液性及浆-黏液性，后期转变为胶冻状。

**3. 病机**　禀赋相关的病理体质可能为重要的内在发病基础。

（1）风邪外袭，痞塞耳窍：风邪外犯，首先犯肺，肺失宣降，鼻塞不利，耳闭不通，水湿停聚不化，积于鼓室，痞塞耳窍。

（2）气滞湿困，阻隔耳窍：七情所伤，肝气郁结，气机不利，血脉不畅，津液输布代谢障碍，变生痰湿，积于鼓室。若肝郁日久化热，或外感邪热内传，则肝经火盛，湿热搏结于耳，阻隔耳窍。

（3）脾虚痰湿，壅阻耳窍：久病伤脾，或先天禀赋不足，脾虚不能运化水湿，且土不生金，肺气也虚，肺失宣发，治节不利，水道与脉络不畅，水湿泛滥，积于鼓室，壅阻耳窍。

（4）痰瘀互结，滞溜耳窍：久病入络，气机不利，血瘀痰凝，互结于鼓室，加重耳闭不通。

## 【临床表现】

**1. 症状**

（1）耳痛：起病时可有耳痛。小儿常在夜间发作并哭闹不休；成人大多耳痛不明显，慢性者无明显耳痛。

（2）耳内闷胀堵塞感：耳内似有棉花堵塞之状，甚则为耳内胀痛不适。

（3）听力减退：可伴自听增强。鼓室积液较稀时，听力可随头位而变化，如头前倾或偏向健侧，或仰卧后，因积液离开蜗窗，有利于声音传导，故听力可暂时改善。小儿患者多无此主诉而易被忽视。

（4）耳鸣：可呈持续性或间歇性，有如机器轰鸣声、吹风声，或“噼啪”声。有时哈欠、擤鼻时可出现耳内气过水声，或运动、摇头时耳内可有水流动感。

**2. 体征** 急性期鼓膜可有放射状充血，鼓膜内陷，继而鼓室积液，鼓膜呈淡黄、橙红或琥珀色。有时可见到随头位而改变的液平面。鼓室积液较多时，鼓膜则向外隆凸（彩图 9），鼓膜活动受限。病久者可见鼓膜增厚，混浊明显，或出现钙化斑块，有的表现鼓膜萎缩菲薄，内陷明显，甚至与鼓室内侧壁粘连。鼻咽检查或可见鼻咽黏膜炎症表现。

## 【实验室及其他检查】

**1. 听力学检查** 音叉试验或纯音听阈测试为传导性聋，但少数病例因鼓室积液质量影响传音结构及蜗窗膜阻抗，可表现骨导听力下降，造成混合性聋甚至感音神经性聋的假象。抽液后，骨导听力应随即恢复，否则提示有内耳损害。

**2. 声导抗测试** 是诊断本病的重要客观检查方法。其中平坦型（B 型）鼓室导抗图为鼓室积液的特征性表现；负压型（C 型）鼓室导抗图则提示鼓室呈负压，咽鼓管功能不良。有时，对高负压型鼓室导抗图患者行鼓膜穿刺，也可抽出积液。若患者鼓室导抗图由 B 型变为 C 型甚至 As 型，提示病情好转趋势。

**3. 诊断性鼓膜穿刺** 可明确有无鼓室积液及积液的性质，同时也起治疗作用。

**4. 颞骨 CT** 显示鼓室内有低密度影，部分或全部乳突气房内积液，有些气房内可见液气平面。

## 【诊断与鉴别诊断】

**1. 诊断要点** 根据病史和临床表现，结合听力学检查，诊断一般不难。必要时行颞骨 CT，或无菌操作下行鼓膜穿刺术。

**2. 鉴别诊断**

（1）鼻咽癌：对成年非化脓性中耳炎急性期患者，尤其是单耳发病时，应注意排除鼻咽肿瘤的可能性，如鼻咽癌，可通过鼻咽镜检查、血清 EB 病毒相关抗体 IgA/VCA、IgA/EA 检测，影像学检查，病理活检而确诊。

（2）化脓性中耳炎：急性化脓性中耳炎鼓膜未穿孔前，有耳胀堵、耳痛感，但耳痛较剧且逐渐加重。一旦鼓膜溃穿脓出，则耳痛顿减甚至消失，鼓膜有典型病理表现。

（3）腺样体肥大：儿童患者应注意腺样体肥大问题，须行鼻咽检查以确诊。这类患儿中耳病变多为双侧性，需要针对腺样体肥大本身进行特殊治疗。

## 【治疗】

应采取综合治疗，清除中耳积液，控制炎症，改善咽鼓管通气引流功能，并积极治疗相关病灶性疾病。辨证论治对控制复发，尤其是改善慢性病变有独到之处。

**1. 非手术疗法**

（1）局部药物治疗：鼻腔应用黏膜血管收缩剂，在急性期应用，可以改善咽鼓管通气功能，常用药物如盐酸赛洛唑啉、麻黄碱等。耳痛明显者，可用酚甘油滴耳，或口服解热镇痛剂减轻耳痛。

（2）改善咽鼓管通气引流功能

①咽鼓管吹张：可行捏鼻鼓气吹张法或导管吹张法，小儿用波氏球法。

②黏液促排剂：可促进纤毛运动，稀化黏液，利于分泌物经咽鼓管排出。

③鼓膜按摩：食指尖插入外耳道口，轻轻摇动数次后突然拔出，重复动作10次以上；或两手掌心稍用力加压于外耳道口，然后突然松开，反复20次。

（3）控制炎症：急性期患者耳痛明显时，可以考虑短时期应用敏感抗菌药物，或加用糖皮质激素如地塞米松、泼尼松等。

（4）抗变态反应药物的应用：可选用抗组胺药如西替利嗪、氯雷他定、地氯雷他定等，以抑制变态反应炎性介质的病理效应。

**2. 手术疗法**

（1）鼓膜穿刺排液：急性期鼓室积液明显者，可行鼓膜穿刺抽液，有利于迅速改善听力，缩短疗程。

（2）鼓膜切开置管术：病情迁延久治不愈或反复发作者，可行鼓膜切开置管术。鼓膜切开后，将积液充分吸尽，再在切口处放置通气管改善通气。

3. 病因治疗　积极治疗鼻咽、鼻窦疾病，如鼻窦炎、变应性鼻炎、腺样体肥大、鼻息肉、鼻中隔偏曲等疾病。

**4. 辨证论治**

（1）风邪外袭闭耳证

证候：常于伤风感冒后出现耳内胀闷堵塞感，甚则耳胀微痛；耳鸣多为间歇性，按压耳屏则缓解。听力下降，鼓膜略淡红或内陷，鼓室积液初起，多为浆液性。可伴鼻塞流涕、头痛发热等外感症状。舌淡红，苔白或薄黄，脉浮或带数。

治法：疏风宣肺，祛湿通窍。

方药：杏苏饮加减。耳堵塞感重者，加柴胡、石菖蒲；鼻塞流涕者，加苍耳子散；热重者，加金银花、连翘、蒲公英；偏风寒者，加麻黄、桂枝、细辛。

（2）气滞湿困阻耳证

证候：起病急骤，耳胀堵感重，耳鸣多呈气过水声，听力下降明显。鼓膜多为橙红或琥珀色，鼓室积液迅速，多为浆液性。可伴情志不畅，或烦躁易怒，胸胁胀闷，口苦。舌暗红，脉弦或带数。

治法：理气行滞，化湿通窍。

方药：四逆散合排气饮加减。耳堵塞感重者，选加石菖蒲、藿香；鼓室积液多者，加桑白皮、车前子；见肝胆湿热者，改用龙胆泻肝汤加减。

（3）脾虚痰湿壅耳证

证候：起病日久，或反复发作，耳鸣持续，耳闭塞感加重，听力下降明显。鼓膜混浊内陷，鼓室积液可多可少，多为黏液性。可伴胸闷纳呆，肢倦乏力，面色不华，素易感冒，或常鼻塞、喷嚏、流清涕。舌淡胖，苔白腻，脉滑缓。

治法：健脾益气，利湿通窍。

方药：参苓白术散加减。耳闭塞感重者，加石菖蒲、藿香、丝瓜络；鼓室积液较多者，加四苓散；常鼻塞、喷嚏、流清涕者，苍耳子散合玉屏风散加减。

（4）痰瘀互结滞耳证

证候：耳内闭塞感明显，持续性耳鸣，经年不愈。听力减退较重，鼓膜增厚或菲薄，混浊内陷明显，鼓室积液如胶。舌暗或有瘀点，苔白腻，脉滑或涩。

治法：化痰祛瘀，行气通窍。

方药：通气散（《奇效良方》）加减。耳闭失聪重者，加路路通、桃仁、红花；兼脾气虚者，加黄芪、白术、茯苓；兼肝郁气滞者，加柴胡、郁金、枳壳。

【预防与调护】

1. 鼻塞流涕时，应掌握正确的擤鼻方法，此时期应禁行咽鼓管吹张法。
2. 积极治疗原发疾病，如感冒、鼻病、咽疾等。
3. 应设法于急性期将本病治愈，以免迁延成慢性，或遗留中耳粘连。

## 第八节　急性化脓性中耳炎

急性化脓性中耳炎（acute suppurative otitis media）是中耳黏膜的急性化脓性炎症。临床以耳痛、耳漏、鼓膜充血、穿孔为特点。病变范围主要在鼓室，并可延及鼓窦和乳突气房。好发于婴幼儿及学龄前儿童。冬春季节多见，常继发于上呼吸道感染。本病相当于中医的“急脓耳”，属于中医文献“聤耳”“风耳”“耳漏”“耳疳”“耳风毒”等范畴。

【病因病理】

**1. 病因**　主要致病菌有肺炎链球菌、流感嗜血杆菌、乙型溶血性链球菌、葡萄球菌及铜绿假单胞菌等。病原菌侵袭中耳的途径有三：第一是咽鼓管途径，临床上最常见，如患急性上呼吸道感染性疾病（急性鼻炎、急性鼻窦炎、急性鼻咽炎、急性扁桃体炎等）、急性传染病（如猩红热、麻疹、白喉、流感等）时，细菌经咽鼓管侵入鼓室，或在游泳、跳水时，不慎污水经鼻入耳，以及哺乳、擤鼻不当，使乳汁、鼻涕经咽鼓管流入鼓室等，均可引发本病；第二为鼓膜途径，如鼓膜外伤、鼓膜穿刺、鼓膜置管时继发的中耳感染，或致病菌经陈旧性鼓膜穿孔直接入侵中耳；第三是血行感染，现代已极少见。

**2. 病理**　可分为三期。

（1）感染期（早期）：中耳黏膜充血水肿及咽鼓管咽口闭塞，鼓室内氧气吸收变为负压，致血浆、纤维蛋白、红细胞及多形核白细胞渗出，中耳黏膜增厚，纤毛脱落，杯状细胞增多。鼓室渗出物积聚。

（2）化脓期：炎性渗出物聚集，逐渐变为脓性。鼓室内压力随积脓增加而不断升高，使鼓膜的毛细血管受压而贫血，且因血栓性静脉炎，终致局部坏死溃破，鼓膜穿孔，脓液外溢。

（3）恢复期或融合期（并发症期）：若患者免疫功能正常，治疗合理，脓液引流通畅，炎症消退，黏膜恢复正常，小的穿孔可以自行愈合。否则，可迁延不愈而转为慢性，或合并急性乳突炎等。

**3. 病机**

（1）外感风热，或风寒郁而化热，袭表犯肺，肺失清肃，致上焦风热壅盛，与气血搏结于耳窍而为本病。

（2）风热表邪失治，内传肝胆，或素有肝胆火热内盛，循经上蒸，致湿热之邪壅阻耳脉，燔灼气血，腐肉成脓，形成本病。

## 【临床表现】

**1. 症状**　初期可表现为耳闷胀感，随即出现明显的耳部疼痛，继之发展为严重的耳深部刺痛或跳痛，可放射至同侧头部或牙列，吞咽或咳嗽时耳痛加重。常伴不同程度的体温升高、全身不适、食欲减退等全身症状。患儿可因耳痛而表现为抓耳、哭闹、不睡觉等，或伴高热惊厥、呕吐、腹泻等消化道症状。有耳鸣及听力下降，但常被耳痛症状掩盖。一旦鼓膜穿破流脓，耳痛顿减，全身症状迅速缓解。

**2. 体征**　早期鼓膜多呈弥漫性充血、肿胀、膨出、标志不清。鼓膜穿孔流脓后，若为紧张部小穿孔，穿孔处有搏动亮点，可见分泌物呈搏动性溢出征（灯塔征）；若为鼓膜大穿孔，则脓液引流一般较为通畅。急性期可出现鼓窦区皮肤红肿及压痛，即所谓急性中耳炎的乳突反应。

## 【实验室及其他检查】

**1. 纯音听力检查**　呈传导性耳聋，部分患者可呈混合性耳聋。

**2. 血常规检查**　白细胞总数增加，中性粒细胞比例升高。鼓膜穿孔后，血常规各项指标逐渐恢复正常。

**3.X 线检查**　乳突部呈云雾状模糊，但无骨质破坏。

## 【诊断与鉴别诊断】

**1. 诊断要点**　耳深部疼痛，鼓膜穿孔后耳痛顿减；鼓膜穿孔后耳内有分泌物流出，始为血水样，后渐变为黏脓或纯脓性；局部检查早期见鼓膜充血，中期见鼓膜穿孔，有脓液溢出或灯塔征；听力检查呈传导性耳聋；感染型血象。

**2. 鉴别诊断**

（1）急性外耳道炎及疖：多有挖耳史，耳痛较剧，压耳屏及牵拉耳郭时疼痛加重；外耳道皮肤局限性或弥漫性红肿，分泌物少而呈脓性，无黏液；拭净外耳道分泌物后，见鼓膜完整，听力基本正常。

（2）大疱性鼓膜炎：耳痛较剧，外耳道深部皮肤或鼓膜有血疱，破溃后疼痛减轻，可流出少量血浆或血性分泌物，听力下降不明显。一般无鼓膜穿孔。

## 【治疗】

规范应用抗生素及辨证论治以控制感染，促进疾病恢复；加强局部处理，保证引流通畅，避免并发症的发生；根除病因，以免复发。

**1. 一般治疗**　适当休息，注意饮食，保持大便通畅，加强支持疗法。

**2. 抗生素的应用**　早期予以足量抗生素。一般选用青霉素类、头孢菌素类或大环内酯类等药物，疗程要够长。

**3. 辨证论治**

（1）风热犯耳证

证候：疾病初起，卒感耳痛，痛连及头，耳内闷堵不适，听力减退。鼓膜充血显著，标志不清。伴周身不适，发热，微恶风寒等。舌质红，苔薄黄，脉浮数。

治法：疏风清热，解毒消肿。

方药：蔓荆子散合五味消毒饮加减。高热者，加生石膏；耳内跳痛不止，鼓膜充血，肿凸明显者，加皂角刺、穿山甲等；口苦咽干甚者，加黄芩、夏枯草等。

（2）湿热羁耳证

证候：耳内剧痛，听力减退，耳鸣，或耳内流脓，黄稠量多，脓出症减。鼓膜红肿外凸，或有紧张部穿孔，但引流不畅。伴发热头痛，口苦咽干，便秘尿赤等。舌红，苔黄腻，脉弦数。

治法：清肝泄热，解毒排脓。

方药：龙胆泻肝汤加减。耳内痛甚者，酌加赤芍、牡丹皮、乳香、没药、皂角刺等；流脓黄稠量多，加蒲公英、车前子等。

**4. 局部治疗**　鼓膜穿孔前，应用 0.5% ～ 1% 麻黄素溶液滴鼻，或盐酸赛洛唑啉鼻喷剂喷鼻，以保持鼻腔通气和咽鼓管引流通畅。可以 2% 石炭酸甘油滴耳以减轻耳痛；鼓膜一旦穿孔，即应停用此药。鼓膜穿孔后，及时应用 3% 过氧化氢清洗外耳道脓液，然后滴用无耳毒性之抗生素滴耳剂，或以黄连滴耳液、鱼腥草注射液、银黄注射液等滴耳。若急性期耳痛剧烈，全身及局部症状显著，鼓膜红肿外突明显但久不穿孔，或虽穿孔，但穿孔小而引流不畅，或疑有并发症可能者，宜行鼓膜切开引流术。

此外，应积极治疗鼻及咽部急、慢性感染性病灶。

**【预防与调护】**

1. 预防感冒，积极治疗鼻及咽部急、慢性疾病。
2. 注意正确的擤鼻方法。
3. 避免不正确哺乳姿势，以防婴儿呛奶。
4. 戒除挖耳习惯，避免污水入耳。
5. 急性化脓性中耳炎病程中，密切注意病情变化，警惕并发症的发生。

## 第九节　慢性化脓性中耳炎

慢性化脓性中耳炎（chronic suppurative otitis media）是中耳黏膜、骨膜，或深达骨质的慢性化脓性炎症，鼓室与乳突气房常同时存在此类慢性炎症。一般认为，急性化脓性中耳炎 6 ～ 8 周未愈，即提示病变已转变为慢性。

本病以长期持续或间歇性流脓、鼓膜穿孔及听力下降为主要特点，可引起多种颅内、外并发症，甚至危及生命。慢性化脓性中耳炎为耳科常见疾病，以往分为单纯型和骨疡型，现分为活动期和静止期。骨疡型可与中耳胆脂瘤合并存在，因而也曾称为复杂型。本病相当于中医的“慢脓耳”，属于中医文献的“脓耳”“底耳”“聤耳”“缠耳”“耳疳”“震耳”等范畴。

**【病因病理】**

**1. 病因**　本病常因急性化脓性中耳炎未得适当及彻底治疗，迁延而致，每于上呼吸道感染或污水进入耳内而复发或加重。此外，患者抵抗力低下，特别是儿童期急性传染病所并发的急性化脓性中耳炎，因病变重，可造成骨质或听骨坏死，容易转为慢性。鼻及咽部感染病灶、全身性慢性疾病等，如慢性鼻窦炎、慢性扁桃体炎、腺样体肥大、贫血及肺结核等，常为本病的重要诱因。致病菌以革兰阴性菌如变形杆菌、铜绿假单胞菌、大肠杆菌等为多见。近年来，金黄色葡萄球菌培养阳性率极高，也可见两种以上细菌的混合感染；厌氧菌感染、厌氧菌与需氧菌混合感染、真菌感染等亦时有报道。

**2. 病理**　黏膜充血、增厚，腺体分泌活跃，炎症细胞浸润等。轻微病变仅位于鼓室，但可累及中耳其他部位。炎症若超越黏膜上皮，侵犯骨质，可造成骨质破坏。可伴有肉芽或息肉形成，形成广泛的组织粘连，甚至导致硬化灶形成，影响听骨链的振动。

**3. 病机**

（1）本病主要因急性脓耳失治，湿热之邪稽留中焦，上犯蕴积于耳窍，蒸腐肌膜而为病。

（2）平素脾气虚弱，健运失职，湿浊内生，与滞留之邪毒互结，蚀损耳窍肌骨，导致本病。

（3）先天不足，或后天肾精亏耗，致肾元虚损，耳窍失养，邪毒乘虚侵袭或滞留，腐蚀耳窍肌骨而为病。

## 【临床表现】

**1. 单纯型**

（1）症状：耳内间歇性流脓，量多少不等。上呼吸道感染时发作，或流脓增多。脓液性质为黏液脓，一般不臭。静止期流脓停止。

（2）体征：一般为鼓膜紧张部中央性穿孔，大小不一（彩图 10）。鼓室黏膜微红或苍白，鼓室内有分泌物，而静止期则鼓室内干燥。

**2. 骨疡型**

（1）症状：耳内长期持续流脓，脓液黏稠，可为血性，常有臭味。

（2）体征：鼓膜紧张部大穿孔或边缘性穿孔，鼓室内可见息肉或肉芽，残余鼓膜可有钙化。

## 【实验室及其他检查】

**1. 听力学检查**　单纯型者听力下降程度不重，呈传导性聋；骨疡型者可有较重传导性聋；胆脂瘤型者可存在较重的传导性聋或混合性聋，但有时可因中断的听骨链被中耳内胆脂瘤所连接，而使听力不表现明显下降。

**2. 影像学检查**　颞骨 CT 扫描可以显示，轻者可无异常改变，严重者中耳内充满低密度影像，提示有黏膜增厚或肉芽形成。

## 【诊断与鉴别诊断】

**1. 诊断要点**　根据耳内长期持续或间歇性流脓，鼓膜穿孔，以及不同程度的听力下降，诊断慢性化脓性中耳炎并不困难。但还应结合颞骨 CT 检查的结果，对病变类型做出明确诊断。如果慢性化脓性中耳炎患者出现明显的发热、头痛、眩晕或面瘫，多提示有并发症。

**2. 鉴别诊断**

（1）结核性中耳乳突炎：耳内流脓清稀，听力下降明显。早期即可发生面瘫。鼓膜穿孔可为多发性，鼓室有苍白肉芽，肺部或其他部位可有结核灶。肉芽病检可确诊。

（2）中耳癌：好发于中年以上患者，耳内流脓常为脓血性。鼓室内有新生物，触之易出血。颞骨 CT 显示骨质破坏。活检可以确诊。

## 【治疗】

积极控制感染，保证通畅引流，清除病灶，预防并发症的发生，并尽量恢复或提高听觉功能。以扶正祛邪为主的辨证论治，对控制慢性感染和预防并发症有一定疗效。

**1. 病因治疗** 积极治疗急性化脓性中耳炎和扁桃体炎、鼻窦炎等上呼吸道病灶性疾病。

**2. 局部治疗** 应重视局部用药。先用3%过氧化氢彻底清洗外耳道，仔细除去鼓室内脓性分泌物或痂皮后，再滴用抗生素溶液或抗生素与糖皮质激素的混合液，并根据鼓室病变的不同，选用乙醇或甘油等不同制剂，忌用腐蚀剂。需用抗生素滴耳液时应依据细菌培养及药敏试验结果选择，忌用有耳毒性药物的抗生素滴耳液。也可选用清热解毒的黄连滴耳液等滴耳。一般不主张耳内吹用药粉。但鼓膜穿孔大且脓液少者，也可用红棉散或胆矾散小心吹入耳中，每日1～2次。注意吹入的药粉宜少不宜多，以薄薄吹撒一层为宜，且应于每次吹药前将前次吹入的药粉彻底清洗干净。治疗过程中应密切观察病情变化情况。

**3. 手术治疗** 流脓停止，耳内干燥后，鼓膜小的穿孔可自愈。穿孔不愈合应及时行鼓室成形术，以保留或改善听力，彻底根治中耳慢性病变。如贴膜实验阳性，上鼓室和乳突无不可逆性病变，可单纯行鼓膜修补术。如乳突内有不可逆炎症则需处理乳突，方法同胆脂瘤。

**4. 辨证论治**

（1）湿热蕴耳证

证候：耳内间歇性或持续流脓，色黄质稠，脓无臭或有臭，量多少不定，听力下降。鼓膜潮红或暗红，紧张部穿孔。头昏头重，口黏腻。舌质红，苔黄腻，脉濡数。

治法：清热除湿，解毒排脓。

方药：萆薢胜湿汤加减。苔黄脓多，加蒲公英、夏枯草；口苦甚者，加黄芩、黄连等。

（2）湿困耳窍证

证候：耳内流脓白黏，甚或牵拉成丝，或耳脓清稀如水，无味，时多时少，听力减退。鼓膜紧张部穿孔，鼓室黏膜色白而微肿，或可见肉芽或息肉。头晕头重，倦怠乏力。舌淡胖，苔白或白腻，脉缓弱。

治法：健脾益气，化湿托脓。

方药：托里消毒散加减。脓多色白者，加苍术、白术；脓多色黄者，加黄连、车前子；有肉芽、息肉者，加僵蚕、浙贝母等。

（3）虚火炎耳证

证候：耳内流脓，量不多，流脓不畅，有恶臭，耳脓秽浊或有豆腐渣样物，听力减退明显。鼓膜边缘部或松弛部穿孔，有灰白色或豆渣样物堆积。头晕，神疲，腰膝酸软。舌淡红，苔薄白或少苔，脉细弱。

治法：培补肾元，祛腐化湿。

方药：肾阴虚者，用知柏地黄汤加减；肾阳虚者，用肾气丸加减。均可选加穿山甲、皂角刺、桃仁、红花、赤芍、乳香、没药、金银花、白芷、桔梗等。

**5. 单方验方应用**

（1）耳疳散：出蛾蚕茧10个，冰片0.15g。先将蚕茧放在火上烧存性为末，加入冰片混合，研细面外用，每日1次。

（2）蝎矾散：全蝎6g，白矾60g，冰片3g。白矾煅制为细面，全蝎焙干研粉，同冰片三味混合，研细面备用。吹耳，每日1次。

（3）枯矾10g，冰片3g，芦荟4g，赤石脂10g，麝香0.3g，老珠4g。除麝香外，研细末混合，临用之际加入麝香，吹耳，每日1次。

这些药物的注意事项详见局部治疗。

【预防与调护】

1. 彻底治愈急性化脓性中耳炎，积极防治上呼吸道疾病。

2. 增强体质，预防感冒。

3. 注意外耳道清洁，保持脓液引流通畅；采取正确的滴药方法，合理运用吹耳药粉。

4. 防止污水入耳。

5. 密切观察病情变化，特别对于小儿与老人，若见伴有剧烈的耳痛、头痛、发热和神志异常，提示有并发症可能。

## 第十节　中耳胆脂瘤

中耳胆脂瘤（cholesteatoma of middle ear）为非真性肿瘤，是鳞状上皮在中耳的异常积聚并持续增殖与脱落，形成上皮细胞团块，对周围结构产生压迫吸收，容易造成重要结构骨质缺损，感染扩散，引发严重并发症。因中耳胆脂瘤常以慢性中耳炎作为其可见的临床表现，以往曾将其作为慢性化脓性中耳炎的一个特殊类型看待。

【病因病理】

**1. 病因**　按颞骨内胆脂瘤的发病机制，可将其分为先天性和后天性两种。先天性胆脂瘤是由胚胎期外胚层组织遗留于颅骨中发展而成，本节不予讨论。后天性胆脂瘤形成的确切机制尚不清楚，有袋状内陷学说、鳞状上皮移行学说等。

（1）袋状内陷学说：由于咽鼓管功能不良，中耳内长期处于负压状态，以致中耳黏膜肿胀。此时，若上、中鼓室之间的通道，即鼓前、后峡由于肿胀增厚的黏膜堵塞而全部或部分闭锁，上鼓室内形成持续高负压，致鼓膜松弛部逐渐向鼓室内陷入，形成一凹陷袋（pocket retraction）。其内衬的复层鳞状上皮及角化物不断脱落，在囊内堆积，囊袋则逐渐扩大，即形成胆脂瘤。此即原发性获得性胆脂瘤（后天原发性胆脂瘤）。

（2）上皮移行学说：外耳道及鼓膜的上皮沿边缘性穿孔的骨面向鼓室内移行生长，并逐渐延伸达鼓窦区，其脱落上皮及角化物质堆积于鼓室及鼓窦内而不能自洁，遂聚积成团，形成胆脂瘤。此即继发性获得性胆脂瘤（后天继发性胆脂瘤）。

（3）鳞状上皮化生学说：炎症刺激使鼓室黏膜上皮化生为角化性鳞状上皮后形成胆脂瘤。

（4）基底组织增殖学说：外耳道深部和鼓膜上皮具有活跃的增殖能力，由于炎症刺激增殖形成胆脂瘤。

**2. 病理**　是产生角蛋白的鳞状上皮在中耳的异常积聚，常发生在中鼓室，上鼓室，乳突或岩尖。

胆脂瘤是一种特殊的病变。胆脂瘤（cholesteatoma）呈囊状结构位于中耳内，并非真性肿瘤。囊的内壁为复层鳞状上皮。这些细胞的胸苷标记指数及S期细胞数显著增高，角质上皮存在异常核复制，Ki-67、PCNA和AgNORs指数明显升高，细胞凋亡加速。由于存在细胞信号传导错误，这些细胞的创伤愈合能力发生缺陷，常滞留于细胞增殖阶段，并有染色体不稳定现象，EGF受体基因和即刻早期基因c-fos过表达，为胆脂瘤的高复发特性提供了内在动力。囊内则充满脱落上皮、角化物质及胆固醇结晶，囊的外层是厚薄不一的纤维组织，与邻近骨壁或组织紧密相连。由于胆脂瘤上皮的高度增生活性，使不是肿瘤的胆脂瘤具备了肿瘤的部分生物学特性，即角化鳞状上皮在中耳腔不断堆积，侵犯中耳黏膜、骨膜，破坏周围骨质。其发生机理不仅在于机械性压迫作用，更由于包囊中的细胞成分，如破骨细胞的溶解与胶原酶、蛋白水解酶（尤其是基质金属蛋白酶）等的降解作用。加上一些细胞因子和其他相关成分的参与，如 IL–1、TNF–α、ICAM、HSP、TGF–β1、PDGF 等促进了骨质的破坏。感染可经破坏的骨壁向邻近结构扩散，导致各种颅内外并发症。胆脂瘤上皮下的骨质还可出现继发性骨疡，并在此基础上生长肉芽组织。

**3. 病机** 禀赋相关的病理体质可能是其重要的发病内因。

（1）脾气虚弱，健运失职，湿浊内生，滞留耳窍，与邪毒互结，蚀损耳窍肌骨，导致本病。可伴有听力下降、眩晕等症状。

（2）先天不足，或后天肾精亏耗，致肾元虚损，耳窍失养，邪毒乘虚侵袭或滞留，腐蚀耳窍肌骨而为病。

（3）或因脓耳失治，湿热稽留于内，耳膜穿孔未愈，外来邪毒内犯，交织于耳窍，蒸腐肌膜而为病。

## 【临床表现】

**1. 症状** 长期持续耳内流脓。流脓量一般不多，甚至无明显脓液流出至耳外，但有奇臭。

**2. 体征** 鼓膜松弛部穿孔，或紧张部边缘性穿孔，可见穿孔内有白色鳞屑状或豆渣样物，以及肉芽或息肉。部分病例可见骨性外耳道后上壁塌陷或缺损。因痂皮覆盖松弛部穿孔，少数病例初看之下可能见不到明显鼓膜病变。此时宜小心观察并擦拭鼓膜，特别是松弛部，以便及时确诊。

## 【实验室及其他检查】

**1. 听力检查** 患者可存在较重的传导性聋或混合性聋，但有时可因中断的听骨链被中耳内胆脂瘤所连接，而使听力不表现明显下降。

**2. 影像学检查** 颞骨 CT 扫描可以显示上鼓室、鼓窦或乳突有骨质破坏区，其边缘浓密、整齐。

## 【诊断与鉴别诊断】

**1. 诊断要点** 根据耳内长期持续或间歇性流脓，鼓膜穿孔，以及不同程度的听力下降，结合颞骨 CT 检查结果，对病变类型做出明确诊断。

**2. 鉴别诊断**

（1）结核性中耳乳突炎：耳内流脓清稀，听力下降明显。早期即可发生面瘫。鼓膜穿孔可为多发性，鼓室有苍白肉芽。肺部或其他部位可有结核灶。肉芽病检可确诊。

（2）中耳癌：好发于中年以上患者，耳流脓常为脓血性。鼓室内有新生物，触之易出血。颞骨 CT 显示骨质破坏。活检可以确诊。

## 【治疗】

积极控制感染，保证通畅引流，清除病灶，预防并发症的发生，并尽量恢复或提高听功能。以扶正祛邪为主的辨证论治，对控制慢性感染和预防并发症有一定疗效。

**1. 手术疗法** 一旦确诊，应及早行手术治疗。基本手术方法包括完毕式鼓室成形术和开放式鼓室成形术两大类以及派生而来的其他方法如开放式乳突腔充填法鼓室成形术。

手术目的在于：①彻底清除病变组织，包括鼓室、鼓窦及乳突腔内的胆脂瘤、肉芽、息肉以及病变的骨质和表现不可逆性病变的黏膜等，以防并发症的发生；②条件允许者，术中尽可能保留与传音功能有密切关系的中耳结构，如听小骨、残余鼓膜、咽鼓管黏膜，乃至完整的外耳道及鼓沟等，并在此基础上行一期听力重建；③彻底清除病变组织后，力求获得干耳效果，以便后期重建听力。

**2. 辨证论治**

（1）湿热蕴耳证

证候：耳内间歇性或持续流脓，色黄质稠，脓无臭或有臭，量多少不定，听力下降。鼓膜潮红或暗红，紧张部穿孔。头昏头重，口黏腻。舌质红，苔黄腻，脉濡数。

治法：清热除湿，解毒排脓。

方药：萆薢胜湿汤加减。苔黄脓多，加蒲公英、夏枯草；口苦甚者，加黄芩、黄连等。

（2）湿困耳窍证

证候：耳内流脓白黏，甚或牵拉成丝，或耳脓清稀如水，无味，时多时少，听力减退。鼓膜紧张部穿孔，鼓室黏膜色白而微肿，或可见肉芽或息肉。头晕头重，倦怠乏力。舌淡胖，苔白或白腻，脉缓弱。

治法：健脾益气，化湿托脓。

方药：托里消毒散加减。脓多色白者，加苍术、白术；脓多色黄者，加黄连、车前子；有肉芽、息肉者，加僵蚕、浙贝母等。

（3）虚火炎耳证

证候：耳内流脓，量不多，流脓不畅，有恶臭，耳脓秽浊或有豆腐渣样物，听力减退明显。鼓膜边缘部或松弛部穿孔，有灰白色或豆渣样物堆积。头晕，神疲，腰膝酸软。舌淡红，苔薄白或少苔，脉细弱。

治法：培补肾元，祛腐化湿。

方药：肾阴虚者，用知柏地黄汤加减；肾阳虚者，用肾气丸加减。均可选加穿山甲、皂角刺、桃仁、红花、赤芍、乳香、没药、金银花、白芷、桔梗等。

**【预防与调护】**

1. 彻底治愈急性化脓性中耳炎，积极防治上呼吸道疾病，以防继发胆脂瘤病变。
2. 增强体质，预防感冒，以防中耳炎的发生。
3. 注意预防鼓膜外伤。一旦发生鼓膜外伤，应尽力促进鼓膜愈合。

## 第十一节　耳源性颅内、外并发症

急、慢性化脓性中耳乳突炎极易向邻近或远处扩散，所引起的颅内、外并发症称耳源性并发症（otogenic complications）。这些并发症是耳鼻咽喉头颈科危急重症之一，颅内并发症可危及生命。急、慢性化脓性中耳炎均可引起这类并发症，但以中耳胆脂瘤引发者最常见，慢性化脓性中耳炎次之，急性化脓性中耳炎引起者少见。近年来，随着医疗卫生条件的改善，科学知识的普及，健康意识的增强，患者常能早期获得有效治疗，该类并发症发病率明显降低，但欠发达地区仍有发病。

致病菌毒力强或对抗生素不敏感，年老体弱或年幼，营养不良或全身慢性疾病等导致机体抵抗力弱，以及脓液引流不畅时，容易发生并发症。感染主要循破坏缺损的骨壁这一病理途径，或血行途径、解剖途径与未闭合的骨缝途径传播。一般分为颅外并发症和颅内并发症两大类。颅外并发症包括：耳后骨膜下脓肿、耳源性面瘫、耳源性迷路炎；颅内并发症包括：乙状窦血栓性静脉炎、耳源性脑膜炎、耳源性脑脓肿。本病相当于中医的"脓耳变证"，主要包括耳后附骨痈、脓耳面瘫、脓耳眩晕、黄耳伤寒等。

## 一、耳后骨膜下脓肿

耳后骨膜下脓肿（postauricular subperiosteal abscess）是指急性化脓性中耳乳突炎、慢性化脓性中耳乳突炎急性发作或中耳胆脂瘤伴感染时，乳突气房的感染向外扩展，穿破乳突外侧骨壁，在耳后骨膜下形成脓肿，是临床最常见的耳源性颅外并发症。若脓肿穿破骨膜及耳后皮肤，则可形成耳后瘘管。本病在欠发达地区多见，尤其多见于儿童。本病相当于中医的"耳后附骨痈"，属于中医文献"耳后疽""耳根毒""夭疽锐毒""耳后发疽"等范畴。

### 【病因病理】

**1. 病因** 为急性化脓性中耳乳突炎、慢性化脓性中耳乳突炎急性发作或中耳胆脂瘤伴感染时的并发症，炎症穿破乳突外侧骨壁，引起耳后骨膜下感染和蓄脓，致病菌与原发病相同。

**2. 病理** 耳后骨膜下脓肿系急性化脓性炎症，于乳突外侧壁骨膜下形成脓腔，积脓于此，突出于耳后，致耳郭移位。耳后瘘管则为耳后骨膜下脓肿溃破后不愈合而留下的后遗症，其致病菌多为革兰阴性杆菌。

**3. 病机**

（1）热毒炽盛，灼腐完骨：因脓耳火毒炽盛，肝胆湿热内蕴，致湿热火毒壅盛上攻，灼蚀耳后完骨，腐败气血，脓成外发积于耳后骨膜之下。

（2）气血不足，邪恋耳窍：由于素体虚弱，邪滞耳窍，则耳后附骨痈反复发作，久病耗损，气血不足，正不御邪，至耳后痈肿穿溃，疮口不敛，脓血溃流不止，形成耳后瘘管。

### 【临床表现】

**1. 症状** 中耳炎或中耳胆脂瘤病程中，出现耳后区明显疼痛。可伴有发热，同侧头痛、耳痛，周身不适等。儿童患者全身症状尤为明显。

**2. 体征** 外耳道有脓，鼓膜松弛部或紧张部后上方穿孔，残余鼓膜充血。此时，中耳引流往往不畅，可见脓液搏动征。或见鼓室有息肉、肉芽或胆脂瘤。耳后皮肤红、肿、压痛，耳郭被推向前下外方。如果脓肿穿破骨膜，则耳后局部触之有波动感，脓肿穿刺可抽出脓液。脓肿穿破骨膜和皮肤，可形成耳后瘘管。

### 【实验室及其他检查】

**1. 血常规检查** 白细胞总数增加，中性粒细胞比例升高。

**2. 影像学检查** 乳突 X 线片或颞骨 CT 检查，可显示乳突骨质破坏表现。

### 【诊断与鉴别诊断】

**1. 诊断要点** 根据急性化脓性中耳炎或慢性化脓性中耳炎急性发作病史，耳流脓，鼓膜穿孔，耳郭向前下外方移位，耳后红肿、波动感，甚至耳后瘘管形成，乳突 X 线片或 CT 检查显示有骨质破坏，可以确立诊断。

**2. 鉴别诊断**　主要应与外耳道疖相鉴别。外耳道后壁疖肿时，局部红肿甚，按压耳屏、牵拉耳郭时痛剧；耳下淋巴结可肿大、触痛；无化脓性中耳炎体征。乳突 X 线片或颞骨 CT 检查显示无乳突骨质破坏。

## 【治疗】

以抗感染、保证局部引流通畅、彻底清除病灶为基本治疗原则。配合应用辨证论治，对于控制感染、改善症状、缩短疗程均有良好作用。

**1. 抗感染**　全身使用敏感有效抗生素，以肌注或静脉给药为宜。

**2. 切开引流**　脓肿已形成者，予以切开引流。

**3. 手术治疗**　尽早施行手术，清除病灶。急性化脓性中耳乳突炎患者，行单纯乳突切开术；若为慢性化脓性中耳乳突炎或中耳胆脂瘤，则行乳突根治或改良乳突根治术。对于耳后瘘管，术中应于剔除瘘管肉芽组织后予以缝合。较大而难愈合的耳后瘘管，可行转移带蒂皮瓣修补。

**4. 辨证论治**

（1）热毒炽盛，灼腐完骨

证候：脓耳病中，耳内流脓突然减少或增多，耳痛及耳后疼痛剧烈。耳后完骨部红肿、压痛，甚将耳郭推向前下外方，或肿处变软而有波动感，甚或穿溃流脓。耳道后上壁塌陷，有污秽脓液、息肉或肉芽，鼓膜穿孔。全身症状常有发热，头痛，口苦、咽干，便干、尿赤。舌红，苔黄，脉数。

治法：清热泻火，解毒散痈。

方药：仙方活命饮合黄连解毒汤加减。耳内及耳后疼痛甚者，加乳香、没药；大便秘结者，加生大黄；高热者，加生石膏、知母、蚤休；脓肿已溃，脓液多者，加薏苡仁、桔梗。若口苦咽干，烦躁易怒，脉弦滑数者，改用龙胆泻肝汤合五味消毒饮加减。

（2）气血不足，邪恋耳窍证

证候：耳后流脓日久，反复发作，流脓清稀，缠绵难愈。耳后溃口久不愈合，形成瘘管。伴倦怠乏力，面色苍白，口微干。舌淡，苔白，脉细弱。

治法：补益气血，托毒排脓。

方药：托里消毒散加减。若溢脓清稀量多，加冬瓜仁，重用白芷；若有黄色脓液流出，加黄连、车前子。若气血不足、头昏乏力者可选用补中益气汤加减。

**5. 局部治疗**

（1）同急性化脓性中耳炎。

（2）耳后红肿未溃，敷以黄连膏或如意金黄散，每日 1 次。

（3）肿胀处按之有波动感者，脓已成，应及时切开排脓。已自行破溃者，应扩创，并置橡皮引流条，外敷如意金黄散之类。脓已净，外敷生肌散。

## 【预防与调护】

1. 彻底根治急、慢性化脓性中耳炎。

2. 密切观察病情，防止发生颅内并发症。

## 二、耳源性面瘫

耳源性面瘫（otogenic facial paralysis）系由耳部疾病或耳部手术所致的周围性面肌麻痹。本病不是一个独立疾病，而是许多疾病的共同表现。本篇主要讨论急、慢性化脓性中耳乳突炎及中耳胆脂瘤所导致的面瘫，属于中医“脓耳面瘫”范畴。

### 【病因病理】

**1. 病因** 急、慢性化脓性中耳炎均可引起面瘫，慢性化脓性中耳炎并发面瘫者较多，尤以中耳胆脂瘤为最。

**2. 病理** 急性化脓性中耳炎早期（病程 7 ～ 10 天内）出现面瘫者，多因供应面神经的血管痉挛，导致面神经纤维缺血、缺氧，或系毒素的直接作用，使骨管内的面神经发生肿胀压迫所致；急性化脓性中耳炎晚期（病程 2 周或更长）发生者，多为面神经骨管破坏，化脓性病变直接作用于神经纤维所致。慢性化脓性中耳炎，尤其是中耳胆脂瘤所致的面瘫最为常见，多系骨疡破坏或胆脂瘤侵蚀面神经骨管，使神经纤维受到压迫，或因骨炎、肉芽组织累及神经鞘膜所致。

**3. 病机**

（1）肝胆火盛：肝胆热盛，火毒上攻，与气血搏结于耳内，致脉络闭阻，气血阻滞，筋肉失养，纵缓不收，形成本病。

（2）气血亏虚：脓耳日久，气血亏虚，邪滞血瘀，阻于经脉，筋肉失养而为病。

### 【临床表现】

**1. 症状** 在急、慢性化脓性中耳炎病程中，或中耳胆脂瘤压迫面神经，出现患侧周围性面瘫症状。

**2. 体征** 表现为患侧面部表情肌运动功能丧失，不能蹙额、闭眼，患侧额纹消失、鼻唇沟变浅、口角下垂并偏向健侧，以说话、发笑、做露齿动作时明显，不能吹口哨，鼓腮时漏气。

### 【实验室及其他检查】

乳突 X 线片及 CT 检查可见骨质破坏，提示化脓性中耳炎病变未愈，或中耳胆脂瘤破坏骨质，压迫面神经。

### 【诊断与鉴别诊断】

**1. 诊断要点** 在中耳乳突病变过程中出现同侧周围性面瘫。

**2. 鉴别诊断** 主要应与其他原因所致的周围性面瘫及中枢性面瘫相鉴别。

### 【治疗】

以积极控制感染，彻底清除病灶，尽快促使面神经功能恢复为基本原则。

**1. 内科治疗** 急性化脓性中耳炎出现面瘫时，积极应用抗生素、类固醇激素、血管扩张剂，以及维生素 $B_1$、维生素 $B_{12}$ 等神经营养剂，以消除神经水肿，改善局部血液循环，促进神经功能恢复。

**2. 外科治疗** 急性化脓性中耳炎并发面瘫者经保守治疗无效，需行单纯乳突凿开术或面神经减压术。慢性化脓性中耳炎、尤其是中耳胆脂瘤所引起的面瘫，应尽早行手术，清除中耳、乳突病灶，并根据术中所见的面神经受累情况，决定是否行面神经减压术，甚至神经移植术。

**3. 辨证论治**

（1）肝胆火盛证

证候：有脓耳病史，卒发口眼㖞斜，耳内流脓黄稠，耳痛。耳膜充血、穿孔，流脓稠厚味臭，完骨部有叩压痛。全身症状可见发热头痛，口苦咽干，急躁易怒，便秘尿赤。舌质红，苔黄，脉弦滑数。

治法：清热解毒，活血通络。

方药：龙胆泻肝汤合牵正散加减。耳痛甚者，加蒲公英、乳香、没药；脓流不畅者，加皂角刺、白芷等。

（2）气血亏虚证

证候：耳内流脓日久，渐发口眼㖞斜，患侧面部肌肤麻木，伴耳内流脓臭秽；或患脓耳口眼㖞斜日久不愈。鼓膜松弛部穿孔或紧张部边缘性穿孔，脓液污秽，有肉芽、息肉或胆脂瘤。全身症状见头昏，倦怠乏力，纳差，便溏，面色不华。舌质淡或有瘀点，脉细弱或细涩。

治法：益气活血，祛瘀通络。

方药：补阳还五汤合牵正散加减。

**4. 局部治疗**　参见急、慢性化脓性中耳炎。

**5. 针灸疗法**

（1）体针：取翳风、听宫、听会、风池、下关、四白、太阳、迎香、地仓、颊车、足三里等穴，每取 2 ～ 3 穴，针刺或电针，每日 1 次。气血虚者，可加用灸法。

（2）梅花针：叩击患处，每日 1 次。

（3）穴位注射：取颊车、下关、翳风、听会等穴，每次 1 ～ 2 穴，各穴轮流注射，隔日 1 次，注入当归、丹参或红花注射液，亦可用维生素 $B_1$、维生素 $B_{12}$ 等。

## 【预防与调护】

1. 积极根治急、慢性化脓性中耳炎及中耳胆脂瘤。
2. 眼睑闭合困难者，应注意角膜的保护，宜白天戴眼罩，晚上涂眼膏。

## 三、耳源性迷路炎

耳源性迷路炎（otogenic labyrinthitis）是化脓性中耳乳突炎、中耳胆脂瘤或其他耳部感染所并发的内耳迷路的炎性病变，可为非化脓性，也可表现为化脓性炎症。本病中医称为“脓耳眩晕”，属于中医文献“耳眩晕”范畴。

## 【病因病理】

**1. 病因**

（1）局限性迷路炎：又称迷路瘘管。多见于中耳胆脂瘤或慢性骨炎破坏迷路骨壁而形成瘘管，使中耳与迷路骨内膜或外淋巴隙相通。

（2）浆液性迷路炎：继发于局限性迷路炎，或由于中耳炎的细菌、病毒性毒素经前庭窗或窝窗进入内耳引起的非化脓性炎症。内耳开窗术或镫骨术后可出现本病的迷路反应。

（3）化脓性迷路炎：是细菌侵入内耳膜迷路所致的弥漫性化脓性迷路炎症，多从浆液性迷路炎发展而来，亦可继发于急性化脓性中耳乳突炎及流行性脑膜炎。

**2. 病理**

（1）局限性迷路炎：炎症使前庭和半规管（多为外半规管）的骨壁局部缺损，骨内膜完整，瘘管不与外淋巴隙相通。病变并未涉及膜迷路，迷路瘘管与外淋巴间隙之间有完整的迷路骨内膜分隔，但相关病理因素可以对瘘管邻近迷路骨内膜发挥刺激效应而诱发眩晕症状。

（2）浆液性迷路炎：中耳致病菌或病毒毒素经前庭窗与蜗窗膜或迷路瘘管甚至血循环进入内耳，炎症反应波及膜迷路，导致局部组织充血，毛细血管通透性增加，外淋巴腔内出现弥漫性浆液性或浆液纤维素性渗出，淋巴细胞浸润，引发非化脓性迷路炎症，造成膜迷路刺激。内耳的毛细胞一般无损害，故病愈后内耳功能多能恢复。

（3）化脓性迷路炎：病变若进一步发展，膜迷路内浆液性渗出，白细胞浸润，纤维蛋白渗出，则发展为弥漫性化脓性迷路炎。蜗管、半规管壶腹、椭圆囊斑及球囊斑的感觉细胞退化、消失，病变部位肉芽形成。愈合期局部纤维结缔组织增生，新骨形成。若炎症未得到有效控制，可循内淋巴管、蜗水管或内耳道等扩散而引起颅内并发症。

**3. 病机**

（1）肝胆热盛：肝胆热毒炽盛，蔓延入里，化火生风，风火相煽，上扰清窍而致本病。

（2）脾虚湿困：脓耳日久，脾虚失运，痰浊内生，蒙蔽清窍，耳窍功能失常而为病。

（3）肾精亏损：脓耳病久，肾精亏损，骨失所养，正不胜邪，邪毒蚀损骨质，内攻耳窍，致平衡失司，形成本病。

## 【临床表现】

**1. 局限性迷路炎**

（1）症状：发作性眩晕，偶伴恶心、呕吐，多在慢性化脓性中耳炎急性发作或有中耳胆脂瘤，当快速转身、耳部清洁、滴药、压迫耳屏、擤鼻时发作，持续数分钟至数小时。患耳听力下降。

（2）体征：可查及快相向患侧的自发性眼震。昂伯征可阳性，多向健侧倾倒。患耳听力多为传导性聋，亦可为混合性聋。瘘管试验多为阳性，但需注意，瘘管试验阴性者却不能完全排除迷路瘘管的存在。前庭功能检查示正常或亢进，亦有减退者。

**2. 浆液性迷路炎**

（1）症状：有中耳炎或中耳胆脂瘤病史。主要表现为眩晕，眼震，恶心，呕吐，听力明显减退，可伴有耳深部疼痛。

（2）体征：可查及自发性水平或水平－旋转性眼震，发病初期眼震快相向患侧，后期快相向健侧。前庭功能检查早期表现为亢进，晚期则呈现减退。听力减退呈感音神经性聋，瘘管试验可呈阳性。

**3. 化脓性迷路炎**

（1）症状：其表现与浆液性迷路炎相同，但程度更重。眩晕严重，阵发性恶心，剧烈呕吐。患耳聋甚或全聋，可有耳鸣，甚至出现头痛。

（2）体征：患者闭目卧向健侧，不能行动，初期因患侧前庭受刺激而自发性眼震快相向患侧，不久后转为快相向健侧，强度较大。患耳全聋，瘘管试验阴性。身体向患侧倾倒。体温正常或低热。一旦出现发热，自发性眼震快相从健侧转向患侧时，应注意有无颅内并发症发生的可能。急性期缓解后，患耳外周前庭功能不能恢复，可通过前庭中枢代偿，眩晕减轻，平衡逐渐恢复。

## 【诊断与鉴别诊断】

**1. 诊断要点**

（1）局限性迷路炎：中耳胆脂瘤或慢性化脓性中耳炎患者，有发作性眩晕，查见自发性眼震，瘘管试验阳性。

（2）浆液性迷路炎：化脓性中耳炎或中耳胆脂瘤患者病程中出现明显的迷路症状，但患侧前庭功能和听觉功能未全部丧失，可表现瘘管试验阳性。

（3）化脓性迷路炎：化脓性中耳炎或中耳胆脂瘤患者，出现严重的前庭功能失衡症状，患侧耳全聋，前庭反应引不出，瘘管试验阴性。

**2. 鉴别诊断**　主要应与梅尼埃病、前庭神经元炎等疾病相鉴别。化脓性中耳炎及中耳胆脂瘤的病史及临床表现为重要鉴别依据。

## 【治疗】

控制感染，抑制眩晕，尽早清除病灶为基本治疗原则。

**1. 各型病变的针对性治疗**

（1）局限性迷路炎：在急性发作期，宜先保守治疗，予以抗生素、地塞米松和镇静剂。病情稳定后，宜行乳突根治或改良乳突根治术，彻底清除病灶后，可修补瘘口。

（2）浆液性迷路炎：并发于急性化脓性中耳炎者，予以大剂量抗生素控制感染。并发于慢性化脓性中耳炎或中耳胆脂瘤者，应在大剂量抗生素控制下行乳突根治术，彻底清除病灶，但不必开放迷路。镇静剂、脱水剂、类固醇激素（如地塞米松静滴或强的松口服）、补液及对症治疗，对减轻症状很重要。

（3）化脓性迷路炎：应在大剂量广谱抗生素控制下，立即行乳突手术。清理中耳、乳突、内耳病灶，利于引流。补液，注意水和电解质平衡。

**2. 辨证论治**

（1）肝胆热盛证

证候：眩晕剧烈，恶心呕吐，动则尤甚，耳痛，耳聋耳鸣。耳内流脓黄稠，鼓膜红赤、穿孔，完骨部叩痛。急躁易怒，口苦咽干，便秘尿赤，或有发热、头痛、目赤等。舌质红，苔黄，脉弦数。

治法：清肝泻火，解毒息风。

方药：龙胆泻肝汤合天麻钩藤饮加减。恶心、呕吐甚者，加代赭石、竹茹等；高热者，加生石膏、知母等；便秘加生大黄、玄明粉等。

（2）脾虚湿困证

证候：眩晕，恶心，呕吐，并见头脑胀重，耳鸣失聪，耳脓量多味臭。鼓膜松弛部或边缘穿孔，有肉芽或息肉。面色不华，倦怠，纳差，腹胀。舌质淡，苔白腻，脉缓弱。

治法：健脾除湿，祛痰止眩。

方药：托里消毒散合半夏白术天麻汤加减。四肢无力，脉沉细者，重用党参，加附片；耳脓多者，加泽泻、薏苡仁、石菖蒲。

（3）肾精亏损证

证候：眩晕时发，耳鸣耳聋，耳内流脓污秽味臭，或有豆渣样分泌物。鼓膜松弛部或边缘穿孔，有肉芽或息肉。伴腰膝酸软，精神萎靡，健忘多梦。舌质红绛或淡红，脉细弱或细数。

治法：补肾培元，祛邪排毒。

方药：偏于肾阴虚者，用六味地黄丸加蒲公英、金银花、皂角刺、石决明、生牡蛎；偏于阳虚者可用肾气丸加减。

**3. 局部处理** 参照急、慢性化脓性中耳炎。

### 【预防与调护】

1. 彻底治疗急、慢性化脓性中耳炎及中耳胆脂瘤。
2. 密切观察病情变化，以及时发现并有效治疗耳源性颅内并发症。
3. 发作期间应卧床休息。

## 四、乙状窦血栓性静脉炎

乙状窦血栓性静脉炎（thrombophlebitis of the sigmoid sinus）常由中耳乳突化脓性病变及中耳胆脂瘤引起，是伴有血栓形成的乙状窦静脉炎，是常见的耳源性颅内并发症。本病属于中医“黄耳伤寒”范畴。

### 【病因病理】

**1. 病因** 中耳乳突的化脓性病变，尤其是中耳胆脂瘤，可通过多种途径引起乙状窦血栓性静脉炎：①炎症直接或间接扩散到乙状窦周围，继而发生窦壁受损，发展为静脉炎并形成血栓；②岩锥炎时，炎症首先侵犯岩上窦，继而蔓延至乙状窦；③合并有全身其他疾病而抵抗力低下时，各种原因引起颈部的静脉感染，均可逆行发展至乙状窦。

**2. 病理** 乙状窦由硬脑膜的纤维组织和弹性结缔组织构成，内衬内皮细胞形成内膜。乙状窦感染后，窦壁内膜增厚、粗糙，血流变慢，血液流动时的轴流现象消失，血小板等成分容易碰撞粗糙的窦壁内膜而破裂，释放促凝物质，激活凝血机制，在窦壁上形成血栓。血栓增大，可完全堵塞窦腔，使血流阻断，对阻止感染扩散有利。血栓形成后，若感染得到控制，血栓不再发展而机化，血管新生，可使窦腔再通。增大的血栓可向上、下两端扩展至岩上窦、岩下窦、海绵窦、横窦、矢状窦、颈静脉球及颈内静脉。因系感染性血栓，血栓可发生坏死、液化，毒素易于进入血循环，引发周期性毒血症状表现。而且血栓也易于脱落。一旦带菌栓子脱落，随血液循环流向全身，引起远隔脏器的化脓性病变。

**3. 病机** 气营两燔：脓耳日久，邪毒壅盛，蚀损骨质，走窜入颅内血脉，内陷营血，心神受扰，发为本病。

### 【临床表现】

**1. 症状** 乙状窦血栓性静脉炎多呈现脓毒血症临床特征，表现为寒战，继而高热（体温40～41℃），呼吸急促，伴剧烈头痛、恶心、全身不适。数小时后大量出汗，体温降至正常或正常以下，一般情况好转。上述症状每日发作。少数患者发热可持续在38～39℃，个别低热或不发热。或出现患侧耳后疼痛。血栓向颈静脉孔扩展，可累及后组脑神经（Ⅸ、Ⅹ、Ⅺ），出现吞咽困难、声嘶、呛咳、心动过缓等症状。

**2. 体征** 可有进行性贫血貌。感染波及乳突导血管、颈内静脉及其周围淋巴结时，可见乳突区水肿、压痛，同侧颈部可触及条索状物，压痛明显。乙状窦内血栓阻碍静脉回流，有时可出现颅内压升高，表现为神志淡漠，嗜睡，头痛，恶心，呕吐，颈项强直，视乳头水肿，视网膜静脉扩张等。颈交感神经干受累，则出现 Horner 综合征。

## 【实验室及其他检查】

**1. 血常规**　白细胞总数增高，中性粒细胞比例升高；红细胞及血红蛋白减少。

**2. 血培养**　寒颤时抽血培养，可培养出致病菌。

**3. 脑脊液检查**　生化指标正常。脑脊液压力则视栓塞程度不同而可显示升高或正常。

**4. 影像学检查**　X 线摄片、CT 检查可显示乙状窦骨板有破坏缺损，或见患侧有胆脂瘤等影像改变，出现骨质破坏表现。MRI、数字减影血管造影显示静脉窦血栓形成及范围。

## 【诊断与鉴别诊断】

**1. 诊断要点**　有化脓性中耳乳突炎或中耳胆脂瘤病史，表现脓毒血症症状，具有周期性发作特点；颈内静脉可以扪及条索状改变；眼底视乳头水肿；腰穿可见脑脊液压力升高，但白细胞计数及生化检验正常；外周血白细胞计数数值增高；乳突 X 线摄片、CT 和 MRI 检查及数字减影血管造影，可显示有相关病变表现。

**2. 鉴别诊断**　本病应与疟疾、伤寒、肺炎以及可能合并的脑脓肿等其他颅内并发症相鉴别。通过血液涂片查找疟原虫，或肥达反应等实验室检查、影像学检查等，可予鉴别。

## 【治疗】

手术彻底清除病灶，保证引流通畅。手术前、后应用大剂量广谱抗生素控制感染，辅以支持治疗。辨证论治对控制感染、术后康复有协同作用。

**1. 手术治疗**　拟诊为本病者，应及早行乳突根治术清除病灶，并探查乙状窦，但窦内血栓一般不需取出。有乙状窦脓肿时，则应将窦内病变组织全部清除。术后 1 周脓毒血症仍不减轻，或患者颈部压痛明显，血中红细胞及血红蛋白继续下降，或出现全身其他部位有转移性脓肿时，须施行患侧颈内静脉结扎术，以防感染扩散。

**2. 抗生素疗法**　可选用氨苄青霉素、氯霉素、头孢类等广谱抗生素，大剂量胃肠外途径给药。

**3. 脱水剂的应用**　颅内压增高者，可应用高渗脱水药物。

**4. 支持疗法**　病情严重、身体虚弱者，可酌情输血、补液。

**5. 辨证论治**　气营两燔证。

证候：有脓耳病史，流脓臭秽，耳痛剧烈，头痛如劈，寒战高热，寒战时周身疼痛不适，高热时口渴饮冷，蒸蒸汗出。或耳后及枕后疼痛。颈侧深部可触及条索状肿物，压痛明显。伴心烦欲呕，口苦咽干。甚则项强谵语。舌红绛，少苔或无苔，脉细数。

治法：清营凉血，清热解毒。

方药：清营汤加减。若上颈段条索状物硬痛者，可加三棱、莪术等以破瘀消肿。

**6. 局部治疗**　耳内及颈侧、耳后敷药，参见耳后骨膜下脓肿。

## 【预防与调护】

1. 彻底治疗急、慢性中耳乳突炎，特别是中耳胆脂瘤者，应及时手术。
2. 增强体质，提高机体抵抗力。
3. 加强营养，予以高热量、高蛋白质流质或半流质饮食。

## 五、耳源性脑膜炎

耳源性脑膜炎（otogenic meningitis）系指急性或慢性化脓性中耳乳突炎所并发的软脑膜和蛛网膜的急性化脓性炎症，为常见的耳源性颅内并发症之一。属于中医“黄耳伤寒”范畴。

### 【病因病理】

**1. 病因**　流感嗜血杆菌是导致本病最重要的具有侵袭性的致病菌，其他致病菌包括肺炎球菌、假单胞菌、葡萄球菌等。

急、慢性化脓性中耳乳突炎及中耳胆脂瘤时，感染可通过先天性未闭骨缝如岩鳞裂、病变破坏所致的缺损骨壁进入颅内，或通过血栓性静脉炎而继发耳源性脑膜炎。急、慢性化脓性中耳乳突炎及中耳胆脂瘤继发的其他颅内外并发症，如化脓性迷路炎、岩部炎、硬脑膜外脓肿、乙状窦血栓性静脉炎、脑脓肿等，也可进一步续发化脓性脑膜炎。

**2. 病理**　致病菌从邻近耳部病灶侵入蛛网膜下腔后，迅速在整个脑、脊髓蛛网膜和软脑膜引起急性化脓性炎症，蛛网膜下腔内充满脓液。由于炎症的影响，脑脊液排泄受阻，引起颅内压升高。

耳源性脑膜炎经治疗控制后，蛛网膜下腔的脓性渗出物可转变为肉芽和瘢痕组织。如致病菌毒力强，机体抵抗力差，治疗又不及时，患者可死于弥漫性化脓性脑膜炎。

**3. 病机**　本病总由于邪毒犯脑，内陷心包所致。因脓耳邪毒炽盛，蚀骨腐膜，入侵于脑，内陷心包，或引动肝风而为病。

### 【临床表现】

**1. 症状**　临床表现与流脑相似，以高热、持续性头痛和呕吐为主症。体温可高达 39 ～ 40℃，伴脉搏频数。头痛初为患侧痛，稍晚则可变为程度剧烈的弥漫性全头痛，后枕部更甚，声、光刺激可使头痛加剧，腰穿后头痛可暂时减轻。呕吐呈与饮食无关的喷射状。小儿患者可发生惊厥。患者可有神经、精神症状，表现为烦躁不安，易激动，全身感觉过敏，嗜睡，谵妄，抽搐，昏迷，甚至出现潮式呼吸，或大、小便失禁。最后，因脑疝致呼吸、循环衰竭而死亡。

**2. 体征**　颈项强直，甚至角弓反张，检查示颈有抵抗力。Kernig 征及 Brudzinski 征阳性。累及锥体束则出现锥体束征，如腹壁等浅反射减弱，膝等深反射亢进，并出现病理反射征。视神经乳头充血、水肿。可出现脑神经麻痹征。局部检查见鼓膜充血、穿孔，可能有脓液引流不畅，或外耳道有肉芽、息肉、胆脂瘤堵塞。

脑脊液检查：外观混浊，压力增高，白细胞计数 1000 ～ 10 000/$mm^3$，甚至更高，多形核白细胞为主的细胞成分增多，可达 90% 以上，生化检查蛋白含量增加，糖及氯化物含量减少，细菌培养可呈阳性。

### 【诊断与鉴别诊断】

**1. 诊断要点**　急性化脓性中耳乳突炎病程中，慢性化脓性中耳乳突炎急性发作或中耳胆脂瘤感染扩散时，外耳道耳流脓突然明显减少或突然增多，骨性外耳道后上壁下塌，鼓膜松弛部穿孔或紧张部边缘性穿孔，鼓室内有肉芽、息肉或胆脂瘤状物；出现化脓性脑膜炎症状和体征，脑脊液细菌培养有致病菌生长。根据这些特点，诊断不难。

**2. 鉴别诊断**　主要应与流行性脑膜炎、结核性脑膜炎相鉴别。

（1）流行性脑膜炎：流行季节，有流行病史，皮肤、黏膜瘀斑及出血点等特点，有助于诊断。耳源性脑膜炎与流行性脑膜炎的脑脊液常规及生化检查结果一般差异不大，但流行性脑膜炎的脑脊液细菌培养为脑膜炎双球菌。

（2）结核性脑膜炎：病情进展较缓慢，可伴有其他组织和器官的结核病灶，脑脊液检查时，其细胞成分以淋巴细胞为主，抗酸染色可找到结核分枝杆菌。

### 【治疗】

积极应用大剂量敏感广谱抗生素，一般通过静脉途径给药，并需考虑药物的血脑屏障透过能力。重视支持、对症治疗，以利有效的抢救。配合辨证论治，对改善病情、提高抢救效果和成功率有帮助。

**1. 抗生素的应用**　一般应联合应用广谱抗生素及其他抗感染药物，如氯霉素、头孢菌素类、喹诺酮类。

**2. 支持疗法**　注意支持疗法及水、电解质平衡；小量多次输血有助于虚弱病危患者的抢救与病情恢复。

**3. 激素的应用**　酌情应用肾上腺皮质类固醇激素，如地塞米松 10 ～ 30mg 静滴，每日 1 次。

**4. 辨证论治**　多见邪毒犯脑，内陷心包证。

证候：耳内流脓臭秽，耳痛，壮热，烦躁，面红，头痛如劈，颈项强直，喷射状呕吐，甚则神昏谵语，抽搐，角弓反张。舌质红绛，苔黄腻或黄燥，脉滑数或弦数。

治法：凉血清热解毒，养阴清心开窍。

方药：清营汤合黄连解毒汤，送服安宫牛黄丸或紫雪丹、至宝丹。痰热盛者，可加竹沥、瓜蒌等；若表现气阴双脱证，可静滴生脉注射液；元阳欲脱者，可静滴参附龙牡注射液等。

**5. 清除病灶**　全身情况允许时，尽早施行中耳乳突手术，彻底清除病灶。

### 【预防与调护】

1. 彻底治疗急、慢性化脓性中耳炎。
2. 神志不清者，注意保持呼吸道通畅。
3. 症状消失而进入恢复期后，可让患者逐渐恢复活动，但应注意不宜过早及过度活动。

## 六、耳源性脑脓肿

耳源性脑脓肿（otogenic brain abscess）是化脓性中耳乳突炎及中耳胆脂瘤并发的脑白质内局限性脓肿形成，系一严重的颅内并发症。多发生于颞叶，其次为小脑。多为单发，亦有呈多发者。本病属中医“黄耳伤寒”范畴。

### 【病因病理】

**1. 病因**　脑脓肿可以因需氧菌和厌氧菌引起，至少 55% 的病例为混合性感染。常见的需氧菌为革兰阴性杆菌和革兰阳性球菌。革兰阴性杆菌中以变形杆菌最为常见，其次为大肠杆菌、假单胞菌和克雷伯杆菌。革兰阳性球菌中以链球菌最为常见，其次为葡萄球菌。常见的厌氧菌有消化球菌、消化链球菌和脆弱拟杆菌。

**2. 病理**　急、慢性化脓性中耳乳突炎，尤其是中耳胆脂瘤，均可并发脑脓肿。其感染主要通过骨壁的炎性侵蚀或胆脂瘤压迫所致的病理性骨质缺损处侵入颅内，常先形成硬脑膜外脓肿、硬脑膜下脓肿或乙状窦周围脓肿、乙状窦脓肿等，继而侵入脑内。中耳感染亦可循自然通道，或解剖上的薄弱环节如卵圆窗、圆窗、未闭合的岩鳞缝等穿过颅骨，侵及硬脑膜，或循血行途径向颅内扩散。化脓性迷路炎则可经内淋巴管、内淋巴囊或内耳道向颅内发展，引起小脑脓肿。

感染扩散入脑后，在血管稀少的皮层下白质区形成感染灶，出现小区域的组织液化。液化灶周围有肉芽组织形成，其外围为增生的胶质细胞和脑组织的水肿带。由于大量的白细胞死亡、脑组织坏死、压力作用及白细胞释放的酶对蛋白的分解消化，使液化灶逐渐扩大，形成内聚脓液、外周为肉芽和结缔组织包围的脓腔。

**3. 病机** 邪毒炽盛，入侵于脑：由于脓耳邪毒炽盛，蚀骨腐膜，入侵于脑，气血壅滞，化腐成痈；热毒内陷，引动肝风，上扰神明，痰阻脉络而为病。

## 【临床表现】

典型的脑脓肿病程可分为初期（起病期）、潜伏期（隐匿期）、显症期（或脓肿扩大期）及终末期，相继出现脑组织感染液化、颅内压增高和局灶性脑功能障碍的症状。

**1. 初期** 实质是一个局限性脑膜－脑炎期。其持续时间较短，常仅数日。可有耳流脓增多或流脓骤停；一侧耳痛，头痛，伴恶心，非喷射状呕吐，体温中度升高；表情淡漠，嗜睡或易冲动。儿童患者可有抽搐。局限性脑膜炎者，可有短暂的颈强直等脑膜刺激征。脑脊液检查示细胞数与蛋白含量轻度至中度升高。血常规示感染血象。因常常症状轻微，不易引起患者注意，病史往往不详。

**2. 潜伏期** 为局限性脑炎期。此期多无症状，脑脊液检查正常，无神经系统体征。部分患者可有全身不适，间歇性头痛，夜间低热，注意力不易集中，烦躁易激动和反应迟钝等症状。本期持续 10 日至数周不等。

**3. 显症期** 脑脓肿形成后，即进展至显症期。颅内压升高，出现脑组织受损害的定位症状。因脑干迷走神经中枢受压，可出现脉搏缓慢。体温可正常、升高或低于正常。患者多神情淡漠、嗜睡、表情呆板或无表情，回答问题迟缓。因颅内高压，几乎所有的脑脓肿患者都有剧烈的头痛，夜间更甚。可为患侧头痛、弥漫性全头痛、额部头痛或枕部头痛，小脑脓肿多表现为后者；摇动头部或突然变动体位常使头痛加重。多伴有喷射状呕吐，常无恶心，呕吐发作与饮食无关。由于脓肿的刺激，早期可出现瞳孔缩小，对光反射迟钝；至脓肿增大，颅内压增高时，则出现瞳孔散大。眼底检查可见视神经乳头充血、水肿。因脓肿及其周围的脑炎、脑水肿压迫邻近重要神经结构，可出现相应的定位症状。

**4. 终末期** 未经适当治疗或治疗不及时，则进入终末期。此时脓肿破裂，引起弥漫性化脓性脑膜炎或脑疝形成。表现为突然发生的高热，颈项强直，角弓反张，可有癫痫样发作，最后呼吸衰竭，之后进入昏迷，很快死亡。

## 【诊断与鉴别诊断】

**1. 诊断要点** 对临床表现典型、定位体征明确者，诊断多不困难。但多数患者表现不典型，甚至自始至终不出现定位体征。对这类患者，应认真分析病史，反复、密切并动态观察病情变化，进行必要的特殊检查，或采取探查性手术以明确诊断，提高治疗效果。

脑部 CT 扫描或 MRI 检查可较好地显示脓肿的大小、位置、数目及脑室受压情况，为诊断、手术时机的选择提供重要的依据。

**2. 鉴别诊断** 耳源性脑脓肿有时需与脑积水、脑肿瘤相鉴别。

（1）脑积水：可分为交通性及梗阻性两种，以交通性脑积水多见。脑积水以颅内压增高为主要症状，全身症状较轻，无局灶性症状表现。颅脑 CT 扫描或 MRI 检查可资鉴别。

（2）脑肿瘤：发展缓慢，无化脓性中耳炎病史及颅内感染症状。颅脑 CT、MRI 等影像学检查有助诊断。

## 【治疗】

积极抗感染，彻底清除病灶，通畅引流脓肿，可以达到较好的治疗效果。配合辨证论治，对促进患者的病后康复有较好作用。

**1. 抗生素疗法** 选用毒性小、疗效好、对致病菌敏感、能透过血脑屏障的抗生素，大剂量、足疗程应用。

**2. 一般治疗** 主要是脱水补液，维持水及电解质平衡。

有颅压升高者，应根据患者的具体情况，经常保持一定程度的脱水状态，但同时又必须兼顾补液。高钠血症可加重脑水肿，但过度脱水会导致水、电解质失衡。需根据病情，把握好主次。如脑水肿合并高热、脱水重，应快补慢脱，多补少脱，入量适当大于出量，维持一定限度的脱水状态；若有高颅压危象，出现脑疝前期表现者，尽管脱水表现明显，仍应快脱慢补。脱水剂常用者为 20% 甘露醇，一般 250mL 在 30 分钟内滴注完毕，根据情况用一剂或多剂。应注意肾功能状况。必要时可采用减量增次方案，维持总量即可。

烦躁者，可给予巴比妥类药物，但禁用吗啡类镇静剂，以免抑制呼吸。

**3. 病灶的处理** 无高颅压危象者，应急行乳突探查术，清除耳部病灶。术中若发现鼓室、鼓窦盖或乙状窦板有破坏，应扩大暴露至正常硬脑膜处。骨壁完整者，应探查颞叶及小脑处硬脑膜。若硬脑膜有充血、增厚、肉芽形成、搏动消失等改变，当疑有脑脓肿。术中应避免锤凿重击。

**4. 脑脓肿的处理**

（1）穿刺抽脓：一般在乳突手术清除病灶后，经乳突腔穿刺抽脓。危急者则经颅骨钻孔穿刺抽脓。已有瘘道形成者安放引流管。

（2）开颅脑脓肿摘除术：下列情况为开颅脑脓肿摘除术指征：①非优势半球的浅表性多发性脓肿；②病情危急，诊断性穿刺抽出脓量不足以达到减压目的；③有脑疝表现；④破入脑室的脓肿。

有下列情况者，亦应考虑本术式：①不易回缩闭合的厚壁脓肿；②多次穿刺脓量不减少者；③排脓量渐减小，但病情不见好转者。

**5. 颅内高压危象的处理**

（1）快速静脉滴注或推注脱水剂（20% 甘露醇、25% 山梨醇等）。

（2）有呼吸改变者，应保持呼吸道通畅，给氧，人工呼吸，注射呼吸中枢兴奋剂等。

（3）脑疝的处理：颞叶钩回疝者，可经眶上穿刺侧脑室减压。于局麻后，用穿刺针在眶上缘中点后 1cm 处穿透额骨眶板，再改用 20 号腰穿针经骨孔向上向内各 10°指向枕骨粗隆上 6cm 处穿刺侧脑室放液，穿入深度为 5 ～ 10cm。小脑扁桃体疝者，可于侧卧头低位，经腰穿快速推注生理盐水 40 ～ 60mL。病情严重而上述处理无效者，可以考虑颅骨瓣切除减压术。

（4）静脉滴注地塞米松 10 ～ 20mg，或氢化可的松 100 ～ 200mg。

**6. 辨证论治** 多见邪毒炽盛，入侵于脑证。

证候：脓耳过程中出现耳痛加剧，流脓不畅，并见头痛剧烈，憎寒壮热，呕吐，面红，口渴饮冷。舌红，苔黄，脉洪数或滑数。

治法：清热解毒，散瘀排脓。

方药：白虎汤加减。若神昏谵语、抽搐者，配合紫雪丹等鼻饲。

【预防与调护】

1. 彻底治疗急、慢性化脓性中耳炎及中耳胆脂瘤。

2. 密切观察病情变化，及时有效处理。

## 第十二节　梅尼埃病

梅尼埃病（Ménière disease）是因膜迷路积水所致的内耳疾病，表现为反复发作的旋转性眩晕、波动性耳聋、耳鸣或耳胀满感，属耳源性眩晕之一。多见于青壮年，一般单耳发病，随着病程延长可出现双耳受累。相当于中医的"耳眩晕"，属于中医文献的"真眩运""冒眩"范畴。

【病因病理】

**1. 病因**　该病系由内淋巴生成与吸收失衡所致，但真正病因至今仍未明了，可能与如下因素有关，尤其是多因素交互作用的影响。

（1）内耳微循环障碍：自主神经功能失衡，或内分泌功能失调等，引起内耳小血管痉挛，微循环障碍，膜迷路组织缺血缺氧，代谢紊乱，内淋巴理化特性改变，代谢产物蓄积，渗透压增高，致膜迷路积水。

（2）内淋巴生成 – 吸收平衡失调：因发育、解剖因素或病毒感染等引起内淋巴生成过多或吸收障碍，是膜迷路积水的主要原因。在此，HLA 等基因多态性及碳酸酐酶、腺苷环化酶等的活性变化与该病发病过程相关联，家族性与遗传因素也有重要影响。

（3）变态反应：在外源性或内源性抗原的作用下，诱发产生相应抗体，继而在内耳发生抗原抗体反应，免疫复合物沉积于内淋巴囊或血管纹，导致内淋巴吸收障碍，及内耳微循环系统调节紊乱，血管扩张，通透性增加，产生血管渗出，造成膜迷路积水。

**2. 病理**　膜迷路积水，压力增高，致使膜迷路膨胀并引发其他继发性病变，这是本病的基本病理学特征。开始阶段，膜蜗管与球囊膨大明显，前庭膜被推向前庭阶，影响外淋巴流动。随着积水加重，椭圆囊及半规管壶腹膨胀，甚则使前庭膜破裂，内外淋巴混合，导致离子和生化平衡紊乱，耳蜗毛细胞及支持细胞、神经纤维和神经节细胞发生退行性变。裂孔小者多能自愈，亦可反复破裂。

**3. 病机**　中医有"无痰不作眩""诸风掉眩，皆属于肝""无虚不作眩"之说。因此，本病当以痰湿瘀阻耳窍为标，肝脾肾功能失调为本。发作时以邪实为主，缓解后则主要为脏腑虚损，但往往虚实夹杂，共同为患。

（1）痰湿瘀滞，停阻耳窍：饮食不节或劳倦过度，伤及脾胃，脾土不振，运化失司，痰湿内生，壅遏气血，或外邪侵袭，肺失宣发，治节不利，水道与脉络不畅，均使痰湿瘀滞耳窍而为病。

（2）气郁痰阻，壅滞耳窍：七情伤肝，肝气郁结，气机不利，升降失常，血脉不畅，津液输布代谢障碍，变生痰湿，壅滞耳窍为病。

（3）气虚湿阻，停滞耳窍：久病伤正，或先天禀赋不足，脾气虚弱，则清阳不升，耳窍失养；同时气虚血运不畅，痰湿运化失司，停阻耳窍；若肾气不足，则不能化气行水，水湿内停，壅阻耳窍而为病。

## 【临床表现】

**1. 症状**　典型症状为“四联症”，即发作性眩晕、波动性与渐进性耳聋、耳鸣、耳胀满感。

（1）突发性阵发性旋转性眩晕：眩晕突然发作，常无先兆，呈旋转性；伴恶心呕吐、面色苍白、出冷汗、血压下降等自主神经系统症状。眩晕为阵发性，持续时间短暂，多数十分钟至数小时。眩晕缓解后，可遗头晕，行走不稳感，数日后进入间歇期。眩晕可反复发作，但无论如何剧烈，患者始终神志清醒。

（2）耳聋：一般系单侧发生，偶为双侧。症状呈波动性，即发作期出现或加重，间歇期减轻；疾病初期常能自然恢复，但随着发作次数的增多，听力损失逐渐加重，并转为不可逆性。常伴有复听或重振现象。

（3）耳鸣：多发生在眩晕发作之前。发作时加剧，间歇期自然缓解。

（4）耳胀满感：常为眩晕发作先兆，可表现为耳内或头部有发胀、发闷或压迫感。

**2. 体征**　发作期有强弱不等的自发性水平型或水平旋转型眼球震颤。早期快相向患侧，以后可转向健侧，恢复期又朝向患侧，间歇期多为正常。同时，还可表现平衡失调征。

## 【实验室及其他检查】

**1. 听力检查**　音叉试验或纯音测听表现感音神经性聋，呈波动性听力下降。阈上功能检查有重振现象，声导抗检查镫骨肌反射阈与纯音听阈差缩小，耳声发射检查 DPOAE 幅值降低或消失。

**2. 甘油试验**　即比较甘油脱水前后的听力变化情况以协助诊断的方法。空腹口服 50% 生理盐水甘油（2.4 ～ 3.0mL/kg），服药前及服药后每隔 1 小时做 1 次纯音测听，共 3 次。脱水后患耳听力提高 15dB 及以上为阳性。阳性结果有助诊断。

**3. 前庭功能检查**　动静平衡功能检查和眼动检查结果常有异常，冷热试验结果提示有半规管轻瘫及优势偏向。但间歇期各种诱发试验结果可能正常。多次复发者，可出现前庭功能减退或丧失。

## 【诊断与鉴别诊断】

**1. 诊断要点**

（1）反复发作性旋转性眩晕，波动性并渐进性耳聋，伴耳鸣、恶心、呕吐。

（2）前庭性眼震，前庭功能检查异常，听力检查呈感音神经性聋并有重振现象，甘油试验阳性。

**2. 鉴别诊断**

（1）特发性突聋：部分病例可以伴有眩晕，但极少反复发作。一般听力损失较快且重，以高频为主，无听力波动现象。

（2）前庭神经炎：常于上感之后突发眩晕，向健侧的自发性眼震，伴恶心呕吐，前庭功能减弱。病程持续数日至数月不等，无耳鸣、耳聋，痊愈后极少复发。

（3）药物中毒性内耳损害：应用耳毒性药物后逐渐出现眩晕、感音神经性耳聋耳鸣。眩晕呈非发作性，并逐渐减轻乃至消失，但耳聋则可能表现进行性加重。

（4）后循环缺血：一般继发于颈椎病变或椎动脉病变。眩晕呈一过性，程度不定，可有耳鸣、耳聋，或伴视觉障碍，颈项及头部胀痛，头颈部运动障碍，上肢麻木感，或有前庭功能变化。颈椎等局部影像学检查和脑血流图检查有助诊断。

（5）听神经瘤：以渐进性感音神经性聋为主，早期常显示高频下降为主，有些病例甚至可见高频陡降型纯音听阈曲线，可有高调耳鸣，或伴眩晕，前庭功能可表现异常，晚期有颅内压升高，并可累及其他脑神经，病情呈进行性加重，影像学检查可显示内听道肿瘤。

（6）良性阵发性位置性眩晕：表现为头部运动在某一特定头位时诱发数秒至数十秒短暂的眩晕伴眼震。但无耳鸣耳聋症状，易与梅尼埃病相鉴别。

## 【治疗】

发作期以控制症状为主，即急则治其标，可采用中西医结合疗法，包括调节自主神经功能、改善内耳微循环、减轻迷路积水为主的药物综合治疗，配合以化痰祛湿、通窍定眩为主的辨证论治。间歇期以辨证论治调理脏腑功能为主，即缓则治其本。

**1. 脱水剂** 可选用 50% 葡萄糖、70% 二硝酸异山梨醇、氯噻酮等，以减轻膜迷路积水。

**2. 镇静剂** 可用地西泮、艾司唑仑、苯巴比妥等以抑制前庭反应。

**3. 镇吐药** 可用二苯哌啶丁醇等以阻断来自前庭器的刺激冲动，并抑制化学感受器，以发挥镇吐作用。

**4. 改善内耳微循环** 应用倍他司汀、氟桂利嗪、尼莫地平等扩张血管，或选择性阻滞细胞膜的钙通道，减轻细胞内钙离子超载，改善内耳供血。

**5. 抗胆碱类药** 如山莨菪碱、东莨菪碱等，可抑制迷走神经兴奋性，并可改善微循环障碍。

**6. 抗组胺类药** 如茶苯海明、氯苯那敏、异丙嗪等，可降低组胺反应，并有不同程度的镇静作用。

**7. 辨证论治**

（1）痰湿瘀阻耳窍证

证候：突发或频繁发作眩晕，耳内胀满，恶心呕吐剧烈，痰涎多，胸闷纳呆，嗜卧。舌质淡，苔白腻，脉滑或涩。

治法：化痰除湿，祛瘀通络。

方药：半夏白术天麻汤加减。一般加泽泻、地龙、丹参、路路通。胸闷呕恶重者，加藿香、佩兰、竹茹、白芥子。偏痰热者，加黄芩、胆南星、浙贝母。属外邪袭肺者，改用桑白皮散加减。

（2）气郁痰壅耳窍证

证候：突发眩晕且剧烈，目系急，呕恶甚，每因恼怒、情志不畅而诱发。头痛耳胀，心神不安，急躁易怒。舌暗苔白，脉弦。

治法：理气化痰，通络开窍。

方药：柴胡疏肝散合四苓散加减。肝阳上亢者，用天麻钩藤饮加减；肝火旺盛者，以龙胆泻肝汤加减。眩晕重者，加龙骨、牡蛎、珍珠母。

（3）气虚湿停耳窍证

证候：平素常头晕。眩晕反复发作，经久不愈，耳鸣耳聋明显。伴神疲乏力，面色苍白，肢冷汗出，气短懒言，纳呆便溏。舌淡苔薄，脉细缓无力。

治法：补气化湿，通络开窍。

方药：参苓白术散加减。一般加黄芪、泽泻、当归、川芎。偏肾气虚者，选用真武汤合五苓散加减。

眩晕缓解期宜调治根本，防止复发。肝气郁结者，可用丹栀逍遥散，以疏肝理气安神；脾胃虚弱者，选用陈夏六君子汤，以杜生痰之源；肾气不足者，则用金匮肾气丸，以防命门火衰，寒水上泛；肾阴不足者，宜服杞菊地黄丸，以滋阴补肾聪耳。

**8. 针灸治疗**　发作期间可选用针灸疗法，如以艾灸（或隔姜艾灸）百会穴 15 ～ 20 分钟，至局部发热为止。或取百会、风池、内关、合谷、足三里等穴，以泻法针刺。

**9. 手术治疗**　若药物治疗无效，可选用内淋巴囊减压术或分流术、前庭神经切断术等。若听力已完全丧失而眩晕仍频繁发作者，则可考虑破坏性手术，如耳毒性药物前庭破坏术、迷路切除术等。

## 【预防与调护】

1. 发作期应卧床休息，避免干扰和强光刺激，进低盐低脂饮食，并限制进水量。症状缓解后宜尽早逐渐下床活动。

2. 平时勿过于疲劳，避免情绪剧烈波动，体位、尤其是头位变化勿过快速。有发作先兆者，即刻应用前述药物以防止发作。

3. 对久病及频繁发作者多做耐心解释工作，消除其心理负担。

## 附：眩晕症

眩晕是一种运动错觉，即头晕、目眩之感觉，眩晕是临床常见症状之一，可以导致患者定向障碍。眩晕作为一种症状，不仅见于耳鼻咽喉科疾病，亦常见于内科、神经科、骨科、眼科以及精神科疾病中。眩晕在内科门诊病例中约占 5%，在耳鼻咽喉科门诊病例中约占 15%，在神经外科住院病例中约占 6.7%。充分了解眩晕与全身疾病的关系，对专科临床工作具有实际指导意义。

中医学有关眩晕的论述甚多。自《内经》以下，眩晕有“眩运”“眩冒”“旋晕”“头眩”“掉眩”“脑转”“风眩”“风头眩”“头晕”“昏晕”等别称。对于由耳部病变所引起的眩晕，中医学特称“耳眩晕”。

## 【病因病理】

人体平衡的维持，有赖于中枢神经系统对来自外周平衡三系统（前庭系统、视觉系统、本体感觉系统）传入信息的整合及调制作用。平衡系统中任何环节出现病变，均可引起平衡障碍而发生眩晕。

**1. 病因**　眩晕的可能病因已有 80 余种，但约 30% 的眩晕病例难以找出真正的病因。常见病因如下。

（1）病毒感染：如前庭神经炎，可致前庭神经发生水肿、变性。

（2）迷路炎：因化脓性中耳炎，特别是中耳胆脂瘤侵犯内耳，导致迷路的浆液性或化脓性炎症。

（3）结缔组织病或免疫性疾病：常见的有 Cogan 综合征、Paget 病、多发性硬化等。表现为反复发作眩晕、耳聋、耳鸣。颞骨或小脑也可出现病变。

（4）血管性病变：常见于内听动脉、椎 – 基底动脉及脑动脉硬化等疾病。

（5）运动系统病变：包括颈椎骨质增生、骨关节强直与外伤、椎间盘损伤、颈肌病等，为反应性或血管性眩晕。

（6）小脑桥脑角肿瘤：常见者为听神经瘤。

（7）晕动病：与个体易感性密切相关，是由于前庭 – 小脑相互作用减弱所致。小脑对外周传入的异常冲动抑制能力减弱，引起前庭系统与视觉系统及其他系统的感觉矛盾冲突，皮质下中枢过度兴奋，故而发病。

（8）中毒性反应：耳毒性药物中毒，如链霉素、庆大霉素、奎宁、水杨酸耳中毒等。

（9）循环系统疾病及血液病：如心脏病、动脉硬化、血栓形成、低血压、贫血、红细胞增多症等。

（10）内分泌功能失调：如月经不调、妊娠、绝经期以及甲状腺功能低下、糖尿病、低血糖、肾上腺皮质功能减退等。

（11）颅脑疾病：如大脑肿瘤、脑外伤、脑室系统病变、癫痫、脑炎、脑膜炎、蛛网膜炎以及脑寄生虫病等。

（12）位置性眩晕：在某一特定体位或头位发生的眩晕，多由囊斑病变所致。

（13）过度换气综合征：为心因性或精神因素诱发的类似眩晕表现。

（14）眼性眩晕：多见于屈光不正、眼肌病、眼压异常等眼部疾病或视觉功能障碍。

**2. 病机** 中医认为，眩晕的发病有外感、内伤之异，且以内伤为主。外感乃六淫之邪上犯清窍（如前庭神经炎）。内伤有虚、实两端。虚证有阴阳气血之分，以脾、肾之虚居多；实证亦有风火痰瘀之别。眩晕的辨证，在《内经》归于肝风、肾精亏损；张仲景则从痰饮着眼；刘河间独言风火；朱丹溪重责痰火，认为“无痰不作眩”；张景岳从虚立论，认为“无虚不作眩”；后世医家又有从“瘀”释疑（外伤后眩晕）。临床上，眩晕与心肝脾肾功能失调关系密切，常为虚实交错，诸因兼杂之证。

（1）痰浊中阻：饮食不洁，劳思过度，引起脾胃损伤，失于健运，水湿不化而停留，聚为痰饮，阻遏中焦，升降失司，蒙蔽清窍，眩晕由生。

（2）肝阳上扰：情志不畅，肝气郁结，化火生风，或素体阴亏，肝阳偏亢，均可导致风火及虚阳上窜，干扰清窍，发生眩晕。

（3）寒水上犯：素体阳虚，或久病伤肾，元阳虚衰，水湿温化失司，寒水内停，上泛清窍，发而为晕。

（4）心脾两虚：脾气虚损，心血亏虚，气血生化之源不足，无以上输濡养清窍，发为眩晕。

## 【临床表现】

眩晕的临床表现多种多样。可以表现为外界物体或自身旋转感、漂浮感、晃动感、上下活动感、左右移动感、行走失平衡、倾倒、头重脚轻、头晕、头沉重感、头压迫感、头空虚感等。引起眩晕症状的疾病涉及许多临床学科，各种不同病因引起的眩晕可伴有相应的临床症状及体征。

## 【实验室及其他检查】

眩晕患者的检查，应包括听力学检查、前庭功能检查、神经系统和眼部及颈部检查。影像学、心脑肝肾机能及血糖、血脂、免疫等生化检查也很重要。其中，前庭功能及眩晕激发试验对于眩晕的诊断尤为重要。此外，尚需做全身各系统及耳鼻咽喉科、精神科的全面检查。

## 【诊断与鉴别诊断】

**1. 诊断要点** 眩晕的发生，病因涉及临床多科，且常缺乏可靠的病理资料，加之临床客观诊断方法特异性不强，使眩晕的定位、定性诊断颇为困难。

（1）眩晕的发作形式

①动感性眩晕：旋转性眩晕，是患者感觉自身或外物朝一定方向（水平或垂直等）的旋转感，多由前庭系统的急性病变所致。位移性眩晕，为患者感觉自身或外物的摇晃、摆动与失重感，多为耳石器病变所致。

②平衡失调：表现为患者姿势与步态的倾斜、偏倒。可见于单侧或双侧前庭周围性病变，持续性者应注意排除听神经瘤。合并有神经系统症状者，常为前庭中枢病变。小脑疾患引起者，失衡不因遮眼而加剧。脊髓病变致平衡失调者，则无眩晕症状。

③头晕或头昏：常觉头重脚轻，头麻木感、空虚感、紧箍感、沉重或压迫感，时有眼前发黑等。多见于中枢病变，如脑血管病变、癫痫等，前庭病变代偿期亦可见此症。

（2）眩晕发作的时间特征

①旋转性眩晕：发作性旋转性眩晕，持续时间仅为数秒钟者，可见于良性阵发性位置性眩晕、迷路瘘管、脑震荡后综合征等。持续时间达数分钟至 24 小时之内者，可见于迷路病变，如梅尼埃病等。发作时间超过 24 小时，甚至持续 3 ～ 4 周者，则为迁延性眩晕，多为迷路或前庭径路的破坏性病变，如前庭神经炎、浆液性或化脓性迷路炎、迷路震荡等所致。

②平衡失调：持续仅数秒钟者，可见于正常人快速运动时、视觉功能异常以及平衡三系统的轻微功能障碍。年轻患者可见于脑震荡恢复期和良性阵发性位置性眩晕，老年患者可见于从蹲位迅速站起或快速转身时。持续数小时至数天者，常为中枢暂时性功能障碍或前庭的代偿失调所致，如药物过量（地西泮与抗惊厥药）以及过量饮酒等。持续数周至数月者，多为迷路炎及外淋巴瘘。某些中耳炎发作后，有时亦可见数周的不稳感。精神性眩晕可以长时间存在不稳感，直至精神状况改善。

（3）眩晕发作时的伴随情况

①体位：坐起或躺卧过程中发生眩晕，还应仔细区分各种具体的头位。如于仰时发病，多为后循环缺血或颈性眩晕；于某种固定体位或头位时出现眩晕，常为良性阵发性位置性眩晕；站立时发病，则可能为直立性低血压。

②伴发症状：发作前后或同时出现耳蜗症状，如耳鸣、耳聋、耳闷等，大多为前庭周围性疾病，常同时伴有植物神经症状如恶心、呕吐、出冷汗。如伴发神经系统症状，特别是某些定位体征，则应考虑中枢神经系统疾病。若出现颈项疼痛、肩痛、上下肢麻木、无力，应考虑颈性或椎动脉缺血性眩晕。

**2. 鉴别诊断**　对于眩晕患者，首先应鉴别中枢性眩晕和周围性眩晕。周围性眩晕为发作性眩晕，发作程度较重，常伴有耳部症状如耳鸣、耳聋，以及前庭性反应与前庭性眼震，多为水平性，发病持续时间短，一般不超过 2 ～ 3 周，但可以复发。各项前庭反应协调，变温试验可以出现前庭重振现象，无脑神经体征。中枢性眩晕的发作程度相对较轻，眼震多为旋转性或垂直性，且眩晕程度与眼震强度不相称，持续时间长，一般无耳部症状，前庭其他症状也不一定齐全，多伴有脑神经体征。各种前庭反应有分离现象，变温试验结果冷热反应分离。病情呈日益加重趋势。眼病性眩晕与屈光不正、视力障碍、眼肌麻痹等眼病有关，眼震呈钟摆样，无快慢相之分，闭眼后眼震消失。

（1）周围性眩晕的鉴别

①膜迷路积水：发作性眩晕，视物旋转，有耳鸣，耳聋、耳闷塞感。发作时伴有水平性眼震，前庭功能检查多有机能减退，发作持续时间一般不超过 2 周，可反复发作。听力检查可为波动性听力下降。发作间歇期如正常人。

②迷路炎：常为中耳病变引起骨迷路破坏，致使膜迷路受刺激，或继发感染所致。眩晕反复发作而且严重，有中耳病变，耳流脓，耳聋，瘘管试验阳性，乳突 X 线片可发现骨质破坏。

③良性阵发性位置性眩晕：多为椭圆囊、球囊病变，眩晕常发生于当头转到某一位置时，时间短暂（一般约数秒钟），伴有眼震，眼震有潜伏期及疲劳现象，有适应性。

④耳毒性药物中毒：氨基甙类抗生素、水杨酸制剂和的卡因、利多卡因等药物，可引起前庭、耳蜗损害，出现轻度的眩晕，高音调耳鸣以及感音神经性聋，但很少出现眼震。以前庭功能减退为主，可伴有口周、肢体麻木感。病程持续数周、数月或更长时间。

⑤前庭神经炎：多由病毒感染所致，常于上感后突然发生。眩晕较重，一般无耳鸣、耳聋，可有自发性眼震。病程由数日至数周不等。

⑥突发性聋：约半数突发性聋患者伴眩晕，但极少反复发作。听力损失快而重，以高频为主，无波动。

⑦ Hunt 综合征：可伴不同程度眩晕，可有耳鸣和听力障碍，耳郭或其周围皮肤的带状疱疹及周围性面瘫有助于鉴别。

⑧ Cogan 综合征：除眩晕及双侧耳鸣、耳聋外，非梅毒性角膜实质炎与脉管炎为其特点，糖皮质激素治疗效果显著。

⑨前庭型偏头痛：至少 5 次中到重度眩晕症状发作，持续 5 分钟到 72 小时；按照“国际头痛疾病分类”（ICHD），有或前期有伴或不伴先兆的偏头痛发作史；或具有一个或多个偏头痛特征；伴随至少两个下列特征的头痛：一侧、搏动性、中到重度疼痛，可以被日常生活加剧；畏光、畏声；视觉先兆。

⑩迟发性膜迷路积水：先出现单耳或双耳听力下降，一至数年后出现发作性眩晕。可分为同侧型和对侧型。该病病因未明，同侧型可能与病毒感染有关，对侧型可能与免疫反应有关。

其他还有外淋巴瘘、前半规管裂隙综合征等。前者蜗窗或前庭窗自发性或（继手术、外伤等之后的）继发性外淋巴瘘，除波动性听力减退外，可合并眩晕及平衡障碍。可疑者宜行窗膜探查证实并修补之。前半规管裂隙综合征的发作性眩晕常由强声或外耳道压力变化引起。

（2）中枢性眩晕的鉴别：眩晕起病较慢，有摇晃及浮动感，较少景物旋转感，发作与头位变动无关，一般不伴有耳鸣耳聋，但伴有中枢系统的症状及各种不同类型的眼震，病程持续较长，常常持续数十日以上。中枢性眩晕是眩晕症状较轻，而平衡紊乱和步态不稳表现突出。

①听神经瘤：为耳神经外科最常见的良性肿瘤，起源于第Ⅷ脑神经的前庭神经鞘膜施万细胞，表现为单侧渐进性感音神经性听力下降、眩晕和高音调耳鸣，前庭功能异常，晚期有颅内压升高。可累及Ⅴ、Ⅵ、Ⅹ、Ⅺ、Ⅻ对脑神经。CT 片可显示内听道扩大或骨质破坏，病情呈进行性加重。

②后循环缺血：见于老年人的动脉粥样硬化患者。一过性间歇性眩晕，发作持续时间较短，持续仅数小时，一般不超过 24 小时，程度不定，多与头位有关，但后遗不适可达数天。可伴耳鸣、耳聋，或伴视觉障碍、间歇性复视、枕部头痛及运动障碍，伴有吞咽或发音困难及运动或感觉障碍等。可有前庭功能变化，颈椎有异常改变，动脉造影可见动脉病变。

③脑动脉硬化：多见于 40 岁以后，出现渐进性头晕、眩晕。伴睡眠障碍，记忆力减退，情绪易激动，头痛，自制力差。可有全身性动脉硬化体征，病程长。

④多发性硬化：病因不确定。据认为，是遗传因素、病毒感染、自身免疫性因素、环境因素等多种病因共同作用的结果，使中枢神经系统白质出现脱髓鞘，胶质瘢痕形成所致。以眩晕、复视为主症，可伴见由上肢无力发展而来的上运动神经炎及感觉障碍等症。症状能自发性缓解并反

复发作。每次发作时，都可有新的症状出现。

⑤前庭性癫痫：眩晕为癫痫发作的先兆，突然发作，失去知觉，脑电图有异常。

⑥过度换气综合征：属心因性或精神性疾病，由紧张、抑郁、焦虑、恐慌而诱发。眩晕发作短暂，常为 5 ～ 30 分钟，呈旋转性或晃动感。可伴有平衡失调、晕厥、多汗、强光强声不能耐受等。症状虽呈多样性，但前庭功能基本正常。脑电图、心电图可有异常，可有心理障碍。过度深呼吸试验 1 ～ 2 分钟，可以诱发与主诉类似的症状。病程短，可有反复发作。

⑦头颅创伤：头部创伤可引起或续发眩晕，包括颈部外伤、中枢神经系统外伤、前庭外周部损伤，皆可引起前庭症状。创伤病史有助诊断。

⑧颈性眩晕：颈部疾病如骨质病变或疼痛可引起椎 – 基底动脉循环变化或通过颈交感神经丛导致内耳血液循环障碍而发生眩晕。颈性眩晕一般属非旋转性而为平衡不稳感觉，患者颈肌张力亢进，颈强直。

⑨小脑后下动脉栓塞：见于动脉粥样硬化、小脑后下动脉椎动脉狭窄或栓塞患者。眩晕突然发作，伴同侧面部和对侧躯体感觉异常和触觉减退，同侧 Horner 综合征，以及同侧运动失调。眩晕程度重，可持续数周。

⑩其他还有小脑脑桥角病变，眩晕起病缓慢，逐渐加重，伴同侧耳鸣和感音神经性聋、同侧角膜反射减退和小脑功能障碍等。面神经和其他脑神经瘫痪或头痛系较后期的症状。多发性硬化，眩晕时轻时重，反复发作，病程为进行性，伴神经系统损害的其他症状和体征。小儿眩晕，婴儿或儿童的眩晕常为脑干感染或肿瘤所致。脑干病变引起的眩晕可无听力障碍，但常伴有其他脑神经损害的症状和体征。

（3）心源性眩晕：心脏是人体循环系统的中枢，大脑和内耳的营养供应来源于心脏射血。一般的心脏疾病射血量减少得不明显，不会引起大脑的缺血、缺氧。但某些疾病可能引起眩晕。

①房室传导阻滞引起心脏跳动过快或过于缓慢，心脏来不及充血就将血液射出，或心跳缓慢，每分钟射血次数减少，总的后果是心脏射出的血液明显减少，从而使各脏器包括大脑的血液供应减少，内耳器官缺血便可以引起眩晕及耳鸣、耳聋等症状。

②阵发性心动过速：可突然发生和消失，心率过快时由于舒张期缩短，回心血量不足，心排血量降低，到脑部的血流量减少，因而血压下降，头晕、恶心呕吐，甚至引起晕厥。这时头晕可以为真正的眩晕（影响椎 – 基底动脉系统），也可以因为缺氧而为头晕的其他型。同理，其他心律失常或心血管疾患也可以发生眩晕。

③高血压、低血压、贫血：由血压的变化导致脑部及内耳供血不足，或因血管痉挛、栓塞产生眩晕，常在头位改变、体位变动后出现眩晕、黑朦，有时可暂时失去知觉。

## 【治疗】

眩晕的治疗原则主要是病因治疗。由于眩晕的病因复杂，许多眩晕仍难以查出发病原因，给临床治疗带来一定的难度。有些眩晕虽然病因明确，但临床疗效却仍不尽人意。基于中医整体观念进行辨证论治，结合西医的病因治疗，这种综合疗法具有一定的临床优势。

从辨证论治角度看，眩晕是本虚标实的外在表现，临床多虚实夹杂，一般发作期以标实为主，缓解期以本虚为主。在临床上，其见证以脾虚痰湿为多。

**1. 一般治疗**　发作期应卧床休息，防止跌伤。饮食宜清淡，忌油腻辛燥，少饮水。眩晕发作数天后，或在缓解期，宜加强头、眼、身体的运动锻炼，以改善神经系统对视觉、本体感觉以及前庭冲动的适应能力。

**2. 病因治疗** 针对不同的病因选择不同的治疗方法。去除病因，眩晕可望得到缓解。

**3. 对症处理** 参见梅尼埃病。由于许多抗眩晕药本身即可引起眩晕及头昏，因此，应避免多种抗眩晕药物同时应用，尤其在老年患者更应小心。

**4. 前庭锻炼** 可行前庭习服疗法、体位疗法等。有时，前庭锻炼效果可能比药物治疗效果更好。

**5. 辨证论治**

（1）痰浊中阻，蒙蔽清窍证

证候：眩晕而兼见头重如蒙，胸中闷闷不舒，恶心呕吐，痰涎多，或频频呕吐痰涎。或见耳鸣、耳聋、耳内胀满，心悸，纳呆倦怠。舌苔白腻，脉濡滑。

治法：燥湿健脾，涤痰止眩。

方药：半夏白术天麻汤加减。一般可加泽泻、车前子。湿重者，倍用半夏，加藿香、佩兰；呕恶，痰涎多者，加南星、僵蚕、白芥子；兼痰热者，加黄芩、竹茹、枳实；亦可选用泽泻汤。病情缓解后，改用夏陈六君子汤调理。若兼风邪外感者，可先用桑菊饮加天麻、钩藤、白蒺藜以疏风散邪，息风止眩，再以前方善后。

（2）肝阳上亢，干扰清窍证

证候：眩晕每因情绪波动、心情不舒、烦恼而发作或加重。常兼耳鸣、耳聋，口苦咽干，面红目赤，急躁易怒，少寐多梦。舌质红，苔黄，脉弦数。

治法：平肝息风，滋阴潜阳。

方药：天麻钩藤汤加减。若眩晕较甚，偏于风盛者，加龙骨、牡蛎及珍珠粉；偏于肝火旺者，加龙胆草、大黄，或改用龙胆泻肝汤。兼有阴虚而症见舌质嫩红，苔少，脉细数者，宜选用杞菊地黄汤加首乌、当归、白芍、石决明、牡蛎以育阴止眩。

（3）寒水上犯，积聚清窍证

证候：突发眩晕，耳内闷胀，恶心呕吐，频吐清水，心下悸动，冷汗自出。形寒肢冷，面色苍白，尿频，小便清长。舌淡胖有齿痕，苔白润，脉沉迟。

治法：温阳利水，散寒止眩。

方药：真武汤加减。寒甚者，可加川椒、细辛、桂枝、巴戟天等药，以增温阳散寒之功。

（4）心脾两虚，清窍失养证

证候：眩晕时发，每于劳累时发作或加重，持续时间长，耳鸣、耳闭明显。兼神疲乏力，面色少华，食少便溏，少气懒言。舌质淡，苔薄，脉细无力。

治法：健脾益气，养血定眩。

方药：归脾汤加减。酌加黄精、白蒺藜、郁金、合欢皮。气虚挟痰者，加法半夏、陈皮；脾阳不升者，改用补中益气汤。

**6. 手术治疗** 部分患者发作频繁，可能严重影响生活与工作。对这类患者，可选择手术治疗，如后壶腹神经切断术、半规管阻塞术等。但是，手术治疗需以牺牲部分功能为代价。

**7. 其他疗法** 参见梅尼埃病。

## 【预防与调护】

1. 勿过于疲劳，避免情绪波动，慎房事。
2. 有发作先兆者，即刻应用前述药物以防止发作。
3. 有反复发作病史者，宜进行平衡功能锻炼，促进平衡功能的代偿。

4. 眩晕发作期间，应让患者卧床休息，防止跌倒。
5. 眩晕发作期，卧室应保持安静，光线宜暗，室内空气要流通。
6. 宜进低盐饮食。
7. 少喝水，尤禁烟、酒、咖啡及浓茶。

## 第十三节　特发性突聋

特发性突聋（idiopathic sudden deafness，ISD）亦称突发性聋或简称突聋，是指短时间内迅速发生的原因不明的感音神经性聋，属于耳科急症。其发病率约为（5 ～ 20）/10 万，且有逐渐上升之趋势。多发生于单耳，两耳发病率无明显差别，双耳同时发病少见；以 40 ～ 60 岁成年人发病率为高；春秋季节易发病。中医称“暴聋”，多因外感风邪或邪气内盛，脏腑失调所致。

### 【病因病理】

**1. 病因**　特发性突聋的确切病因尚不明确，但一般认为与下述因素有关。

（1）内耳供血障碍：内耳血液供应来源于迷路动脉，为单一的终末动脉，无侧支循环，且常有解剖变异。所以，耳蜗极易发生微循环障碍。此外，血液流变学的异常（如全血黏度、红细胞压积、红细胞电泳时间、血小板聚集率增高）、血栓或栓塞等，都可以成为引起内耳血流障碍的原因。糖尿病、高血压、动脉硬化及心血管疾病患者，更易因劳累、情绪剧烈波动等诱发本病。

（2）病毒感染：不少患者（占 1/3 左右）发病前有上呼吸道感染病史，故推测与相关病毒感染有联系。腮腺炎病毒、流感病毒、带状疱疹病毒、麻疹病毒、风疹病毒等均可能导致本病。

（3）其他：10% 左右的听神经瘤患者以 ISD 为首发症状；有些自身免疫性疾病如 Cogan 综合征患者伴有感音神经性聋，提示自身免疫反应可能参与 ISD 发生。

**2. 病理**

（1）氧自由基反应：特发性突聋的病理机制，可能与氧自由基的作用密切相关。内耳的缺血、缺氧及微循环障碍，使得氧自由基产生过多或清除酶活性降低，由此而致氧自由基堆积，一方面可直接损害毛细胞，另一方面可诱发内耳微循环障碍，加剧内耳损害。

（2）病毒感染与微循环障碍：病毒可通过血循环，由蛛网膜下腔经蜗小管，或经圆窗膜弥散入内耳。在此，病毒增殖并与红细胞黏附，使血液处于高凝状态，血管内膜水肿，血流滞缓，形成血管栓塞，导致内耳血运障碍，细胞坏死。

同时也发现，本病患者常有循环血补体 C3 的激活产物水平显著升高。显然，单纯内耳这一微小器官的病理反应，应该是难以引起循环血中这类物质的含量变化的。更有可能的，是一种全身反应参与的内耳靶器官病变的表现。这一可能性，为辨证论治的疗效提供了理论依据。

**3. 病机**　涉及邪、火、痰、瘀，但瘀滞之变可能贯穿整个病程当中。

（1）外邪侵袭，上犯耳窍：病之初期，风邪外感，肺金不利，邪闭窗笼，听力突降。

（2）肝火上炎，燔灼耳窍：外邪传里引动肝火，或因情绪骤变而肝郁化火，上扰清窍，耳窍功能失司，突发听力骤降，并可引发眩晕。

（3）痰火郁结，壅闭耳窍：在素有脾胃蕴热、痰火内积的病理基础上，肝火横逆犯及脾土，痰火上壅清窍，耳窍功能失司，故听力障碍，且可伴有眩晕。

（4）气滞血瘀，闭塞耳窍：急性期后，可遗留气机不利，气滞血瘀，痹阻窍络，听力恢复困难。

## 【临床表现】

**1. 症状**

（1）耳聋：为本病的主要症状，听力可在数分钟或数小时内急骤下降到最低点。部分患者听力可在 1 ～ 2 周内逐渐自行恢复。

（2）耳鸣：为常见的伴发症状，以一侧为多见，常在耳聋发病之前数分钟到数小时发生。可能一开始即出现明显的耳鸣，多为高调性，亦可呈低频耳鸣。

（3）眩晕：约 1/3 患者表现旋转性眩晕，伴恶心、呕吐及耳内堵塞、耳周围沉重与麻木感。眩晕一般在 1 ～ 2 周内逐渐消失，少数患者则需数周之久。

（4）其他症状：部分患者还可伴有头痛，低热，或上呼吸道感染症状。

**2. 体征** 外耳道、鼓膜检查一般正常。眩晕发作期，可有自发性眼震及平衡失调征。

## 【实验室及其他检查】

**1. 听力学检查** 纯音听阈测试，患耳多呈中度以上感音神经性聋，听力曲线以高频下降型（图 11–1）及平坦型（图 11–2）居多。声导抗测试时，鼓室导抗图正常，镫骨肌反射阈升高，无病理性衰减，但可有重振现象。

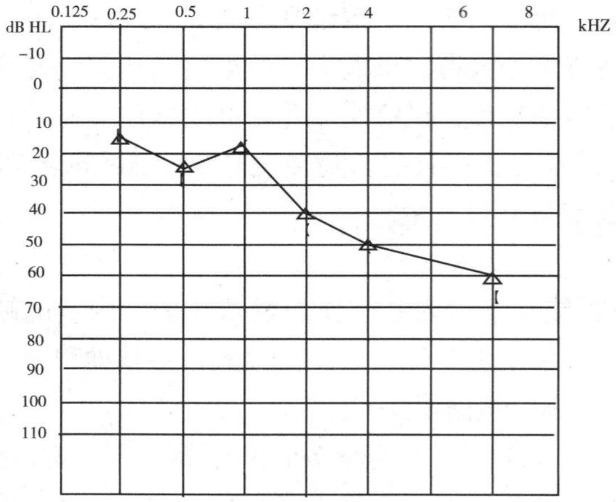


图 11–1 特发性突聋纯音听阈曲线高频下降型（右耳）

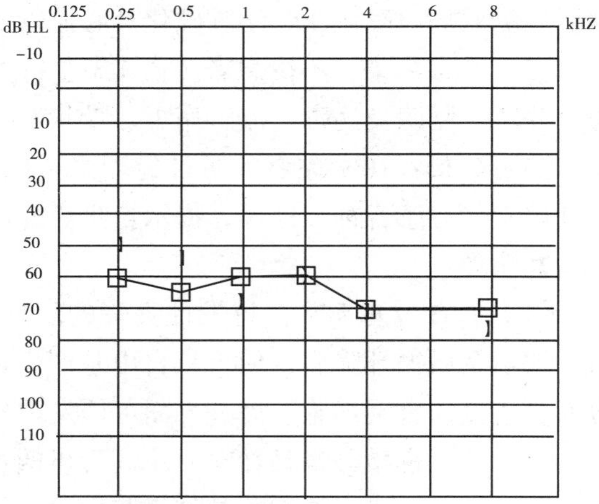


图 11–2 特发性突聋纯音听阈曲线平坦型（左耳）

**2. 前庭功能检查** 急性期过后，可行冷热试验以评价前庭功能，包括双耳变温冷热试验和微量冰水试验。患耳前庭功能多为正常，也可以表现降低，尤以伴有眩晕者更为明显。

**3. 影像学检查** 内听道 MRI 或 CT 扫描显示内听道及颅脑无异常。

## 【诊断与鉴别诊断】

**1. 诊断要点** 中华医学会耳鼻咽喉头颈外科分会，中华耳鼻咽喉头颈外科杂志编委会（2015）对突聋的最新修订，诊断依据是：①在 72 小时内突然发生的，至少在相邻的 2 个频率听力下降 20dB HL 及以上，多为单侧，少数可双侧同时或先后发生；②未发现明确原因（包括全身或局部因素）；③可伴耳鸣、耳闷胀感、耳周皮肤感觉异常等；④可伴眩晕、恶心、呕吐。

**2. 鉴别诊断**

（1）梅尼埃病：突发性聋可能是梅尼埃病的早期症状。但梅尼埃病有反复发作病史，听力波动较大。发作前往往先有耳鸣，继而突发旋转性眩晕，伴恶心呕吐、出冷汗等症。初期以低频听力损失为主，听力损失一般较轻，发作过后听力可恢复正常，有重振现象。长期多次发作后，可呈感音神经性聋表现。纯音听阈图早期为上升型或峰型（峰值常位于 2kHz 处），反复多次发作后，听力损失加剧，可变为平坦型或下降型，累及语言频率，导致患者语言识别率下降。

（2）听神经瘤：起病缓慢，常单侧发病，大部分患者呈进行性听力减退，约 10% 的听神经瘤患者可以突发性聋形式发病，鼓室导抗图多为 A 型，部分患者的镫骨肌反射可引出，存在重振现象；可有脑神经受累及共济失调等症状。镫骨肌反射、耳声发射、ABR 测试等有助于本病与突发性聋的鉴别诊断，但确诊仍有赖于 CT 或 MRI 检查。

（3）功能性聋：又称精神性聋或心理性聋等，多表现双侧全聋。若耳聋为单侧且突然发病者，易误诊为特发性突聋。多有其他神经精神症状。客观听力检查，如镫骨肌反射、耳蜗电图或 ABR 等多无异常发现。

## 【治疗】

虽然本病病因不明，但内耳缺血、缺氧是导致本病的中心病理环节，故改善内耳微循环、促进供氧是治疗的基础。尽管有自愈倾向之说，但有相当一部分本病患者将发展成严重感音神经性聋。因此，目前一般均按急症处理，应及时挽救听力。在此，以中医辨证论治为主的中西医结合治疗方法可以发挥较好的效用，但应避免简单堆积式地联用各种疗法。

**1. 一般治疗**　卧床休息，避免噪声刺激，低钠饮食。如眩晕严重者，可予镇静止吐药物。如果患者伴有糖尿病、高血压病，则应有效控制血糖和血压，降低血脂水平，注意调节生活方式。

**2. 糖皮质激素**　糖皮质激素有抗炎和免疫抑制作用，对因病毒感染及自身免疫因素而发病者有明显疗效。但需注意观察患者的全身反应及个体差异。不宜全身使用糖皮质激素的患者，可行药物局部鼓室内注射或圆窗微泵注射。

**3. 血管扩张剂**　①钙通道拮抗剂，如尼莫地平、盐酸氟桂利嗪；②组胺衍生物，如倍他司汀等；③活血化瘀中药注射剂，如复方丹参注射液、川芎嗪注射液等；④其他药物，如非选择性 $\alpha$ - 肾上腺素能受体阻滞剂盐酸丁咯地尔、前列地尔等。

**4. 血浆增容剂**　可用 10%低分子右旋糖酐，但合并心衰及出血性疾病者禁用。

**5. 抗血栓形成剂和溶栓剂**　如巴曲酶、蝮蛇抗栓酶、尿激酶、链激酶等，但一般只可选用其中一种。治疗前及治疗过程中，须监测凝血功能，肝、肾功能等。

**6. 维生素类**　维生素 $B_1$、维生素 $B_6$、维生素 $B_{12}$ 等有营养听神经，防止其变性的作用；维生素 A、维生素 E、维生素 C 可阻止毛细胞变性，促进细胞修复。

**7. 高压氧疗法**　10 天为 1 个疗程，可根据情况休息 3 ～ 5 天后进行第 2 疗程治疗。临床观察到有一定疗效，但尚有争议。

**8. 辨证论治**

（1）外邪侵袭，上犯耳窍证

证候：病初起，有外感病史，突然听力下降，呈感音神经性聋。或伴头痛、鼻塞、恶寒发热、周身不适等症。苔薄白，脉浮。

治法：疏风宣肺，祛邪通窍。

方药：三拗汤加减。可酌加防风、僵蚕、葛根、石菖蒲之类以助祛风散邪，或用蔓荆子散加减。

（2）肝火上炎，燔灼耳窍证

证候：耳鸣耳聋突然发生，多因郁怒而发，鸣声洪而粗，耳内闭塞感。烦躁易怒，口苦咽干，多伴有眩晕。舌红，苔黄，脉弦数有力。

治法：清肝泻火，开郁通窍。

方药：龙胆泻肝汤加减。一般可加郁金、石菖蒲。行气疏肝加香附、川芎之类；口燥便结者，加酒制大黄、芒硝；头痛头晕者，可加生龙骨、生牡蛎、白芍。

（3）痰火郁结，壅闭耳窍证

证候：耳鸣耳聋暴发，甚则闭塞无闻，鸣声洪而粗，持续不歇。平素喜食炙煿厚味，并多因饮酒等因素而诱发。并见头昏头重或眩晕，胸腹痞满，或有恶心，大便不爽，小便黄。舌质红，苔黄腻，脉滑数或弦滑。

治法：清热化痰，开郁通窍。

方药：加味二陈汤加减。可加黄芩、枳壳、郁金、石菖蒲、路路通。

（4）气滞血瘀，闭塞耳窍证

证候：病之后期，听力恢复欠佳，鸣声持续不已。舌质暗或有瘀点。

治法：活血化瘀，通窍聪耳。

方药：桃红四物汤加减。一般可加柴胡、石菖蒲、地龙。若有肝经郁热者，加地龙、牡丹皮、黄芩，或以通窍活血汤加减。

**9. 针灸疗法**

（1）体针：主穴取听会、听宫、耳门、翳风。邪犯耳窍证，配合谷、列缺、太渊、迎香；肝火燔耳证，配行间、太冲、阳陵泉、中渚；痰火闭耳证，配百会、丰隆、三阴交、内关；血瘀耳窍证，配足三里、血海、腕骨。每次取 3 ～ 5 穴，每日 1 次，平补平泻法针之。

（2）耳针：取肺、鼻、下屏尖、肝、肾穴，用泻法。

### 附：疗效评定标准

中华医学会耳鼻咽喉科头颈外科分会，2015。

**1. 痊愈** 受损频率听力恢复至正常，或达到健耳水平，或达此次患病前的水平。

**2. 显效** 受损频率平均听力提高 30dB 以上。

**3. 有效** 受损频率平均听力提高 15 ～ 30dB。

**4. 无效** 受损频率平均听力提高不足 15dB。

## 第十四节　噪声性聋

噪声性聋（noise induced deafness）是指因长期接触噪声所引起的一种缓慢进行性感音神经性聋，又称慢性声损伤（chronic acoustic trauma），损伤部位主要是内耳。以耳聋缓慢进行性发展，伴耳鸣等症状为主要特征。属中医久聋、虚聋范畴，乃因长期遭受噪声而致脏腑亏损、气血阴阳失调所引起的听力减退。

### 【病因病理】

**1. 病因** 噪声对听觉的损伤，是一个多因素参与的复杂机制作用过程，其造成的听力损失与噪声的声学特性、噪声环境以及个体情况有关。噪声强度越大，频谱越高，损害越甚；脉冲噪声比稳态噪声损伤性大；窄带噪声比宽带噪声损害严重；突然出现的噪声比逐渐出现的噪声损伤作用明显。每天暴露的时数和工龄越长，受害越重。年龄越大损害越重，原有感音神经性聋者更易遭受噪声的损伤。长期坚持采取防护措施，可大大减轻噪声的损伤。其病之分子基础，可能与线粒体基因突变或缺失有关，也可能由此而决定了个体对声损伤的敏感性差异。耳蜗组织相关代谢酶、色素的分布及活性状况，对耳蜗的噪声敏感性也有很大影响。

高强度的噪声可引起耳蜗微循环损害，使内耳血管痉挛，微循环障碍，导致耳蜗缺血、缺氧，造成毛细胞和螺旋器的退行性变，甚至引起组织缺血坏死。血管病变程度与噪声的强度和作用时间具有相关性。

**2. 病理**　Corti 器毛细胞损伤部位大都发生在耳蜗基底圈和第二圈。首先影响外毛细胞，出现听毛的松散、倒伏、融合、折断、空泡，甚至发生听毛消失，随之毛细胞、支持细胞和神经纤维相继变性坏死。病变以耳蜗底圈（相当于 4kHz 处）损伤最明显且发生最早，以后逐渐向蜗顶扩展。

**3. 病机**

（1）阳气亏虚，耳窍失充：在禀赋因素的参与下，长期噪声刺激，耗伤阳气，耳失温煦充养，听力失聪。

（2）阴血亏虚，耳窍失养：病变发生之后，继续承受噪声刺激，耗伤阴血，耳失滋养，听力失聪愈加明显。

（3）阴精亏虚，耳窍失濡：在长期噪声刺激下，气血耗损久而继发阴精暗耗，耳失奉养，听力失聪。

（4）血瘀气滞，耳窍闭塞：病久不愈，气机失调，经络闭阻，血瘀气滞耳窍，听力持续减退。

## 【临床表现】

**1. 症状**

（1）耳鸣：早期即可出现双侧高音调耳鸣，常发生于耳聋之前。

（2）听力减退：为缓慢进行性的听力下降。早期只引起暂时性听力阈移（temporary threshold shift，TTS），即短时间暴露于强噪声后引起的听力下降，一般不超过 25dB，离开噪声环境数小时或数十小时，听力可自然恢复到原来水平。多数只累及高频区，而低频区几乎不受影响，对语言交流影响不大，不易被察觉。随病程的延长和听力下降的加重，语言频率相继受累，致语言交流障碍，此时才引起重视。晚期表现为永久性听力阈移（permanent threshold shift，PTS），是指在噪声作用下引起的不能完全恢复的听力损失。

（3）前庭功能障碍症状：长期的噪声刺激，可引起前庭功能障碍，表现为眩晕。

（4）其他症状：长期接触噪声者，可出现头痛、头晕、记忆力减退、注意力不集中、失眠等神经系统症状，还可出现心悸、血压升高、食欲减退、恶心、月经紊乱等症状。

**2. 体征**　耳部检查常无异常体征发现，但常见患者语声高昂。病久且重者，由于前庭受累，可出现平衡协调功能障碍等。

## 【实验室及其他检查】

**1. 纯音听阈**　测试结果多呈感音神经性聋。早期的典型听力曲线为 4000Hz 处呈“V”形下降（图 11–3），以后邻近频率受累，曲线呈“U”形；晚期则所有频率均下降，但高频区仍甚于低频区，曲线呈下降型（图 11–4），却很少发展为全聋。

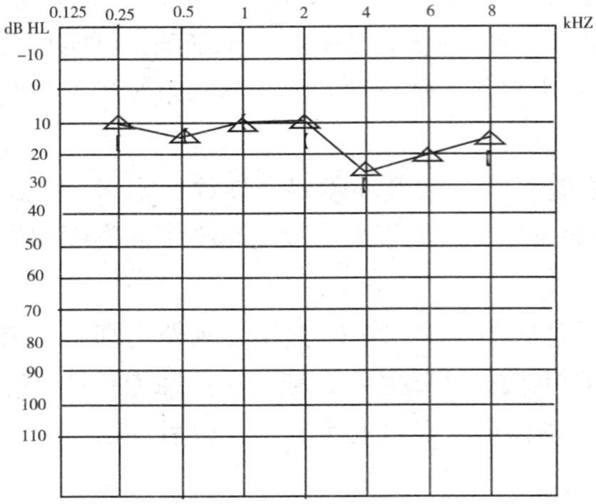


图 11–3　早期噪声性聋听阈曲线（右耳）

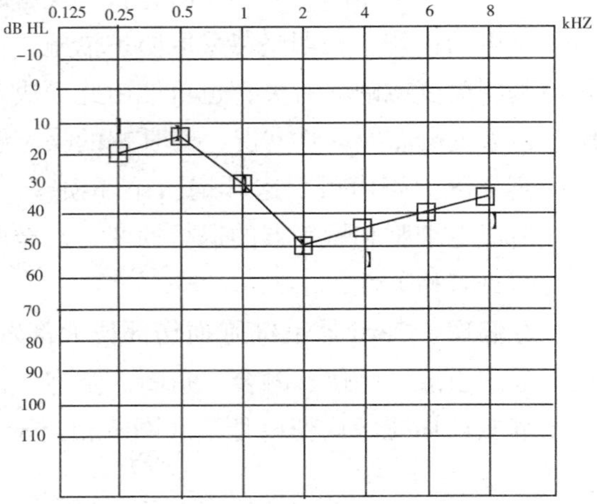


图 11–4　逐渐累及语言频率的噪声性聋听阈曲线（左耳）

**2. 声导抗检查**　示鼓室曲线正常，声反射可引出，重振试验阳性。

**3. 前庭功能检查**　病情严重者，前庭功能检查可能发现平衡协调功能障碍，或见眼球震颤。

## 【诊断与鉴别诊断】

**1. 诊断要点**

（1）有明确的职业噪声暴露史及相应的临床表现。

（2）双侧耳鸣与进行性耳聋，无其他致病因素。

（3）纯音听力图的特定图形等听力学检查结果。

（4）高频纯音测听有助于早期发现噪声性聋，语言测听、声导抗测试、电反应测听及耳声发射测试都可能对早期发现噪声性聋有帮助。

**2. 鉴别诊断**

（1）药物中毒性聋：应用某些抗生素、利尿剂、抗肿瘤类等药物所引起的感音神经性聋，以耳聋、耳鸣与眩晕为主要表现。可能出现在用药过程中，也可能发生于停药后数日、数周甚至数月。

（2）听神经瘤：听力渐进性或突然性下降，后期有平衡障碍、行走不稳感，前庭功能异常。随着肿瘤不断增大，症状逐渐加重。CT 或 MRI 检查显示内听道扩大或见该区肿瘤影。

（3）其他类型感音神经性聋：如特发性突聋、老年性聋、病毒或细菌感染性聋、全身疾病相关性聋、自身免疫性聋等，通过病史询问及相关检查可资鉴别。

## 【治疗】

噪声性聋一旦发生，目前尚无特效药物或其他疗法能使患者听力完全恢复。因而，早期发现、早期诊断、早期脱离噪声环境、早期治疗，争取部分恢复已损失的听力，尽量保存残余听力，便成为所有治疗的主要目标。

**1. 改善耳蜗微循环**　可用血管扩张剂如川芎嗪、脑嗌嗪、地巴唑、654–2、复方丹参片或注射液等，改善耳蜗微循环，保护内耳感觉上皮及神经结构。

**2. 促进神经营养代谢**　可用维生素 B 族、ATP、辅酶 A 等。

**3. 高压氧疗法**　配合高压氧治疗，有助于提高疗效。

**4. 佩戴助听器**　对较严重的永久性听力损失者，药物治疗多无效果，可选配合适的助听器。

**5. 辨证论治**

（1）阳气亏虚，耳窍失充证

证候：高调耳鸣，耳聋，时轻时重。伴有倦怠乏力，懒动少言，动辄出汗，蹲位起立时头晕眼黑，或有面色萎黄不华。舌质偏淡，苔薄，脉缓弱。

治法：益气升阳聪耳。

方药：益气聪明汤加减。可加石菖蒲以芳香开窍聪耳，辅以丹参、鸡血藤之类，加强活血化瘀通络之效。阳虚症状明显者，加淫羊藿、巴戟天、菟丝子；痰湿上扰而见眩晕，头重如蒙，去黄柏、芍药，加白术、天麻、半夏。

（2）阴血亏虚，耳窍失养证

证候：高音调耳鸣，耳聋，时轻时重，入夜尤甚。伴有倦怠乏力，头晕或痛，心悸怔忡，注意力不易集中，心烦多梦，夜寐不宁。舌质淡红，苔薄，脉细弱或弦细。

治法：健脾养血聪耳。

方药：四物汤合一甲复脉汤加减。可加磁石、远志以开窍聪耳。兼见气虚症状者，宜补气生血，加人参、黄芪；瘀血病机明显者，加桃仁、红花，白芍易赤芍，以增强活血祛瘀之效；夜寐不宁者，可配合酸枣仁汤、柏子养心丸之类养心安神。

（3）阴精亏虚，耳窍失濡证

证候：耳聋程度较重，耳鸣呈高音调性，入夜尤甚。伴腰膝酸软，头晕眼花，心烦失眠。舌质偏红，少苔，脉沉细数。

治法：滋肾养阴聪耳。

方药：耳聋左慈丸加减。可加藿香、佩兰、麝香以芳香开窍。见气血两虚者，加黄芪、白术、大枣、当归；兼见心神不宁者，加酸枣仁、柏子仁、远志、合欢皮、夜交藤。

（4）瘀血阻滞，耳窍闭塞证

证候：耳鸣、耳聋渐进性发展。全身可无明显其他不适。舌质淡红，或边有紫暗瘀点。舌底静脉怒张，苔薄，脉弦缓。

治法：化瘀开窍聪耳。

方药：补阳还五汤加减。可酌加鸡血藤、磁石等，或选用血府逐瘀汤加减。眩晕重者，加天麻、钩藤；易恶心、呕吐者，加半夏、陈皮；耳聋重者，可加路路通、蝉蜕。亦可选用通窍活血汤。

**6. 针灸疗法**　体针、耳针、头皮针、水针、挑提法等，均可根据具体情况选用。

## 【预防与调护】

1. 本病治疗极其困难，但预防却非常有效。因此，应将预防置于重要地位。

2. 改善生产及生活环境，控制噪声在安全卫生标准以下。

3. 合理调整作息时间，做好个人防护，如戴耳塞、耳罩和防声帽等。耳罩又称护耳器，不但有良好的隔音效果，还具有通话功能。佩戴耳罩是一种既简便又经济的办法，在世界范围被广泛应用。

4. 定期进行听力监测，发现敏感或听力受损者，尽早调离该工作环境，并积极治疗。

# 第十五节 感音神经性聋

由于耳蜗螺旋器毛细胞、听神经、听觉传导径路及其各级神经元受损害，致声音的感受、听觉神经冲动传递障碍以及听觉中枢功能缺如，分别称感音性、神经性或中枢性聋。感音性聋又称耳蜗性聋或终器性聋，由螺旋器毛细胞病变引起；神经性聋亦称蜗后性聋，系听神经及听觉传导通路病变所致；中枢性聋则由听觉中枢核团或大脑皮层病变造成。临床上，常规测听法不能将其进行区分时，可统称感音神经性聋（sensorineural hearing loss）。

感音神经性聋是耳科最大的难症之一，包括先天性聋、老年性聋、传染病源性聋、全身系统性疾病引起的耳聋、耳毒性聋、自身免疫性聋等。由于特发性突聋病因与病理的特殊性、噪声性聋与职业的密切相关性，已另做专节论述，不在此列。本病属于中医“耳鸣耳聋”“久聋”范畴。

## 【病因病理】

**1. 病因**

（1）先天性聋（congenital deafness）：系出生时或出生后不久就已存在的听力障碍，可分为遗传性聋（hereditary deafness）和非遗传性聋两大类。遗传性聋系由基因或染色体异常所致的感音神经性聋，一般有耳聋家族史或父母近亲结婚，可能还伴有身体其他部位的畸形。非遗传性先天性聋，系由妊娠期母体因素或分娩因素引起的听力障碍，病毒感染、产伤和核黄疸症为其主要病因。

（2）老年性聋（presbycusis）：是人体衰老过程在听觉器官中的表现，为年龄相关性病理现象。老年性聋的出现年龄与发展速度因人而异，其发病机理尚不清楚，似与遗传及整个生命过程中所遭受到的各种有害因素（包括疾病、精神创伤等）影响有关。听觉器官的老年性退行性改变涉及听觉系统的所有部分，唯以内耳表现最明显。

（3）传染病源性聋（deafness due to infectious disease）：又称感染性聋，系指由各种急、慢性传染病引发或并发的感音神经性聋，其发病率正在逐渐减少。较常见的致聋传染病有流行性脑脊髓膜炎、流行性感冒与腮腺炎、猩红热、耳带状疱疹、白喉、伤寒、斑疹伤寒、艾滋病、疟疾、麻疹、风疹、水痘、梅毒等。

（4）全身系统性疾病引起的耳聋：某些全身性疾病如高血压与动脉硬化、糖尿病、慢性肾炎与肾衰竭、系统性红斑狼疮、甲状腺功能低下、高脂血症、红细胞增多症、白血病、镰状细胞贫血、多发性硬化、多发性结节性动脉炎等，均可造成内耳损伤，导致感音神经性聋。

（5）耳毒性聋（ototoxic deafness）：又称药物中毒性聋，指应用某些药物或长期接触某些化学制品所致的耳聋，以往的发病率较高。随着卫生常识的普及，现发病率似在降低。已知有耳毒性的药物近百种，常用者有链霉素、卡那霉素、新霉素、庆大霉素等氨基糖苷类抗生素；水杨酸类止痛药；奎宁、氯奎等抗疟药；长春新碱、铂类等抗癌药；呋塞米、依他尼酸等利尿剂；抗肝素化制剂保兰勃林等等。药物对内耳的损害机制尚未彻底查明。其耳毒性作用，除取决于药物本身的毒性、剂量、疗程外，与个体敏感性关系颇大，后者有某些家族遗传性，还涉及给药方案的合理性。许多耳毒性药物同时具有肾毒性。化学物质中毒致聋的机理也不详，受损的部位多在蜗后，常同时累及前庭功能。

（6）自身免疫性聋（autoimmune deafness）：多见于青壮年，双耳同时或先后发病，呈非对称性、波动性及进行性听力下降。

（7）其他：能引起耳聋的疾病尚有很多，较常见者如梅尼埃病、耳蜗性耳硬化、小脑脑桥角占位性疾病、多发性硬化症，以及近年来报道较多的大前庭导水管综合征等，均可表现为感音神经性聋。

**2. 病理**　各种因素所致的感音神经性聋有其相应的分子病理基础，包括线粒体基因突变或缺失，及线粒体基因改变与核基因的协同作用（尤其是定位于螺旋器细胞、耳蜗神经节细胞、血管纹等组织者），可能使得某些蛋白质翻译提前终止；MHC 异常导致免疫系统变异，T 细胞功能抑制，产生自身抗体，免疫复合物清除能力下降；耳蜗色素细胞功能异常等。线粒体基因突变可能是易感因素。

**3. 病机**　感音神经性聋中医辨证多属虚证，但也有实证者。临证之际，尤其要注意虚实夹杂病机的病理效应。

（1）气血虚弱，耳窍失养：在禀赋变异的基础之上，感染各种邪气，往往是肺胃先受之，引发脾胃虚弱，致气血不足，清阳不升，上气不足，耳窍失养，听力障碍。

（2）肝肾阴虚，耳窍失濡：耳为肾窍，肝肾同源。病之稍久，即可累及肝肾，导致精血亏损，肝肾阴虚，髓海不足，耳窍失濡，听力失聪。

（3）肾阳亏虚，耳窍失煦：病久不愈，阴损及阳，肾阳亏虚，命门火衰，耳失温煦，功能失司，听力障碍。

（4）气血不和，耳窍瘀阻：久病不瘥，脏腑失调，气血不和，经脉运行不畅，耳窍脉络痹阻；阴血不足，脉络失充，日久耳窍脉络枯萎，痹塞不通；阳衰气弱，血滞不行，日久耳窍脉络痹阻。同时，类似病机亦可发生或兼见于前述几个病理阶段之中。

## 【临床表现】

各种原因所致的感音神经性聋之临床表现各有其特点，但都以感音神经性听力下降为主要表现。最常见的伴随症状为耳鸣。

**1. 先天性聋**　可发生于一侧，或双侧同时受累，但耳聋程度轻重可不一致。

**2. 老年性聋**　其临床特点，是由高频区向语频区缓慢进展的双侧对称性聋，可伴高音调持续耳鸣。多数有响度重振，且言语识别率的改变与纯音听阈测试结果不成比例。

**3. 传染病源性聋**　临床表现为单侧或双侧进行性聋，伴或不伴前庭受累症状。轻者多随传染病的康复而自行恢复，但有时病情仍继续加重，终于遗留持久性耳聋。

**4. 全身系统疾病引起的耳聋**　多为双侧对称性高频下降型感音神经性聋，常伴有持续性高音调耳鸣。

**5. 耳毒性聋**　以耳鸣、耳聋、眩晕及平衡紊乱为主要症状，呈双侧对称性感音神经性聋，多由高频向中、低频发展。前庭受累程度两侧可有差异，与耳聋的程度亦不平行。症状可在应用耳毒性药物的过程中始发，但更多的则是在停药以后出现，而且停药并不一定能中止病变的继续发展。

**6. 自身免疫性聋**　双耳听力损失不对称，呈快速进行性、波动性下降，前庭功能多相继逐渐受累。患者自觉头晕，行走不稳，无眼震，常合并有其他自身免疫性疾病，免疫抑制剂疗效较好，但停药后可复发，再次用药仍有效。

## 【实验室及其他检查】

**1. 听力学检查**　纯音听阈测试、阈上功能检查、电反应测听、耳声发射检查等，都是本病诊断与鉴别诊断的主要依据。

**2. 前庭功能检查**　以前庭功能检查结果评价前庭功能状况，有利于分析病变性质和部位。

**3. 影像学检查**　包括 X 线片、CT 扫描、MRI 成像等，可以根据情况而选用，以利不同性质和部位病变的确定。

## 【诊断与鉴别诊断】

**1. 诊断要点**　在系统收集患者病史、个人史、家族史的基础上，进行详尽的耳鼻部检查，严格的听功能、前庭功能和咽鼓管功能测试，必要的影像学、血液学、免疫学、遗传学等方面的实验室检测，可为确诊感音神经性聋的病因与类型提供相关依据。

**2. 鉴别诊断**

（1）听神经瘤：可有平衡功能障碍、行走不稳感、前庭功能异常，X 线摄片及 CT 扫描可显示内听道扩大，MRI 可显示内听道肿瘤。

（2）颈静脉球体瘤：后期可引起感音神经性聋。多见于中年妇女，进展缓慢，单侧发病。他觉性耳鸣，压迫颈静脉可使耳鸣暂时停止。或可见鼓膜内下方有新生物阴影，易出血。颈静脉造影有助诊断。

（3）分泌性中耳炎：鼓膜内陷、混浊、增厚，听力呈传导性或混合性聋。

（4）慢性化脓性中耳炎：鼓膜穿孔，耳内流脓，听力呈传导性或混合性聋。

（5）耵聍栓塞：外耳道有耵聍堵塞，取出耵聍后听力立即恢复。

## 【治疗】

由于目前尚无特效药物或独特疗法能使感音神经性聋患者完全恢复听力，故应预防重于治疗，尽量避免致聋因素的影响。一旦疑及本病，应早期发现、早期诊断、早期治疗，争取恢复或部分恢复已丧失的听力，尽量保存并利用残余的听力。特别是对儿童患者，采用选配助听器及听力语言康复训练等方法，可以做到聋而不哑，使其回归主流社会。在治疗方法上，由于引起感音神经性聋的原因不一，具体治疗方案亦有差异，但采用中西医结合及多种方法综合治疗的效果，肯定会优于单一方法的治疗结果。

**1. 药物治疗**　因致聋原因很多，发病机制和病理改变复杂且不尽相同，故迄今尚无单一有效且可适用于任何情况的药物疗法。一般原则是，在排除或治疗病因的同时，尽早选用可扩张内耳血管的药物、降低血液黏稠度和溶解小血栓的药物、维生素 B 族药物、能量制剂。必要时，还可应用抗菌、抗病毒及类固醇激素类药物。

**2. 助听器（hearing aid）**　是一种帮助聋人听取声音的扩音装置，对提高或恢复聋人口语水平有着极为重要的作用。但助听器的选配是一项专业性较强的工作，需要在耳科医生或听力学专家的指导下正确验配。

**3. 人工耳蜗（cochlear implant）**　又称电子耳蜗（electronic cochlea），包括植入体及言语处理器两部分，是当前帮助极重度聋人获得听力，重新学习或保持言语功能的良好工具，通过手术植入病变耳蜗而发挥作用。语前极重度聋者，应在言语中枢功能发育最佳阶段或之前植入，语后聋者应在失去听觉之后尽早植入。先天性聋儿经助听器训练不能获得应用听力者，应视为首选。

由于部分患者耳蜗及蜗后神经结构的缺如，不适宜植入人工耳蜗。为此，现又发展了直接作用于脑干耳蜗核的听觉脑干电极植入（auditor brainstem implantation，ABI），初步结果令人振奋。

**4. 辨证论治**

（1）气血虚弱，耳窍失养证

证候：耳鸣耳聋，每于蹲位起立时突然加重，头部或耳内有空虚发凉感，劳累后加重。并见面色萎黄不华，倦怠少力，失眠多梦，心悸不宁。舌淡，脉细或弦细。

治法：补益心脾，养血聪耳。

方药：归脾汤加减。血虚证突出者，加黄精、何首乌以益血聪耳；兼有气滞之证者，加丹参、石菖蒲、磁石之类以开窍聪耳。

（2）肝肾阴虚，耳窍失濡证

证候：耳鸣耳聋，鸣声尖细，入夜尤甚，听力渐减，房劳则重。伴有头晕脑鸣，眼花，腰膝酸软。舌红，少苔，脉弦细或细数无力。

治法：滋补肝肾，养精聪耳。

方药：耳聋左慈丸加减。可加白芍、桑椹、女贞子、旱莲草之类以养血益阴。若有手足心热，宜降火坚阴，加知母、黄柏；若兼耳鸣如潮、心烦失眠、夜寐多梦等症者，可用黄连阿胶鸡子黄汤合交泰丸加减。

（3）肾阳亏虚，耳窍失煦证

证候：久病耳鸣耳聋，鸣声细弱，入夜明显，或有头晕脑鸣。并见腰痛或腰膝酸软，面色淡白，畏冷肢凉，小便清长或有余沥，夜尿频数。舌淡胖，脉沉迟弱。

治法：温阳补肾，通窍聪耳。

方药：补骨脂丸加减。若有纳差，大便时溏，或时结时溏者，为脾肾两亏，酌加黄芪、白术、山药、茯苓之类健脾益肾；大便稀溏者，为脾虚清阳难升，宜去磁石之沉降。

（4）气血不和，瘀阻耳窍证

证候：久病耳鸣耳聋，聋鸣程度无明显变化或缓慢加重。全身兼症不定，常规辨证论治效果甚微。舌质暗或有瘀点，脉弦细或涩。

治法：活血化瘀，通窍复聪。

方药：通窍活血汤加减。可酌加丹参、归尾、柴胡之类，以增强活血化瘀通窍之功。临床上，常需根据所兼气虚、血虚、阳虚、阴虚等证之偏颇，分别酌加益气、养血、温阳、滋阴之品。还可用补阳还五汤、桃红四物汤等。

凡耳鸣耳聋病程日久，辨证论治无误而效果欠佳者，均可于原方中适当加入活血化瘀或化瘀通络之品，如丹参、鸡血藤、桃仁、红花、水蛭、三七粉等。其中水蛭宜研粉，用汤液冲服。

**5. 针灸疗法**

（1）体针：取听宫、听会、耳门、翳风等为主穴。气血虚弱证，配足三里、三阴交、公孙；肝肾阴虚证，配太冲、太溪、肾俞、曲泉、后溪；肾阳亏虚证，配太溪、照海、肾俞、命门；血瘀证，配翳明、足三里、血海、腕骨。每次取主穴 2 穴（患侧），配穴 2 ～ 3 穴，补法针之，每天 1 次，10 次为 1 个疗程。

（2）耳针：取内耳、肾、肝、内分泌，中等刺激，留针 15 ～ 20 分钟，10 ～ 15 次为 1 个疗程，或埋针。

（3）水针：取听宫、翳风、完骨等穴，注入药液。药物有丹参注射液、当归注射液等，每天或隔天 1 次。

**6. 其他疗法**　基于分子生物学和基因工程技术的迅速发展，其应用于耳蜗性感音神经性聋治疗的实验研究也已取得长足进步。将连接有 Math1 基因的质粒装配至腺病毒载体，然后直接注入鼓阶，能诱导实验动物 Corti 器支持细胞转化为具有正常结构的异位耳蜗毛细胞，通过诱导蜗神经末梢纤维的生长，并在新生毛细胞底端形成相应的神经突触结构。于已经存在耳蜗毛细胞缺失的部位，Math1 基因又可诱导毛细胞原位新生。在现阶段，充分利用快速发展中的干细胞技术，或许会进一步促进耳蜗生物疗法的快速进展。该技术如能尽快地过渡到临床实际应用，无疑将大大地造福于人类。

【预防与调护】

1. 提倡优生优育，禁止近亲结婚，积极防治妊娠期疾病，减少产伤。大力推广新生儿听力筛查，努力做到早期发现婴幼儿耳聋，及早利用残余听力选配助听器，尽早治疗，或尽早接受听觉言语训练。

2. 严格控制耳毒性药物的应用。如必须应用此类药物，应尽可能减少用量并缩短疗程，特别对有家族药物中毒史、肾功能不全、孕妇、婴幼儿和已有耳聋者，更应慎重。用药期间要随时了解并检查听力，发现有中毒征兆者，必须尽快停药治疗。

3. 避免颅脑损伤，尽量减少与强噪声等有害物理因素及化学物质的接触。

4. 节制高脂饮食，积极治疗高血压、高脂血症及糖尿病等，防止内耳微血管病变的加重。

5. 注意锻炼身体，积极防治传染病，戒除烟酒嗜好，增强身体素质，减慢老化过程。

## 第十六节　耳　鸣

耳鸣（tinnitus），是指在外界无相应声源或声电刺激的情况下，患者自觉耳内或颅内有声音的一种主观症状，常伴有或不伴有听力下降、睡眠障碍、心烦、恼怒、注意力无法集中、焦虑、抑郁等不良心理反应。耳鸣又称聊秋、苦鸣、蝉鸣等，属于中医文献“耳鸣”范畴。

【病因病理】

**1. 病因**　耳鸣分主观性耳鸣与客观性耳鸣两大类。

（1）主观性耳鸣：专指在临床上找不到致病原因的一类耳鸣。这类耳鸣声只有患者自己能感觉到，故称主观性耳鸣，或称特发性耳鸣。其相关病因有：①内耳病变，多因耳蜗毛细胞损伤，致其产生异常的自发性放电；②听神经及其以上的听中枢病变对听反射弧造成干扰，产生异常节律的神经活动而导致耳鸣。

能够找到病因的耳鸣则以相应的病因命名而不再称为主观性耳鸣，如：①外耳道的耵聍栓、异物等所引起的耳鸣；②中耳传音机构病变如慢性中耳炎、耳硬化症等；③听神经系统病变如听神经瘤、大前庭导水管综合征等；④全身性疾病如贫血、高血压、甲状腺功能减退、肾脏疾病等引起的耳鸣；⑤药物、过敏因素和精神因素与耳鸣的发生也有关联性。

（2）客观性耳鸣：这类耳鸣声，不仅患者自己能感觉到，而且可以被检查者听到，故名客观性耳鸣或他觉性耳鸣。其相关病因有：①血管源性：为与脉搏同步的搏动性杂音，主要为颈动脉或椎动脉系统的血管病变引起。其主要特点是在耳周可闻及血管杂音，压迫颈动脉等血管时可使耳鸣消失；而静脉源性的则是在耳周不可闻及血管杂音，压迫颈动脉等血管时不能使耳鸣消失，如乙状窦变异或憩室形成等。②肌源性：常为腭肌或鼓室肌阵挛所致。其主要特点，分别是耳鸣的节律与软腭痉挛性收缩同步，或与中耳阻抗的相应变化同步。③其他来源性：包括咽鼓管异常开放症引起的耳鸣等，其特点是耳鸣与呼吸同步。

**2. 病理**　一般认为，耳鸣发生的机制，是听神经纤维及各级听觉中枢神经元的自发性放电节律失常，高级听觉中枢错误地将听觉通路的这种异常放电活动感知为外周感受器向中枢传导的声讯号所诱发的神经冲动。

**3. 病机**　耳鸣为耳聋早期即可经常伴随的特异性症状，往往与耳聋并存，且常同步进展。因此，在中医传统认识上，耳鸣病机与耳聋病机往往类同。但是，随着耳鸣研究的逐渐深入，现已发现，耳鸣与耳聋的病机存在许多不同之处，涉及不同脏腑机能失调过程。不过，确切病机尚需进一步考证。

## 【临床表现】

**1. 症状**　无论主观性耳鸣或客观性耳鸣，耳内或颅内有声音存在都是共同的感受，但可以表现音调高低不一，响度强弱有别。有如嗡嗡声，海涛声，铃声，哨声或汽笛声等，多达几十种声响。有的表现为持续性，也有表现为间断性，但间断时间长短不一。对这种感受的描述，因个体差异及个人经历而异。

**2. 体征**　根据原发疾病的不同，可能出现不同的体征。外耳、中耳疾病所致者，耳镜检查可以发现这些部位的相应异常表现。内耳及其以上病变所致的耳鸣，则可能无任何体征可查。至于他觉性耳鸣，则于患者耳内能够听到声音的同时，可以在耳周听到相关的血管杂音，或能见到相关肌肉的痉挛。

## 【实验室及其他检查】

**1. 一般的全身性检查**　包括血压、血糖、血脂、血液、肾功能、甲状腺功能等，都应该进行详细的检查，以排除全身其他系统疾病所引起的耳鸣。

**2. 听力学检查**　纯音听阈测试、声导抗检测、耳声发射检查、电反应测听等，都应该系统进行。仔细分析这些检查结果，可以对耳鸣的性质和病变部位做出初步的判断，有助于指导进一步的特殊项目检测。

**3. 前庭功能检查**　有助于对耳鸣的病因做出辅助诊断。

**4. 耳鸣的客观测定**

（1）耳鸣响度匹配：先进行耳鸣音调匹配以确定耳鸣频率，再测试耳鸣响度。

（2）掩蔽试验：掩蔽声采用窄带噪声。根据耳鸣频率匹配检查结果，在相应频率给予以 5dB 为一挡递增的窄带噪声，直至刚好使耳鸣消失的最小声音强度，即为最小掩蔽级。

（3）残余抑制试验：给予耳鸣频率听阈上 10dB 的窄带噪声，观察持续掩蔽 1 分钟后耳鸣响度的变化情况。如果耳鸣消失或减轻，则判断为残余抑制有效，结果阳性；若耳鸣无变化或加重，则判断为残余抑制无效，结果阴性。残余抑制效应为阳性的患者，采用掩蔽治疗多可取得较好的疗效。

## 【诊断与鉴别诊断】

**1. 诊断要点**　客观性耳鸣的诊断较容易，而主观性耳鸣的诊断，则需要依据耳科及全身检查结果进行仔细分析，以确定其可能的病变部位。

**2. 鉴别诊断**　耳鸣的鉴别诊断，主要是分析耳鸣系作为全身疾病的一个症状还是听觉系统的独立疾病所致。耳鸣的相关检查过程即为鉴别过程。

## 【治疗】

耳鸣的治疗原则，是针对各种类型耳鸣的不同原因施以积极的针对性治疗，消除其原发病。对原因不明又伴有不良心理反应的耳鸣患者，则需要选择综合疗法进行治疗。

**1. 病因治疗** 是治疗耳鸣的最好方法。如分泌性中耳炎，常于咽鼓管吹张或鼓室穿刺抽液后，耳鸣即可立即消失；耳硬化症所致的耳鸣，在消除病变后，部分耳鸣可以得到控制；血管性耳鸣也可得到控制。但由于耳鸣的病因复杂，病变部位多变，其有效治疗尚有很大的难度。

**2. 综合疗法** 在目前对耳鸣的认识还非常有限的情况下，现有诊疗手段还不能确定其真正病因的一类耳鸣，特称为“特发性耳鸣”，针对这类耳鸣所采取的综合治疗方案，即为这里所言的综合疗法。“耳鸣综合治疗”包含三个部分。

（1）耳鸣的咨询交流：针对患者的发病过程和相关检查结果，分析其耳鸣的可能病因，让患者自觉解除其对耳鸣的过多关注与恐惧心理，将其对耳鸣的认识从负面转变到正面，使耳鸣变成“中性刺激”，同时也提高患者对治疗的依从性。

（2）声治疗：声治疗可以将耳鸣引起不良症状的条件反射弧逐渐消除。该类治疗需要 3 ～ 6 个月的时间，只有患者的积极配合才能达到治疗目的。治疗方法有两种，一是在有声环境中生活、工作，目的在于弱化耳鸣对大脑皮层的刺激，降低对耳鸣的感知；二是以戴耳机方式聆听医生所提供的治疗性声音，但声音的音量不能超过耳鸣声，目的在于通过此种训练，降低患者对耳鸣所诱发的不良心理反应的觉察水平。

（3）对症治疗：这是综合治疗的重要组成部分，其目的是直接减轻或消除因耳鸣所引起的躯体不适感、睡眠障碍、焦虑甚至抑郁状态。如充分应用中西药物、针灸、经颅磁刺激、鼓岬电刺激、助听器治疗、掩蔽疗法、推拿疗法等手段，加快患者达到适应耳鸣的目的。

耳鸣综合疗法治疗策略在于跨越耳鸣的病变部位，从只关注耳鸣的可能病变部位扩展到包括引发不良症状的边缘系统、自主神经系统以及相互间所形成的条件反射的干预等。因此，该治疗模式并不直接针对耳鸣的病因，因而可以适用于多种类型耳鸣的治疗。

**3. 改善耳蜗血液循环的药物** 通过药物效应以改善耳蜗血液循环，达到治疗耳鸣的目的，如氟桂利嗪等。

**4. 改善内耳代谢及营养神经药** 该类药物可以增强内耳组织供氧，修复受损神经组织，对早期耳蜗病变所致的耳鸣可以选用。

**5. 抗惊厥、抗焦虑、抗抑郁药物的应用** 该类药物可以通过阻滞神经递质的传递，控制听觉通路的异常节律以治疗耳鸣。

**6. 辨证论治** 参阅“感音神经性聋”及相关章节。一般情况下，若兼见心神不宁等症，均可加五味子、酸枣仁等。

**7. 鸣天鼓法** 常施以本法，有利于耳部保健，减轻耳鸣。

## 【预防与调护】

耳鸣是临床常见症状，对前来就医的耳鸣患者进行仔细的检查、认真解释、正确引导，可以使耳鸣患者转变成不需要医疗干预的耳鸣人群，这是我们医务工作者的重要任务之一。而对于那些真正需要医疗干预的耳鸣患者，无论是否找到病因，只要端正认识，树立信心，配合系统治疗，也可以迅速达到适应目的。所以，耳鸣是完全可以得到控制的。

# 第十七节　贝尔面瘫

贝尔面瘫（Bell palsy）又称特发性面瘫，为原因不明、起病突然的常见面神经疾病，属于周围性面瘫。可见于任何年龄，但好发于中青年。本病属于自限性疾病，具有较高的自愈率，但早期合理的治疗可以加快面瘫的恢复、减少并发症。本病属于中医的“口僻”“口眼㖞斜”“偏风口㖞”等范畴。

## 【病因病理】

**1. 病因**　确切病因尚未明了，多认为可能与潜伏性单纯疱疹病毒感染有关。在诱发因素作用下，潜伏的疱疹病毒增殖，迅速引发面神经炎。也有认为系支配面神经的血管突发痉挛，血液循环障碍，不但引起面神经缺血缺氧，而且血管渗透性增加，引起面神经水肿，对面神经纤维产生压迫所致。

**2. 病理**　主要病理变化是外周面神经水肿。由于受面神经骨管容积的限制，面神经充血、渗出形成的面神经水肿，将在面神经骨管内产生很大的压力，导致神经纤维传导阻滞。压力作用时间稍久，则可使神经纤维传导阻滞发展为神经纤维变性。病变部位主要在面神经的颞骨段。

**3. 病机**

（1）风邪外袭，阻闭脉络：耳为宗脉之所聚，风性善行而数变。风邪侵袭，首先犯肺，肺失宣降，水道不通，聚湿生痰，风邪夹痰上袭耳窍，阻闭脉络，面部肌肉弛缓失用，引发口眼㖞斜。

（2）气滞痰凝，壅阻脉络：七情所伤，或风邪入络，致气机不利，气滞血瘀痰生，壅阻耳窍脉络，使面部肌肉弛缓失用，引发口眼㖞斜。

（3）气虚血瘀，脉络阻滞：久病伤脾，或素体脾虚，气血化生不足，耳窍脉络失养，同时气虚血运无力，血瘀耳窍脉络，致面部肌肉弛缓失用，发为口眼㖞斜。

## 【临床表现】

**1. 症状**　原因不明的突发性面瘫，一般为单侧，往往在清晨洗漱时发现口角歪斜，患侧面肌运动障碍及闭眼困难，流涎，可有听觉过敏，味觉障碍。

**2. 体征**　呈现周围性面瘫体征。同侧上下面部表情肌瘫痪，不但鼻唇沟变浅，露齿时口角歪向健侧，口涎外流，鼓腮漏气，不能吹口哨等，而且不能皱额蹙眉，眼睑闭合不全或不能闭合。因此，还可能继发角膜炎及角膜溃疡。

## 【实验室及其他检查】

**1. 声导抗检查**　常有镫骨肌反射消失。

**2. 味觉机能检查**　患侧舌前 2/3 味觉障碍。

**3. 影像学检查**　必要时进行 CT、MRI 检查排除其他原因造成的周围性面瘫。

**4. 面神经电生理学检查**　面神经电图和肌电图检查对判断贝尔面瘫患者预后、手术时机的选择有很重要的价值。

## 【诊断与鉴别诊断】

**1. 诊断要点**　不明原因的突发性面瘫，面瘫性质属周围性。

**2. 鉴别诊断**

（1）中枢性面瘫：为对侧下面部表情肌瘫痪，不影响皱额蹙眉和闭眼功能。常见于脑中风、脑膜炎、脑炎、颅内肿瘤、脊髓灰质炎，及其他脑或脑干疾病。

（2）其他耳源性面瘫：常见于中耳胆脂瘤、化脓性中耳炎、Hunt 综合征、耳部肿瘤、面神经瘤、耳部外伤或手术不慎，使面神经受损。一般经病史分析，局部检查及影像学分析等，可得到确诊。

## 【治疗】

以糖皮质激素、抗病毒、营养神经、改善微循环等为主要治疗措施。辨证论治对急性期病变有较好的促进恢复作用，针灸治疗则对慢性期病变的康复有其治疗优势。

**1. 一般治疗** 尽早使用糖皮质激素药物如泼尼松，可以同时联合使用抗病毒药物如阿昔洛韦、伐昔洛韦，扩张微血管药物如脑益嗪、尼莫地平，神经营养剂维生素 B 族及能量合剂等。

**2. 辨证论治**

（1）风邪外袭，阻闭耳络证

证候：急起口眼㖞斜，常有面部遭受风吹病史。或伴有恶风发热、头身痛，或鼻塞流涕，咳嗽咽痛。舌淡红或舌尖红，脉浮紧或浮数。

治法：疏散风邪，通络止痉。

方药：牵正散加减。一般可加防风、蝉蜕、地龙、路路通。若偏风热者，宜合银翘散加减；偏风寒者，宜合荆防败毒散加减。

（2）气滞痰凝，壅阻耳络证

证候：口眼㖞斜突起。伴情志不遂，郁闷不乐，夜寐不安，或急躁易怒，面红目赤，口苦咽干。舌暗或舌红，脉弦或兼数。

治法：行气祛痰，通络止痉。

方药：柴胡疏肝散合牵正散加减。也可用顺气豁痰汤合牵正散加减。若为肝胆火盛者，宜用龙胆泻肝汤加减。

（3）气虚血瘀，阻滞耳络证

证候：口眼㖞斜日久不愈。可伴神疲乏力，少气懒言，面色萎黄，或头晕眼花，自汗，易感冒。舌暗淡，脉细涩。

治法：补气活血，舒经通络。

方药：补阳还五汤合牵正散加减。可选加丝瓜络、丹参、石菖蒲。气血虚明显者，宜用十全大补汤合牵正散加减。

**3. 针灸疗法**

（1）体针：选取听宫、听会、翳风、风池、阳白、四白、太阳、迎香、地仓、颊车、承浆、合谷、足三里等穴，以远近取穴相结合原则配方。每次取 3 ～ 5 穴针之。面部诸穴可用透穴法，平补平泻，每日或隔日 1 次。

（2）梅花针：以梅花针叩击患侧诸穴，每日或隔日 1 次。

（3）穴位注射：可选用维生素 $B_1$、维生素 $B_{12}$，以及中药丹参注射液、当归注射液等，择取颊车、地仓、下关、曲池、翳风、外关等穴，每次 1 ～ 2 穴，进针有酸麻感后，注入药液 1 ～ 2mL，隔日 1 次。

**4. 局部治疗**

（1）神经康复治疗：包括物理治疗以及康复训练。

（2）涂敷法：取鲜鳝鱼血（或加麝香少许）涂于患侧面部，每日 4 ～ 6 次，每次保留 30 分钟。

（3）贴敷法：用马钱子粉 0.3 ～ 0.5g，撒于风湿止痛膏上，贴敷患侧面部，每 2 ～ 3 日 1 次。

**5. 手术疗法**　若面神经电图示面神经变性大于 90%，面肌电图示自主动作电位消失，病程不超过 1 个月，可考虑部分或全程面神经减压手术。

**6. 其他疗法**　可选用高压氧治疗，以提高血氧饱和度，减轻面神经因缺血引起缺氧所致的损害。

### 【预防与调护】

1. 因患侧眼睑不能闭合，角膜暴露，易干燥受损而继发感染，故宜常用滴眼液，或涂眼药膏，戴眼罩，以保护角膜。

2. 因患侧面肌松弛无力，食物残渣易滞留于齿颊间，食后应漱口，保持口腔清洁卫生。

3. 可每天自行按摩揉搓患侧面部 2 ～ 3 次，每次 15 分钟，以促进局部气血流通，避免面瘫日久而致肌肉萎缩。

## 第十八节　Hunt 综合征

Hunt 综合征（Ramsay–Hunt syndrome）主要是由水痘 – 带状疱疹病毒引起的疾病，又名耳带状疱疹（herpes zoster oticus）。本病不常见，患者以青年及老年人居多。受凉、疲劳或机体抵抗力下降为引发本病的重要诱因。本病当属于中医的“口喎疮”“火丹”“蛇串疮”“耳带疮”等疾病范畴。

### 【病因病理】

**1. 病因**　主要为水痘 – 带状疱疹病毒感染，还可以合并单纯疱疹病毒感染。

**2. 病理**　病变常累及一侧。病变主要发生在皮肤及神经。疱疹多位于表皮内，含透明浆液，内有多形核白细胞及纤维蛋白，有时还含红细胞。受累神经主要发生在膝状神经节或面神经本身，半月神经节、螺旋神经节、岩神经节及迷走神经根等亦常被侵及，颞骨段面神经常有肿胀、缺血、缺氧等改变。病变发生后，容易导致神经麻痹，其发生机理与贝尔面瘫相似。

**3. 病机**

（1）风热外袭：风热邪毒外袭，循经上犯头面耳窍，邪毒郁而化火，燔灼气血筋脉，溢于肌肤，入于耳窍脉络，发为本病。

（2）湿热壅阻：若过食肥甘，湿热内生，蕴积肝胆，复因邪毒外侵，引动湿热，湿热毒邪上扰清窍，蒸灼耳窍肌肤脉络，邪毒入络，脉络阻滞，发为本病。

### 【临床表现】

**1. 症状**　主要表现为患侧耳颞部疼痛、周围性面瘫伴耳部皮肤疱疹。起病初期可有发热、头痛、食欲不振等症状，继而患侧耳颞部剧烈疼痛，局部出现疱疹。可伴耳鸣、耳聋、眩晕，另外有少数病例伴有第Ⅸ、Ⅹ、Ⅺ、Ⅻ等脑神经受累症状。疱疹和面瘫出现的时间可先后不一，多数患者疱疹先发，少数面瘫先现。耳颞部疼痛症状可能持续较长时间，而且可能比较剧烈。

**2. 体征** 耳甲腔和（或）外耳道皮肤出现疱疹，也可见于口腔与颊黏膜、鼓膜等处。可伴耳周淋巴结肿大压痛。面瘫开始多为不完全性，数日或 2 ～ 3 周内发展为完全性面瘫。或伴有第Ⅸ、Ⅹ、Ⅺ、Ⅻ等脑神经受累征。

## 【实验室及其他检查】

**1. 血清学检查** 抗水痘 – 带状疱疹病毒、抗单纯疱疹病毒抗体滴度升高。

**2. 血常规检查** 可能有淋巴细胞增多。

**3. 血沉** 可能加快。

## 【诊断与鉴别诊断】

**1. 诊断要点** 根据患侧耳痛、耳部皮肤疱疹、周围性面瘫，伴耳蜗及前庭症状以及血清抗体检查结果，即可明确诊断。

**2. 鉴别诊断** 应注意和贝尔面瘫相鉴别，耳痛、耳部疱疹为其鉴别要点。

## 【治疗】

中医辨证论治对本病有其优势，可有效促进病变愈合，减少永久性面瘫的发生机会。配合早期给予抗病毒、糖皮质激素药物联合治疗，以及对症处理，可有效减少并发症，增加愈合概率。

**1. 抗病毒药物** 可选用阿昔洛韦、中药板蓝根等。

**2. 预防感染** 局部涂布阿昔洛韦软膏，必要时可局部或全身应用抗生素。

**3. 激素的应用** 急性期可用大剂量糖皮质激素，有止痛和加速面瘫恢复的功效。

**4. 增强神经血运与营养** 应用血管扩张剂以及维生素 $B_1$、维生素 $B_{12}$ 及 ATP 等。

**5. 对症治疗** 适当应用镇痛剂、镇静剂。

**6. 辨证论治**

（1）风热外袭耳络证

证候：耳甲腔、外耳道、耳屏、对耳屏、乳突部等处肌肤灼热、刺痛，局部出现针头大小疱疹，其周围肌肤潮红。可伴发热，恶寒，头痛。舌质红，苔薄白，脉浮数。

治法：疏风散邪，清热解毒。

方药：银翘散合五味消毒饮加减。伴口眼㖞斜者，选加桃仁、红花、旋覆花、泽兰叶、蜈蚣、全蝎、蝉蜕等。

（2）湿热壅阻耳络证

证候：耳部患处肌肤灼热、刺痛，疱疹增大、溃破，黄水浸溢，结痂。伴口苦咽干，甚至口眼㖞斜，耳鸣，耳聋，头昏目眩。舌质红，苔黄腻，脉弦数。

治法：清泻肝胆，利湿解毒。

方药：龙胆泻肝汤加减。热毒盛者，加贯众、板蓝根；耳痛剧烈者，加乳香、没药；伴耳聋者，加丹参、石菖蒲等；口眼㖞斜明显者，酌加僵蚕、全蝎、蜈蚣等。

**7. 单方验方**

（1）初起可用黄连膏或如意金黄散、三黄洗剂涂敷。

（2）疱疹溃破后，用柏石散、碧玉散等外撒。

（3）疱疹充盈不破者，以三棱针刺破，液出为度。

（4）口眼㖞斜者，以鲜鳝鱼血涂患侧面部。

**8. 针灸疗法**

（1）耳部剧痛者，可选取翳风、曲池、风池、合谷等穴，针刺，用泻法。

（2）口眼㖞斜者，取听会、听宫、颊车、地仓、下关、人中、承浆等穴，针刺，用泻法。

**【预防与调护】**

1. 加强身体锻炼，增加机体抵抗力。睡眠时避免风吹。

2. 适当休息，饮食宜清淡，忌食辛辣、油腻之品。

3. 保持局部洁净干燥。

**【预后与转归】**

若未并发面瘫、耳鸣耳聋、眩晕者，其预后良好。并发面瘫者，与贝尔面瘫相比，Hunt 综合征的预后较差。亦有部分患者于疱疹消失后，仍遗留较长时间的耳颞部疼痛。

## 第十九节　聋哑症防治及听力言语康复

聋哑症是因先天因素，或婴幼儿时期各种原因导致双耳听力障碍，无法学习言语，或无法巩固发展其已经掌握的言语，造成既有听力障碍又有言语障碍的状态，故称为聋哑症。据中国残联统计，我国有重度听力语言障碍者 2057 万，约占全部人口的 2%，其中 14 岁以下儿童 170 万，7 岁以下聋儿 80 万。因此，聋哑症防治问题非常重要。人的左右大脑半球发育过程中，是以 2～4 岁间为获得言语 – 语言能力的最佳时期。如果婴幼儿出生后或 2 岁学语前发生中度以上的耳聋，便失去了学习语言的机会，这种病理现象称为语前聋；耳聋发生于言语发育完成以后，使学会的语言得不到巩固和发展而退化，则称为语后聋。聋哑还可以区分为先天性聋哑和后天性聋哑。《诸病源候论》言：“肾为足少阴之经而藏精，气通于耳。耳，宗脉之所聚也。若精气调和，则肾脏强盛，耳闻五音。若劳伤血气，兼受风邪，损于肾脏而精脱。精脱者，则耳聋。”

**【病因病理】**

**1. 先天性聋哑**　按病因可分为遗传性聋和非遗传性聋两类。

（1）遗传因素：如有耳聋家族性遗传史，以及在一些边远地区仍然存在的近亲结婚现象（有 1/4 的基因变异可能），可以导致胎儿期听觉器官发育不正常。来自亲代的致聋基因，或新发生的突变致聋基因（最常见者是 Cx26，其他还有 Cx31 等，涉及的单基因总数不下 100 个），造成耳部发育异常或代谢障碍，出现听力损失。其中，遗传性非综合征聋约占 70%，综合征聋约占 30%。

（2）妊娠期病毒感染或药物中毒：妊娠期发生麻疹、疱疹或风疹等病毒感染，或出现耳毒性药物中毒（主要是卡那霉素等氨基糖苷类药物），均可造成先天性聋哑。

（3）其他因素：出生时难产、缺氧、窒息等损伤性因素，新生儿早产，新生儿体重小于 1500g，新生儿溶血症等，均可成为发病因素。

**2. 后天性聋哑**

（1）传染病源性聋：流行性脑脊髓膜炎、流行性腮腺炎、风疹、麻疹、流行性感冒等。

（2）药物中毒性聋：链霉素、卡那霉素、庆大霉素等氨基糖苷类药物耳中毒。

（3）获得性先天性遗传性聋：出生后某个时期表现的遗传性聋多有进行性发展的特点，耳聋为双侧性。

（4）其他因素：如头颅外伤、大前庭导水管综合征、听神经病、孤独症等。

无论是先天性或后天性聋，其发病机理中，基因突变，尤其是线粒体基因突变，是一种常见的分子水平病理机制。因此，其中医病因病机应该涉及先天禀赋的变异问题。

## 【临床表现】

**1. 症状** 正常儿童语言发育，0～1岁为语言的准备时期或语言的开始发育时期。幼儿12个月时有意识地叫“爸爸”或“妈妈”，自发讲1～2个单词，经常有目的地发声；1岁半左右开始进入双词句阶段；到了3岁以后，开始能听懂和运用各种基本类型句子（单句和部分复句），并随着言语的发育，发音技能、词汇量及句法理解能力，在成人榜样作用及他们有意的帮助教育下，均能有所提高。

聋哑症幼儿的主要症状是耳聋。在年龄较大的儿童和成年患者中，聋哑较易发现，但在新生儿及幼儿中，由于多数家长的忽视而难以早期发现。因此，应了解儿童语言发育的常识，对疑有听力障碍的儿童尽早确诊。在一些发达国家与我国的大部分省市，已经相继建立了新生儿高危听力筛查制度，包含如下内容：①家族史；②是否近亲结婚；③胎儿感染史；④先天畸形及综合征；⑤出生时体重小于1500g；⑥严重黄疸；⑦细菌性脑膜炎；⑧窒息。凡具备上述一项或多项的新生儿，均属听力损伤高危人群。目前我国已有部分地方对新生儿出生后常规进行听力筛查，以期及早发现听力障碍者。

**2. 体征** 应该进行详细的全身检查及耳部检查，包括患儿身体营养、智力发育及行为反应能力；耳郭、外耳道、鼓膜的详细检查，鼓膜的光泽及活动度，有无外耳畸形等。患儿多表现言语含混不清，或言语不能，反应多数比较迟钝。根据病变的不同，耳部检查可有不同发现，如耳部畸形的有无等。

## 【实验室及其他检查】

**1. 听力学检查**

（1）行为反应测听：听力障碍儿童因年龄、听力等问题而不能配合医师进行听力测试，可用该测试法。以聋儿对测试声信号做出反应为观察指标，如视觉强化测听、玩具和游戏测听等。

（2）声导抗检查：为一客观测听方法，操作简单易行，可检查儿童的中耳功能状况，判断儿童是否为传导性耳聋。

（3）耳声发射测试：本测试方法还可应用于婴幼儿听力筛查，可以提示内耳外毛细胞的功能状态。

（4）听性脑干电反应测听：因其不需要受试者的配合，故是医师、听力师比较喜欢的听力测试方法。测试时，常应用药物使儿童入睡，测试时间一般为20～30分钟。临床听性脑干电反应测听中，刺激声采用短声，主要反应高频区听敏度，不反应低频区。因此，对于听性脑干电反应测试评估残余听力问题，有时候还需要结合其他测试结果进行仔细分析。

（5）40Hz听觉相关电位（40Hz AERP）和听觉中潜伏期反应（AMLR）检查：两种测试均属中潜伏期反应，但前者主要测试下丘脑水平的功能，后者主要测试初级皮质反应。测试中可采用0.5kHz，1.0kHz，2.0kHz，4.0kHz短声作为测试声讯号，有利于了解聋儿在低、中频区的残余听力。

**2. 影像学检查**　根据需要，选择不同的影像检查手段，以明确病变部位和类型。

**3. 遗传学分析**　选择性地进行相关遗传因子检测与分析，特别是相关基因突变谱的分析，有利于耳聋类型的准确与精细判定。

## 【诊断】

诊断要点　根据病史，结合症状表现，并参照听力检查结果进行诊断。除病程长短，行为表现外，还应了解先天或后天性的相应病史。若双耳重度或全聋，对大声刺激无反应；若具备残余听力，则对大声刺激有某些反应。

## 【中西医结合治疗进展及展望】

人工耳蜗是一种能够帮助双耳重度或极重度感音神经性聋患者获得听觉的电子装置，已从20世纪60年代研制的单导人工耳蜗发展到现在占主导地位的多导人工耳蜗。我国内地自20世纪90年代中期引进多导人工耳蜗技术，至今已有二十多年的时间，目前人工耳蜗使用者已有数万例。随着人工耳蜗植入术适应证范围的不断扩大，越来越多的此类患者接受了人工耳蜗植入，恢复了听力，提高了生活质量。在植入人工耳蜗后的言语训练过程中，结合针刺治疗，有效提高大脑皮层兴奋性，可能提高语训效果，值得深入探究。

## 【预防】

对于聋哑症，应提倡预防为主。

1. 优婚优育，禁止近亲婚姻。

2. 注意妊娠期保健，预防风疹、流感、黄疸；避免应用耳毒性药物；避免早产。

3. 预防小儿高热、中耳炎等疾病，忌用耳毒性药物。

## 【听力言语康复】

**1. 早期发现**　目前，已经逐渐展开新生儿及婴幼儿听力筛查工作，以期早期发现听功能障碍患儿。新生儿听力筛查多采用耳声发射测试法，婴幼儿可用听性脑干电反应测听法。行为测听时，可参考以下儿童听觉言语发育标准进行听功能判定。

1～3个月：对突然的声响有惊吓反应。

3～9个月：会转头寻找声源、倾听大人谈话。

9～15个月：能说出简单的叠词如“妈妈”等。

15～24个月：能说出3～4个字的简单句子。

24～36个月：能说出4～6个字的句子。

**2. 早期佩戴合适的助听器**　助听器是一个小型的扩音器，工作原理主要是将声音放大，使聋儿能够听到通常情况下听不到的声音。助听器主要由微型麦克风、放大器、耳机、电源及各种开关调节装置等组成。麦克风收集声音变为电信号，放大器将电信号放大，耳机将放大的电信号转变为声信号，从而完成对声音的放大。助听器不是普通的商品。助听器的验配，原则上应该经过专业的听力检查，在专业听力师或医师指导下进行验配。

在我国的聋儿中，约有90%的聋哑儿童都存在程度不等的残余听力。如果能进行早期干预，至少可以有半数以上的聋儿能够做到聋而不哑，重返有声世界，回归社会主流。在聋儿的早期干预、语言康复措施方法中，助听器是对其进行听觉康复和语言康复的最基本用具。助听器的重要作用，表现在对其残余听力的唤醒，并利用该残余听力使聋儿建立有声语言。

聋儿助听器选配问题，一般应注意以下几点。①是否需要：在准确诊断的基础上，按 WHO 标准，儿童听力损失在 0.5 ～ 4kHz 4 个频率的平均听阈大于 31dB HL 时，即建议佩戴助听器。就我国目前状况而言，儿童听力损失超过 45dB HL 时，就必须佩戴助听器。②外观：由于聋儿本身年龄及多为重度听力损失的特点，因此常选配大功率耳背式助听器。③性能：由于聋儿学习语言的紧迫性、提高语言学习效果、加强听力保护等方面的要求，一般应为聋儿选配具备自动增益控制、数字或电脑编程式助听器。④双耳同时选配：双耳选配具备声音定向、声音整合、平衡听觉等优势，更有利于儿童学习语言。在助听器选配完成后，可利用行为观察、真耳测试、自由声场听力测试、言语可懂度测试等方法进行助听效果的评估。另外，少数双耳重度或极重度感音神经性聋患儿，助听器及其他助听装置无法改善听力的，可考虑进行人工耳蜗植入。

**3. 早期进行言语训练**　对聋儿进行言语训练，首先必须有聋儿家长的密切配合。聋儿家长应正视孩子的耳聋问题，不应持否认和回避的态度，也不应对孩子的耳聋抱以听天由命的态度，不做任何的努力，而应树立起坚定的信念和必胜的信心。聋儿言语康复是一项艰苦、细致、长期的工作，必须有充分的思想准备，并运用科学的言语康复方法。

（1）听觉训练：听觉训练是言语康复的首要步骤，目的是利用聋儿残余的听力来发展其对声音的感受与鉴别能力。听觉训练首先是要让聋儿建立对声音的认识，即应用各种声音刺激，从日常生活中简单、熟悉和直观性强的声音开始，也可用噪音刺激、乐音刺激的方式，借助于视觉、触觉等辅助手段，使聋儿知道声音的存在，培养其听音的兴趣，引导聋儿对声音产生注意力。

在此基础上，向记忆声音、理解声音过渡。要对聋儿进行不同声音的听辨训练，使他们认识发出不同声音的人和物，并对不同的声音（如自然声和语声）进行比较、记忆。还要培养他们对声音的空间感受能力（包括判断声源的位置和方向）。在这一阶段的训练中，除一般的声音、语音刺激外，要让聋儿自己有选择地听取自己希望听到的声音。通过强化刺激，形成听觉表象，从而形成聋儿思维语言的基础。在整个听觉训练过程中，实际上是一个对声音的反复认识、辨别、记忆、理解的过程。

（2）言语训练：言语训练是培养聋儿在发声时对发声器官的控制能力，使其能发出别人可听懂的声音，从而培养聋儿理解和表达语言的能力。言语训练是聋儿康复过程中最重要的工作。言语训练的一般原则如下。

①首要环节是发音训练，因为语音是语言的基础，聋儿学习语言必须进行语音的训练。语音发音训练能够帮助聋儿体会发音要领、掌握发音技巧、培养正确的语音习惯，为以后更好的学习语言，发好每个字的音打好基础。

②要充分地利用“视、听、触”等多种感觉途径，培养聋儿的言语表达兴趣，并最大限度地培养和调动聋儿的参与意识。聋儿的听觉功能受损后，可利用视觉、触觉等感觉器官补偿听觉器官的不足，在使用残余听力基础上，可结合用眼睛“看话”，用手“摸话”等手段，以收到更好的效果。应最大限度地满足聋儿的各种合理要求，及时地鼓励他们在言语交际上的进步，并寓教于乐，将教学内容和轻松愉快的游戏相结合，让孩子体验到无限的学习乐趣，以提高语言康复效果。

③应该不停地说，加大语言刺激强度，并循序渐进。让聋儿置身于交际的环境中，让聋儿多听多说，才能使他们掌握各种言语交际技巧。尽可能地采取和具体人、事物相结合的方式，或利用图片、文字符号等，并从家庭环境、家庭成员和个人自身用物名称，到聋儿每日接触到的人和物，由浅入深，由易到难。

④言语训练与体育、智育、德育、美育等多方面相结合。健全的体魄、发达的智力、良好的人格、正确的审美观，是聋儿健康全面发展，将来长大成才必不可少的条件。

⑤除家庭、教师外，要动员全社会关心聋儿，不耻笑、不歧视聋儿，以增强聋儿信心。对于重度聋儿，虽佩戴大功率高清晰助听器后仍难以正确听清楚说话内容者，可采取双语教学，即口语与手语教学相结合的教学方式。

# 第十二章
# 耳鼻咽喉异物

扫一扫，查阅本章数字资源，含PPT、音视频、图片等

## 第一节　概　述

耳鼻咽喉位于头颈部，均有曲折管腔状结构与外界直接连通，其中鼻腔和咽喉为上呼吸道与上消化道的起始段，因此，在日常生活中，耳鼻咽喉就成为接触异物频繁且为异物容易存留的部位。异物存留于耳鼻咽喉腔道，轻者刺激局部而引起炎症反应或致功能部分障碍，重者可造成重度感染、大出血或窒息而危及生命。因此，耳鼻咽喉异物是临床常见急症之一，也是构成事故性死亡的一个重要原因。

根据异物存留的部位不同，可以分为外耳道异物、鼻腔及鼻窦异物、咽异物、喉异物、气管、支气管异物和食管异物几类。一般来说，异物的危害性大小，取决于异物存留部位、阻塞腔道的完全程度及并发症的有无。耳、鼻异物相对较安全，而咽、喉、食管异物危害性较大，气管、支气管异物则更为危险。

耳鼻咽喉异物的发生，其原因有主、客观两类。主观因素方面，主要是由于人们缺乏防范意识，对异物的发生机制和危害性认识不足，在工作和生活中往往是漫不经心，喜欢口含异物，或是家长、陪伴者对小儿及咽喉防御反射丧失患者的照顾不周等。客观原因主要是年龄因素，如婴幼儿牙齿未萌，咀嚼、吞咽功能尚不完善，气道保护机制还未健全，但婴幼儿又天性好奇和喜食，再加上偶然事件或意外恐吓、突然嬉笑，很容易发生该类意外。另外，佩戴假牙或咽喉麻痹，均在客观上构成了气管、食管异物发生的潜在危险。因此，应加强对此类特殊人群的宣教工作。

## 第二节　鼻腔及鼻窦异物

外来或内生异物进入鼻腔或鼻窦并滞留其内，即成为鼻腔异物（foreign body in nasal cavity）或鼻窦异物（foreign body in sinuses）。异物种类较多，进入鼻腔、鼻窦的原因也不同。本病多发生于小儿。异物长久滞留于鼻腔、鼻窦，可引起鼻塞、流黏脓涕、鼻出血、鼻气腥臭等症。中医称本病为“异物入鼻”。

**【病因病理】**

**1. 病因**

（1）小儿将玩具等异物塞入鼻腔。

（2）动物类异物自前鼻孔爬入或飞入鼻腔。

（3）手术时纱条或棉片等遗留于鼻腔或鼻窦。

（4）进食时呛咳、呕吐等动作将食物呛入鼻腔。

（5）其他外伤中，异物自外鼻、面部创口进入鼻腔或鼻窦。或在拔牙术中不慎，使残留牙根经上颌牙槽突进入上颌窦。

**2. 病理**　异物进入鼻腔后，因异物性质的不同而造成的病理损害亦不尽相同。某些植物性或吸水性异物进入鼻腔后，时间稍长，即可发生膨胀、腐烂，形成刺激，导致鼻黏膜的炎性水肿、感染。某些动物性异物如水蛭等，可以寄生于鼻腔，致反复鼻衄。金属或硬体异物则常嵌顿于鼻腔，压迫局部组织，可以引起受压组织坏死。如小型异物滞留而不继发感染，或没有引起炎症反应，则可长期停留于鼻腔或鼻窦而不产生明显症状。

**3. 鼻腔鼻窦异物的分类**

（1）*外生性异物*：①非生物类。塑料珠、玻璃球、橡皮头、小饰物、纽扣等，以及纱条、棉片、断裂器械等医源性异物。②生物类。常见的动物类异物有水蛭、昆虫、蛆等，植物类异物有花瓣、果仁、果壳、豆类等。

（2）*内生性异物*：包括鼻石、死骨、凝血块、痂皮等。

**4. 病机**　异物入鼻，治不及时，化热生火，侵袭鼻膜，可形成热郁鼻窍证，甚至转化为急性鼻渊。

## 【临床表现】

**1. 症状**　依异物的性质、大小、形状、存留部位及时间之不同，其症状表现亦各异。若异物光滑，干净，刺激性小，早期可无症状。儿童鼻腔异物多有单侧鼻塞、流涕。异物停留时间稍久，则可见涕中带血含脓，或伴有前鼻孔皮肤潮红等表现。鼻内有水蛭、昆虫或蠕虫等者，常有鼻内虫爬行感。鼻腔异物并发鼻窦炎或鼻窦异物并发感染者，可有流脓涕、头昏、头痛等症状。病程较长者可有贫血，如面白无华、易疲劳、周身乏力等。

**2. 检查**　鼻镜检查多能发现鼻腔有异物停留。

## 【实验室及其他检查】

**1. 鼻内镜检查**　少数不典型病例可行鼻内镜检查，以查明异物的有无，以及异物存留的具体部位，同时可判定异物与周围组织的关系。

**2. 影像学检查**　少数情况下，对于部位深在而难以确诊的异物，可借助鼻窦 X 线摄片或 CT 检查以助诊断。

## 【诊断与鉴别诊断】

**1. 诊断要点**　有明确的异物入鼻病史，儿童患者单侧流涕或脓血涕且有臭味，局部检查发现鼻内有异物存留。

**2. 鉴别诊断**

（1）*鼻炎及鼻窦炎*：鼻腔异物所致的鼻炎及鼻窦炎为继发性，根据病史及检查可资鉴别。

（2）*鼻腔及鼻窦肿瘤*：鼻腔及鼻窦肿瘤为局部的新生物，病程较长，局部检查可见肿物，活检可确诊。

## 【治疗】

设法取出异物是最根本的治疗原则。同时，应注意防止可能发生的各种并发症。取出异物后，根据具体情况，采取相应的针对性处理方法。

**1. 一般治疗**　稳定患者情绪，做好术前准备。

**2. 鼻腔及鼻窦异物取出术**　术前，应尽可能准确定位，并判定异物形状、大小、光滑程度及性质，选择合适的异物取除器械。

（1）小而圆滑的异物，可用异物钩自异物后方往前从前鼻孔钩出。切忌用镊子等夹取，否则有可能使异物越夹越深，甚至自后鼻孔掉入下呼吸道而引起窒息。扁而不光滑的异物，可在前鼻镜下直接钳取。

（2）较大的异物，估计从前鼻孔取出有困难者，应取仰卧低头位，将异物推入后鼻孔，再经口腔取出。

（3）水蛭、昆虫等活异物，可于鼻腔中滴入1%丁卡因，使之麻醉或死亡后再行钳取。

（4）患者不能配合，异物取出困难者，或位置深在的鼻窦异物可在气管插管全麻鼻内镜下取出异物。

（5）异物取出后，根据鼻腔局部情况给予以下治疗：①鼻腔局部应用减充血剂和鼻用糖皮质激素，以改善鼻腔鼻窦通气引流。②鼻黏膜有坏死、肉芽形成时，应予以清除。③合并明显感染者，可配合应用抗生素。

**3. 辨证论治**　多为热郁鼻窍证。

证候：单侧鼻塞，流涕或脓血涕。鼻痛，头痛，或伴有低热。舌红，苔黄，脉数。

治法：清热解毒通窍。

方药：五味消毒饮加减。可选加辛夷、苍耳子、鱼腥草、鹅不食草等。

## 【预防与调护】

1. 厂方应严格执行儿童玩具生产销售的有关规定，家长需购买合适年龄段的玩具，并看护好儿童，防止儿童将玩物塞入鼻内。

2. 生活、工作中，加强自我保护，以避免鼻腔异物的发生。

# 第三节　咽异物

咽是食物摄取和气体进出的共同通道，为异物的常见停留部位。依异物停留于咽的具体位置不同，咽异物又分为鼻咽异物（foreign body in the nasopharynx）、口咽异物（oropharyngeal foreign body）和喉咽异物（laryngopharyngeal foreign body）。咽异物是耳鼻咽喉科常见急症之一，虽易被发现和取出，但如处理不当，也有可能发生严重的并发症。

## 【病因病理】

**1. 病因**　咽异物原因有多种，常见者为进食不慎，将鱼刺、肉骨、果核等误咽，或小儿嬉戏，误吞小玩具、硬币等，或睡眠、昏迷、醉酒时发生误咽，或癫痫发作、咽肌瘫痪、麻醉未醒等患者，或企图吞物自杀等，均可将异物误吞而致成咽异物。其中，佩戴假牙是除进食以外的又一高危因素。另外，手术中不慎，将纱条、棉球及缝针等遗留咽腔，也可造成咽异物。

**2. 病理**　异物机械性损伤咽腔黏膜，可致黏膜的炎性肿胀、水肿或出血；若继发感染并向深部发展可形成咽部软组织间隙的蜂窝织炎或脓肿，导致吞咽疼痛剧烈、吞咽梗阻甚或吸气困难、窒息。

**3. 病机**　异物入咽后，如不及时取出，在损伤咽壁肌膜的基础上，感染邪毒，可化热生火，蒸灼咽壁，致生变证。

## 【临床表现】

**1. 症状**

（1）鼻咽异物：较少见，病史也多不详。常有鼻阻塞症状，停留过久常有鼻涕带腥臭味，可伴低热等。若并发咽鼓管阻塞，则可产生耳胀闷感和闭塞感。

（2）口咽异物：临床上最常见。一般有典型的异物病史，有咽部异物感和刺痛感，吞咽时加剧，甚至可因而不能进食。

（3）喉咽异物：以局部疼痛、吞咽困难及异物感为主要症状，可引起呛咳等症。

**2. 检查**　局部检查可见鼻咽、口咽或喉咽有异物存留。水蛭等动物性异物常停留于鼻咽腔。口咽异物多位于扁桃体、舌根或会厌谷，细小尖锐异物可刺入组织内或隐藏于黏膜皱襞之中。喉咽异物多见于梨状窝或环后隙，检查时可见会厌谷有多量分泌物滞留。

## 【实验室及其他检查】

**1. 钡絮透视**　让患者吞食混有钡剂的棉团，在 X 线下进行透视检查。若为鱼刺等异物，可发现钡棉滞留于异物存留部位。特殊异物可拍 X 线颈部侧位片（彩图 11）。

**2. 纤维或电子鼻咽喉镜检查**　细小难见的咽部、特别是下咽部异物，可行鼻咽喉镜检查，仔细察看并即时取出异物。现有将该手段作为咽部异物诊断与治疗常规的趋势。

## 【诊断】

**诊断要点**　有明确的误吞异物史，检查时发现异物存留于局部。

## 【治疗】

以取除异物为基本原则，同时注意术中及术后处理，防止各种并发症的发生。

**1. 咽异物取出术**　异物位于扁桃体、咽侧索、咽后壁等处，可直接用镊子夹取。位于舌根、会厌、梨状窝等处的异物，可于黏膜表面麻醉后，在间接喉镜下或纤维鼻咽喉镜下钳取。

对于鼻咽部异物，则须确定异物位置、大小、形状和硬度，然后取仰卧头低位，牵引软腭，以后鼻孔弯钳取出异物，或在鼻内镜下取出。水蛭等动物性异物，须先将其麻痹或杀死，然后钳取。

**2. 咽异物合并感染时的处理**　异物穿透咽壁，并发咽后或咽旁脓肿者，需切开脓肿，吸净脓液，然后取出异物。颈深部异物并感染者，可经颈侧径路切开排脓并取出异物。

**3. 其他治疗**　继发感染者，宜局部或全身应用抗生素。不能进食者，应全身给予支持疗法。对于细小难见之咽异物，也可以威灵仙煎水频服，并严密观察；若 24 小时内仍未见症状减轻，应再行详细检查，并做出相应处理。

**4. 辨证论治**　参照鼻腔及鼻窦异物。

【预防与调护】

1. 咽异物发生后，应立即请专科医师检查并取出异物，切勿用手掏取或强行吞咽。
2. 切忌盲目自服所谓“化骨水”进行治疗，以免延误病情。
3. 积极预防呼吸道并发症。

## 第四节　喉异物

喉异物（foreign body in the larynx）是指异物滞留于喉腔。临床较少见，约占呼吸道异物的0.5%。由于喉黏膜非常敏感，异物一旦进入喉腔，可引起剧烈咳嗽，以将异物排出。又因声门裂是呼吸道最狭窄的部位，大多数情况下，稍大的异物进入时，可被声门阻挡并继而咳出。而且吸气期声门开大，能通过声门的异物多被吸入气管或支气管内，转而成为气管、支气管异物。只有少数嵌顿于声门附近或刺入喉腔软组织内的异物，才形成喉异物。

喉异物是一种非常危险的疾病。喉为呼吸通道，声门裂为喉腔最狭窄之处。异物一旦停留于此，极易影响呼吸，常形成喉阻塞，可很快因窒息而死亡。喉异物多见于5岁以下婴幼儿及多牙缺失而且口、咽黏膜感觉减退的老年人。

【病因病理】

**1. 病因**　能停留于喉腔的异物种类很多，以花生米、豆类和年糕类为最多，鱼刺、肉骨、饭粒次之，其他还有针、钉、笔帽等。小儿性喜啼哭与嬉闹，磨牙又尚未长成，不能细嚼食物，咳嗽反射也不健全而又无自制能力，不明危险而毫无顾忌。因此，异物易于呛入喉内。常常由于儿童进食时突然嬉笑、哭闹、惊吓等，意外地将异物吸入。或将手中物件作为玩具置于口中玩耍时，或者成人喂食某些食物如瓜子、花生及豆类等时，故意逗戏或打骂，儿童嬉闹或受到惊吓，也极易招致食物呛入喉内而形成喉异物。

**2. 病理**　异物存留喉腔，可因异物的刺激作用而引起喉痉挛，或使喉黏膜发生水肿，或因其机械性创伤后，使喉黏膜继发感染，均可引起声门裂狭窄，呼吸通道变窄而致呼吸困难甚至窒息。

**3. 病机**　如咽部异物一样，如不及时取除，在损伤喉窍肌膜的基础上，感染邪毒，可化热生火，蒸灼喉窍肌膜，致生变证。

【临床表现】

**1. 症状**

（1）异物进入喉腔，立即引起剧烈咳嗽，若不能咳出，可因反射性喉痉挛及异物阻塞而致重度呼吸困难、紫绀。若大的异物嵌顿在声门区，可很快造成窒息死亡。

（2）异物不完全堵塞喉腔时，在剧烈咳嗽后，可缓解一段时间，头颈部活动时又可出现咳嗽，并可有声嘶或失音、喉喘鸣、喉痛、异物感、不同程度呼吸困难等症状。

（3）异物停留在喉入口，则可有咽下疼痛、吞咽困难等，停留在声门下区则主要表现为呼吸困难和声嘶。尖锐的异物刺伤喉黏膜，除疼痛明显外，还可有咯血及皮下气肿。若合并感染，则局部疼痛加剧，声嘶、呼吸困难逐渐加重，可伴有发热。

**2. 检查**　无明显呼吸困难及较大儿童且能合作者，行喉镜检查可以发现停留于喉腔的异物，并明确其性质及准确的停留部位。若尖锐异物损伤喉黏膜，可出现皮下气肿征；喉黏膜损伤后继发感染，严重者可引起喉脓肿。但应注意，喉镜检查以不引发或加重呼吸困难为前提。最好是先行做好一切准备，尽可能检查与治疗同时进行。

## 【实验室及其他检查】

**1. 直接喉镜检查**　不能进行间接喉镜检查的患儿，可于局麻或全麻下行直接喉镜检查，以确诊异物及其存留部位，并可在直视下取出异物，检查与治疗能够同时完成。

**2.X 线检查**　对于不能进行喉镜检查的患者，在保证呼吸通畅前提下，如为不透 X 线的喉异物，可行 X 线摄片以定位，或行 CT 检查。

## 【诊断】

诊断要点　结合病史及声嘶、呼吸困难、咳嗽等症状和检查结果，本病诊断较易。

## 【治疗】

喉异物是非常危急的病症，除坚持取除异物的原则外，还必须强调要把握好常规或紧急气管切开的时机，在保证呼吸通畅的前提下及时取除异物，并予以妥当的术后处理。

**1. 喉异物取除术**

（1）间接喉镜下喉异物取除术：少数成人患者，当异物停留于声门上区或喉入口时，可于充分的黏膜表面麻醉后，在间接喉镜下将异物取出。嵌顿于声门区的异物最好不采用此种方法，以免异物意外地落入气管内，造成窒息。

（2）直接喉镜下喉异物取除术：若无窒息存在，可采用本术式。备好前联合喉镜、喉异物钳、吸引器、氧气，且要备好支气管镜及适当的支气管异物钳，以防异物万一进入气管时，可立即进行气管异物取除术。无论婴幼儿患者或成人患者，均采用全麻。术前禁用可抑制呼吸的镇静剂。取异物时，要根据异物停留的位置和形状，选用适当的喉钳夹牢异物，并适时合理调整其方位，使之能够依喉腔管道自然曲度顺利取出，以最大限度地减少对喉黏膜的损伤。

**2. 窒息的抢救**　如患者呼吸困难十分明显，有窒息之虞，应先行紧急气管切开术。待呼吸困难稍有缓解后，再行直接喉镜下喉异物取除术。如为声门下区异物或嵌于声门区的较小异物，可自气管切开处向上钳取异物。

**3. 颈外切开喉异物取出术**　仅在少数特殊情况下，估计非颈外切开不能取出的异物，才采用本术式。

**4. 抗生素及支持疗法的应用**　局部组织损伤较重或全身情况较差者，应予支持疗法，常规予以抗生素，并配合适当的肾上腺皮质激素进行治疗。

**5. 辨证论治**　如继发喉部感染，可参考急性喉炎等病症进行辨证论治。

## 【预防与调护】

1. 养成良好的生活习惯，平素不要将针、钉等物噙在口中。

2. 尽量不让幼儿食用有核果品；吃肉、鱼时，应取尽骨头及鱼刺；进食过程中勿嬉闹、惊吓。

3. 加强对幼儿、老人及咽喉麻痹或中风患者的监护。

# 第五节 气管、支气管异物

气管、支气管异物（foreign bodies in trachea and bronchi）是耳鼻咽喉科常见急症，可在数分钟内因窒息而死亡于现场，也可长期隐匿于体内达数月甚至数年之久。本病多见于儿童，80.0% ～ 91.8% 发生于 5 岁以下儿童。

异物有外源性和内源性两类。外源性异物包括植物性异物，如花生米、瓜子、豆类、玉米等，金属性异物如别针、图钉、螺丝钉、大头针等，化学品异物如塑料、橡皮塞、珍珠、假牙等，动物性异物如鱼刺、虾、肉骨等。内源性异物包括体内积留的血液、脓栓及吸入之呕吐物等。一般所指气管、支气管异物主要是外源性的。依其大小、形状及性质的不同，异物可存留于下呼吸道的不同部位。较大者可存留于气管，稍小则落于支气管，细小者则可进入基底肺段支气管；异物光滑则易落入下部，异物有刺带钩则易钩挂于气管或主支气管；光滑异物易成活动性状态，随呼吸呛咳动作而移位，危险性也最大，可嵌顿于声门裂或气管而致窒息。

## 【病因病理】

**1. 病因** 气管、支气管异物多发生于儿童；老年人因咽反射迟钝，也易产生误吸。偶见于体壮健康成年人。

（1）儿童自身的咀嚼功能不完善，喉部的保护性反射功能也不健全，加之进食时嬉笑、哭闹、跌倒、跑跳等动作，非常容易将异物吸入气道。

（2）儿童常有某些不良习惯，如喜欢口衔异物玩耍，或噙物而眠。看护人若未予及时纠正，稍不留意即可形成气道异物。成年人口含物品（针、钉等）作业，尤其是仰头时说话、哭笑或跌倒之时，也易误将异物吸入气道。

（3）全麻、昏迷病人或醉酒后，可误将异物吸入气道。

（4）医源性异物多见于取鼻异物时将异物推入鼻咽部，因误吸而入肺内，或在治疗口腔疾病时，因刀片、钻头、棉球脱落而误吸等。

**2. 病理** 异物进入气管、支气管后，所引起的局部病理反应与异物的性质、大小、形状、存留时间和有无感染等密切相关。

（1）异物性质：植物性异物如花生米、黄豆等，因含有游离脂肪酸，具有刺激性，作用于局部可引起严重的呼吸道黏膜急性弥漫性炎症，如黏膜充血、肿胀、分泌物增多，甚至发生支气管阻塞，并可能有发热等全身症状出现，临床上称为“植物性支气管炎”。矿物性异物、化学合成品异物对组织刺激小，动物性异物刺激性稍大，光滑、细小的金属异物对组织刺激小，较少引起炎症反应；尖锐异物则可穿入组织内而引起并发症；生锈的金属异物对黏膜刺激性大，日久可有肉芽组织形成而阻塞支气管腔。

（2）异物存留时间：一般存留时间越长，危害越大，尤以刺激性较强、易于移动变位或在支气管腔造成阻塞的异物为甚。停留时间长者可加重支气管阻塞程度，引起肺气肿、肺不张；若合并感染，则可引发肺炎、肺脓肿等。

（3）异物阻塞支气管程度：异物阻塞支气管程度不同，可引起不同病变。

①不完全阻塞：常发生于异物较小、局部炎症较轻时，异物呈活瓣状阻塞。吸气时，支气管扩张，空气能通过异物周围间隙被吸入；呼气时，支气管收缩，管腔变窄而卡紧异物，空气排出受阻，导致远端肺叶出现阻塞性肺气肿，严重者甚至可出现肺泡破裂而形成气胸、纵隔气肿（图 12–1）。

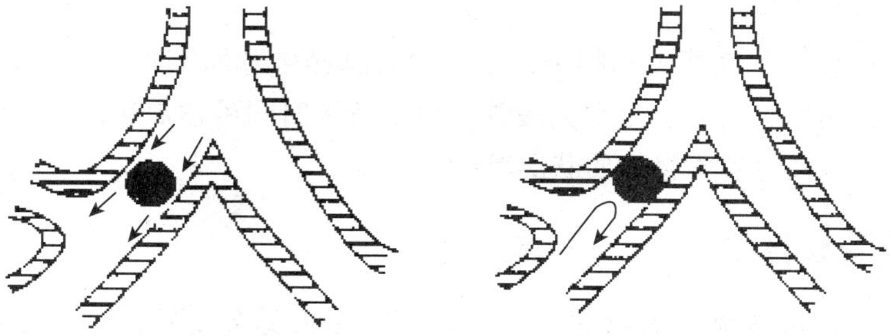

A. 吸气时支气管直径增宽　　B. 呼气时支气管直径变小

**图 12–1　异物活瓣样作用所致阻塞性肺气肿机制示意图**

②完全阻塞：常发生于异物较大、局部炎症水肿较重时，支气管腔完全被异物阻塞，空气吸入不能，远端肺叶空气被逐渐吸收后致阻塞性肺不张（图 12–2）。若病程持久，远端肺叶引流不能，可并发支气管肺炎或肺脓肿。

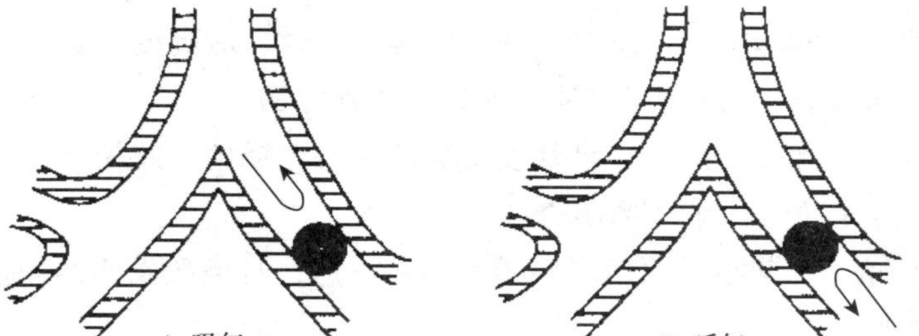

A. 吸气　　B. 呼气

**图 12–2　异物完全性阻塞所致肺不张机制示意图**

总之，异物存留气管、支气管所致的病理改变包括三个方面。首先是异物本身对气管、支气管黏膜的刺激，造成黏膜感染及黏膜水肿；其次为异物本身占位及气道黏膜肿胀形成了气道阻塞，导致肺通气障碍，引起缺氧和 $CO_2$ 积蓄，继而引发呼吸性酸中毒；再就是异物阻塞支气管造成肺不张或肺气肿，由于引流不畅而易合并肺部感染，先是发生气管支气管炎，继而可致肺炎、支气管扩张、肺脓疡，最后可形成脓胸、败血症等。

**3. 病机**　异物进入气管、支气管的同时，常常造成肺内肌膜损伤。若素有肺胃蕴热，异物进入下气道后，再感受风热邪毒，内外相搏，便可引发各种变证，如“咳嗽”“喘证”等。

## 【临床表现】

气管、支气管异物的症状与病程相关，大体上可分为四期。

**1. 异物进入期**　异物进入气管前经过声门时，可有憋气和剧烈咳嗽。有时候，这种超乎寻常的咳嗽动作可侥幸地将异物咳出。但是，如果异物卡在声门区，则可发生严重的呼吸困难，甚至窒息。一旦进入更深的气管或支气管内，则除了有轻微咳嗽或憋气外，可无明显症状。

**2. 安静期**　在此期内，异物多处于相对固定状态。异物较小或形状不规则，易下落于支气管，嵌顿于狭窄部位不再活动，此时可无症状或症状轻微，如咳嗽、轻度呼吸困难，或有如声门下喉炎的咳嗽声，因而临床称之为安静期。若异物光滑不易嵌顿，成为活动性异物，则可有阵发性呛咳和击拍声，是因异物随呼吸气流冲击声门所致，这是活动性气管异物的典型临床特征。该期时间长短不一，持续时间短者可即刻发生阻塞和炎症而进入第三期。

**3. 刺激与炎症期**　异物对黏膜的局部刺激引起继发感染，或者已经阻塞支气管，可出现咳嗽、肺不张或肺气肿的症状。

**4. 并发症期** 轻者有支气管炎和肺炎，重者可有肺脓肿和脓胸等，临床表现为发热、咳嗽、咳脓痰、呼吸困难、胸痛、咯血及全身消瘦等。该期持续时间可达数年甚至数十年之久，主要视异物大小、刺激性强弱及患者本身体质状况等因素而定。

## 【实验室及其他检查】

**1. X 线检查** 在正位或侧位 X 线透视、拍片下，多可见金属异物存留位置及其大小。透视 X 线的异物，则可采用透视下观察纵隔及横膈的运动情况加以判断，即注意呼吸时纵隔有无矛盾性运动、摆动及有无肺部继发性病变如肺气肿、肺不张等。

**2. 支气管镜检查** 支气管镜检查为最可靠的直接诊查方法，能发现异物并可及时取除之。

## 【诊断与鉴别诊断】

**1. 诊断要点**

（1）误吸后突然发生剧烈呛咳、憋气、呼吸困难等症时，应高度怀疑本病。

（2）胸部气管前听诊有“击拍声”，常提示为支气管异物。

（3）一侧肺的区段性呼吸音减弱，且其发生部位又有变动性，此为支气管异物的典型表现。

（4）支气管镜和 X 线检查的阳性结果。

（5）对于病史不详、长期咳嗽而病因不明又久治不愈，且屡次发作而病损部位不变者，应考虑支气管异物的可能性。

**2. 鉴别诊断** 支气管异物停留时间久而继发肺部感染等并发症时，宜注意与小儿喉炎、支气管肺炎、肺结核等疾病相鉴别，以利于病因治疗。

## 【治疗】

遵循尽早取除异物、保持呼吸通畅之基本原则，努力创造条件，及时取出异物。以直接喉镜或用支气管镜经口腔途径，个别情况下经气管切开口，一般均可取出异物。上述方法确实无法取出者，可采用开胸手术取出。

**1. 气管、支气管异物取除术**

（1）术前准备。根据患者年龄、异物位置及大小，选择合适的内镜型号、异物钳类型及开口方向、角度等。选用合适的麻醉方法。有严重呼吸困难者，可先行气管切开。

（2）直接喉镜下气管异物取除术。取仰卧位，以直接喉镜挑起会厌，暴露声门，固定喉镜。先闭合鳄鱼钳钳口，趁吸气声门裂张开之际，将钳伸入声门下。然后，将钳口张开并保持该状态。当出现咳嗽及呼气气流冲击时，闭合钳口。若已钳住异物，将钳旋转 90°，经声门退出；若未钳住，则边深入边钳夹，必要时转换钳的方向和角度以利钳夹异物。

（3）支气管镜下异物取除术。手术最好在心电及血氧监护下进行。在直接喉镜下暴露声门后，待患者吸气时，以轻柔旋转方式将支气管镜插入气管。由助手协助适时移动患者头位，便于将支气管镜分别进入右侧或左侧支气管。发现异物后，将支气管镜留置于有利位置，再插入异物钳；钳住异物后，将异物拉近镜口，顺支气管、气管的轴向，将镜体、异物钳及已经夹持于钳口内的异物一并向外退出。退至声门时，应依异物的形状做适当旋转，以保护异物不被挂脱，且尽量不损伤声带。异物一出声门，即感阻力顿消，此时可安全取出异物及支气管镜，并仔细检查取出之异物是否完整。细小的气管支气管异物，也可在纤维支气管镜下取除之。

（4）手术完毕后，应在手术台上密切观察患者的呼吸通畅度，注意呼吸困难是否已经解除，异物阳性体征如气管“击拍声”“呼吸音减弱”等是否已经消失。否则，还应依据具体情况进行相应处理。

**2. 气道异物简易排除法**　婴幼儿发生气管、支气管异物并出现呼吸困难时，可于事故现场即刻试用“海姆立克手法”以排除之。

**3. 术后支持与抗感染治疗**

（1）选用敏感抗生素经胃肠外途径给药。

（2）配合应用肾上腺糖皮质激素，以迅速减轻呼吸道黏膜水肿，利于呼吸困难的解除。

（3）根据患者全身情况，酌情给予支持疗法。

**4. 辨证论治**　若有肺部并发症者，可按“咳嗽”“喘证”进行辨证论治。

**【预防与调护】**

1. 养成良好的生活习惯，平素不以口衔物品，进食时不谈话嬉笑。

2. 照顾好小儿及老人，避免危险性动作。3 岁以下幼儿进食及玩耍时尤须严加看护。

3. 一旦发生气道异物，应立即请专科医师诊治，禁用手指挖取。

4. 对全身麻醉或昏迷病人，须注意是否有松动的牙齿。施行上呼吸道检查、手术时，应注意检查器械的完好性，防止松脱；术中应以钳夹稳异物，勿使滑落。

## 第六节　食管异物

食管异物（foreign body in the esophagus）是耳鼻咽喉科临床常见急症之一，乃异物经口咽下时嵌顿于食管内所致。其发病率略低于气管与支气管异物。食管异物的种类众多，可分为动物类如鱼刺、鸡骨、鸭骨等，植物类如枣核等，金属类如硬币、钉、针等。食管异物可嵌顿停留于全程食管，但以上段的发生率最高，中下段依次降低。环咽肌部（食管入口）异物占 50% ～ 80%，胸腔入口部异物占 25% ～ 40%，主动脉弓及左支气管压迹处异物占 10% ～ 20%；横膈裂孔部异物占 3% ～ 5%。

**【病因病理】**

**1. 病因**　食管异物的发生与年龄、性别、饮食习惯、进食方式、食管有无病变、精神和神志状态等诸多因素有关。

（1）年龄因素：食管异物最易发生于幼儿及老人。幼儿顽皮好动，喜口中衔物，或在进食时哭闹而易误咽异物。老人则由于牙齿脱落，咽反射迟钝，咀嚼功能差而易于发生本病。

（2）民俗习惯：有些沿海地区居民习惯于将鱼虾蔬菜混煮混食，北方粽子内常包以含核的大枣及肉骨混杂等物，均为食管异物的易发因素。

（3）精神、神志异常：精神失常时不能自制，轻生者有意吞入异物以图自杀，醉酒、昏迷或麻醉状态下易于咽下异物或活动假牙等，均可引发本病。

（4）食管因素：当食管本身有病变如肿瘤、痉挛、瘢痕狭窄时，食物或较小的异物亦易于存留在局部。

（5）医源性因素：如全麻时假牙脱落，插管时套管脱入等。

**2. 病理**　食管异物引起的病理改变，因异物的种类、形状和大小而不同。如异物光滑且较小，则有可能顺利通过食管而不造成创伤。若异物粗糙尖锐，可造成食管黏膜的创伤，甚至损伤食管肌层导致穿孔，形成食管周围炎及脓肿，乃至气胸、胸膜炎等也可能发生。更严重的，是损伤大血管而造成大出血甚至死亡。

**3. 病机** 其病机与咽部异物相似，但因病变脏器的比邻结构和功能的特殊性，相同病机可能引起的变证则可能更为严重。

## 【临床表现】

临床表现也与异物种类、大小、形状及异物所在部位、患者的年龄、异物存留时间、有无继发感染等因素有关。

**1. 症状**

（1）吞咽困难：为食管异物的常见症状。若食管异物已造成食管完全梗阻，则汤水难下，且伴有流涎、恶心、反呕等症状。若为不完全性阻塞，则仍能进食流质。部分患者可无吞咽困难症状。

（2）吞咽疼痛：为食管异物的主要症状。在原有局部疼痛的基础上，吞咽时疼痛症状加剧。若异物停留于食管颈段，疼痛部位多在颈根部或胸骨上窝处，伴有压痛。异物位于食管中段者，疼痛常在胸骨后并可放射至背部。如合并感染，疼痛更为剧烈，可伴有发热，甚至出现菌血症等。较重的疼痛是异物损伤食管肌层的信号，应予重视。

（3）呼吸道症状：常发生于幼儿。尤其是食管上段的异物，可向前压迫气管，引起咳嗽、呼吸困难、紫绀等症状。

**2. 检查** 间接喉镜检查时，可见梨状窝积液，反映患者吞咽功能不全，提示食管有阻塞。颈段食道异物常于头位变动或局部压迫时出现疼痛或疼痛加剧。

**3. 并发症** 当食管异物穿破食管而形成颈深部间隙感染时，颈部肿胀变硬，呼吸困难。形成纵隔脓肿时，有胸骨上凹隆起，X 线检查见上纵隔影加宽。食管穿孔后，可出现纵隔气肿、气胸、皮下气肿等。形成气管食管瘘时，可因分泌物、食物流入气管而引起呛咳等症状。如尖锐异物穿破食管并伤及主动脉弓或锁骨下动脉等大血管，可引起致命性大出血。由于异物梗阻，无法进食，并未及时经静脉补充液体，时间长后可出现水、电解质紊乱，发生代谢性酸中毒、低蛋白血症等，甚至出现休克、衰竭。

## 【实验室及其他检查】

**1. X 线检查** 对不显影的食管异物，可吞服少许钡棉，观察钡剂阻断与否及食管蠕动是否正常，以明确异物是否存留及其存留部位。但在怀疑有食管穿孔时，则应禁用钡剂，改用碘油显影。可照颈、胸部正、侧位 X 线片（彩图 11），以确定异物的有无及存留部位。必要时可做 CT 检查以明确有无异物及异物与颈、胸大血管等重要结构的关系。

**2. 食管镜检查** 为确诊食管异物最为有效的手段，并可能在检查的同时完成治疗。

## 【诊断】

**诊断要点**

1. 有异物误吞史，进食后急发吞咽疼痛，X 线检查有食管异物阳性征，即可初步诊断。

2. 食管镜检查发现异物而确诊。

3. 如伴有少量呕血，可能为食管异物导致大出血的信号。如能及时开胸处理，可望获救，否则预后很差。

【治疗】

应尽量遵循“由口进、经口出”的原则，尽早在食管镜下取出异物，防止并发症的发生，并加强术后处理，少部分患者需经颈侧切开或开胸取出异物。

**1. 食管异物取出术**

（1）术前准备：①术前禁食 4 ～ 6 小时。②准确定位异物，且在术前应再次询问相关症状有无变化。如吞咽困难、疼痛等症已消失，宜重行 X 线检查，确认异物位置有无移动。③尽量争取在全麻下行术。

（2）经口食管镜异物取除术：患者仰卧，两肩略超出手术床端缘，助手抱头使其向后仰。食管镜入咽后，从咽侧梨状窝或环状软骨后方正中进入食管，边深入食管镜边观察。若有分泌物，宜用吸引器吸净，务必仔细看清四周情况，不致遗漏异物。重点注意食管的 4 个自然狭窄部。在第 2、第 3 狭窄处若见食管壁有波动，夹取异物时要特别小心，防止误伤动脉。看见异物后，可适当调整异物的角度，尽量无损伤地取出。

（3）术后处理：①术后禁食 24 ～ 48 小时。②胃肠外途径应用敏感抗生素，并加强支持疗法。③积极治疗并发症。

**2. 关于保守治疗问题**　经食管镜检查未能发现的小异物，可在严密观察下，试用大剂量威灵仙煎水频服。但观察时限一般不宜超过 24 小时。

**3. 辨证论治**　取出异物并于禁食期过后，可用清金利咽汤合生脉饮加减以善其后。

【预防与调护】

1. 进食忌匆忙，提倡细嚼慢咽。勿以带刺或碎骨的鱼汤、鸡汤等与米饭、面条混合食用。

2. 老年人的假牙须严防脱落，进食要留心，睡前、全麻前应取下。

3. 教育儿童不要将各类物品放于口中玩耍。

4. 万一发生异物误咽后，要立即就医，切忌用饭团、韭菜、馒头等强行下咽，以免引起并发症并增加手术难度。对于“威灵仙水化骨”之说，宜慎重对待。

## 第七节　外耳道异物

外来异物存留于外耳道即为外耳道异物（foreign body in external auditory canal），多见于儿童，也可因工作中的意外事故而发生。战争中，弹片也可入耳而成为异物。外耳道异物可引起局部炎症、疼痛、听力下降等，一般少有严重不良后果。本病属于中医“百虫入耳”“异物入耳”范畴。

【病因病理】

**1. 病因**

（1）小儿喜欢将小玩物塞入耳内。

（2）成人挖耳时，不慎将纸条、小棉球、火柴棍等遗留于外耳道内。

（3）生活中动物类异物进入外耳道或外伤时异物侵入外耳道。

（4）耳部手术时，将纱条等异物遗留于外耳道。

**2. 病理** 外耳道异物种类繁多，依其属性可分为动物性如昆虫、水蛭等；植物性如豆类、谷类等；非生物类如小玩具、铁屑、石子、纱条等。依异物的性质、种类及存留时间的长短，可引起不同病理表现。常见者为外耳道皮肤及鼓膜充血、肿胀、渗出等。尤以植物性异物和动物性异物最易引起这类病理变化。

**3. 病机** 外来异物入耳，损伤耳道肌肤，感染邪毒，可化生火热，壅遏气血，在耳道内化腐成脓。

## 【临床表现】

**1. 症状**

（1）小且无刺激性的异物，可存留于外耳道而无任何症状，较大的异物可引起耳痛、耳鸣、听力下降、反射性咳嗽等。

（2）昆虫等动物性异物，因其在耳道内爬行骚动，可引起瘙痒、耳痛和耳鸣；植物性异物吸水膨胀后，可产生炎症反应并压迫外耳道而引起疼痛。

（3）异物位置愈深，症状一般愈明显。靠近鼓膜的异物可压迫鼓膜，发生耳鸣、眩晕，甚至引起鼓膜及中耳损伤。

**2. 检查** 耳镜或耳内镜下检查，可见异物存留于外耳道，或见异物刺激所造成的外耳道皮肤损伤与继发性感染。

## 【诊断】

**诊断要点** 小儿无故哭闹，搔抓外耳道口，应考虑外耳道异物的可能，因小儿外耳道异物多半在继发感染后才引起注意。成人及较大儿童则因典型病史和症状及体征而易确诊。

## 【治疗】

尽早取出异物，防治局部损伤及感染。

**1. 外耳道异物取除术** 在耳镜或耳内镜辅助下，根据异物的种类、形状及存留部位的不同，采用不同的取除方法。如为活的动物性异物，可先用地卡因、麻油等杀死后再行钳取；对于圆形异物，宜用异物钩将其从内侧钩出；植物性异物已膨胀嵌顿者，可先用95%乙醇使其脱水，然后再予取出；小儿不合作者，宜在短暂全麻下取出。

**2. 合并局部感染者的治疗** 合并外耳道感染时，常规全身及局部使用抗生素，待感染控制、局部肿胀部分消退后再行异物取除。

**3. 嵌顿性外耳道异物的处理** 紧紧嵌顿于外耳道的异物，一般方法不能取除者，可以考虑手术切开取除。

**4. 辨证论治** 外耳道异物合并感染者，一般按热毒攻耳论治，可选用五味消毒饮加减治疗。

## 【预防与调护】

1. 戒除随意挖耳之不良习惯，加强自身保护。

2. 加强对小儿的看护。

# 第十三章 耳鼻咽喉头颈部创伤

扫一扫，查阅本章数字资源，含PPT、音视频、图片等

## 第一节 概 述

耳鼻咽喉头颈部位重要且外露，无论锐性或钝性暴力作用，或暴露于有害气体、化学毒物，均可造成该区域组织器官的创伤，致其功能及外观形态受损。耳鼻咽喉颌面邻近颅脑，颈部重要结构多，又是上呼吸及上消化通道，如果损伤后早期处理不当，可危及伤者生命，并可造成毁容，给伤者带来巨大精神创伤。随着现代交通的发达，以及体育运动的普及和暴力犯罪，使得颌面颈头部创伤发病率呈现增高趋势，仅次于四肢伤，远远高于胸、腹及脊柱伤。

耳鼻咽喉头颈创伤常见病因有多种。机械性因素如锐器切割、钝器打击、重物挤压、火器射击等；化学因素如强酸、强碱腐蚀等；物理因素如高温、低温、电流、放射线、激光等；生物因素如虫、蛇、犬等咬螫伤。

耳鼻咽喉头颈创伤有不同的分类，依体表是否完整分为开放伤和闭合伤。开放伤包括擦伤、撕裂伤、切伤、砍伤、刺伤等，常可合并耳鼻咽喉异物；闭合伤包括挫伤、挤压伤、扭伤、震荡伤、闭合性骨折等。根据体腔是否被穿透，分为穿透伤和非穿透伤。依伤情的不同，可将创伤分为轻度伤、中度伤、重度伤。轻度伤仅有体表轻微擦伤或挫伤，或小的开放性软组织伤，小的单纯骨折等；中度伤一般无生命危险，但需及时治疗和处理，如广泛的软组织伤、开放性骨折、机械性呼吸道阻塞等；重度伤多为重要脏器和部位的严重损伤或复合伤，延误治疗有生命危险，即使积极救治，也可能出现并发症或遗留后遗症，如脑挫裂伤等。

耳鼻咽喉头颈创伤的危害性与创伤的部位及程度有关。严重者，可因堵塞气道或引起动脉性出血而致死亡。创伤的不同时期对机体产生不同的病理效应。早期（24 小时以内）多为创伤的直接影响，如出血、骨折、呼吸困难、吞咽困难、听力下降、平衡障碍等；中期（受伤 24 小时至 1 个月以内），多为继发性感染或发生了并发症；晚期（受伤 1 个月以后），则因创伤痊愈后发生瘢痕性狭窄、畸形等，可能引起机能障碍。对中、后期不良后果的预防，关键在于早期创伤的正确处理。

耳鼻咽喉头颈创伤的处理，在全面评估病情后，首先要抢救生命，进行气道循环的救助，其次要合理解决好咬颌、面部美学及骨折解剖复位等问题，达到形态及功能的恢复，同时要注意颅脑、眼及颈椎等邻近重要器官的检查及相应处理。颌面骨折是耳鼻咽喉头颈创伤的重要内容，单纯骨折包括鼻骨骨折、下颌骨骨折、颧骨骨折以及上颌骨骨折，复合骨折则包括上述骨折的任意组合，对骨折的治疗主要是复位并固定，手术要注意充分的暴露、精确的复位及稳固的内固定。

## 第二节 鼻创伤

因外力作用而发生的鼻部损伤称鼻创伤（trauma of the nose）。外鼻突出于面部，易遭受撞击、跌撞、枪弹的创伤。鼻创伤以软组织挫裂伤和鼻骨骨折（fracture of nasal bone）多见，骨折类型与暴力的方向和大小有关。鼻创伤可伴鼻中隔创伤，出现鼻中隔软骨脱位、弯曲、骨折、黏膜撕裂及鼻中隔穿孔等。鼻创伤可致局部出血、肿胀、骨折、毁容等后果，相当于中医“鼻损伤”范畴。

### 【病因病理】

**1. 病因** 鼻创伤多发生于交通事故、工农业生产事故以及体育运动中拳击、生活中的斗殴、跌撞等，在战争中则发生于火器伤、弹片伤等。

**2. 病理** 鼻部受外力作用而遭受损伤，轻者引起局部软组织挫伤，皮下瘀血或皮肤裂伤，重者可致鼻骨骨折、鼻梁塌陷、鼻中隔骨折移位、血肿，合并多发性颅颌面部骨折、鼻窦骨折、脑脊液鼻漏等，甚者引发休克。

额窦骨折（fracture of frontal sinus）多发生在额窦前壁。按骨折部位分为前壁骨折、前后壁复合骨折和底部骨折。前壁凹陷性骨折可见前壁塌陷进入窦腔内，可累及眶上区及睑部。前后壁复合骨折时，常有脑膜损伤及继发性颅前窝病变。

筛窦骨折（fracture of ethmoidal sinus）常合并额窦、眼眶和鼻骨的损伤，通常是由于鼻骨或额骨遭受暴力打击，鼻骨或额骨下缘骨折，骨折端嵌入筛窦，或是颅底骨折所致。有时可伤及视神经管，使该管骨折造成失明。筛窦上壁损伤可发生脑脊液鼻漏，内外壁骨折可损伤筛前动脉发生眶后血肿或严重出血，表现为鼻腔上部出血，鼻根及眼眶部肿胀，内眦距增宽或塌陷畸形，视力障碍。

**3. 病机** 外力伤鼻，耗气伤血，血络受损，瘀阻脉络，致外鼻瘀肿疼痛；锐器裂伤，暴力伤鼻，致鼻骨骨折，脉络受损，鼻窍衄血，或气滞血瘀，肿胀疼痛；鼻伤初期，耗气伤血；鼻伤中期，瘀血阻滞；鼻伤后期，气血亏虚，鼻窍失养。

### 【临床表现】

常见症状是鼻出血和鼻痛，严重者可出现休克。

**1. 单纯鼻挫伤** 表现为外鼻软组织肿胀、局部疼痛及皮下瘀血。

**2. 鼻骨骨折** 鼻骨骨折且有移位者，表现为鼻梁塌陷或偏斜。暴力来自一侧时，同侧鼻梁下陷，对侧隆起。正面暴力常使两侧鼻骨骨折，形成鞍鼻。鼻创伤 2 ～ 4 小时后，鼻部软组织肿胀、瘀血，常掩盖外鼻塌陷畸形。鼻局部触诊有触痛，两侧鼻骨不对称及骨摩擦音，如鼻腔黏膜撕裂，擤鼻后可出现皮下气肿，触之有捻发音。

**3. 鼻中隔骨折** 如鼻中隔发生骨折并有脱位，可出现鼻塞，鼻中隔软骨偏离中线，近鼻前庭处突向一侧鼻腔，黏膜撕裂，软骨或骨质外露；鼻中隔黏膜下出现血肿，则在中隔一侧或两侧显示膨隆。

**4. 鼻窦骨折** 可表现为鼻窦体表区疼痛，若发现鼻流清稀液或淡红血水，宜行糖检验，阳性者为脑脊液鼻漏。

不同鼻窦骨折其临床表现不同。额窦前壁线型骨折者，前壁无变形，表现为软组织肿胀，局部压痛；额窦前壁凹陷性骨折者，可见眶上区肿胀，睑部瘀血、皮下气肿；额窦前后壁复合骨折时，常有脑膜损伤，继发颅前窝气肿、血肿或脑脊液鼻漏，可引起颅内严重感染。

筛窦骨折表现为鼻腔上部出血，鼻根及眼眶部肿胀，内眦距增宽或塌陷畸形，或有视力障碍。

## 【实验室及其他检查】

**1. CT 扫描**　可清晰显示病变部位、骨折范围、有无移位、血肿、异物等；CT 三维成像可立体显示骨折及移位情况；是确诊的主要依据。

**2. X 线摄片**　X 线片可显示鼻骨是否骨折及有无移位等。但因颌面部骨质重叠，普通 X 线片的分辨率有限，在诊断鼻窦骨折时效力有限。

## 【诊断与鉴别诊断】

**1. 诊断要点**

（1）宜仔细区分单纯性鼻创伤还是复合性鼻创伤，或是全身性创伤，后两者危害大，须请相关科室会诊，慎重处理。

（2）详细了解鼻创伤史。问清创伤原因、时间、外力作用方向、鼻出血及鼻塞的程度，结合外鼻视诊、触诊及前鼻镜检查，鼻部有无压痛、骨摩擦感或捻发音，鼻梁有无歪斜、塌陷或鼻黏膜有无破损、鼻中隔有无偏曲、脱位等，即可诊断鼻创伤。但必须行 X 线照片、CT 扫描等相关检查，确定有无鼻窦骨折、脑脊液鼻漏、眼眶创伤等情况，从而避免遗漏重要伤情的诊断。

**2. 鉴别诊断**　主要鉴别是单纯性鼻创伤还是复合性鼻创伤，包括颌面复合骨折、颅底骨折、眼眶骨折等。依据创伤史、临床表现及相关体征、影像学检查可以确诊。

## 【治疗】

综合评价病情，开放性创伤宜先清创缝合，病情允许可同步行鼻骨、鼻窦骨折复位；合并眼眶及颅面骨折，请相关科室会诊，共同制定治疗方案。中医分早、中及后期辨证治疗，在中后期的康复治疗中发挥重要作用。

**1. 一般治疗**　镇静、休息、支持及对症治疗。

**2. 鼻骨复位术**　常规局麻或全麻后，用鼻骨复位钳复位（图 13–1）。先将鼻骨复位钳于鼻骨骨折处进行标记，然后将鼻骨复位钳插入鼻腔内，深度达鼻骨骨折断裂处稍后方，用力向前上方将骨折断端抬起，同时用另一个手的拇、食二指于鼻外夹持鼻骨处，将对侧移位突起的鼻骨向内后方推压，两手相互配合复位，此时常可听到骨折复位时的咔嚓声。操作中，应注意复位钳伸入鼻腔深度不宜超过两内眦连线，以免损伤筛板。复位后，鼻腔内填塞凡士林纱条，以固定并止血；固定纱条一般于术后第 3 天取出。复位后 2 周内不可用力压迫鼻梁，勿用力擤鼻。鼻中隔骨折或脱位时，宜用鼻骨复位钳整复，然后鼻腔填压凡士林纱条 2 ～ 3 天。如有鼻中隔黏膜撕裂并骨折断端外露时，需剪去外露的断端骨质，缝合黏膜裂口。有鼻中隔血肿者，

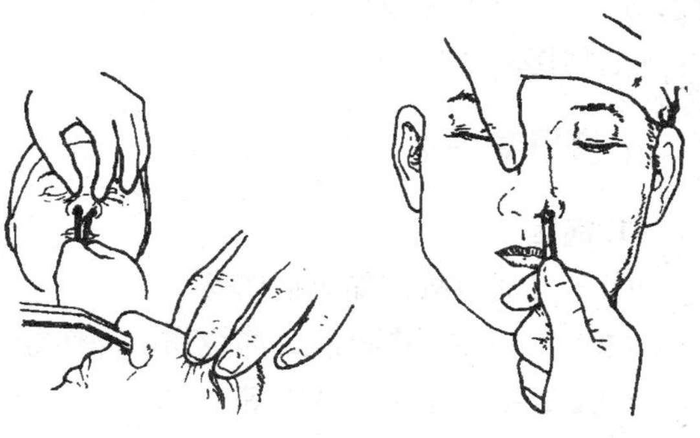

（1）双侧复位法　　（2）单侧复位法

**图 13–1　鼻骨骨折的闭合性复位法**

应切开血肿，清除凝血块，放入引流条，再用凡士林纱条填压，以防血肿复发。

**3. 其他处理** 有开放性裂伤者，术后应常规应用抗生素、止血剂，并肌肉注射破伤风抗毒素。

**4. 辨证论治**

（1）气血瘀鼻证

证候：鼻创伤早期，鼻痛，鼻塞，皮色青紫，鼻腔衄血。舌红，脉紧或弦。

治法：行气活血，消肿止痛。

方药：活血止痛汤加减。

（2）瘀血阻鼻证

证候：鼻创伤中期，鼻痛，鼻塞，鼻梁瘀肿。舌暗红，脉弦紧或涩。

治法：活血祛瘀，和营生新。

方药：正骨紫金丹加减。

（3）气血亏虚，鼻窍失养证

证候：鼻创伤后期，神疲乏力，头晕。舌淡红，脉细。

治法：补益气血，坚骨养筋。

方药：人参紫金丹加减。

### 【中西医结合治疗进展及展望】

鼻部创伤的中西医结合治疗，以恢复鼻功能及鼻外观为目的，包括清创缝合、鼻骨复位等措施。中医认为，无论开放性鼻创伤或闭合性鼻创伤，均为血脉瘀阻不通，气血凝结引发疼痛；初期宜采用“行气消瘀”“清热凉血”等治法，辨证选用诸如桃核承气汤、柴胡疏肝散，开放性创伤合并感染可加用五味消毒饮等方剂。当患者病情稳定进入中后期，主要治以和营止痛、接骨续伤，可选用七厘散、接骨丹等方剂。若见气血亏虚，酌加补益气血药。

### 【预防与调护】

鼻突出于面部，易受创伤。生活、工作中，要加强保护意识，从事户外高危工作时尤要重视。

## 第三节 颌面创伤

颌面位居头部，易受创伤，且可影响颌面外观及发音、语言、进食、咀嚼、吞咽及表情等功能，严重者可引起呼吸困难，甚至出现窒息或大量失血而危及生命。同时，较重的颌面创伤常合并颅脑创伤。

### 【病因病理】

**1. 病因**

（1）交通事故，如车祸伤等。

（2）工农业生产事故，如烧伤、冻伤等。

（3）跌撞、拳击或斗殴等。

（4）战争中的火器伤等。

**2. 病理** 钝挫伤可致颌面部的软组织出现皮下瘀血、水肿；锐器伤可致皮肤裂伤；暴力重伤可致颌面部骨折、鼻窦积血，甚至合并颅底骨折、脑脊液鼻耳漏、脑损伤等，甚者可以引发休克。

**3. 病机**　暴力伤颌，轻者损皮伤肉，耗伤气血，气滞血瘀，颌面肿痛；重者折骨伤脑，瘀阻清窍，致颌面骨折，鼻窍衄血，甚至窍闭神昏。创伤后期，气血损耗，致气血亏虚，颌面失养，功能受限。

## 【临床表现】

1. 伤情重者，可出现呼吸、脉搏、血压及神志等生命体征的变化及瞳孔改变，或同时存在头颅、颈椎、胸腹及四肢损伤。

2. 颌面部不同的区域创伤可有不同的临床表现，多表现为局部疼痛、出血、鼻塞、复视、吞咽或呼吸困难等。

（1）口腔：可能出现舌后坠、血肿、裂伤、出血等。

（2）眼：可能表现为睑缘裂伤缺损，眼球损伤，出现复视、视力下降，瞳孔不对称，泪道及内眦韧带损伤，甚至眶周及眶底骨折。

（3）鼻：可能同时伴有鼻部创伤。

（4）上颌：主要是上颌骨骨折，可能同时伴有眶骨骨折，出现眶腔、鼻腔和外界相通的情况，也可同时损伤眶下神经和面神经。上颌骨骨折分为 Le Fort Ⅰ、Le Fort Ⅱ、Le Fort Ⅲ型骨折。临床实际中，不一定两侧均发生对称性骨折，这主要取决于撞击力的大小和作用方向。

（5）下颌骨骨折：包括下颌髁突颈部、体部及下颌角骨折，下颌骨折可出现局部疼痛、咬颌错位、张口困难等表现。

（6）颧骨骨折：颧骨骨折通常表现在颧颞缝、颧颌缝和颧额缝，可出现局部疼痛、张口受限，合并眼眶骨折可出现复视等。

## 【实验室及其他检查】

**1. CT 扫描**　可清晰显示创伤部位、骨折范围及其移位情况，并协助诊断有无血肿或异物等。

**2. X 线摄片**　必要的 X 线片检查可辅助诊断颌面创伤。

## 【诊断与鉴别诊断】

**1. 诊断要点**　迅速、准确地判断伤情，是颌面创伤早期诊断和救治的首要步骤。对伤情的判断，应分两步进行。首先确定有无危及生命的体征和必须紧急抢救的征象，包括意识是否清醒、瞳孔大小和对光反应是否正常、呼吸道是否通畅、血压和心脏情况是否正常、是否需要输血等，以利急救处理；第二步是在紧急处置后，通过系统的病史采集和全身检查，包括 X 线片、头颅 CT、胸腹部 B 超等，以全面认识伤情及全身情况，做出进一步诊断，指导全面治疗。

**2. 鉴别诊断**　主要是鉴别单纯性颌面创伤与复合性颌面创伤，判断有无颌面部骨折、颅底骨折，有无颅脑、眼眶及颈椎创伤等。

## 【治疗】

**1. 治疗原则**　在及时做出伤因、伤位、伤情诊断后，尽快确定治疗方案。治疗分为早期治疗和后期治疗。早期治疗以急救和闭合伤口为主，若伤情允许，亦可同步行骨折复位和固定手术；后期治疗主要是改善面部畸形和恢复功能等。中医辨证论治在改善患者伤痛、麻木等症状，以及促进伤情康复中可发挥重要作用；中医正骨手法简便实用，亦可用于复位颧骨骨折、上颌骨骨折、鼻骨骨折等。

**2. 急救治疗**

（1）防止窒息：意识清醒者，可采取俯卧位、侧卧位或坐位，清除口腔和鼻腔内可能导致窒息的血凝块、分泌物、异物。意识不清者，可牵引舌于口外，防止阻塞性窒息。气管插管、鼻插管或 15 号粗针头穿刺环甲膜，必要时可行气管切开以开放气道。

（2）颅脑创伤：请脑外科会诊协助治疗，及时清理颅内血肿，降低颅内压。

（3）止血：局部伤口出血，可行压迫止血法，如用纱布敷料填塞或指压颞浅动脉、面动脉以止血；压迫止血无效时，可行相关责任动脉结扎止血术或血管栓塞术。

（4）伤口的早期清创处理：尽早冲洗伤口，彻底清创，去除异物，尽量保留有用组织。如组织缺损不多，可将伤口直接缝合；如创面过大，可行皮片移植术。有骨、肌腱、神经血管外露时，可行邻位皮瓣或远位皮瓣移植；如伤口污染严重，异物多且无法彻底清除者，可暂不闭合伤口，加强换药及全身治疗以控制感染，待感染控制后再行手术闭合创面。

（5）颌面骨折的处理：在伤情允许的情况下，尽早行骨折复位及固定术，以达到恢复咬颌关系及解剖复位之目的，避免出现断骨错位愈合、面部畸形和咬颌紊乱。复位及固定术有非手术法及手术法两种。非手术法包括颌间牵引复位、颅颌牵引复位等；手术法主要用于一些复杂骨折及移位明显的骨折，如颧弓骨折、上颌骨骨折、下颌骨骨折等，现常用微型钛板、钛钉内固定术。对于粉碎性眶周骨折、粉碎性上颌骨骨折、眶下壁骨折眼球塌陷等，需植骨以利外形恢复。

**3. 后期治疗** 如颌面骨折早期治疗未能达到完全的骨及软组织复位，或因组织严重损伤、缺失，一期治疗期间以抢救生命为主，未做整复而遗留了明显的面部畸形和功能受限者，需进行二期手术治疗。

**4. 辨证论治** 参阅本章第二节。

### 【中西医结合治疗进展及展望】

颌面创伤者一般伤情较重，若合并颅脑创伤或内脏损伤，伤后出现昏迷，应以抢救生命为主。在抢救过程中，配合中医开窍化痰、清心辟秽之法，服用安宫牛黄丸、至宝丹、紫雪丹等，并施以针灸治疗，可刺中冲、合谷、水沟、足三里等穴，以达调整阴阳、开窍醒神目的。若为虚证，配气海、关元、百会等穴；若是实证，配太冲等穴；若出现虚脱，刺内关、素髎等穴。

### 【预防】

参阅本章第二节。

## 第四节 咽部灼伤

凡因高温液体或化学腐蚀物灼伤咽部称咽部灼伤（burn of the pharynx）。包括热灼伤及化学灼伤。多因误饮沸水、强酸、强碱等，以及火灾时吸入高温气体等引起。咽部下连食管及喉腔，咽部灼伤可累及食管和喉部，致食管灼伤及喉水肿，还可引起全身病理变化和中毒症状，严重者可因窒息、中毒或心衰而死亡。本病常见于小儿，成年患者则多为企图自杀者或见于工伤事故中。

## 【病因病理】

**1. 病因**

（1）热灼伤：多发生于儿童。常为小儿误饮沸水或进食滚烫的食物所致。成人患者则多见于火灾，或于生产事故中受高热蒸汽或其他高温液体损伤，故常伴有头、面、颈部的严重灼伤。

（2）化学灼伤：误服强酸性、强碱性物质所致。前者如硫酸、盐酸等，后者如氢氧化钠、氨水等。吸入具腐蚀性的挥发性化学物也可引起咽部灼伤，咽化学灼伤常伴发食管等邻近器官组织的灼伤。

**2. 病理**　灼伤的程度，依致伤物的温度和腐蚀剂的性质、浓度、进入咽的数量及停留的时间而定。咽黏膜接触碱性物质后，脂肪皂化，蛋白溶解，引起组织液化坏死。这种损伤穿透力强，易向深层发展。咽黏膜接触酸性物质后，病理改变主要是细胞脱水，蛋白质凝固，局部组织呈凝固性坏死改变，穿透力稍弱。但高浓度者亦可引起严重损伤。一般分为三度。

一度（轻度）：咽部黏膜弥漫性充血、水肿，创面愈合后无瘢痕形成。

二度（中度）：病变累及黏膜层及肌层，黏膜水肿更为显著，黏膜表面形成坏死性假膜或痂皮，可为白色、黄色或灰色等，黏膜表面有时出现水疱，可有颈淋巴结肿大。

三度（重度）：常见于强碱所致。可使黏膜深层坏死，病变持续时间较久，常有瘢痕形成，可并发各种畸形。

轻度灼伤的黏膜可完全恢复正常，咽痛一般在 3 ～ 5 天后可消失。中度灼伤一般在 7 ～ 14 天后疼痛、流涎等症状方消退，假膜逐渐脱落。重度灼伤者，坏死性假膜需经 3 ～ 4 周才消失，并有痂皮和肉芽组织形成，结缔组织增生，瘢痕挛缩；可以遗留各种畸形，如会厌固定，边缘缺损或大部坏死，舌根、会厌、杓状区、杓会厌襞广泛性粘连；严重者出现咽、喉或食管狭窄，甚至发生闭锁。

**3. 病机**　火热邪毒，内灼咽部，肌膜腐蚀，伤津灼液；若热毒壅盛，伤营动血则生变症。

## 【临床表现】

**1. 症状**

（1）常见症状为口腔、咽喉疼痛，吞咽时疼痛加剧，伴吞咽困难、流涎。病情较重者，可见高热、咳嗽、声嘶、喘鸣、呼吸困难等症。

（2）化学伤可伴有昏睡、失水、高热、休克等全身症状。

（3）儿童患者常有呼吸困难、烦躁不安、精神不振、嗜睡，易发生中毒症状。

（4）咽部灼伤累及喉部，则可见声嘶和呼吸困难，多发生于伤后 5 ～ 10 小时。

**2. 体征**　咽部检查，可见软腭、悬雍垂、咽后壁、会厌舌面等处黏膜起疱、糜烂或覆有白膜，周围黏膜明显充血、水肿。三度灼伤者，在 2 ～ 3 周后，可因瘢痕形成而导致咽喉狭窄甚至闭锁。

## 【实验室及其他检查】

1. 常规进行肝肾功能、血常规及电解质检测，以评价肝肾功能、血象变化及水、电解质平衡等全身状况。尿常规检查中应注意有无蛋白尿和血尿。

2. 依据病史分析，必要时还应适时检测呕吐物、尿及粪便中的毒物，以判定毒物种类。

3. 纤维喉镜检查，以准确判断灼伤部位和范围。

4. 食管吞钡或食管内镜检查以判断食管是否有灼伤。

【诊断】

**诊断要点**　根据病史、症状及体征即可确诊。应密切注意有无呼吸困难及水电解质平衡紊乱的诊断，必要毒物检查以明确病因。

【治疗】

依据病史及临床表现，准确综合评价病情；密切注意呼吸情况，保持呼吸道通畅，警惕喉水肿和喉阻塞发生，必要时行气管切开；防止肺水肿；及时进行中和治疗，严防并发症的发生。

**1. 一般灼伤的局部处理及药物治疗**　口腔及咽部轻度灼伤者，予复方硼砂液含漱。有水疱者，用注射器抽吸，以免黏膜撕脱，增加感染机会；水疱已破者，可涂以甲紫。常规对症、支持及抗感染治疗。必要时加用糖皮质激素治疗。

**2. 中和治疗**　强酸烧伤者，除用水冲洗外，可用氢氧化铝凝胶、镁乳剂、牛奶、豆浆、蛋清涂创面或吞服，忌用碳酸氢钠（苏打），因其产生的二氧化碳可使受伤的食管和胃因胀气而有穿孔危险。强碱烧伤除用水冲洗外，可用1%稀盐酸、食醋、柠檬汁、5%氯化铵涂创面。酚类烧伤者，先用乙醇（稀）冲洗，再用水洗。热开水烫伤者，可含冰块或冷开水漱口。

**3. 保持呼吸道通畅**　室内保持较高的湿度和合适温度，及时吸氧，密切观察呼吸情况，备好吸痰用具，做好气管切开的准备。若有广泛的头面、颈部严重灼伤，必须立即行气管切开术。

**4. 辨证论治**

热毒伤咽证

证候：咽干咽痛，吞咽困难。或有身热。舌红苔干，脉细数。

治法：清热利咽，养阴生津。

方药：养阴清肺汤加减。

【预后】

本病预后与灼伤程度及治疗是否得当相关，重者可遗留咽腔狭窄等并发症。

## 第五节　喉创伤

喉创伤（injuries of the larynx）是指各种内、外暴力导致的喉部创伤。喉位于颈前部，其前上有下颌骨、前下有胸骨、后有颈椎、两侧有胸锁乳突肌保护，故损伤机会较少，约占全身外伤的1%。由于喉与口腔、咽腔、颈段气管、食管、颈部大血管、神经和颈椎相邻近，喉的创伤常为合并伤，早期即可出现呼吸困难，并容易伴有吞咽困难、大出血、休克、窒息等危象，抢救不及时可造成死亡；中期可继发创口感染；后期容易出现咽喉、气管、食管的瘢痕狭窄、瘘管或声带麻痹等后遗症。一般可分为喉的外部伤和喉内部伤两类。喉外部伤包括闭合性喉创伤及开放性喉创伤，喉内伤包括喉烫伤、烧灼伤和喉插管伤等。

【病因病理】

**1. 病因**

（1）闭合性喉创伤：①交通事故。②工伤，如机器轧伤、轮带撞伤等。③撞击伤、硬物击伤、拳击伤。④悬吊自缢、扼伤。

（2）开放性喉创伤：①火器伤及刺刀、长矛等锐器伤。②工伤及车祸。③刎颈自伤。

（3）喉烫伤、烧灼伤：①吸入高温气体、液体或热蒸汽，如火灾时的烟尘气体。②误饮强酸强碱等腐蚀性化学物质。③战时的毒气袭击。

（4）喉插管伤：由于气管内插管导致的医源性喉损伤。

**2. 病理**　钝性创伤可使喉部受到挤压，致喉部及其周围组织瘀血、肿胀、出血等。在声门区，可引起体液和血液的迅速潴留，形成喉水肿或血肿，造成喉梗阻。如有黏膜破损，则可形成皮下气肿。若继发感染，则可形成蜂窝织炎、脓肿、瘘管等。同时，外力可造成喉软骨骨折、组织移位，骨折片可阻塞气道；常伴喉返神经损伤，出现声带麻痹、声嘶等；喉组织创伤后出现的肉芽增生、纤维化，可致环杓关节固定。

锐器伤可致不同程度的开放性喉创伤，或可同时伤及颈部大血管，发生致死性大出血。

喉烫伤、烧灼伤病理变化与咽灼伤类似，黏膜水肿发白，黏膜充血糜烂，可出现伪膜。

喉插管伤主要导致喉黏膜水肿、损伤性肉芽肿和环杓关节脱位。损伤性肉芽肿发生机制目前没有完全阐明，多发生于声带中后部，且多见于女性，可能与其喉腔较小、喉黏膜较薄等解剖特点有关。

**3. 病机**　喉部创伤，伤气损血，瘀血阻滞，脉络闭塞，气机不畅，致喉部肿痛，呼吸困难。喉烫伤、灼伤则为热毒内侵，伤津灼液，腐蚀肌膜，甚至伤营动血。

## 【临床表现】

**1. 疼痛**　咽喉疼痛、吞咽痛和压痛。

**2. 声音变化**　声音嘶哑或失音。

**3. 出血**　若开放性喉外伤致颈动脉或静脉损伤，出血常较严重，可发生失血性休克及死亡。

**4. 呼吸困难**　创伤程度不同，发生呼吸困难的程度也有差异。严重的可于伤后立即出现呼吸困难，轻伤者则可缓慢出现或数日后发生。喉气管断离者，可立即发生严重呼吸困难并因而危及生命。

**5. 吞咽困难**　如吞咽时伴有呛咳，应进一步检查排除并发声带麻痹或气管食管瘘的可能。

**6. 皮下气肿，甚至空气栓塞、循环障碍等**　空气由损伤裂口处进入皮下组织间隙，可以引起皮下气肿。如颈部大血管损伤，空气经颈内静脉进入体内，可引起空气栓塞，出现胸闷、胸疼、呼吸急促、脉搏快而不规则等危象；大量空气吸入心脏，可致心脏搏动停止，患者立即死亡。如颈动脉窦受刺激，可引起脑部反射性血液循环障碍，出现意识障碍、脉搏缓慢、血压下降及声门痉挛等症。

**7. 检查**　闭合性喉创伤，可以查见颈前皮肤肿胀、瘀斑、触痛，喉黏膜充血水肿；环甲关节脱位，可见杓状软骨黏膜和杓状会厌襞水肿，声带呈弓状；开放性喉创伤，查见颈部有各种伤口。

## 【实验室及其他检查】

**1. 喉镜检查**　间接喉镜检查困难者，可行纤维电子喉镜检查或直接喉镜检查，可以窥查喉内受伤部位、性质及其程度。

**2. X 线检查**　喉部 X 线摄片有助判断是否存在喉软骨骨折、气管损伤、气胸等。CT 扫描或三维成像更能了解喉软骨损伤部位和程度，还可显示出喉部软组织的损伤情况。

## 【诊断与鉴别诊断】

**1. 诊断要点**

（1）外伤史。

（2）典型症状：咽喉部疼痛、声音嘶哑或失音；咯血及吞咽困难；呼吸困难。

（3）颈部检查见皮下气肿，颈部肿胀、淤血。喉内镜检查可见喉腔黏膜充血、水肿，和（或）血肿，和（或）声带活动受限或瘫痪、杓状软骨脱位、喉气管软骨骨折、移位等。

（4）辅助检查结果，喉部 X 线检查或 CT 扫描，可辅助诊断喉气管腔有无阻塞、软组织及软骨损伤情况。食管碘油造影，可排除食管损伤、食管气管瘘。

**2. 鉴别诊断** 喉创伤的鉴别诊断，主要在于鉴别是否同时存在邻近部位如食管、颈椎的损伤，还要精细区分喉软组织挫伤、软骨损伤、喉神经及大血管的各种损伤等。

## 【治疗】

积极维护喉功能，保持呼吸道通畅，迅速止血。在充分保证生命安全的前提下，积极防治后遗症的发生，中医辨证论治有助于喉创伤的康复。

**1. 一般治疗** 喉部轻度单纯性挫伤，或喉软骨骨折而无移位者，常无需特殊治疗。可让患者休息，少发声；进流质或软食，给予止痛、止咳等对症治疗。受伤严重者，可给鼻饲以减少喉部活动，减轻疼痛和呛咳，并应严密观察呼吸变化及皮下气肿进展情况。全身应用抗生素以预防或控制感染，加强局部换药；为预防或减轻喉水肿，可予类固醇激素。开放性伤者，予破伤风抗毒素肌注。

**2. 呼吸困难的处理** 务必保持呼吸道通畅，及早给氧。及时清除伤口内的异物及喉、气管内的血液与分泌物，托起下颌，或放入咽导管以开通气道；必要时行气管切开术。疑有喉气管断离者，应做低位气管切开术。

**3. 大出血和休克的处理** 可先用填塞止血法，如疑有颈部大血管出血，可用一个手指向颈椎方向压迫血管以止血。一般不施行环形绷带包扎法，以免影响脑部血液供应。为防止因填塞物压迫气道而引起的呼吸困难，可先行气管切开术，然后清创，充分止血。必要时结扎颈外动脉。全身输液、输血、抗休克治疗。

**4. 清创缝合** 在全身状况允许的情况下，可行喉部清创缝合术；清创时，破碎的软组织及软骨应尽量保留，予以复位缝合（图 13–2、13–3）；如软骨缺损较多，可用带蒂肌瓣、肌皮瓣等组织移植修补。喉气管伤者，喉气管腔内放入喉扩张模或硅橡胶 T 形管，有利于软骨愈合及预防喉狭窄。后遗之喉狭窄必须早期予以扩张（图 13–4）。术后放置鼻饲管。

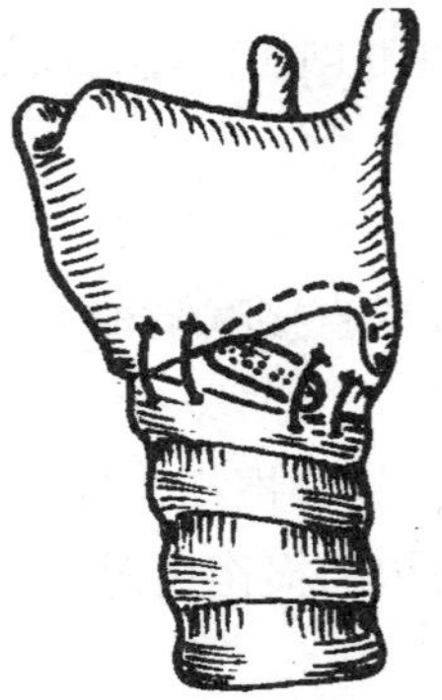

图 13–2　环状软骨缺损的缝合方法：气管前壁与甲状软骨下缘缝合，气管后壁与环状软骨板缝合

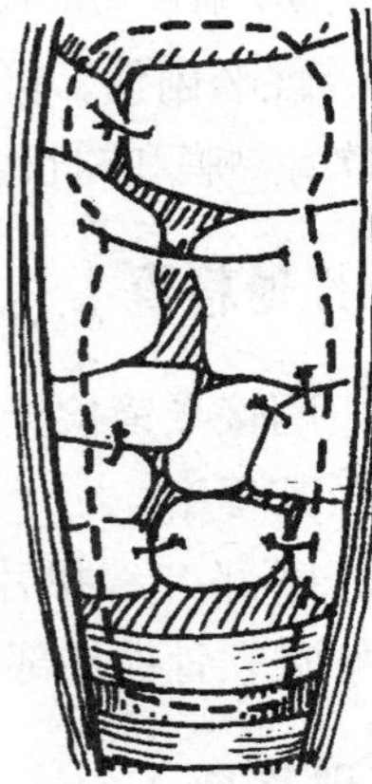

图 13–3　严重喉气管粉碎性骨折的缝合方法：围绕喉气管环重新吻合

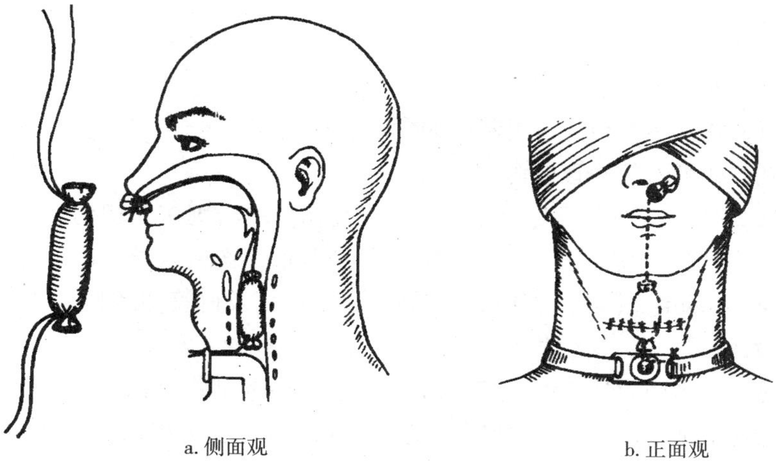

a. 侧面观　　　　b. 正面观

**图 13–4　喉狭窄扩张术：用橡皮指套装塑料海绵做成简易喉扩张子予以固定**

**5. 喉关节脱位的处理**

（1）环甲关节脱位：可用一个手指在喉外将甲状软骨向后推移，另一个手指捏住环状软骨并向前牵拉，使其复位。

（2）环杓关节脱位：水肿消退后，可在喉镜下，用喉钳行杓状软骨拨动复位术，将杓状软骨抬起，向后外方推移使其复位。

**6. 辨证论治**

血瘀喉窍证

证候：喉创伤，局部瘀肿疼痛，或有出血、声嘶、呼吸困难。舌暗红，脉涩或弦紧。

治法：活血祛瘀，通利喉窍。

方药：桃红四物汤加减。若红肿热痛者，加黄芩、栀子、石膏、牡丹皮；若气血亏虚者，加鸡血藤、茯苓、骨碎补、黄芪、熟地黄、人参，去生地黄。

### 【预防与调护】

1. 加强自我保护，避免事故的发生。

2. 喉创伤清创缝合术后，患者应仰卧、高枕、头前倾位，以防伤口裂开；严密观察血压、呼吸、脉搏，及时吸出气管内分泌物，保持呼吸道通畅；鼻饲高热量饮食，以减少吞咽动作，利于伤口愈合。对刎颈自杀或精神病患者，更要加强护理，严防患者自行拔除气管套管，撕脱包扎敷料或再次自杀。

## 第六节　颈部创伤

凡暴力作用于颈部致颈部损伤者，称为颈部创伤（trauma of neck）。颈是头颅与躯干的连接部分，重要的组织结构多，有重要的大血管及神经，毗邻关系复杂，伤情往往较为严重与紧急，如处理不当或不及时，可发生气道梗阻、大出血、假性动脉瘤、声嘶、吞咽障碍等，可遗留明显的功能障碍，影响患者生存质量，威胁患者生命。

## 【病因病理】

**1. 病因**

（1）闭合性颈创伤：多由钝力所引起，如拳击、车祸等。另外，气管插管麻醉时，如气囊压力过高或高压输氧，亦可引起气管损伤。

（2）开放性颈创伤：多见于战时火器伤，如弹片伤，平时则多为切伤、刺割伤。火器伤者，伤口呈广泛性多处点状伤，伤道深浅不一，创面污染严重，伤道内异物甚多；切割伤或刺伤者，往往伤口边缘整齐，坏死组织少，但伤口常常较深，可以伤及血管神经等。

**2. 病理**

（1）闭合性创伤：当钝力从正面直接撞击颈部时，多损伤喉、气管、甲状腺；如为钝力从侧面撞击颈部，主要损伤血管、神经、食管、肌肉、颈椎等，亦可引起气管向对侧移位，损伤较轻，常无骨折及脱位，可以仅仅引起气管黏膜损伤。创伤重者，可以发生甲状软骨、环状软骨骨折及杓状软骨脱位、喉软组织严重撕裂，甚至造成广泛缺损，骨折片与软组织可阻塞气道，亦可发生气管与环状软骨分离，或气管软骨环断裂塌陷。环状软骨骨折或气管的损伤常合并喉返神经受累，严重者可完全撕断。

颈动脉直接被挫伤后，富有弹性的外膜往往保持完整，而内膜和中层则易受损伤。内膜撕裂伤后，其创面形成血栓，血栓逐渐加大，可引起颈动脉完全闭塞。如果原有动脉粥样硬化的基础，则易发生剥离性动脉瘤。

另外，气管插管麻醉时，气囊压力过高等，可以引起气管破裂，喉或气管内可出现水肿及血肿。

（2）开放性创伤：开放性颈部创伤，依伤口的大小及深浅，可分别或同时伤及血管、神经、喉、气管、咽、食管等，并可合并有血肿、气肿、异物、颈椎损伤等。

**3. 病机**　暴力伤颈，肌肤受损，血脉瘀阻。早期可兼气滞，后期可兼气血亏虚。若气血瘀滞日久，郁久化热，若再感受毒邪，化火酿脓，发生痈肿。

## 【临床表现】

**1. 闭合性颈部创伤**

（1）气管闭合性创伤：①气管损伤处疼痛、压痛。②咳嗽及咯血。气管损伤后，血液流入气管，可引起阵发性刺激性咳嗽，咳出带泡沫的血痰或鲜血。③可以出现不同程度的呼吸困难，发绀。④皮下气肿。空气通过破裂的气管黏膜进入皮下组织产生气肿，为气管损伤的重要体征。气肿可以是局限性的，也可以呈进行性发展，即在短时期内迅速向上下扩展，严重者累及全身，合并有纵隔气肿和气胸。⑤声嘶。伴有喉挫伤或喉返神经损伤者，可出现声嘶，重者失音。

（2）咽及食管闭合性创伤：①咽部或胸骨后疼痛，吞咽时疼痛加剧，吞咽困难，因疼痛而不敢进食。②吐血或呕血。③皮下气肿与气胸，是食管破裂的重要症状。④并发感染则出现颈深部脓肿，引发呼吸困难。

（3）颈动脉创伤性栓塞：①颈部血肿：颈部挫伤后，常在颈动脉三角区形成血肿。②神经受压症状：血肿增大，压迫颈交感、迷走、舌下、舌咽神经，可分别出现 Horner 综合征、声嘶、伸舌偏斜、咽反射消失等症。③脑缺血：颈部挫伤后，引起血管痉挛、血栓形成，均可引起脑缺血，表现为单侧偏瘫，但一般神志清楚。

**2. 开放性颈部创伤**

（1）出血：损伤颈动、静脉，可造成大量出血，出现失血性休克甚至死亡。

（2）空气栓塞：颈内静脉损伤后，由于胸腔负压的作用，可以将空气吸入静脉内，形成空气栓塞，可立即引起死亡。

（3）脑缺氧、昏迷：如颈总或颈内动脉受伤，可以引起受伤侧脑组织缺氧，出现神经系统症状如昏迷、偏瘫、失语等。

（4）呼吸困难：颈创伤常合并有喉、气管本身的创伤而且有出血。血液可进入呼吸道造成窒息，也可因血液在组织内积聚，形成血肿，压迫呼吸道而引起呼吸困难。

（5）血肿：颈部血管损伤后，出血积聚于组织内，则形成血肿，可伴有头痛和放射性耳痛，在血肿部位可听到收缩期血管杂音。一侧颈总动脉和颈内静脉的血肿，由于循环障碍而可发生偏盲。

（6）神经损伤症状：颈部神经丰富，颈创伤常致神经损伤而出现相应症状。喉返神经损伤引起声嘶，双侧喉返神经损伤则致声带外展麻痹而造成呼吸困难；颈部脊髓损伤常致四肢瘫痪，膈肌和肋间肌的瘫痪可发生呼吸困难，常致患者迅速死亡；开放性损伤累及臂丛，可引起肩部、上臂、前臂、手的单一部位或多处同时瘫痪；副神经的损伤可使胸锁乳突肌和斜方肌发生瘫痪，头部偏向健侧，患侧肩下垂，晚期可致斜颈。

（7）全身症状：失血严重者有心慌、气短、脉搏快、血压低、皮色苍白等失血症状，可伴有耳鸣、头昏、惊慌、头痛等症。

## 【实验室及其他检查】

**1. 内镜检查**　如病情需要，且无内镜检查禁忌证者，可进行喉镜、支气管镜、食道镜等检查，以观察腔内的病变范围及程度。

**2. X 线检查**　透视可发现有无气胸、纵隔气肿；喉、气管的体层摄片或 CT 扫描，可准确了解病变的部位和范围；食管钡餐检查可判断有无气管、食管瘘；颈动脉造影可诊断颈动脉创伤性栓塞。

## 【诊断与鉴别诊断】

**1. 诊断要点**

（1）颈部含有较多重要神经、血管，咽，食管之颈段，喉，颈段气管等结构。颈部创伤的诊断，宜包括对上述组织器官伤情的判断。

（2）颈部挫伤后，可出现霍纳综合征、单瘫或偏瘫，但患者神志清楚。

（3）颈动脉三角或颈前三角有血肿形成时，应警惕颈动脉创伤性（闭合伤）栓塞的形成。

（4）咳嗽时尖锐刺痛，可以是喉软骨骨折的突出症状。

（5）伸舌时喉痛和明显的吞咽疼痛，常常是合并舌骨骨折的特征。

**2. 鉴别诊断**　主要应与脑创伤后颅内血肿相鉴别。二者均有创伤史及创伤后出现瘫痪之表现。但颈动脉创伤性栓塞者发生过程需时较长，从颈动脉受挫伤到血栓形成，直至动脉完全阻塞而出现神经系统症状（瘫痪），需要一个过程，由数小时至两周时间不等，平均为 24 小时，即临床上所谓从受伤到出现严重神经症状之间有一个清醒期。创伤后颅内血肿者，发生神经系统症状较急。颅脑及颈部 CT 检查结果有助于两者的鉴别。

## 【治疗】

遵循抢救生命、保护重要脏器、恢复大血管和神经功能、减少并发症、改善形态这一思路来安排治疗计划。急救处理应执行创伤复苏的 ABC 原则，即首先要注意气道（airway）、出血（bleeding）和循环（circulation）状况，以挽救生命，减轻病残。中医辨证论治，在颈部闭合性伤和开放性伤手术后的恢复过程中，可减轻病痛、促进伤口生长、消除血肿而利于病情痊愈。

**1. 一般治疗** 让患者休息，依病变部位及创伤程度选择适宜体位以减轻伤口压力、减少出血、缓解压迫。少讲话，以利声带休息。进流质或半流饮食，必要时鼻饲。加强对症治疗如止痛、止咳、消炎、消肿等，严密观察生命体征的变化，随时掌握病情发展动态。

**2. 紧急止血** 表浅血管出血者，可采用填塞法或臂颈加压包扎法，也可直接进行血管结扎。出血凶猛、失血量多者，立即建立静脉通道补充血容量，同时以手指或敷料压迫止血，积极抢救休克等。对于深部的活动性出血，一般应进行手术探查，修复血管，或予以结扎。颈外动、静脉及椎动脉出血者，可行血管结扎。颅底处颈内静脉损伤，可用持久性填塞止血。对于颈总动脉和颈内动脉损伤，应力求不采用结扎法，以免发生偏瘫、失语甚至死亡；在迫不得已的情况下，可在血压、血容量正常时结扎之。

**3. 颈动脉损伤修复术**

（1）*血管伤口的侧壁缝合术*：对边缘整齐的裂伤，伤口不超过动脉周径的 1/3 者，可行侧壁缝合修补。

（2）*动脉对端吻合术*：血管缺损部分不超过 1.5cm，可行对端吻合术。先置内分流管，或血管夹夹闭损伤动脉两断端处，将血管两断端进行端对端吻合。

（3）*颈内、外动脉接吻术*：当颈内动脉撕裂难以修复时，可将颈外动脉近心端转移与颈内动脉远心端吻合。

（4）*静脉移植术*：如缺损的动脉较长，估计端对端吻合有困难时，可用自体静脉（如颈内静脉）移植术进行修复。

**4. 气管切开术** 有明显呼吸困难者，均需施行气管切开。有喉软骨骨折、喉大块组织撕裂者，应行低位气管切开术，使之与喉部损伤处有一定的距离。

**5. 颈部其他重要脏器修复术** 尽可能完全修复颈部重要神经、喉、气管、咽、食管之损伤，行端对端吻合术。

喉软骨骨折错位及软组织损伤者，需尽早进行修复与固定术。修复手术必须在损伤后 7 ～ 10 天内完成，最理想的是在 48 小时以内手术。手术中，应注意保持胸骨舌骨肌和胸骨甲状肌的完整性。对骨折及移位的软骨，要重建正常的位置关系。如果软骨膜与软骨分离，必须贴拢对位缝合。黏膜撕裂处用肠线缝合，有严重缺损者，应移植皮片或黏膜于创面上。一定要修复或重建环状软骨的完整性。会厌根部撕脱、室带前段游离者，可行声门上喉切除术；贯通声门伤时，则行喉裂开整复。手术完成后，喉腔或气管腔内应放置一个起支持固定作用的扩张模，以防喉气管狭窄，放置时间为 4 ～ 8 周。

**6. 对症治疗** 输血、输液、抗感染、抗休克、抗水肿等对症治疗。

**7. 辨证论治**

*瘀血阻滞颈络证*

证候：颈创伤后，颈部肿胀、青紫，疼痛或出血，伴声嘶、吞咽及呼吸困难。舌暗红，脉涩或弦紧。

治法：活血祛瘀通络。

方药：桃红四物汤加减。若红肿热痛者，加黄芩、大黄、石膏、牡丹皮；若气血亏虚者，去生地黄，加熟地黄、何首乌、黄芪、人参、骨碎补。

【预防与调护】

1. 危急情况下，应注意保护颈部，避免创伤。

2. 颈部创伤发生后，应密切观察呼吸与失血情况。

## 第七节　耳创伤

因撞击、切割、拽扯、爆震等原因造成的耳部损伤称耳创伤（ear trauma），主要包括耳郭创伤、外耳道创伤、鼓膜及听骨链创伤、颞骨骨折等。耳创伤若伤及中耳、内耳，可影响听力、面神经及平衡功能，甚至波及颅脑，后果严重。耳创伤属中医“耳损伤”范畴。

【病因病理】

**1. 病因**

（1）耳郭挫伤：多由钝物打击所致，常发生于拳击、摔跤等运动及斗殴。

（2）耳郭撕裂伤：多由利刃锐器切割、刺伤或交通意外、工伤事故所造成，甚者可致耳郭断离。

（3）鼓膜创伤：多由锐器直接损伤，或爆震、掌击等间接创伤所致，也可因咽鼓管吹张、外耳道治疗操作不当引起，后者属医源性伤。

（4）颞骨骨折：常伴发于车祸、高处坠落及各种暴力撞击，多合并颅底骨折。

**2. 病理**　钝器致耳郭挫伤时，可致皮下瘀血或血肿形成及软组织肿胀；切割伤可致耳软骨暴露；咬伤可致耳软骨碎裂；火器伤可致耳郭邻近组织烧伤、肿胀。若合并感染，则伤口红肿热痛，可形成化脓性感染。内耳震荡时，常有内耳感受器及神经的功能受损。颞骨骨折可致位听器破坏，并常伴有面神经损伤。

**3. 病机**　跌打创伤，损伤耳郭，阻塞脉络，致耳郭瘀肿、疼痛，或内伤耳窍及完骨，瘀阻耳窍，耳窍失养，乃发耳聋、耳鸣、眩晕；耳伤日久，瘀滞不散，郁久化热，或毒邪侵袭，可致瘀热，化火酿脓而成痈肿；耳伤甚，损骨并脑，失血伤神，可致神昏谵语危症。

【临床表现】

**1. 耳郭损伤**

（1）耳郭挫伤：症状表现为局部疼痛，检查见耳郭皮肤肿胀，皮下瘀斑或血肿，严重者表现为紫红色丘状隆起或圆形肿胀，触痛；后期可遗留耳郭畸形。

（2）耳郭撕裂伤：耳部疼痛明显。局部检查时，轻者见不同程度的裂口，重者可为耳郭撕裂缺损，甚至耳郭全部断离。

**2. 鼓膜创伤**　可有耳痛、耳聋、耳鸣，偶尔伴发短暂眩晕。检查可见外耳道有少许鲜血或血凝块。鼓膜穿孔多呈三角形、梭形或不规则裂孔形，穿孔多位于鼓膜紧张部的后下方。

**3. 内耳创伤及颞骨骨折**

（1）出血：颞骨的纵行骨折可有血液自外耳道流出。

（2）耳聋、耳鸣：颞骨横行骨折多伤及内耳前庭部及内听道，听力损失较重，呈感音神经性聋。耳鸣重，多为持续性耳鸣。如仅为内耳震荡，则耳聋与耳鸣可以恢复。

（3）眩晕：多见于颞骨横行骨折，内耳震荡亦可引发该症。

（4）脑脊液耳漏、鼻漏、耳鼻漏：颞骨纵行骨折同时伴有硬脑膜撕裂伤者，脑脊液可经鼓室、鼓膜损伤处流出外耳道。开始为淡红色，随着出血的逐渐减少乃至停止，溢出物转为清亮黏稠状。脑脊液流入鼓室，亦可经咽鼓管从鼻腔流出而成鼻漏，或耳鼻漏。上述情况亦可见于颞骨横行骨折者。

（5）全身症状：若合并有颅脑创伤，则可出现神经系统症状，严重者可致昏迷、休克。

**4. 并发症** 耳郭的各种创伤，包括烧伤、冻伤、手术切口、针刺、穿耳环孔等，如局部皮肤不洁净，可继发感染，引起化脓性耳郭软骨膜炎。主要致病菌依次为铜绿假单胞菌、金黄色葡萄球菌、链球菌、大肠杆菌等。

## 【实验室及其他检查】

**1. 影像学检查** 常规可选用 X 线片或颞骨 CT 扫描进行检查，CT 三维成像可清晰显示颞骨骨折、内耳创伤及面神经创伤情况。

**2. 听力学及前庭功能检查** 依据耳创伤的部位及程度，听力学检查可呈传导性、混合性或感音神经性聋。负压或平坦型鼓室导抗图可因鼓室积血或脑脊液潴留引起；高峰型导抗图可疑为听骨链中断。

**3. 其他检查** 面神经电图及肌电图检查，可对面神经损伤进行定位及定性诊断；创伤后耳漏出液若颜色清亮，化验显示有含糖，为脑脊液耳漏。

## 【诊断】

**诊断要点** 根据病史、临床表现和检查所见，可做出诊断。详细的辅助检查可做出准确的定位及定性诊断。耳创伤后出现耳鸣、耳聋、眩晕、昏迷等表现，要警惕是否合并有颅脑损伤（图 13–5）。

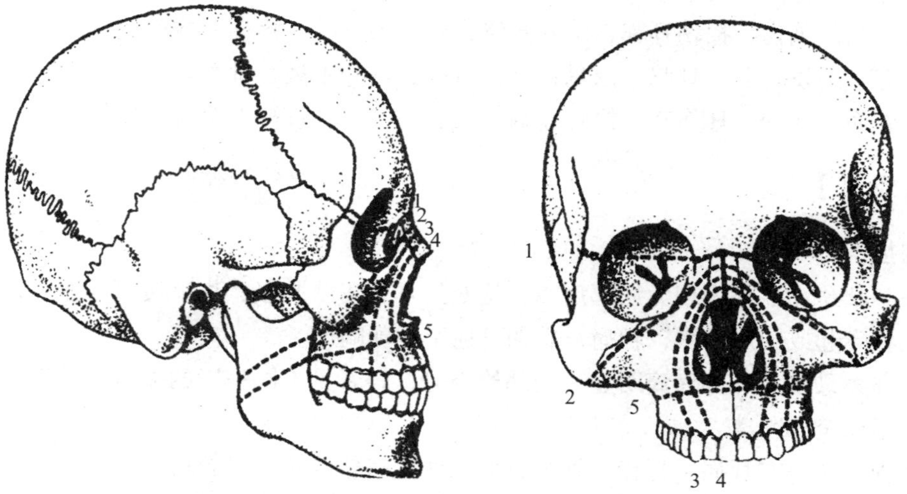


1. 颅面分离骨折线 2. 骨折线波及颧弓 3. 骨折线波及上颌窦顶和眶下管

4. 骨折线波及鼻骨、上颌骨额突 5. 上颌骨横行骨折

**图 13–5 颅面骨容易发生骨折部位示意图（图内数字正、侧位相应）**

## 【治疗】

全面评价伤情，积极处理危及生命的伤情；预防感染；必要的手术治疗，努力恢复耳郭外

形，修复受损部位的功能；合并颅脑创伤时，宜与相关专科共同诊治。按创伤的早期、中期及后期进行中医辨证治疗，利于耳创伤的康复，对面神经损伤、内耳损伤等康复治疗尤其重要。

**1. 一般治疗**　静养休息，疼痛者给予止痛等对症治疗。有脑脊液漏者，要尽量避免屏气、打喷嚏，尽早用抗生素以预防感染，有裂伤者肌注破伤风抗毒素，出血较多者可输血，有内耳及位听神经损伤者，用神经营养剂。

**2. 耳郭创伤的处理**

（1）耳郭挫伤及擦伤：按常规外科消毒处理。

（2）耳郭裂伤及断离伤：应及时行清创缝合。伤口用3%过氧化氢及生理盐水反复冲洗；修整伤缘，尽量保留耳郭组织；准确对位，用小针细线缝合，避免贯穿软骨；局部忌用肾上腺素；包扎宜松。耳郭已完全断离但未坏死者，宜先将断耳用加有少量肝素的抗生素液浸泡，尽早对位缝合，术后使用抗生素及扩血管药等。

（3）耳郭血肿：在严格无菌条件下，用粗针头抽吸，针尖不可刺伤软骨。血液凝固者，应切开清除凝血块，放置橡皮引流条。切开时勿损伤软骨；加压包扎；24小时后抽出引流条，4天后解除加压绷带。术后用抗生素，严防感染。

**3. 鼓膜创伤的处理**　以乙醇消毒外耳道，清除外耳道耵聍及异物；附于鼓膜上的未感染血块则可不取出。保持外耳道清洁。避免上呼吸道感染，禁用外耳道冲洗及耳内滴药。创伤3个月鼓膜破裂孔仍未自愈者，可行鼓膜修补术。

**4. 耳聋、面瘫及脑脊液漏的处理**　对于保守治疗无效的创伤性眩晕和传导性耳聋、面瘫患者，应行鼓室探查术，必要时行面神经减压术。保守治疗1～3周脑脊液漏仍未停止者，则需行手术修补漏口。

**5. 辨证论治**　按创伤的早、中、后三期分期法进行辨证论治，常见证型为瘀血滞耳证。

*瘀血滞耳证*

证候：耳创伤，耳郭瘀肿或裂伤疼痛，或鼓膜创伤，伴有眩晕、耳鸣、耳聋。舌质暗红，脉弦紧或涩。

治法：行气活血，散瘀止痛。

方药：复元活血汤加减。若创伤后红肿热痛或已有感染者，加栀子、龙胆草、黄芩、蒲公英、金银花等；创伤后期气血亏虚者，去大黄，加党参、黄芪、熟地黄、骨碎补、茯苓等。

## 【预防与调护】

1. 养成良好的耳卫生习惯，忌挖耳。

2. 鼓膜创伤和（或）有脑脊液漏者，避免耳内入水，防止逆行性感染。

# 第十四章
# 耳鼻咽喉头颈部的特殊性感染

扫一扫，查阅本章数字资源，含PPT、音视频、图片等

## 第一节　鼻硬结病

鼻硬结病（rhinoscleroma）是一种由鼻硬结杆菌引起的进行性传染性肉芽肿病变，常先发生于鼻部，逐渐扩展到咽、喉、气管等处，因此又称呼吸道硬结病。所有硬结病中，约98%的患者都有鼻部受累。其发病率不高，呈散发性，世界各地均有报道，我国约有半数发生于山东，农村多发。有轻度传染性，但传播途径不明。本病尚无中医病名，其部分表现类似“鼻槁”“鼻疽”。

### 【病因病理】

**1. 病因**　1882年Frisch首次发现鼻硬结杆菌（Klebsiella rhinoscleromatis，KR），并认为是该病的致病菌，但在动物和人体接种试验中却常失败，故有些人对此持怀疑态度。现在多数人仍认为此病是由鼻硬结杆菌引起，也可能是鼻硬结杆菌与病毒混合感染所致。鼻硬结杆菌为形短、有荚膜的革兰阴性杆菌。

**2. 病理**　病程一般较长，其病理变化可分为卡他期、硬结期和瘢痕期。每个阶段都有不同的病理特征，三种病理变化可能同时存在，或以过渡形式发生。

（1）卡他期：病变组织内可见浆细胞、淋巴细胞浸润，组织间隙内可见KR。

（2）硬结期（肉芽肿期）：病变组织可见大量泡沫细胞（Mikulicz细胞）和品红小体（Russel小体或Unna小体），目前认为是浆细胞发生水肿和玻璃样变性所致。此期是鼻硬结病主要病理特征，也是鼻硬结病的病理诊断依据。

（3）瘢痕期：病变组织内有大量纤维组织增生，Mikulicz细胞、Russel小体减少或消失，病变处形成瘢痕肿块，导致局部畸形或功能障碍。

**3. 病机**

（1）肺阴亏虚，鼻窍失养：初起阴血不足，虚火内生，再感受风热邪毒，内外合邪，灼伤鼻窍肌膜。

（2）气血凝结，瘀阻鼻络：日久邪毒深入，阻滞脉络，循行不畅，致使鼻窍等处气血瘀滞成瘤样病变。

### 【临床表现】

**1. 卡他期**　可见黏膜干燥、萎缩、结痂、出血等，鼻黏膜轻度肿胀无充血。易误诊为萎缩性鼻炎，但无臭气。病变多在鼻腔前部，痂皮不易取出。该期可持续数月或数年。疑似患者，应做

鼻分泌物细菌培养和活检，以早期明确诊断。

**2. 硬结期（肉芽肿期）** 可见鼻前庭、鼻翼、鼻中隔前段和下鼻甲前端及上唇等处出现结节状肿块样物，呈紫红色，质硬如软骨，可有鼻塞和外鼻变形。如继发感染，病变处可发生溃烂，表面覆有脓痂，可有臭味。鼻中隔小柱常侵蚀破坏，造成鼻中隔穿孔。此期病程较长，持续数年或更久，患者多于此期就诊。

**3. 瘢痕期** 由于结缔组织增生，瘢痕形成和挛缩，病变部位出现畸形或狭窄，可造成鼻孔、鼻咽、喉狭窄或闭锁等，表现闭塞性鼻音、声嘶或呼吸困难等症状。

## 【实验室检查】

**1. 病理组织学检查** 为诊断的主要依据。组织切片典型病理特征为可见 Mikulicz 细胞、Russel 小体，有时需反复多次活检才能发现。

**2. 细菌培养** 鼻分泌物或病变组织细菌培养，可以找到 KR。病变组织细菌培养阳性率高于鼻分泌物培养。因在不同病期 KR 数量不同，约有 40% 会出现阴性结果，故应反复多次培养。

**3. 血清学检查** 血清补体结合试验常呈阳性，IgM 明显降低，该项检查无特异性。

## 【其他检查】

内镜和 CT 检查　内镜可对鼻腔、咽、喉、气管、支气管等病变处直观检查，并可取活检组织。CT 可准确显示病变部位及范围。

## 【诊断与鉴别诊断】

**1. 诊断要点** 病变组织中出现 Mikulicz 细胞和 Russel 小体，病变组织或鼻分泌物培养 KR 阳性可诊断。血清学补体结合试验有助于确诊。

**2. 鉴别诊断** 本病卡他期似萎缩性鼻炎，但鼻黏膜萎缩不甚，鼻腔无臭味。此外还应与梅毒、结核、麻风、肉芽肿性病变、肿瘤等相鉴别。

## 【治疗】

以抗生素治疗为主，配合放疗，可以阻止硬结期病变的发展。手术用以治疗挛缩畸形。配合中药治疗，有助于促进康复。

**1. 一般治疗** 保持鼻部卫生，避免用手抠鼻；油性软膏涂抹鼻腔，保持湿润，缓解干燥引起的不适。

**2. 抗生素疗法** 本病对头孢菌素类、链霉素、奎诺酮类药有良好的反应，应在药敏试验指导下选择用药，疗程应在 1 年以上。常用链霉素 1g/d，肌肉注射，总量 60 ～ 120g。

**3. 手术疗法** 硬结组织不宜切除，否则可引起更加严重的瘢痕收缩。如鼻硬结杆菌培养转为阴性，特征病理改变消失，可认为治愈。如病变波及喉、气管等处，造成呼吸困难，应及时行气管切开术。

**4. 放射疗法** 深部 X 线或 $^{60}Co$ 局部照射，可以促使肉芽肿纤维化，阻止其发展。放射总量 40 ～ 70Gy。同时应用抗生素治疗。但对喉硬结肿患者应慎用，在放射前宜先做气管切开术为妥。

**5. 辨证论治**

（1）肺阴亏虚，鼻窍失养证

证候：多见于早期。以鼻内干燥、结痂、易出血、肌膜萎缩为主症，兼见咽喉干燥，干咳少痰，言语乏力。舌红苔少，脉细数或细涩。

治法：滋阴润肺，调和气血。

方药：百合固金汤合桃红四物汤加减。若鼻出血，加牡丹皮、白茅根、侧柏叶、藕节；局部结节状肿物，加丹参、地龙、三棱、莪术、山慈菇。栀子、黄芩清热凉血止血；赤芍活血。

（2）气血凝结，瘀阻鼻窍证

证候：多见于硬结期、瘢痕期。以鼻内结节状肿物质硬、外鼻瘢痕畸形、鼻塞为主症，全身多无明显症状。舌质暗滞，或有瘀点、瘀斑，脉细涩。

治法：行气活血，祛瘀散结。

方药：通窍活血汤加减。可加三棱、莪术、山慈菇、丹参、地龙。当归养血活血，郁金、姜黄行气解郁活血。

**6. 针灸疗法** 针灸局部取迎香、素髎、口禾髎；临近取印堂、百会、下关、四神聪，脾胃虚弱者加足三里、中脘；阴虚者加阴陵泉、三阴交。补法或平补平泻法。耳针选取内鼻区、内分泌或耳郭敏感点。

**7. 局部治疗**

（1）中成药：玉枢丹，麻油调成糊状，涂于患处。

（2）中药局部应用：桃仁、红花、黄芩、百部、鱼腥草煎水，蒸气吸入，每次 10 ～ 15 分钟，继而用药液湿敷患处，再涂以玉枢丹。

**8. 微波热凝疗法** 局部用 1% 利多卡因浸润麻醉，以微波辐射器在肉芽肿处多点热凝。

### 【中西医结合治疗进展及展望】

本病应早诊断，早治疗。鼻硬结杆菌感染后可引起一系列血液循环障碍，配合中医养阴、通络治疗、活血化瘀、软坚散结等中药治疗，可望取得满意的效果。

### 【预防与调护】

1. 在高发区，对可疑病例应反复多次活检，以达及早诊治目的。
2. 保持局部清洁湿润、疑似病例避免交叉传染。

## 第二节 耳鼻咽喉结核

结核病（tuberculosis）是由结核分枝杆菌（mycobacterium tuberculosis）所致的慢性传染性疾病，以肺结核最常见，可累及全身多个脏器。近年来，发病率有明显上升趋势，为我国十大死亡病因之一。耳鼻咽喉结核常继发于肺结核或胃肠结核，其中咽喉结核多于耳结核，鼻结核发病较少。中医称咽喉结核为“咽喉癣”，耳和鼻结核尚无中医病名。

### 【病因病理】

**1. 病因** 为结核分枝杆菌感染所致。结核杆菌生存力强，在室温和暗处干燥痰中可存活 6 ～ 8 个月，但对湿热的抵抗力很差，煮沸 5 分钟或烈日暴晒下 2 小时即可被杀灭。焚烧法是最简单有效的灭菌方法。主要传染源为排菌的肺结核患者，通过呼吸道传染，亦可经接触、血行或淋巴途径传播。

**2. 病理** 结核杆菌引起的病变属于特殊性炎症。由于机体反应性（免疫反应和变态反应）、菌量级毒力和组织特性不同，可出现不同的病变类型。

（1）渗出型：早期结核性炎症、机体免疫力低下、菌量多、毒力强或变态反应明显时，表现为浆液性或浆液纤维素性炎症。病灶内可检出结核杆菌。

（2）增生型：当菌量较少，毒力较低或人体免疫反应较强时，则发生以增生为主的变化，形成有一定诊断特征的结核结节（结核性肉芽肿），由上皮细胞、Langhans 巨细胞加上外围局部聚集的淋巴细胞和少量反应性增生的纤维母细胞构成。

（3）坏死型：结核杆菌数量多、毒力强、机体抵抗力低或变态反应强烈时，上述渗出性和增生性病变均可继发干酪样坏死。镜下为红染无结构的颗粒状物。

渗出、增生和坏死三种病理改变可同时存在，以某一种改变为主，且可互相转化。

**3. 病机**　多因素体虚弱，抗邪无力，致痨虫内侵，客于肺脏，导致肺痨。日久正气愈虚，阴亏尤甚，使得痨虫容易由肺流传其他脏腑官窍，包括头颈清窍。耳鼻咽喉诸窍感染痨虫后，因劳损伤阴，加剧肺肾阴亏，水不济火，引发虚火上炎，灼伤肌膜，使得局部病变日益严重，表现为渗出、增生、溃烂样改变。

## 【临床表现】

**1. 喉结核（tuberculosis of the larynx）**　为耳鼻咽喉结核中最多见者，可发生于喉任何部位，本病好发于 20 ～ 30 岁男性。

（1）症状：声嘶为主，可伴有喉刺激感，如干燥、灼热、疼痛等，并渐加重，晚期可失音。喉软骨膜受累时喉痛加剧，吞咽时明显。喉部病损广泛者，因肉芽增生、黏膜水肿等出现喉梗阻。

（2）体征：典型可见喉黏膜充血（或苍白）、肿胀，溃疡边缘呈虫蚀状，底部有肉芽增生；会厌或杓会厌壁可有水肿、增厚；环杓关节受累时，可见声带运动受限或固定。晚期可出现喉腔瘢痕狭窄等。以局部肉芽增生甚至瘤样增生为表现的喉结核日益增多。

**2. 咽结核（tuberculosis of the pharynx）**　多为继发性，常因肺结核患者痰中结核杆菌接触损伤的咽部黏膜而发病。

（1）鼻咽结核：以原发性多见，好发于鼻咽顶部，青壮年发病较多。可表现为黏膜溃疡或肉芽形成，临床多见瘤样增生性改变，容易与鼻咽肿瘤相混淆。患者可有颈淋巴结肿大、血涕、头痛、耳鸣、耳闭、鼻塞等症状。

（2）口咽和喉咽结核：可分为急性粟粒型和慢性溃疡型两种类型。

①粟粒型：常继发于严重的肺结核，如急性粟粒型肺结核。患者有明显的全身中毒症状，咽痛剧烈，向耳部放射，吞咽时痛甚，严重时可以影响进食。言语含糊不清，口臭等。局部表现为咽部黏膜散在粟粒样结节，并迅速发展为边缘呈现虫蚀样外观的浅表溃疡，表面被覆污秽渗出物。此型近年已较少见。

②溃疡型：好发于腭弓及咽后壁，扁桃体亦可受累。病程缓慢，可有吞咽疼痛、异物感等症状。局部表现为苍白水肿黏膜上有局限浸润性病损，可形成溃疡，边缘不齐。溃疡可致软腭穿孔、腭弓或悬雍垂缺损。溃疡愈合后，可致咽部瘢痕狭窄或畸形。

**3. 耳结核（tuberculosis of the ear）**　外耳结核极为罕见。中耳结核（tuberculosis of the middle ear）好发于婴幼儿，多为继发性，可分为粟粒型、溃疡型及肉芽肿型。

（1）症状：起病隐匿，常表现为无痛性耳漏，分泌物多清稀，并有臭味，耳聋出现较早，迅速加重，初为传导性聋。

（2）体征：可见鼓膜呈多发性穿孔，可迅速融合成为单个大穿孔。鼓室黏膜苍白水肿，其内可见大量肉芽组织。如面神经骨管或迷路骨质破坏，可出现面瘫或眩晕。乳突外侧壁破坏破溃者，可形成多发性耳后瘘管。常伴有耳周淋巴结肿大。

早期即可出现传导性耳聋并迅速加重，听力损失可达 50 ～ 60dB。病变侵及内耳时，表现为混合性听力下降。颞部 CT 示鼓室及乳突有骨质破坏，内有软组织阴影，并有死骨形成。

**4. 鼻结核（tuberculosis of the nasal cavities）** 很少见，多为继发性，好发于鼻中隔前段，亦可侵犯鼻前庭皮肤、鼻腔底部及下鼻甲前段。表现为肉芽肿型和浅表溃疡型，多见为浅表溃疡，上有痂皮覆盖，痂皮下为肉芽，触及易出血。严重者致鼻中隔穿孔，鼻翼畸形。局部症状常不明显，可有鼻塞、脓涕等。

## 【实验室及其他检查】

**1. 病理组织学检查** 耳鼻咽喉结核主要诊断依据为病变组织活检，有时需多次病检才能确诊。病理特征为结核结节，可发现 Langhans 巨细胞、淋巴细胞、干酪样坏死物等。

**2. 结核菌检查** 痰及分泌物涂片和培养，可找到结核杆菌。

**3. 结核菌素试验及血清结核抗体检查** 阳性结果表明有结核杆菌感染。

**4. 影像学检查** X 线检查，继发者可在肺、胃肠等处发现原发病灶。

## 【诊断与鉴别诊断】

**1. 诊断要点** 根据病史及耳鼻咽喉局部症状与体征，结合胸片及实验室检查进行综合分析，得出初步结论。以局部病变组织活检作为确诊依据。

**2. 鉴别诊断**

（1）应与耳鼻咽喉的特殊传染病如麻风、梅毒、肿瘤相鉴别。

（2）耳结核还应与化脓性中耳炎、耳部肿瘤等相鉴别。组织活检为最可靠的鉴别诊断方法。

## 【治疗】

以全身抗痨治疗为主，坚持早期、联合、足量、规范和全程用药原则，辅以对症、支持疗法和局部治疗。配合中药治疗，有利于提高机体免疫力和增强抗痨药的疗效，并减轻抗痨药的毒副作用。

**1. 一般治疗** 注意休息，加强营养，对症处理。

**2. 全身抗结核药物治疗** 注意早期用药，联合用药，即病情轻者两种药物，重者三种或四种药物联合应用。抗结核治疗以异烟肼、吡嗪酰胺、链霉素联合强化治疗 2 ～ 3 个月后，停用链霉素，继续治疗至少 6 ～ 7 个月。或用异烟肼、利福平、吡嗪酰胺联合治疗 2 个月后，停用吡嗪酰胺，继续治疗 4 个月。

**3. 辨证论治**

*阴虚火旺，上炎清窍证*

证候：以耳鼻咽喉结核的局部症状和体征为主症，全身症状可兼见咳嗽，痰中带血，潮热盗汗，腰膝酸软，头晕耳鸣等症状。舌红少苔，脉细数。

治法：滋阴降火，抗痨杀虫。

方药：百合固金汤加减。宜加百部、白薇、十大功劳叶、猫爪草等药以杀痨虫。肌膜溃烂者，加马勃、白及祛腐生肌；潮热盗汗，五心烦热者，加地骨皮、银柴胡、胡黄连、鳖甲等滋阴降火；咳嗽带血者，加白茅根、侧柏叶、藕节、茜草等凉血止血；气阴两虚者，加黄芪、党参、阿胶、龟甲、枸杞子益气养阴。

**4. 中医特色疗法**

（1）针灸：针刺肺俞、膈俞、照海、三阴交等穴，以平补平泻治法，取养阴清热，止痛利喉之效。

（2）药茶：用玄麦甘桔茶泡水常饮。可达到生津润肺，利咽止痛作用。

（3）食疗：可食用天门冬粥等，起到养阴润肺、生津止咳作用。

**5. 局部治疗**

（1）鼻结核患者，局部可用 5% 链霉素或利福平滴鼻液滴鼻，局部溃疡和肉芽组织可烧灼处理。

（2）咽结核咽痛剧烈者，用 1% 丁卡因少量喷雾咽部，可暂缓疼痛。局部可用利福平甘油涂布或用异烟肼喷雾，溃疡面可烧灼处理。

（3）喉结核疼痛剧烈者，可做喉上神经封闭，或 1% 丁卡因喷喉，可以暂缓疼痛。严重呼吸困难者，应及时行气管切开术。

（4）中耳乳突结核者如有死骨形成，耳后瘘管引流不畅，应手术清除病灶。并发面瘫者，需施行面神经减压术。

（5）雾化吸入：用异烟肼 0.1g，链霉素 0.25g，加入 20mL 生理盐水，做超声雾化吸入，也可用中药雾化吸入治疗。

（6）吹药：用清热解毒、祛腐生肌药粉吹布患处，如冰硼散、珠黄散、冰麝散等。每次吹药少许，每日数次。

（7）含药：取柿霜少许含化，有润肺生津、止咳化痰作用。每日数次。

## 【中西医结合治疗进展及展望】

随着诊疗技术的提高和预防医学的进步，临床上耳鼻咽喉科相关结核病本已少见，但近年来又有回升趋势，需要临床医师警惕。发现结核菌感染者，进行及时的整体治疗，采取早期、规范、长期、联合、分段使用抗结核药物，对于结核病治疗非常重要。配合中医辨证施治，对患者进行整体调理，机体正气盛，可祛邪外出，有望取得良好疗效。

结核杆菌诊断新进展：噬菌体裂解法快速鉴定结核分枝杆菌。本法快速、简便，有很高的特异性和较高的敏感性，不失为结核病快速诊断的有效实验方法之一。尽管本法将有可能成为结核病快速诊断的有效手段，但下列因素应予注意，以免影响结果：①每次实验必须设各种对照，以保证结果的可靠性；②加入杀毒剂后一定要充分摇匀，以杀死全部噬菌体；③浇注平板的琼脂温度不要太高，以免灭活噬菌体；④避免操作污染。

## 【预防与调护】

1. 积极防治肺结核是预防本病的关键。未被结核杆菌感染者，应接种卡介苗，以预防结核病的发生。

2. 患者应注意消毒和隔离，以防传染他人。确诊患者应予规范、全疗程治疗并随访，直至治愈。

3. 生活规律，适当锻炼，饮食营养丰富。

## 第三节　耳鼻咽喉梅毒

梅毒（syphilis）是由梅毒（苍白）螺旋体感染引起的一种多系统、多脏器损害的慢性传染性疾病。主要通过性接触传染。其特点为病程缓慢和隐匿，早期主要侵犯皮肤和黏膜，晚期可致中枢神经系统、骨骼、内脏器官的损害。据古医籍记载，本病16世纪由印度传入我国广东地区，故被称为“广疮”，以后渐蔓延至全国。改革开放以来发病率逐年增加，已成为被监测的8种性病中增长速度最快的性病。《霉疮秘录》为我国现存第一部论治梅毒专著，由明代医家陈司成1632年所著。本病古称“广疮”“杨梅疮”“霉疮”“疳疮”“横痃”等，中医现称本病为“梅毒”。

### 【病因病理】

**1. 病因**　梅毒螺旋体为本病致病菌。该菌在体外干燥环境下不易生存，肥皂水和一般消毒剂如红汞、乙醇、过氧化氢均易将其杀灭。该菌对高温敏感，加热100℃立即死亡，41℃仅存活1～2小时。

患者为唯一传染源。根据传播方式的不同，可分为后天（获得性）梅毒和先天（胎传）梅毒。后天梅毒主要经性接触传染，约占95%；亦可通过其他方式传染，如接吻、哺乳、接触传染者用过的毛巾、内衣、剃须刀等。输入传染者的血液更易发病。病期在1年内且未经治疗的梅毒患者传染性最强。随病程的延长，其传染性逐渐降低，感染4年后，已不能再通过性接触传染。先天梅毒是由感染梅毒孕妇传染给胎儿。妊娠4个月后，孕妇血液中的病菌螺旋体可通过胎盘进入胎儿血循环造成感染。未经治疗的早期孕妇患者，几乎100%可传染胎儿。随病期延长，其传染几率同样逐渐降低。病期超过4年者，仍可传染胎儿。先天性早期梅毒多发生在2岁之前，晚期梅毒多发生在8～15岁。

**2. 病理**　病原体侵入人体，早期诱导体液免疫反应，血清中出现特异性抗体，病变部位发生炎性浸润，产生原发性损害。至晚期，机体对病原体发生细胞免疫反应，在病变部位产生结节、树胶肿浸润，导致瘢痕形成。

**3. 病机**　《医宗金鉴·外科心法·杨梅疮》指出，其病机“总不出气化、精化二因”。《外科正宗》指出：“气化者，毒在皮肤，未经入里，精化者，毒在骨髓。”中医在明清时期就已发现，梅毒的发生与性接触有关，具有传染性。梅毒发病总由感染梅毒疫疠之气，伤及肌肤、脏腑而成。

（1）肺脾蕴毒，上扰清窍：梅毒疫疠之气侵入机体之初，肺脾两经蕴毒，流注阴器，上扰清窍，发为疳疮；泛于肌肤，发为梅毒痘疹。

（2）血热蕴毒，上扰清窍：梅毒疫疠之气侵入机体日久，入侵营血，伤于脏腑，致血热蕴毒，上扰清窍。

（3）毒结筋骨，上扰清窍：毒邪内犯脏腑骨髓，毒结筋骨，上扰清窍

### 【临床表现】

梅毒螺旋体可侵犯任何器官，临床表现复杂多样。其病程可分为3个阶段。一期梅毒多发生在感染后2～4周，主要表现为硬下疳；二期梅毒多发生在感染后9～10周，主要表现为梅毒皮疹及多器官的炎性损害；三期梅毒（晚期梅毒）在感染3～4年或更长时间后出现，可累及任

何器官，表现为结节性梅毒疹、树胶肿浸润、炎性浸润、溃疡，使得病变部位形成瘢痕、变形，导致脏器功能障碍等。

**1. 耳梅毒（syphilis of the ear）** 较少见。早期先天性患者，多因听神经受损、中耳炎、迷路炎而致聋哑。晚期先天性者，因颞骨树胶样肿引发迷路炎而致全聋，常于 8 ～ 10 岁发病。后天性者，多于二、三期发生内耳梅毒，表现为听力下降逐渐加重，致严重的感音神经性聋，可出现面瘫和迷路炎。各期病变均可发生于外耳，但中耳梅毒甚少。

**2. 鼻梅毒（syphilis of the nose）** 后天性者一、二期鼻梅毒较少见。一期多表现为鼻前庭皮肤及鼻中隔软骨部丘疹；二期在鼻黏膜可形成灰白色黏膜斑，出现持续性鼻塞，称为“梅毒性鼻炎”；三期则因树胶肿浸润损害周围组织，造成鼻中隔穿孔，鼻梁塌陷形成鞍鼻，出现鼻塞、局部疼痛、流臭脓；树胶肿浸润消退后，则表现鼻黏膜萎缩。

**3. 咽梅毒（syphilis of the pharynx）** 各期梅毒均可发生在咽部。一期咽梅毒较少见，多表现为一侧扁桃体下疳，同侧颈淋巴结肿大、坚硬；二期临床表现可见局部呈顽固性咽炎，口腔及咽部黏膜出现圆形或椭圆形灰白色黏膜斑，表面呈浸润状，咽部充血，扁桃体肿大，常伴有全身淋巴结肿大及弥漫性皮疹；三期表现为硬腭、软腭、悬雍垂、腭弓病变处树胶肿浸润、溃疡乃至形成瘢痕挛缩，使硬腭穿孔、咽部组织粘连、狭窄或畸形闭锁。

**4. 喉梅毒（syphilis of the larynx）** 较少见，多见于中年人。一期病变极少见，可表现为会厌下疳；二期病变类似卡他性喉炎；病至三期，因树胶肿形成瘢痕，导致喉部狭窄，正常结构变形而出现声音嘶哑、喘鸣、呼吸困难等症。

## 【实验室及其他检查】

**1. 梅毒螺旋体检查** 暗视野显微镜检查、直接免疫荧光抗体检查、涂片银染色等，可以发现梅毒螺旋体。

**2. 梅毒血清学检查**

（1）*非梅毒螺旋体抗原血清试验：* 包括性病研究实验室试验（VDRL），不加热血清反应素试验（VSR），快速血浆反应素环状卡片试验（RPR）等。

（2）*梅毒螺旋体抗原血清试验：* 包括梅毒螺旋体血球凝集试验（TPHA），荧光螺旋体抗体吸收试验（FTA-ABS），梅毒螺旋体乳胶凝集试验（TPPA）等。

**3. 梅毒螺旋体 DNA 检测** 梅毒螺旋体的聚合酶链式反应（PCR）检测，对先天性和神经性梅毒具有特异性诊断价值。

**4. 活体组织检查** 是确诊的主要依据。

## 【诊断与鉴别诊断】

**1. 诊断要点** 根据与梅毒传染者接触史，家族及个人梅毒病史，结合症状、体征及实验室检查结果，即可做出诊断。

**2. 鉴别诊断** 应与结核、硬结病、肿瘤及局部非特异性炎症等相鉴别。

## 【治疗】

本病以抗生素治疗为主，青霉素类为首选药物。辅以中医药治疗，有利于患者的康复。

**1. 一般治疗** 注意鼻腔、口腔清洁，避免烟酒及其他刺激性食物。扁桃体下疳和黏膜斑可用 10% ～ 20% 硝酸银涂擦。

**2. 抗生素疗法** 青霉素为目前首选药物。一、二期梅毒患者，可用苄星青霉素G（长效西林）240万U，两侧臀部肌肉注射，每周1次，连续2～3次；或头孢曲松钠1g，肌肉注射，每日1次，连用14天。青霉素过敏者，可口服四环素0.5g，每日4次，连用15天；或口服红霉素。儿童患者用药剂量可按成人剂量进行折算。三期患者和二期病变复发者，可在上述治疗的基础上延长治疗时间。为了避免发生吉－赫（Jarisch–Herxheimer）反应，可在驱梅治疗前1～2天开始口服强的松5mg，每日4次，连用4天。

**3. 手术治疗** 对各种瘢痕挛缩所致的畸形，可行修补成形术；呼吸困难者，则行气管切开术。

**4. 辨证论治**

（1）肺脾蕴毒，上扰清窍证

证候：多见于一期梅毒。表现为耳鼻咽喉处疳疮，兼见纳差、脘闷、胸痞。舌质红，苔薄白，或薄黄，或腻，脉滑或滑数。

治法：清泻肺脾，祛风解毒。

方药：搜风解毒汤加减。肝经湿热者，可用龙胆泻肝汤加减。

（2）血热蕴毒，上扰清窍证

证候：多见于二期梅毒。表现为耳鼻咽喉处霉疮，兼见口干咽燥，口舌生疮，大便秘结。舌红绛，苔薄黄或少苔，脉细或细数。

治法：凉血解毒，泻热散瘀。

方药：清营汤合桃红四物汤加减。

（3）毒结筋骨，上扰清窍证

证候：杨梅结毒患病日久。耳鼻咽喉处出现树胶肿，肌肉消瘦，患处疼痛。舌质暗，苔薄白，或灰或黄，脉沉细涩。

治法：活血解毒，通络止痛。

方药：五虎汤加减。肝肾阴虚者，可用地黄饮子加减治疗。

**5. 土茯苓合剂** 土茯苓40g，金银花15g，甘草6g，每日1剂，连服15～20天为1个疗程。

**6. 局部治疗**

（1）用生理盐水、呋喃西林溶液、硼酸溶液等清洗创面，保持局部清洁。然后，局部可涂10%～20%硝酸银溶液。

（2）可用珍珠散调涂疳疮患处，每日3次。

（3）可用土茯苓、蛇床子、川椒、蒲公英、白鲜皮煎汤外洗杨梅疮患处，每日1次。

（4）横痃、杨梅结毒未溃时，可用冲和膏外敷患处，每日2次；破溃者，先用五五丹涂疮面，外盖玉红膏，每日1次；腐肉已尽时，可用生肌散、玉红膏。

**7. 物理疗法** 根据病情适当尝试微波治疗、红光治疗等。

## 【中西医结合治疗进展及展望】

早期梅毒经正规足量驱梅治疗，95%以上是可以治愈的，晚期梅毒经治疗后可以制止梅毒病变的进展。中医药治疗梅毒有丰富的经验，根据病情配合中医辨证施治，可取得良好疗效。

## 【预防与调护】

1. 加强性病防治宣传普及工作。

2. 洁身自好，减少感染机会。

3. 加强采供血管理，加强血液检测制度，预防血液传染。

4. 做好孕妇产前检查工作，梅毒患者应避孕或及早中止妊娠。

5. 患病期间严禁性生活，以免传染他人或加重病情。

6. 早诊断、早治疗，坚持彻底治愈，建立患者随访制度。

## 第四节　艾滋病的耳鼻咽喉头颈部表现

获得性免疫缺陷综合征（acquired immune deficiency syndrome，AIDS）简称艾滋病，是由人类免疫缺陷病毒（human immunodeficiency virus，HIV）感染引发的以免疫功能部分或全部丧失，导致严重反复的机会感染、恶性肿瘤形成以及神经系统损害为特征的烈性传染病。AIDS 原发于中非，自 1981 年美国报告首个病例以来，该病传播迅速，已成为世界范围内危害人类健康及社会发展的严重疾病。2011 年，中国艾滋病疫情评估报告显示，全国现有 HIV 感染者超过百万人，AIDS 人数约 78 万例。艾滋病的发病在我国已进入快速上升期，呈现“感染人群多样化，流行形势复杂化”的特点。AIDS 目前尚无对应的合适中医病名，但趋向于以“艾毒”称之。

### 【病因病理】

**1. 病因**　艾滋病患者及 HIV 携带者为本病传染源。HIV 存在于 AIDS 患者与 HIV 携带者的血液、精液、乳汁、唾液和其他体液中，性传播、血液传播、母婴传播为主要传播途径。现已发现两种 HIV，即 HIV-1 和 HIV-2。HIV-1 为全球流行的病毒，其毒力强；HIV-2 发现于西非地区，正在向全球传播，但其毒力比 HIV-1 相对要弱，没有 HIV-1 传播广泛。现已确定，有 11 种 HIV-1 亚型和 5 种 HIV-2 亚型，各型毒力均有差异。HIV 是反转录病毒科慢病毒亚科，为单链 RNA 病毒，对环境不利因素抗性较弱，加热 56℃ 30 分钟以及一般消毒剂如漂白粉、2% 戊二醛、4% 甲醛、2% 氯胺等，均能将其灭活。但 HIV 对紫外线、γ 射线不敏感，耐寒冷。

**2. 病理**　目前认为，HIV 与 $CD4^+T$ 淋巴细胞有强大亲和力。当 HIV 侵入人体后，病毒包膜上的 gp120 与淋巴细胞膜上的 CD4 受体结合，在病毒 gp41 协助下，病毒包膜与 $CD4^+T$ 淋巴细胞膜融合，脱去外壳，病毒的两条单股正链 RNA 进入胞浆，经反转录酶的作用，在细胞内被反转录为两条负链 DNA，然后转入细胞核，经多聚酶作用复制为双股 DNA，经整合酶作用，在胞核与宿主基因组整合。至此时，病毒处于潜伏状态。一般可经 2 ～ 10 年或更长的潜伏期，前病毒被某种因素激活，转录 mRNA 并在细胞内复制，于细胞膜上再装配成新病毒释放于血。释放后的大量 HIV 再侵犯新的靶细胞。病毒每天复制量可达 6000 ～ 10 亿个。大量病毒的复制，可导致 $CD4^+T$ 淋巴细胞大量破坏、溶解，使辅助性 T 淋巴细胞和抑制性 T 淋巴细胞比值（$CD4^+/CD8^+T$）不断降低，最终引起免疫功能严重抑制而形成免疫缺陷，进而造成各种严重的机会性感染和肿瘤的发生，最终导致患者死亡。

**3. 病机**　AIDS 的发生，概由邪毒外袭和正气不足的综合作用所致。邪毒即艾毒，为具有强烈传染性的疫疠之气，正气不足主要为精亏体弱。

当艾毒（HIV）侵入人体时，如正气强盛，脏腑功能正常，毒尚不盛，即潜伏于体内而可多年不发病。如因耗伤肾精，气血不足，脏腑功能失调，小儿感染疫毒，抗病力弱等；或疫毒太盛，损伤脏腑气血致正气虚损，无力抗邪，各种病邪乘虚侵袭人体，终致正气虚衰，脏腑功能衰竭而导致死亡。

## 【临床表现】

**1. 潜伏期** 本病潜伏期较长。感染 HIV 后，一般经过 2 ～ 10 年或更长时间才发展为 AIDS。现今通常将其分为 4 期。

Ⅰ期 急性 HIV 感染期：多发生于 HIV 感染后的 2 ～ 6 周，主要表现为发热、咽痛、皮疹和全身淋巴结肿大，或为头痛、全身肌肉和关节痛以及腹泻等；一般持续 3 ～ 14 天，部分患者进入无症状期，另一部分患者可持续低热、消瘦、淋巴结肿大，并可伴有 HIV 抗原或（和）抗体阳性。个别患者出现神经系统症状及脑膜炎、多发性神经炎等。此类症状一般持续约两周。

Ⅱ期 无症状 HIV 感染期（asymptotic carrier，AC）：此期即潜伏期。患者无症状表现，$CD4^+T$ 淋巴细胞数正常，$CD4^+/CD8^+T$ 比值正常，血清 HIV 抗体阳性。$CD4^+T$ 淋巴细胞数是最为重要的预后因素。此期从数月至数年或十余年不等。

Ⅲ期 艾滋病相关综合征期（AIDS-related complex，ARC）：此期即艾滋病前期。表现为反复持续发热，腹泻，乏力，盗汗，体重下降。除腹股沟外，全身有两处以上淋巴结肿大，并有皮疹、瘙痒。$CD4^+T$ 淋巴细胞在 $< 0.4 \times 10^9/L$，HIV 抗体阳性。

Ⅳ期 艾滋病期（AIDS）：为机体感染 HIV 后，造成了免疫系统的严重破坏，出现各种严重的机会性感染，如卡氏肺囊虫肺炎（PCP）、结核、隐孢子虫肠炎、隐球菌或念珠菌感染、疱疹病毒或巨细胞病毒以及弓形虫感染等。还可伴发恶性肿瘤，如 Kaposi 肉瘤、非霍奇金淋巴肉瘤、宫颈癌等和多器官损害等并发症。患者出现极为多样化的临床表现。此期血清 HIV 抗体阳性，$CD4^+T$ 淋巴细胞 $< 0.2 \times 10^9/L$，$CD4^+/CD8^+T < 1$。AIDS 患者常死于严重的机会性感染和恶性肿瘤。

**2. AIDS 的耳鼻咽喉 - 头颈部表现**

艾滋病患者中，有 40% ～ 80% 存在耳鼻咽喉和头颈部病变。

（1）耳部：20% ～ 80% 的患者存在耳科疾病。耳郭、外耳道的 Kaposi 肉瘤，表现为高于皮肤的紫红色斑丘疹或结节；外耳卡氏肺囊虫感染，病检可发现原虫；外耳带状疱疹、真菌病，化脓性中耳炎、中耳乳突炎等，可检测出多种病原微生物；神经系统病变可出现耳鸣、眩晕、感音神经性聋、面瘫。

（2）鼻部：鼻窦炎是艾滋病患者最为常见的鼻部表现，发生率为 20% ～ 68%。出现鼻塞、脓涕、鼻出血等症状。巨细胞病毒感染可引起鼻部化脓性病变，如鼻中隔脓肿等。疱疹病毒感染鼻部，可出现带状疱疹或巨大疱疹性溃疡，后者可自鼻前庭蔓延至鼻中隔、鼻翼或面部等处。隐球菌感染可引起鼻窦炎。

（3）口腔、咽喉：咽部及口腔是艾滋病最常累及的部位之一，可见于 50% ～ 80% 艾滋病患者。病变最常见的是念珠菌感染，表现为较严重的鹅口疮；扁桃体炎、咽炎、腺样体炎、喉炎等，则多为肺炎支原体或沙眼衣原体等感染；咽喉部脓肿可发生在扁桃体周或会厌等处；Kaposi 肉瘤可发生于口腔及咽喉处。机会性感染或肿瘤发生于喉部，可出现声嘶、喘鸣和喉阻塞。

（4）头颈部：颈部淋巴结病变是艾滋病最常见的颈部体征，包括 HIV 感染引起的反应性颈淋巴结炎 23% ～ 71%，颈淋巴结结核 22% ～ 52%，淋巴瘤 2% ～ 7% 或 Kaposi 肉瘤。病毒等感染可致腮腺肿大或腮腺肿瘤。

## 【实验室及其他检查】

**1. HIV 抗体检测** 检测 HIV- 抗体是诊断艾滋病的一项重要指标要求准确、可靠，必须经过初筛试验和确认试验。目前初筛方法主要有酶联免疫吸附试验（ELISA），明胶颗粒凝集试验（PA），斑点印迹试验和免疫荧光试验（IFA）。确认试验用免疫印迹试验（WB）。

**2. HIV 核酸检测**　应用聚合酶链反应（PCR）或反转录 -PCR（RT-PCR）法检测外周血液，可以检测 HIV DNA，作为早期诊断及 WB 试验可疑结果的确认检测方法。

**3. 病毒载量（VL）测定**　该法敏感性和特异性高，对早期感染及特殊免疫反应个体检测有重要意义，是判定临床疗效、疾病进展、估计预后、制定和调整治疗方案的重要依据。

**4. $CD4^+T$ 淋巴细胞计数及 $CD4^+/CD8^+T$ 比值检测**　$CD4^+T > 0.5\times10^9/L$，$CD4^+/CD8^+T$ 比值在 1.6 ～ 2.1 为正常。$CD4^+T < 0.2\times10^9/L$，$CD4^+/CD8^+T < 1$ 即可诊断。

## 【诊断】

根据流行病学史、临床表现和实验室检查结果进行诊断。

以下病史和临床表现可作为诊断的重要线索：在艾滋病流行地区居住过，有性行为混乱现象，经历过注射吸毒，接受过输血或血液制品，发生过不正当的有偿卖血等。出现长期低热，腹泻，消瘦，全身淋巴结肿大，口腔、咽及消化道念珠菌感染，存在不寻常的感染如卡氏肺囊虫肺炎、Kaposi 肉瘤等。实验室检查 ELISA 及 WB 试验 HIV 抗体阳性，$CD4^+T < 0.2\times10^9/L$，$CD4^+/CD8^+T < 1$，即可确诊。

我国 1996 年制定的 AIDS 诊断标准如下：

**1. HIV 感染者**　血清 ELISA、PA 或 IFA 试验 HIV 抗体阳性，经 WB 试验确认为阳性者。

**2. AIDS 确诊**

（1）HIV 抗体阳性，具有以下任何一项者，即可诊断为 AIDS。①近期内（3 ～ 6 个月）体重减轻 10% 以上，且持续发热达 38℃ 1 个月以上；②近期内（3 ～ 6 个月）体重减轻 10% 以上，且持续腹泻（每日 3 ～ 5 次）1 个月以上；③卡氏肺囊虫肺炎（PCP）；④ Kaposi 肉瘤；⑤明显的真菌或其他条件致病菌感染。

（2）若 HIV 抗体阳性者，体重减轻、发热、腹泻症状接近上述第一项标准，且具有以下任何一项时，可为实验确诊为 AIDS 患者。① $CD4^+/CD8^+T$ 比值 $< 1$，$CD4^+T$ 细胞计数下降；②全身淋巴结肿大；③明显的中枢神经系统占位性病变的症状和体征，出现痴呆、辨别能力丧失或运动神经功能障碍等。

## 【治疗】

目前的基本治疗方法，主要是针对发病过程中的 HIV 病毒感染、细胞免疫功能破坏、机会性感染和肿瘤病变等方面进行对症治疗，以达到抑制 HIV，重建免疫功能，减少相关疾病的发生，降低死亡率的目的。

**1. 一般治疗**　包括心理和精神方面的安抚治疗；适当休息，避免过于疲劳；有高热、严重感染时应提供高糖、高蛋白易消化的食物，要充分补充热量。

**2. 抗 HIV 治疗**　主要有核苷酸类反转录酶抑制剂，非核苷酸类反转录酶抑制剂和蛋白酶抑制剂三类。现在采用高效抗反转录病毒联合疗法（HAART），已明显提高了抗 HIV 的疗效。

（1）核苷酸反转录酶抑制剂：可用双汰芝（AZT ＋ 3TC）、阿米夫定 + 司他夫定（3TC ＋ d4T），或用脱氧肌苷（DDI）、施多宁（EFV）等，以阻止 HIV 的复制。

（2）非核苷酸类反转录酶抑制剂：可用地拉韦啶（DLV）、依非韦伦（EFV）、奈韦拉平（NVP）等，以抑制 HIV 复制。

（3）蛋白抑制酶：包括沙奎那维（SAQ）、英地那韦（IDV）、利杜那韦（RTV）等，宜与HIV反转录酶抑制剂联合使用。

**3. 免疫调节药物**　包括α－干扰素、白细胞介素2、丙种球蛋白、胸腺素、粒－巨噬细胞集落刺激因子（GM-CSF）及粒细胞集落刺激因子（G-CSF）等，但其疗效均为暂时性的。

**4. 机会性感染的治疗**

（1）卡氏肺囊虫肺炎：应用复方新诺明和戊双咪。

（2）真菌感染：隐球菌感染可选用二性霉素B、5-氟胞嘧啶；念珠菌感染可用制霉菌素、氟康唑等。

（3）巨细胞病毒、疱疹病毒感染：可选用阿昔洛韦、更昔洛韦。

（4）细菌感染：根据细菌培养及药敏试验结果选用敏感抗生素。分枝杆菌感染的治疗同结核病，但时间应稍长。

**5. Kaposi肉瘤、非霍奇金淋巴瘤的治疗**　可予化疗和放疗。

**6. 辨证论治**　可参照中医“虚劳”病进行辨证论治。

AIDS在耳鼻咽喉头颈部的病症表现极其多样化，可按对应病症进行辨证论治，在施治中，对于炎症性病变，注意扶正祛邪，祛邪的同时兼用补益气血、健脾温肾、益气养阴、活血化瘀等法。对于Kaposi肉瘤、淋巴瘤，可在放疗、化疗的同时，兼用活血化瘀散结、健脾益气化痰、补益气血等治法。鹅口疮则予以清热解毒化湿、健脾益气燥湿、养阴清热除湿。

近年研究证实，以下中药、中药提取物及中药制剂对HIV有不同程度的抑制作用。如紫花地丁、黄芩、白头翁、穿心莲、黄连、夏枯草、牛蒡子、苦参、紫草、丹参、姜黄等；双黄连粉针剂、小柴胡汤等。而补中益气汤、六君子汤、玉屏风散、四物汤、当归补血汤、六味地黄丸（汤）、知柏地黄丸（汤）、生脉散等对免疫功能有调节作用，均可随证选用。

**7. 针灸疗法**　针灸治疗选用肺俞、大椎、曲池；肾俞、命门、脾俞；中脘、关元、气海等穴，三组穴位交替使用。大椎、曲池采用针刺法，平补平泻；气海、中脘、关元、肾俞、脾俞、肺俞用灸法。可明显改善发热、乏力、便溏、消瘦、咳嗽等症状。

**8. 手术治疗**　手术是有效的辅助治疗手段。如鼻窦炎的鼻内镜手术、化脓性中耳炎的手术引流；喉Kaposi肉瘤或感染引起喉阻塞时，需行气管切开术。

## 【中西医结合治疗进展及展望】

HAART疗法具有非常强大的抗病毒作用，可以使HIV RNA在血浆中达到检测不出的水平，并且可以长期维持这一疗效，使HIV相关并发症明显减轻，机会性感染发病率明显降低。但是，患者在服药过程中，不仅部分患者会出现相关药物毒副反应，引起机体代谢紊乱，造成生活质量下降，而且就疗效水平而言，目前最理想的效果也还只能达到清除血液病毒而已，尚不能清除整合入宿主基因组中的病毒DNA，即只能达到“功能性”治愈的水平。因此，这类患者依然存在复发机率。尽管目前已成功地应用CRISPR/Cas9基因剪辑技术切割了整合到宿主细胞基因组的HIV DNA，但过渡到临床实际应用尚需时日。所以，在应用HAART疗法治疗的同时，根据患者的证候表现，结合中医药疗法，注意扶正祛邪，在解毒逐邪的基础上加强扶正培元，使中医辨证论治与抗病毒疗法协同作用，可充分发挥中医药整体调节及西药强效抗病毒治疗的优势，达到提高患者生活质量，延长生命的目的。如果彻底清除整合入宿主基因组中病毒DNA的基因剪辑技术能够得到临床验证并推广于临床实际应用，那将是人类的福音。

## 【预防与调护】

1. 禁欲，或者采用安全的性行为，例如使用避孕套。
2. 接受检测并治疗性传播感染，包括艾滋病病毒。
3. 避免注射药物，或者在注射时一定要使用新的一次性针头和针管。
4. 确保需要的任何血液或血液制品都经过艾滋病病毒检测。

# 第十五章
# 耳鼻咽喉头颈部心身相关性疾病

扫一扫，查阅本章数字资源，含PPT、音视频、图片等

## 第一节　咽异感症

咽异感症（abnormal sensation of throat）又称“癔球症”“咽神经官能症”，为自觉咽喉部有异物样梗阻感，但客观检查未见器质性病变的咽部功能性疾病。负性精神刺激，如恐癌症，不良的心理状况，如内向焦虑神经质者等，均可成为本病的诱因。多发生于中年女性。中医对本病的认识较早，属于“梅核气”范畴。

### 【病因病理】

**1. 病因**　本病可由局部或全身因素诱发。

（1）局部病变：①鼻及鼻咽部疾病，如鼻窦炎、鼻咽炎、咽囊炎等；②咽部疾病，如咽炎、扁桃体疾病、舌扁桃体肥大、茎突综合征、咽部肿瘤等；③喉部疾病，如会厌囊肿、喉部肿瘤、喉软骨膜炎、环咽肌和咽下缩肌痉挛等；④食管疾病，如反流性食管炎等；⑤甲状腺疾病，如甲状腺功能亢进或甲状腺功能低下；⑥颈椎疾病，如颈椎骨质增生或炎症等。

（2）全身性疾病：缺铁性贫血、自主神经功能失调、更年期内分泌失调等。

（3）神经症：疑病症、神经衰弱、癔症、强迫性神经症等。

**2. 病机**　中医认为，本病的发生主要与情志相关，而其病机关键乃是气郁痰凝。在某些具有特异体质的患者，由于情志抑郁，导致肝气郁结，引起宣降失常。若郁甚而肝木乘脾，脾气不运，致津聚为痰，与气相搏，结于咽喉，产生咽中如有物阻之感，咯吐不爽而发病。

### 【临床表现】

**1. 症状**　本病的主要特征为咽喉部异物梗塞感，但并无真正吞咽困难。一般在进食时异物感症状反减轻或消失。异物感可表现为团块样阻塞感、虫爬行感、瘙痒感、烧灼感、黏着感等。异物感存在的部位多在咽喉正中或其两旁，常位于环状软骨或甲状软骨平面，少部分在胸骨上区，很少达舌骨水平。

**2. 体征**　咽喉部各项常规检查均无阳性体征发现。

### 【实验室及其他检查】

为对本病做出正确诊断，须进行各项相关检查，以排除各种器质性疾病。

**1. 纤维鼻咽喉镜检查**　对鼻腔、鼻咽腔、咽腔、喉腔进行详细的有序检查，以排除上呼吸道

及上消化道之良、恶性肿瘤及特殊炎症等。

**2. 颈椎 X 线摄影检查**　以排除颈椎骨质增生或炎症等。

**3. 食管镜及胃镜检查**　以排除下咽病变、反流性食管炎、食管肿瘤及胃部疾病等。

**4. 甲状腺功能检查**　以排除甲状腺功能亢进或甲状腺功能低下等疾病。

### 【诊断与鉴别诊断】

根据病史、症状及相关检查，诊断本病不难。

但应该注意，对此类患者，不能轻易作出“咽异感症”的诊断，务必在局部及全身的各项详细检查完成后，经过仔细的鉴别诊断，排除各种可能的器质性疾病，方可做结论。

### 【治疗】

**1. 病因治疗**　针对相关病因进行处理，以根除相关发病因素。

**2. 心理治疗**　经全面检查排除了器质性疾病之后，从患者的精神、心理等方面查明相关发病诱因，并结合患者所处的社会背景，采用心理咨询的方式同患者热情交谈，树立患者的信心，解除其恐惧及顾虑心理，再配合适当的药物治疗。可给予适量的镇静剂。

**3. 辨证论治**

气郁痰凝，梗塞咽喉证

证候：咽喉异物感或痰黏着感，时轻时重，常与情绪变化有关。全身表现为忧郁少语，胸胁满闷。舌质稍偏淡红，舌苔薄，脉弦滑或缓。

治法：行气化痰利咽。

方药：半夏厚朴汤加减。肝气郁结明显者，加柴胡、白芍、香附等；久病伤脾见脾气亏虚者，加党参、茯苓等；若为久病心血亏虚，加当归、茯神等；若肝胃不和见吞酸嘈杂，加旋覆花、代赭石等。若气郁化火者，可合丹栀逍遥散加减。

**4. 针灸疗法**　采用局部与远处取穴相结合的方法取穴配方。局部取廉泉等，远处取太冲、内关、列缺等穴位。

**5. 疏导治疗**　用探针或压舌板于咽后壁黏膜表面寻找异常感觉点。然后，以 3 ～ 5 枚长毫针捆扎一束，在咽后壁有明显异物感的部位速刺 2 ～ 3 下，使之微微出血。

**6. 穴位敷贴和按摩**　可选天突穴行敷贴或按摩疗法。

### 【预防与调护】

1. 尽量避免不良精神刺激。若精神心理负担过重，可请心理医生进行相应的心理治疗。

2. 饮食宜清淡，忌食煎炸炙煿、生冷、辛辣等食品。

## 第二节　功能性失声

功能性失声又称癔症性失声（hysterical aphonia）或精神性失声，是由明显的精神和（或）心理因素引起的发声障碍。本病多见于青年女性。属于中医文献“暴喑”及“肝郁失音”范畴。

### 【病因病理】

**1. 病因**　本病常因遭受剧烈不良精神刺激所诱发，如过度悲哀、惊恐、忧郁、紧张或激动等。若患者大脑皮质功能比较脆弱，不良刺激演变成超限刺激，则可引起大脑皮质功能超限抑制，从而削弱其对皮质下中枢的控制，使喉肌发生神经症性失声。心身不稳定是本病发生的内因。

**2. 病机**

（1）肝郁失音：平素情绪常多波动。突然遭受剧烈精神刺激，惊恐伤肝，肝脉闭阻，喉窍开阖不利而为喑。

（2）心虚失音：平素常多忧思劳倦，暗耗心血。突然出现剧烈情绪波动，心血耗损更甚，以至脏燥失养，声门开阖不利而失音。

## 【临床表现】

**1. 症状** 突然发生的发声障碍，常于剧烈的精神刺激后发病。患者发声呈耳语状，但其哭笑或咳嗽声正常。

**2. 体征** 喉镜检查见声带外观无明显病变，声带处于轻度外展位。嘱患者发“衣——”音时，声带不但不能完全内收达中线位，反而发生外展。但于哭笑或咳嗽时，其声带则能内收。

## 【诊断与鉴别诊断】

**1. 诊断要点** 根据遭受剧烈精神刺激病史，突然出现的发音障碍（呈耳语状），但哭笑或咳嗽声正常，喉部检查见声带无明显病变，哭笑或咳嗽时声带能够内收，即可以确诊为本病。

**2. 鉴别诊断** 本病应与喉部器质性病变及声带麻痹等疾病相鉴别。但是，临床上还须与“诈病”及“早期喉结核”等病相鉴别。

## 【治疗】

标本并治是本病的基本治疗原则。解除精神刺激因素，采用正确的暗示疗法，对改善声嘶症状，可收立竿见影之效。结合辨证论治，予以养心安神、疏肝解郁等治法，可增强并巩固疗效。

**1. 暗示疗法** 先承认其声嘶病情，然后进行适当的语言暗示，配合一些技术操作，如麻醉、检查、手术等，将操作过程中可能产生的感受与患者的发声机能相联系，使患者建立坚定的信心，深信病变可以消除，并正在得到有效的纠正或治疗，从而一举达到治愈目的。

**2. 辨证论治**

（1）肝郁失音证

证候：失声常由情绪波动所致，表现为突然失音，伴有精神抑郁，或胸胁胀满不适，口苦咽干。舌质稍偏红，舌苔薄，脉弦。

治法：疏肝解郁，通窍开音。

方药：柴胡疏肝散加减。可加远志、石菖蒲、酸枣仁。若兼见肝火证，加栀子、黄芩等；若久病见气血亏虚证，加党参、当归等。

（2）心虚失音证

证候：多见于女性。失音不语，精神恍惚，或伴心悸、失眠。舌质稍偏淡红，舌苔薄，脉弦细或脉涩者。

治法：养心安神，通窍开音。

方药：甘麦大枣汤加减。可加酸枣仁、远志、石菖蒲、郁金、柏子仁。若久病见气虚证，加党参、当归等。

**3. 针灸治疗**　采用局部取穴与远处取穴相结合的方法配穴。局部取廉泉、天突等穴。远处取穴如肝郁者选用太冲、内关等穴，心虚者选用少海、通里等穴。手法采用平补平泻法。针刺的同时，可利用针刺刺激进行暗示治疗，诱导发声，一般常可取得较好的效果。针灸疗法还可以用于暗示疗法起效以后的维持巩固治疗。

**【预防与调护】**

注意心性修养，保持乐观态度，避免不良精神刺激。

## 第三节　功能性聋

功能性耳聋（functional hearing loss）又称精神性聋或癔症性聋，是由精神、心理等因素引起的急性发作性听觉功能障碍，但一般无耳部器质性病变。属于中医的“耳聋”范畴。

**【病因病理】**

**1. 病因**　本病常因遭受剧烈精神刺激，或长期精神抑郁，心情郁闷，引起听觉通路信号传导阻滞，听觉中枢功能抑制，致患者“听而不闻”。

**2. 病机**　中医认为，本病多由情志剧变，或平素性情抑郁，伤及于肝，致肝气郁结，经脉闭阻，耳窍气机不利而为聋。

**【临床表现】**

**1. 症状**　遭受剧烈精神刺激后，或长期存在心理抑郁，突然发生双耳全聋或重度聋，伴有明显精神紊乱症状，或兼有癔病症状，如不语，四肢震颤，过度注视等。患者的言语声不因耳聋的存在而有明显变化。可同时有外耳道麻木或皮肤、角膜感觉消失。

**2. 体征**　耳科局部检查一般无明显异常发现。患者可有精神抑郁表现，心理测试时回答问题刻板、缓慢，表情呆板。

**【实验室及其他检查】**

**1. 纯音听阈测定**　反复测试，结果往往不一致。

**2. 声干扰下的语声测听**　在噪声干扰下进行语声测听，当噪声强度尚未达到或刚接近测试语声响度时，本病患者常无法复诵测试语音词汇。

**3. 前庭功能检查**　一般均显示为正常机能状态。

**4. 客观测听**　声导抗检查、听觉诱发电位（ABR）、耳蜗电图（ECochG）等检查，其结果多在正常范围。

**【诊断与鉴别诊断】**

**1. 诊断要点**　根据病史、症状及检查结果，本病的诊断一般不难。

**2. 鉴别诊断**

（1）特发性突聋：表现为突然发生的感音神经性耳聋，主、客观测听结果一致，无精神病史及相关症状表现。

（2）伪聋：为出于一定目的的诈聋，其人敏感机警，无精神病史及相关症状，客观检查多正常。

## 【治疗】

应从患者的精神、心理等方面，力争查明病因。采取合乎情理的态度进行交谈，树立患者的信心，尽量增强其对医师的信赖程度，以便开展病因及心理治疗。配合辨证论治，施以疏肝解郁、行气活血开窍为主的中医药治疗，增强心理治疗的效果，能明显提高本病疗效。

**1. 心理治疗** 从患者的根本精神矛盾入手，根据患者的认知能力，采用合适的心理治疗措施，包括正面阐明致聋原因，耐心解释其病情，从而消除其顾虑，以利恢复听力。

**2. 暗示疗法** 先承认其耳聋病情，然后配合适当的暗示方法如麻醉、手术等，使患者深信病变已纠正或清除，从而一举达到治疗目的。某些患者可能突然自愈，而且助听器常有奇效。

**3. 辨证论治**

肝气郁结证

证候：耳聋常由情志异常所致，表现为忧郁少语，唉声叹气，或伴胸胁胀满不适。舌质稍偏淡红，舌苔薄，脉弦。

治法：疏肝解郁，通窍聪耳。

方药：柴胡疏肝散加减。若兼见肝火证，加栀子、黄芩等；若久病见气血亏虚证，加党参、当归等。

**4. 针灸治疗** 根据局部与远处取穴相结合的原则，局部取听宫等穴位，远处取外关等穴位，采用平补平泻手法，中度或以上刺激强度。针刺的同时，配合暗示治疗，常可取得较好的效果。

## 【预防与调护】

尽量避免不良精神刺激。患病后，若精神心理负担较重，可请心理医生进行相应的心理治疗。

# 第十六章
# 耳鼻咽喉头颈肿瘤

扫一扫，查阅本章数字资源，含PPT、音视频、图片等

## 第一节　概　述

广义而言，头颈肿瘤包含耳鼻咽喉、眼、口腔、颌面、颈及颅底诸部所发生的肿瘤。本章仅介绍耳鼻咽喉头颈的部分常见新生物性病变。

肿瘤是临床常见多发慢性病，已成为人类第二大死因，正向第一死因迈进。头颈部肿瘤是常见的恶性肿瘤之一，在我国男性中的发生率为第6位，死亡率为第7位。因此，肿瘤防治工作已成为重要任务。

自宋代陈言《三因方》（1174）载“瘿瘤”，到《医宗金鉴》记“舌菌”“石疽”，直至咽喉菌、岩等病名的确立，中医头颈肿瘤学术一直在延续发展。纽约纪念医院1954年首先组建头颈外科医师学会，1968年以耳鼻咽喉科医师为主成立美国头颈外科学会，促进了头颈肿瘤防治工作的快速发展。天津于20世纪50年代后期组建头颈肿瘤组，60年代推广至全国各大医院，1985年由口腔颌面外科、耳鼻咽喉科、头颈肿瘤科联合成立头颈肿瘤外科学术委员会，及后来成立的抗癌协会和分设的各专业学组，使得我国头颈肿瘤防治工作出现了新局面。

肿瘤防治研究中，我国的规模性鼻咽癌防治研究工作在头颈肿瘤领域开展得最早也最系统。1958年已开始进行系统的流行病学调查，先后在广西苍梧、广东四会地区和中山市建立了鼻咽癌现场研究基地，就相关课题开展前瞻性研究，并与WHO、美国CMB等发展了协作关系。与肿瘤学发展同步，头颈肿瘤在治疗中也引入了综合治疗以及精准治疗理念并且不断完善，极大地改观了治疗成效。

但与肿瘤学同样尴尬的是，头颈肿瘤的病因和发病机制也不十分明确，是影响治疗成效提高的重要因素。在此局面下，从结合医学角度审视这些问题，或许有助于提升防治水平。鉴于肿瘤的发生与遗传易感性密切相关，而遗传易感性又与禀赋和体质相联系，加上分子流行病学已经证实环境因素与基因的交互作用决定着个体的患癌风险，结合中医发病学原理和体质病理学理论，可以认为，决定肿瘤患病及其发展过程的根本原因，应该在于遗传相关性禀赋状态及由此而确定的病理体质条件和伏邪为患的综合效应，即与免疫监视功能低下和免疫耐受现象突出相关的御邪正气盛衰与邪正消长过程，涉及内环境自稳与免疫平衡（阴阳平衡）多个环节。鼻咽癌高危人群筛查系统的设计就体现了这一理念。由于体质可调，而通过表观遗传调控途径又可干预基因表达活性而影响遗传表型，再联系日益多见的肿瘤自然消退现象，结合医学在头颈肿瘤防治领域应能有更好的发挥空间。

中医药在头颈肿瘤防治中的应用，增效减毒已是不争的事实，对瘤细胞本身的直接影响也已

为实验和临床案例所证实。更有研发前景的是，克服放射治疗潜在的促瘤细胞扩散效应，以及增强化疗药物对瘤细胞的识别能力（亦可谓增强杀伤瘤细胞特异性）并有效保护宿主机体正常细胞，应该有积极的临床意义。在具体的药理机制上，化学药物对瘤细胞的许多药理效应，如干扰DNA合成，破坏DNA结构与功能，抑制DNA复制与转录，阻碍RNA合成，抑制rDNA活性，损伤纺锤体，影响细胞周期，干预DNA损伤修复系统，细胞凋亡诱导，细胞分化诱导等，都可发生于中药抗癌之际。丹参酮ⅡA可以提高缝隙连接蛋白43（Cx43）mRNA转录水平，诱导细胞缝隙连接通讯（GJIC）持续增强，加强旁观者效应，促进肿瘤自杀基因活性。中药对瘤细胞的凋亡诱导、多药耐药性的逆转、肿瘤新生血管的抑制等效用，是又一优势。尤其是对荷瘤宿主免疫机能的支持与调控，抗转移与预防复发等，更为中医药之所长。如果中药干预肿瘤祖/干细胞效应成为事实，在利用诱导分化手段治癌领域，中医药应用前景将更加广阔。“扶正祛邪”治法，有可能上升至与放疗、化疗和免疫疗法等同的地位。

由于经典抗肿瘤疗法的毒副作用及可能存在的过度治疗问题，接受治疗的肿瘤患者并发症和后遗症甚多，生活质量严重下降，康复过程漫长且效果不佳，尤其是复发和转移问题远未解决。而且现已证明，决定肿瘤转移的重要因素并非启动细胞转化的基因突变，而是适应性免疫效应环节相关基因表达活性的改变，由此促进了免疫疗法的发展。在哲理层面，该疗法与中医扶正思想十分接近，且免疫疗法也存在较大副作用和耐受性问题，抗癌、免疫与扶正祛邪思想的有机结合，应成为肿瘤康复领域结合医学的发展方向，现已应用于西方肿瘤康复治疗。

引入精准健康理念与技术，贯彻控癌工作十六字方针，即“更新观念，明确目标，突出重点，措施有力”，以表观遗传调控为切入点，结合体质调理，阻逆病理信号传导，改善禀赋状况乃至遗传易感性，抓好一级预防、普查、治疗三个关键环节，将有助于实现预防为主、防治结合、主攻三早、力克三关，而开创头颈肿瘤结合医学防治新局面。

## 第二节　囊　肿

囊肿（cyst），是在胚胎发育过程中，相关部位胚胎组织融合障碍或未完全退化，以致胚胎组织残留于健康组织内而形成的先天性异常（畸形），或是由于某些结构（如鼻窦黏膜腺体）引流管道阻塞所致的潴留性病变。囊肿并非真正意义上的肿瘤。鉴于其形成后所产生的病理改变亦为占位性，而且其中医病机多系饮食劳倦伤脾，脾虚无力运化水湿，致使津液停聚，痰浊内生，阻滞脉络，循经流注，结聚而成包块，名曰痰包，与肿瘤病机及其病理效应有某些近似之处，故与肿瘤并为一章讨论。

### 一、鼻部囊肿

#### （一）鼻前庭囊肿

鼻前庭囊肿（nasal vestibular cyst）多发生于鼻前庭底部及其与外壁交界处，居上颌骨牙槽突浅面的软组织内，上覆鼻前庭底部皮肤。

鼻前庭囊肿的形成，有腺体潴留与面裂发育异常两种学说，现倾向于赞成后者，是胚胎发育期各面突接合处存在表皮细胞残余或迷走发展而成。该囊肿由弹性纤维和含众多网状血管的结缔组织构成坚韧而有弹性的囊壁，内覆纤毛柱状上皮、立方上皮或其他类型上皮，富含杯状细胞。其囊液多变，可因继发感染而为脓性。多为单房性，缓慢长大。

本病表现为一侧鼻翼附着部、鼻前庭内或梨状孔前外方缓慢发生的无痛性膨隆，可伴有局部胀满感。若合并感染则有疼痛。检查见局部隆起，较大者可致同侧鼻唇沟变浅或消失，上口腔前庭显现膨隆；触之为半球形肿块，柔软而有弹性，具波动感。穿刺可抽出不同性质囊液。CT、MRI 或 B 超可显示囊肿影。

囊肿较小者，可于抽净囊液后注入消痔灵与 1% 利多卡因混合液、碘酊或其他硬化剂，以促进囊肿纤维化。囊肿较大者，宜手术摘除之。

#### （二）鼻窦囊肿

最多见者为鼻窦黏液囊肿（mucocele），常发于筛窦，其次为额窦，上颌窦较少见。其他尚有黏膜囊肿（mucosa cyst）、牙源性囊肿（odontogenic cyst）等，多发于上颌窦。

黏液囊肿多因鼻窦自然开口完全堵塞，窦内分泌物潴留发展而成，导致窦内压力升高，窦内黏膜受压、变薄而成为囊壁，继而压迫鼻窦骨壁致其逐渐吸收变薄。牙源性囊肿则由牙齿发育障碍或牙病所致，以含牙囊肿较多见，次为牙根囊肿，其对鼻窦的病理损害同黏液囊肿。

鼻窦囊肿的主要症状，产生于囊肿长大后对窦壁及其邻近结构的压迫作用，突出表现为缓慢发生的局部膨胀性生长，致眶顶（额窦囊肿）、内（筛窦囊肿）壁或面颊与上腭（上颌窦囊肿）等处局部膨隆，触之表面光滑，如按乒乓球状，可伴眼球压迫症状（筛窦囊肿多见），甚至出现脑压迫症状。鼻腔外侧壁可因囊肿压迫而向内侧移位，继而引起鼻塞、流涕、嗅觉减退等症。CT、MRI 检查可示窦内囊肿影，局部穿刺可抽出囊液。

治疗原则为手术囊壁开窗，使之引流于鼻腔（黏液囊肿），或完全切除囊肿与异位牙（含牙囊肿），治疗牙病（牙根囊肿）。

### 二、会厌囊肿

会厌囊肿多发生于会厌舌面黏膜，呈半球形隆起，表面黏膜光滑，近半透明状、灰白色或淡黄色。

### 三、先天性喉囊肿

先天性喉囊肿（congenital laryngeal cyst）包括喉小囊囊肿和喉气囊肿两类，均来源于喉室顶前部的喉小囊。

#### （一）喉小囊囊肿

喉小囊囊肿又称先天性喉囊肿、喉黏膜囊肿，多发于婴幼儿期，40% 在出生后数小时内被发现，95% 在生后 6 个月内出现症状。常见症状为吸气性喉喘鸣，可致严重的呼吸困难或窒息。颈部 CT 检查可显示囊肿影，直接喉镜下可明确诊断。由于呼吸受阻，20% 患儿需要紧急处理或行气管切开术。治疗方法为直视下抽吸囊液，切开引流或咬除部分囊壁。

#### （二）喉气囊肿

喉气囊肿为喉小囊的病理性囊性扩张，并有孔与喉腔相通，故喉内压升高时可使囊内充气而胀大，出现相应症状。喉气囊肿可分为喉内、喉外、混合三型，前一型最多见。宜取颈外径路彻底切除囊肿。

### 四、颈部囊肿与瘘管

#### （一）先天性颈侧囊肿与瘘管

先天性颈侧囊肿与瘘管（congenital lateral cervical cyst and fistula）包括源于第一鳃裂的耳颈囊肿与瘘管，源于第二、三、四鳃裂的颈侧囊肿与瘘管，均系鳃裂或咽囊发育障碍所致。当胚胎残余在组织内形成腔隙，分泌物潴留，即发展为囊肿；鳃裂全程闭合障碍，或闭合膜破裂，分别在外耳道或咽部和颈侧皮肤均有开口，即成为瘘管；若仅有一端开口者，则为不全瘘管或窦道（sinus）。临床常见：最多见者发生于第二鳃裂，其次为第一鳃裂，发生于第三、四鳃裂者罕见。

本病主要表现为单侧缓慢长大之颈外侧包块，或发现时间不等（生后数周到 19 岁，平均 7 岁左右）之颈侧皮肤瘘口，伴有溢液。可因反复感染而致瘘口皮肤红肿、糜烂、结痂、瘢痕形成。囊肿穿刺可抽出囊液，B 超、CT 和 MRI 检查可协助诊断。以探针探查瘘管之走向，注入美蓝液观察其咽口部位，或注入碘造影剂摄片或 CT 三维重建，以显示其行程及内口位置。

主要治疗措施为手术切除。对于不宜手术或暂缓手术者，可以碘酊、50% 三氯醋酸、电灼等法对瘘管行姑息治疗。

#### （二）甲状舌管囊肿与瘘管

甲状舌管囊肿与瘘管（thyroglossal cyst and fistula）又称颈中线囊肿与瘘管，是最常见的颈部先天性畸形。此乃甲状腺始基在向尾侧下降过程中，其甲状舌管未退化消失或未完全退化，上皮组织残留于颈中线组织内而成。

无论囊肿或瘘管，其发生部位都在甲状腺峡部与舌盲孔之间的中线上。囊肿可见于该线之任何部位，85% 居甲状舌骨膜处，系皮下光滑而有弹性的球形包块，与皮肤无粘连，可随吞咽动作而上下移动，伸舌时则向后缩，穿刺可抽出囊液，B 超、CT、MRI 可显示囊性影像。瘘管外口多在舌骨水平以下的颈中线上，或稍偏向一侧，吞咽时可有分泌物外溢；其内口在舌盲孔；注入美蓝液，可见舌盲孔处有蓝色液体溢出；注入碘造影剂摄片或 CT 三维重建可显示其全程。

本病治疗有赖于手术彻底切除，应谨防复发。术前应注意排除异位甲状腺可能。

### 五、其他囊肿

其他囊肿样病变中，相对较为多见者有颈部淋巴管瘤，往往呈多囊性，可以长得很大，造成颈部畸形性外观（彩图 12）。

## 第三节　良性肿瘤

### 一、鼻腔与鼻窦良性肿瘤

#### （一）血管瘤

鼻部血管瘤（angioma，hemangioma）好发于鼻腔与鼻窦，是该处最常见的良性肿瘤。中医称之为“鼻血瘤”。

## 【病因病理】

**1. 病因**　病因未明。尽管临床上将其作为一类特殊的肿瘤对待，但因血管瘤极少恶变且无转移特征，故有人认为，血管瘤是血管发育过程中的发育障碍或畸形所致的错构瘤，或为先天性良性肿瘤，与胚胎残余有关，如鼻中隔血管瘤的胚性成血管细胞发生说。

**2. 病理**　根据组织学特征，鼻部血管瘤可分为如下几类。

（1）毛细血管瘤：是最常见的一类血管瘤，多发生于 30 ～ 50 岁，以男性为多。好发部位在鼻中隔前部、下鼻甲前端等处，直径多在 1.5cm 以内。瘤体形如带蒂息肉状，表面光滑或有溃疡，易出血。镜下特征为包含多数成熟的薄壁毛细血管，紧密排列成丝状或分叶状，管壁内皮为单层内皮细胞，管外有多少不等的结缔组织基质。发生于鼻中隔者表现为出血性息肉样病变，也曾称为出血性息肉或血管瘤样息肉，其病理像为“富于血管的黏膜肉芽组织”。

（2）海绵状血管瘤：多发于鼻腔外侧壁、下鼻甲前部，也可累及上颌窦、筛窦等处。瘤体积变异较大，基底较广，色红而质软，一般无包膜，可直接侵犯周围骨质。镜下特征为满布均匀排列、相互沟通的血窦，窦壁间隔甚薄，基本为一种勃起组织。

（3）静脉血管瘤：较少见，由小的厚壁静脉构成，多数含有平滑肌细胞，静脉之间为纤维组织。

（4）其他：包括良性血管内皮瘤和血管球瘤等。前者肿瘤较小，息肉状，紫红色而质软；镜下见毛细血管密集，形成小叶，血管内皮细胞层数增多，较为均一，管腔多消失，具有网状纤维位于内皮细胞巢外之特征。该瘤浸润性强，具有局部破坏力，可侵入鼻窦、眶内及颅底，但无转移。后者罕见，由高度特化的外皮细胞构成，细胞大小不一致，圆或梭形，包绕血管。

**3. 病机**　血瘤特征为脉络丛集，构成瘤的主体。心主血脉，又为火脏。在某些先天禀赋因素基础之上，诱发心火妄动，逼血入络，血热妄行，脉络扩张增生，纵横交织成瘤。此外，血瘤之发生，还与胎火妄动，肾中伏火上蒸，或肝郁化火，迫血妄行有关。

## 【临床表现】

**1. 症状**　主要症状为鼻出血，可为反复发作的涕中带血。当肿瘤长大时，可有鼻阻塞及眶内等处的压迫症状，甚或出现眼球移位、复视、头痛等症。

**2. 体征**　鼻镜检查，可发现鼻中隔等处带蒂或广基新生物，色暗红，表面光滑或桑椹状，触之易出血。若肿瘤位于鼻窦内，可见鼻道内有血性分泌物，或见中鼻道饱满，有息肉样变物。

## 【实验室及其他检查】

**影像学检查**　CT 更可清晰显示窦腔病变及其累及范围，而且增强明显。增强 MRI 可清晰显示瘤组织增强影像。

## 【诊断】

**诊断要点**　鼻腔血管瘤一般不易漏诊或误诊。若病变位于鼻窦内，只有依据临床表现之提示作出初步判断，最后确诊有赖于手术探查和术后病理检查结果。血管瘤一般不行活检。

## 【治疗】

根据肿瘤所在部位及其大小，权衡各种治法的利弊，可以选用以中药硬化剂为主的局部治疗方法，也可考虑手术切除或其他疗法。

**1. 局部治疗**　鼻中隔或鼻甲表面的小血管瘤，可直接用激光、冷冻、微波或电凝消除之。也可用消痔灵等硬化剂作瘤体内注射，一般每次 0.5 ～ 1mL，加等量利多卡因，多点注射，每周 1 次，直至瘤体瘢痕化为止。

**2. 手术疗法**　对于瘤体过大且部位深在者，手术切除为主要方法。

### （二）乳头状瘤

乳头状瘤（papilloma）或内翻性乳头状瘤，是鼻腔与鼻窦最常见的真性良性肿瘤，发病率仅次于血管瘤，具有复发与恶变趋势。该瘤多发于 40 岁以上的中年男性，50 ～ 70 岁为发病高峰期，约占鼻腔肿瘤的 0.4% ～ 4.7%。本病当属于中医“鼻瘤”范畴。

#### 【病因病理】

**1. 病因**　具体病因不清。可能与慢性炎症刺激导致上皮化生，以及病毒感染，特别是人乳头状瘤病毒（HPV）16 和 18 型感染有关。

**2. 病理**　鼻腔和鼻窦乳头状瘤可分为外生性与内翻性两型。外生性乳头状瘤亦称外生性“移行细胞性”乳头状瘤，好发于鼻中隔，也可见于鼻腔外侧壁和鼻窦，来源于假复层纤毛柱状上皮。内翻性乳头状瘤也称内翻性“移行细胞性”乳头状瘤，好发于鼻窦和鼻腔外侧壁，以上皮向组织深部翻转，呈现表层上皮过度增生，向基质内呈乳头状生长为特征。这两型的生物学行为差异甚大。后者具有破坏力，可侵犯周围组织及颅内，且恶变倾向明显（约 7%）。无论何型，其 p53 表达率均在 5% 以内。但在乳头状瘤恶变组织内，2/3 病例显示 p53 表达率大于 50%，而且伴有 HPV DNA 阳性（HPV 18 占 2/3）。

**3. 病机**　正如薛己所说：“夫瘤者留也，随气血凝滞，皆因脏腑受伤，气血乖违。”脏腑功能失调是瘤之所以发生的根本原因。虽鼻为肺窍，鼻瘤所生，却常因外邪侵袭诱发脾胃湿热上蒸，或胆腑火热上炎，炼津成痰，流注肌膜之间，结聚而为之瘤。若既有肺气亏虚，或肺脾气虚，水湿运化失调，更易造成水湿聚积，加剧炼痰成瘤的病理过程。

#### 【临床表现】

**1. 症状**　肿瘤较小时，可无明显症状，或仅表现为鼻分泌物增多，时有涕中带血。随肿瘤体积增大，可渐次出现不同程度鼻塞、嗅觉障碍、头面疼痛等症。

**2. 体征**　瘤体大小不一，呈红色或灰红色，表面颗粒状、乳头状、桑椹状或分叶状，较息肉为硬，易出血。当肿瘤充盈鼻腔，可致外鼻变形；充盈鼻窦腔，可致内眦、面颊部隆起，或硬腭下塌。肿瘤向窦外扩展，累及眼眶，可见突眼、眼球运动障碍。多为单侧性，双侧同时患病者罕见。

#### 【实验室及其他检查】

**影像学检查**　鼻窦 X 线片及 CT 可定位病变，了解累及区域和骨质破坏情况，有利于术式选择和决定手术范围。MRI 对明确肿瘤起源和范围作用更大，T1 加权像增强扫描中，可以看到明确的“脑回征”。

#### 【诊断与鉴别诊断】

**1. 诊断要点**　宜行多部位活检进行病理确诊。疑有恶变者，应于术中行快速冰冻切片，以适时修正手术方案。

**2. 鉴别诊断**　主要应与鼻息肉相鉴别，其依据为病检结果。应提高警惕的是，经常发现肿瘤表面组织是息肉，而深部组织才是内翻性乳头状瘤，且可能为双侧性病变，不可大意。

### 【治疗】

乳头状瘤对放射线不敏感，而内翻性者又有较高恶变倾向，故治疗以手术彻底切除为基本原则。为防止术后复发，应结合中医局部用药和全身治疗，力求达到根治目的。

**1. 手术治疗**　根据暴露充分、操作方便、无碍面容、减少鼻腔功能损害的原则，首选鼻内镜下肿瘤切除手术，据情选用鼻内径路、口腔前庭径路及其变通方式。对鼻侧切开术的选择应慎重。在内翻性乳头状瘤，应特别注意彻底切除其基底及浸润组织，可用电凝烧灼基底和周围的骨质及软组织，保证一定的安全缘。鉴于内翻性乳头状瘤术后复发率较高（5% ～ 47%），复发者的恶变机会显著增加，而手术切除不完全是术后复发的根本原因，医者必须格外重视这个问题。

**2. 局部治疗**　用鸦胆子制成乳剂或油剂，直接涂抹肿瘤表面，或手术中敷布肿瘤切除后之基部创面，以消除可能残留之肿瘤细胞，以防复发。

**3. 辨证论治**　围手术期，尤其是术后，宜用益气养血活血之品，兼以解毒祛邪散结中药治之，有利于防止复发。

### 【中西医结合治疗进展及展望】

作为良性肿瘤，手术疗法是有效而快捷的治疗手段。但是，由于鼻部良性肿瘤的手术治疗常常涉及面部美容以及精细的鼻腔呼吸功能维护问题，对于降低手术创伤程度、尽可能应用微创外科技术，是现代鼻外科的发展方向。因此，在保证疗效的前提下，尽可能采用相对保守一些的外科治疗手段，当为中西医结合鼻外科的努力方向，而且已经取得了许多进展，如中药硬化剂的应用、防复发制剂的应用，以及围手术期的中西医结合诊疗方案等，都是在今后临床实践中值得继续发扬光大的学术成就。

## 二、咽部良性肿瘤

### （一）鼻咽血管纤维瘤

鼻咽血管纤维瘤（angiofibroma of nasopharynx，或 juvenile nasopharyngeal angiofibroma，JNA）又称鼻咽纤维血管瘤，或男性青春期出血性鼻咽血管纤维瘤。多发于 10 ～ 25 岁的男性青年，一般在 25 岁以后可能停止生长。中医称“颃颡血瘤”。

### 【病因病理】

**1. 病因**　真正病因未明。或与内分泌功能失调有关，因为不仅性激素可以在一程度上抑制该瘤的生长速度，而且 43.4% 患者瘤组织中成纤维细胞表面雄激素受体阳性，其密度与活性成正比，与年龄无关，而正常鼻咽上皮均为阴性。

**2. 病理**　肿瘤可能来源于特殊的血管纤维间质，多原发于蝶骨底或枕骨、梨骨骨膜，或原发于翼管，然后侵犯蝶腭孔、蝶窦及翼腭窝，再侵犯邻近结构。也有发生于鼻中隔等处的鼻咽外孤立性病变报告，甚至有发生于老年女性患者中鼻甲的血管纤维瘤。镜下见肿瘤实质主要由增生的血管与纤维组织构成，偶见以淋巴管扩张和纤维成分为主构成的瘤体。丰富的胶原纤维和网状组织间散布大量无收缩能力的血管。这些血管来源于瘤体基部结构正常的供血动脉，其静脉壁极薄。肿瘤可侵入翼腭窝、眼眶、鼻窦、鼻腔或口咽，亦可延伸至颞下窝及腮腺等处，甚至经蝶骨和鼻腔顶部侵入颅内。

**3. 病机** 颃颡属肺系，又是厥阴之脉循行处，而血脉为心主，故颃颡血瘤与肺、肝、心功能失调关系密切。在某些先天禀赋因素基础上，过食煎炸炙煿之物，致肺经郁热，肺阴耗伤，炼津为痰，痰热交蒸，凝滞脉络，加之情志所伤，肝气郁结，疏泄失常，气机阻滞不畅，壅于颃颡，便可结聚成块。更因心火旺盛，逼血妄行，脉络增生扩张，故血瘤得以不断发展。

## 【临床表现】

**1. 症状** 重要症状为反复发作的鼻出血，量较多，可流入咽部经口吐出。病程较长者，可因而表现贫血。肿瘤堵塞鼻咽及后鼻孔可致鼻阻塞。始为单侧性，继而发展成双侧鼻塞。可因咽鼓管咽口受压而致耳鸣、听力下降，压迫三叉神经、眼球、视神经而相继出现剧烈头面痛、复视、眼球运动障碍。

**2. 体征** 检查可见鼻咽部为肿瘤占据，表面黏膜光滑，血管纹明显，色淡红，瘤形圆或结节状。肿瘤突入鼻腔，前鼻镜下即可见位于鼻腔后段之肿物。若肿物推压软腭，可见软腭向口腔突出，甚至于口咽部可见下突之瘤体。触诊肿瘤，质硬如骨，不能移动，但与周围组织无粘连。

肿瘤增大，可致眼球移位及运动受限、视力障碍或视神经萎缩。侵入翼腭窝或颞下窝，可致颊部或颞部隆起；侵入颅内见脑神经受压征或颅内并发症。

## 【实验室及其他检查】

**1. 鼻内镜、纤维/电子鼻咽镜检查** 可详细窥察肿瘤的局部性状。

**2. 影像学检查** CT 和 MRI 成像，可显示肿瘤所在部位及侵犯范围。肿瘤具有显著的增强特点。颈动脉数字减影血管造影术（DSA）可显示肿瘤基部供血动脉来源及其分支情况。需要注意的是，部分患者具有双侧供血血管（约为 36%），该现象可能被低估，应将双侧颈动脉系统血管造影作为术前常规。

**3. 生长抑素受体检测** JNA 细胞生长抑素受体（somatostatin receptor，SSTR）过表达，SST 拟似物可以用于原发性、复发或残留 JNA 的诊断试验。

## 【诊断与鉴别诊断】

**1. 诊断要点** 结合临床表现、年龄、性别，可做出临床诊断，术后病检方可确诊。不宜术前取活检。必要时，可在充分准备后行肿瘤穿刺抽吸以助诊断。

**2. 鉴别诊断** 应与腺样体肥大、后鼻孔息肉、鼻咽恶性肿瘤、其他良性肿瘤，如类似鼻咽血管纤维瘤的孤立性鼻腔神经鞘瘤等相鉴别。前三者因表面性状、质地、与周围组织的关系等差异较大而不难区别，后者却因其与鼻咽纤维血管瘤相近，尤其与鼻咽混合瘤易混淆，宜仔细鉴别之。肿物穿刺为重要鉴别措施之一。

## 【治疗】

主要治疗方法为手术切除。因术中出血甚多，应于术前设法加强止血措施。最好先行颈外动脉造影，明确供血来源和累及范围，同时行瘤体供血动脉栓塞，然后再行手术。围手术期，尤其是术后配合中医药治疗，可加速其康复过程。

**1. 手术疗法**　可在控制性低血压麻醉下，经硬腭途径切除肿瘤。术中配合冷冻或微波凝固，还可进一步减少出血量。现多结合术前供血动脉栓塞行鼻内镜下肿瘤切除手术甚至扩大切除术，可以大大减轻手术创伤，术中出血量也明显减少。术后复发率常与就诊时的肿瘤分期以及术前未行血管栓塞等因素相关。

有报告术前在内镜辅助下经鼻直接向肿瘤注射液体栓塞剂 Onyx，组织浸润良好，因而肿瘤切除术中出血很少。

**2. 辨证论治**　术后，根据益气补血法则，应用八珍汤之类，适当加用行气活血药，可明显缩短康复过程。

### （二）口咽乳头状瘤

乳头状瘤（papilloma）是咽部最常见的良性肿瘤，属于中医咽瘤范畴。具体病因不明，可能与人乳头状瘤等病毒感染有关。

口咽乳头状瘤多发生于悬雍垂、软腭、腭弓、扁桃体表面及舌根两侧。瘤体表面如桑椹状或分叶状，灰白色或淡红色，呈带蒂状或为广基性。可无任何自觉症状，或仅觉咽部异物感，常为咽部检查时之意外发现。见于腭扁桃体的鼻－鼻窦外异位内翻性乳头状瘤可恶变为侵袭性内翻性乳头状癌。

治疗方法包括手术切除、激光碳化、微波凝固等，关键在于除尽瘤组织，以防复发。位于扁桃体表面者，可连同扁桃体一并切除。

**【中西医结合治疗进展及展望】**

咽部良性肿瘤中，非常重要的是鼻咽血管纤维瘤和咽乳头状瘤。前者发病具有突出的年龄和性别特点，可能存在自然病程中断现象，因而其早期治疗中曾经有过雌激素疗法。从中西医结合的角度，借鉴其内分泌相关病理机制理论，探索早期抑制肿瘤发展的内科疗法，应当具有实际意义，值得深入探索。

## 三、喉部良性肿瘤

### （一）喉乳头状瘤

喉乳头状瘤（laryngeal papilloma）乃喉部最多见的良性肿瘤，其发病的性别差异不大，可见于任何年龄，但 10 岁以下儿童多见。本病属于中医“喉瘤”范畴。

**【病因病理】**

**1. 病因**　具体病因尚不十分清楚，但病毒感染特别是人乳头状瘤病毒（human papilloma virus，HPV）在本病病因学中的地位在迅速上升，因为其所表现的播散性、复发性和自发缓解性等临床病理学特点，与病毒性疾病表现十分相似。其理由为：①小儿喉乳头状瘤的发病与其母亲感染 HPV 所致的尖锐湿疣有一定病因学联系；②将瘤组织接种于同一患者他处皮肤，可在接种部位形成皮肤疣状病变，将其无细胞滤液接种于异体，也可产生类似病变；③病灶处喉黏膜存在病毒相关颗粒，74% 患者血清与其原发瘤组织匀浆滤液存在抗原抗体反应；④电镜下可见瘤细胞内存在病毒颗粒，其定位与免疫组化表现一致；⑤喉部原发瘤对治疗发生反应的同时，多伴有他处皮肤疣的自行消退。或与内分泌状况相关。

**2. 病理**　该瘤为上皮性肿瘤，向黏膜表面呈外生性乳头状生长。镜下可见乳头呈圆形或长圆形团块，覆以多层鳞状上皮，中心有疏松而富含血管的结缔组织，一般不向基底浸润。生长方式有单发与多发二型。单发者多见于成人一侧声带边缘或前联合，容易恶变，尤其是 HPV16、18 型感染者；多发性者常见于儿童声带、室带、喉室等处，可向声门下或气管、支气管扩展，形成呼吸道乳头状瘤病，极易复发，有复发性喉乳头状瘤病（recurrent laryngeal papillomatosis，RLP）之称。

**3. 病机**　喉瘤的发生，乃于禀赋易感基础上，受邪毒侵袭诱发。因喉属肺系，足厥阴肝经循其后上入颃颡，足阳明胃经上循于喉。因此，其发病涉及肺、肝、脾、胃等脏腑失调及外邪感染。

（1）气血凝滞：发病之初，肺经素有痰热，更因饮食不节，肺经受热于胃，加上情志伤肝，疏泄失常，气机阻滞，与外邪合而瘀积成喉瘤。正如《疮疡经验全书》所云："喉瘤……此证肺经受热……或多啖炙煿之物，犯之即痛。"

（2）痰浊结聚：瘤成之后，加剧肺失宣发，气机不利，肺胃郁热愈甚，旁及于脾，致其水湿运化失司，聚而成痰，痰浊壅于声户，喉瘤得以不断发展。

## 【临床表现】

**1. 症状**　主要表现为缓慢发展的声嘶甚至失音，严重者可伴有咳嗽、喘鸣、呼吸困难等症。

**2. 体征**　喉部检查可见喉腔肿瘤为灰白色或淡红色，亦有呈暗红色者，表面粗糙不平，或如桑椹状，可随呼吸气流上下活动。

## 【实验室及其他检查】

嗓音声学分析可显示频率微扰（jitter）、振幅微扰（shimmer）和噪声 / 谐音比（noise-to-harmonics ratio）显著增高。纤维或电子喉镜下可以更为准确地查明肿瘤的表面性状及侵犯范围，有助于诊断和手术方案的制定。

## 【诊断与鉴别诊断】

**1. 诊断要点**　依据病检结果确诊。中年以上患者须注意有无恶变可能。尤其是多次复发者，更宜反复活检，或同时行 p53 等抑癌基因检测，以及时发现恶变倾向。为有效实施病毒免疫学治疗并预防复发，还须行 HPV DNA 分析，对病毒准确分型。

**2. 鉴别诊断**　本病主要应与发生于喉内，尤其是声带的一些增生性病变相鉴别，如声带息肉等。应予特别注意的是，须与早期喉癌仔细鉴别。

## 【治疗】

以手术治疗为主要措施。但在术中及术后，如何防止病变复发、扩展与恶变，则是必须慎重考虑的问题。除提高手术技巧外，中医药应可在此发挥重要作用。围手术期，尤其是手术后的辨证论治，对于预防或治疗病变复发有好处。

**1. 手术疗法**　支撑喉镜下用激光、低温等离子切除肿瘤是治疗喉乳头状瘤的较好外科技术，宜仔细鉴别肿瘤边界，彻底切除瘤组织。可以 0.5% ～ 5% 醋酸溶液涂布肿瘤边缘，瘤组织会变为白色，有利于确定安全缘。

**2. 免疫疗法**　小儿患者，可配合干扰素、转移因子等治疗，以减少复发。术后联合抗病毒药西多福韦（cidofovir）病灶部位注射，对复发性喉乳头状瘤有效率可达 96.9%，仅少数病例出现肝脏毒性反应（6.25%）。2 ～ 6 周注射 1 次，多次重复用药，总量 2 ～ 30mL 以上（5mg/mL）。HPV11 阳性肿瘤对此疗法更为敏感。

**3. 辨证论治**

（1）气血凝滞喉窍证

证候：喉瘤初发，声音不畅或有声嘶，喉中梗梗不利，轻微喘鸣。喉中肿物灰白，粗糙不平，较为局限。伴口苦而干，胸闷不舒。舌稍红或暗滞，苔黄白或薄黄，脉弦。

治法：疏肝解郁，化瘀散结。

方药：柴胡栀子散加减。一般可适当配合应用黄芪、白花蛇舌草、山慈菇、枸杞等。若体质壮实，可加重活血化瘀药物的应用，如五灵脂、三棱、莪术等。

（2）痰浊结聚喉窍证

证候：喉瘤持续发展，或屡次复发难愈，声嘶或失音，言语费力，喉痒梗塞，气喘痰鸣。喉中肿物粗糙不平，范围较广，体积较大，或呈红色。伴口中黏腻，胸闷不适，身体困重。舌质较红，苔白腻或黄腻，脉弦滑或缓。

治法：宣肺渗湿，祛痰散结。

方药：清咽双和饮加减。若咳痰黄稠，加瓜蒌仁、冬瓜仁、黄芩；喘鸣甚者，加桑白皮、杏仁、苏子。

东京 Keio 大学耳鼻咽喉 – 头颈外科应用个体化中医药治疗方案治疗 20 例复发性喉乳头状瘤患者，其中 12 例坚持完成治疗计划。仍然需手术治疗的概率显著降低（$P$=0.0029），伴随以 Derkay 病情分值明显改善（Derkay’s severity score，$P$=0.022），显示了中药作为进展性喉乳头状瘤辅助疗法的有效性。

**4. 局部治疗**　术中或术后，以鸦胆子油涂抹肿瘤基部，有助于防止复发。

## 【预防与调护】

高免疫原性二价、四价、九价 HPV 疫苗作为 HPV 感染的一级预防措施很有效，耐受性好，相关严重不良事件概率小于 0.1%。应用于生母感染过 HPV 的儿童以及未曾暴露于 HPV 的少儿，能够有效预防 HPV 感染。疫苗预防性应用年龄范围最大者达 26 岁，而用于 HPV 相关性头颈肿瘤患者复发预防时年龄不限。结合应用 CRISPR/Cas9 基因编辑技术，或许是攻克儿童型喉乳头状瘤复发难关的可能出路。

### （二）喉血管瘤

喉血管瘤（hemangioma of larynx）虽然较少见，却也是喉部良性肿瘤中发生频率较高的一类，可分为毛细血管瘤和海绵状血管瘤二型，前者多见。发生于小儿声门下的血管瘤，死亡率以往约为 50%。

喉血管瘤的常见症状为声嘶、咳嗽，偶见咯血，也可以无任何自觉症状。婴幼儿喉部大血管瘤可以引起喉阻塞和窒息。喉镜下可见肿瘤多位于声带、喉室、室带与披裂或会厌喉面等处，突出于黏膜表面，光滑，呈肉芽状或结节状、团块状，色红、紫蓝色或紫暗色。

本病治疗当视具体情况而定。瘤体较小而无明显症状者，可暂不处理。如需治疗，对于瘤体局限者，可采用激光碳化之，或注射硬化剂；若肿瘤累及范围广泛且出血严重，则宜先行气管切开，再在喉裂开术下切除肿瘤；或经甲舌膜切开途径切除会厌血管瘤。小儿声门下血管瘤伴有喉阻塞症状时，宜气管切开术后再行肿瘤冷冻、激光、硬化剂注射或手术切除等治疗。

【中西医结合治疗进展及展望】

喉部良性肿瘤的最大临床问题，就在于儿童喉乳头状瘤的复发特性和成人喉乳头状瘤的癌变倾向。为了解决这类棘手问题，很多学者都进行了不懈努力，但实际进展仍然甚慢。由于 HPV 感染在这类病变的发生及其诱导的免疫耐受现象在病理进展中具有重要意义，而 HPV 疫苗用于预防其复发与癌变的初步结果令人鼓舞，借鉴中医药治疗病毒感染性疾病的优势，应该有可能发展更为简便有效的中西医结合防治疗法，进一步提高临床疗效，减轻治疗成本。

### 四、耳部良性肿瘤

外耳道乳头状瘤（papilloma of external canal）是最常见的耳部良性肿瘤，多见于南方地区，好发于 20 ～ 25 岁男性。其病因尚不明确，但多认为与病毒感染有关，且常为外耳道皮肤炎症或外伤性刺激基础上发生的继发性感染，而不洁掏耳可以成为这种感染的媒介。

瘤体较小者可无明显自觉症状。待肿瘤长大堵塞外耳道，则可出现耳内胀满感及听力下降，可有局部痒感。如继发细菌感染则出现耳痛。检查可见外耳道内有新生物，色灰褐或暗红，表面粗糙不平，质较坚实。病检可确诊。

主要根治措施为手术彻底切除，肿瘤基底部创面涂以鸦胆子油、硝酸银、干扰素或电灼之，有助于减少复发。肿瘤基部注射 5– 氟尿嘧啶可促使肿瘤消退。

## 第四节　恶性肿瘤

头颈肿瘤具有高危性，主要原因在于既可能死于原发病，也可能死于非癌症性继发病变（competing mortality）。据 1994 ～ 2003 年 34568 例非转移性头颈鳞癌患者的资料统计分析，5 年累计竞争性死亡率高达 27.6%，尤其多见于下咽癌、鼻咽癌与口腔 / 口咽癌。头颈部恶性肿瘤最常见的病理类型为鳞癌，除了鼻咽癌主要与 EB 病毒感染有关，烟草和酒精与其他头颈部鳞癌关系密切。头颈部肿瘤的诊治应特别重视多学科团队（multidisciplinary team，MDT）的作用，特别是对于局部晚期头颈部鳞癌患者，MDT 原则应该贯穿治疗全程。

### 一、鼻腔与鼻窦恶性肿瘤

鼻腔癌（nasal carcinoma）和鼻窦癌（carcinoma of paranasal sinus）是较为常见的头颈恶性肿瘤。本病男多于女，约 1.5 ～ 3.0 ： 1。多见于 40 岁以上。鼻腔和各鼻窦均可发生，但鼻窦发病率高于鼻腔，尤以上颌窦为最（高达 60% ～ 80%）。事实上，这类病人就诊时，其病变多已超过一个解剖部位，往往难以准确判断其原发部位而常常视为一体。一般而言，良性肿瘤多发于鼻腔，恶性肿瘤好发于鼻窦。中医典籍对这类恶性肿瘤未有专门论述，其相关症状描述散见于鼻渊、控脑砂、恶核等病证中。为规范专科名词术语，《中国医学百科全书·中医耳鼻咽喉口腔科学》始以鼻菌一名概称鼻腔与鼻窦癌。

【病因病理】

**1. 病因**

（1）职业因素：长期接触某些环境因素，如木工厂之木屑粉尘（特别是毛桦树和橡树类），制镍工业之镍粉尘，次硫酸镍及氧化镍等，均被认为与鼻腔和鼻窦癌的发生关系密切。

（2）吸用鼻烟：南非班图人多数有吸鼻烟习惯。可能当地土壤及植物中镍、铬元素含量较高，鼻烟中含有某些特殊成分，可致鼻黏膜萎缩，中鼻甲区出现鳞状上皮化生，损害鼻腔黏膜纤毛功能，增加了鼻黏膜上皮与致癌物质接触的机会。

**2. 病理** 鼻腔恶性肿瘤中，绝大多数为鳞癌，其他尚可见腺癌（特别是腺样囊性癌）、黑色素瘤、淋巴瘤、纤维肉瘤等。鳞癌好发于中、下鼻甲，少数发生于鼻中隔，可侵入上颌窦，或蚀穿硬腭。腺癌好发于鼻腔上部，主要向眶及筛窦扩展，并可侵及颅底。10% 鳞癌、20% 黑色素瘤可出现颈淋巴结转移，后者还易发生远处转移。

鼻窦鳞癌多见，中分化者居多。其他少见类型有腺癌、黑色素瘤、恶性涎腺型肿瘤、纤维肉瘤、骨肉瘤、淋巴肉瘤、嗅神经母细胞瘤等。上颌窦癌好发于窦腔下半部（约占 2/3），常破坏前壁而累及面颊部软组织，或破坏上牙槽突而致牙痛或牙齿松脱；少数向后扩展累及翼腭窝，或向上侵蚀眶底及筛窦；转移发生较少且晚。筛窦恶性肿瘤中，常见者为淋巴瘤，易破坏局部骨质，10% 伴有全身性同类病变。额窦癌可向后侵及前颅窝及额叶，向下侵入筛窦和眶板，向前突出于鼻根。原发于蝶窦的恶性肿瘤虽然罕见，但可向前侵入鼻腔和后筛房，向外经颅中窝底侵及蝶鞍，向下侵及鼻咽部。

正常鼻腔及鼻窦黏膜中，ras 和 p53 均为阴性，增殖细胞核抗原 PCNA 表达水平甚低，一氧化氮（NO）、超氧化物歧化酶（SOD）、过氧化脂质（LPO）活性均维持低水平。在鼻腔与鼻窦恶性肿瘤，ras 阳性率达 42.5%，突变型 p53 阳性率 50% ～ 60%，PCNA 指数达 17.48%，NO、SOD、LPO 活性水平均显著升高，且于肿瘤切除术后活性水平明显下降。因此认为，这些基因和分子物质的功能变异，应该参与了癌变过程且具有内因效应，其活性水平检测，对诊断和预后评估均有一定参考意义。

**3. 病机** 鼻为肺窍。“肺气通于鼻，肺和则鼻能知香臭矣”；“肺气虚则鼻塞不利”。“肺脏若风冷所乘，则鼻气不和，津液壅塞，而为鼻痈”。肺气亏虚，邪毒内伏，积久不散，演变为脾经蕴热，循经上传，累及鼻窍，成为鼻窍岩变基础。又因肿瘤始生与禀赋因素（尤其是气虚型病理体质）、真气充沛与否、七情内伤等因素有关，导致肝郁气结，气血凝滞，合伏邪为患，诱生鼻菌，渐至胆腑热盛，病变发展。所以，鼻菌病机涉及肺、肝、脾、胆等脏腑之功能失衡。

（1）气血凝滞：新感外邪，烟、毒、粉尘等伤及鼻窍，引动内藏伏邪，肺脏气虚而兼郁滞，流行不畅，肺金乘肝木，肝郁气结，失于疏泄，进而反侮肺金，遂成气滞血凝，结而成块，鼻菌由此而生。

（2）痰浊结聚：鼻菌既成，岩毒稽留鼻窍，肺脏气机壅滞，宣泄无能，反侮脾土，脾伤而湿聚，毒湿相蒸，炼液为痰，痰热交阻，停积肺系，鼻菌渐次发展。

（3）热毒困结：鼻菌渐大，气机壅滞日甚，痰湿夹毒化火，引动肝胆相火上升，熏蒸鼻窍，燔灼气血，腐蚀肌膜，鼻渊衄衊，鼻菌得以进展。

（4）邪正相持：经相关治疗或正气渐复，鼻菌虽羁留鼻窍，但正气奋起抗争，因邪正盛衰持平，正不能祛邪，邪亦难以深入，相持胶着，即处于带瘤生存状态。值此之际，只要正邪相争的平衡状态不被打破，则可持续较长时间，或经治趋愈。

（5）阳衰邪播：岩毒久稽不去，或因治疗中杀伐太过，伤耗元气，致鼻菌扩展，趋于鼻窍之外，侵犯颅底并向颅内发展，或扩散至远隔脏器，脏气渐趋衰竭，阳气虚衰尤甚，终致阳气衰微，渐致亡阳，患者将因此而不久于世。

## 【临床表现】

**1. 症状** 因部位隐蔽，早期症状少且缺乏特异性，常难早期诊断。

（1）血性或脓血性分泌物：这一症状虽非早期症状，但往往是患者就诊时常见或唯一主诉。多表现为持续性或反复发作的涕中带血或痰中夹血，色较暗，伴有鼻分泌物增多。鼻分泌物常为脓性或黏脓性，常不易自行消退而呈持续性或反复发作。晚期可出现较大量鼻衄。上颌窦癌有血性涕者占 47%。

（2）面部麻木与疼痛：上颌窦癌可较早出现面颊部麻木感（11%），尤多见于上颌窦底壁病变患者，常伴上颌牙痛（8%），牙齿松动甚至脱落，尤多发生于第一、二磨牙。所有的鼻腔与鼻窦癌最终都可出现疼痛症状，包括鼻痛、面部疼痛及头痛等，以患侧为主，进行性发展，最后变为持续性剧痛。75% 上颌窦癌患者较早出现此症。枕部或眶后痛则是蝶窦癌的早期重要症状之一。

（3）鼻塞：鼻阻塞不是早期症状。只有当肿瘤阻碍鼻通气时方有鼻塞之症出现。这时，病情多已届晚期，鼻窦癌尤其如此。上颌窦癌此症发生率约 44%。

（4）眼部症状：由于肿瘤压迫侵蚀，可致鼻泪管阻塞而流泪。若病变侵入眶内，可造成眼球移位及运动障碍，出现复视、上睑下垂、视力下降。这类症状在筛窦癌发生率较高，蝶窦癌则可直接累及视神经。

（5）面部肿胀：肿瘤向外扩展，可致外鼻膨隆或面部肿胀，尤以上颌窦癌多见（84%）。

（6）张口困难：15% 上颌窦癌患者有此症，系肿瘤向后扩展累及翼肌所致。

（7）耳部症状：病变累及鼻咽，压迫咽鼓管，可有听力下降、耳鸣等症。

（8）恶病质：见于晚期病例。

**2. 体征** 根据肿瘤原发部位及浸润范围的不同，其体征有较大变异。

（1）鼻腔癌：主要表现为鼻腔肿块、鼻外形改变及眼球移位等。鳞癌多为菜花状肿物，有溃疡及坏死，易出血。恶性黑色素瘤呈淡棕色或黑色，面积多较广。恶性淋巴瘤及纤维肉瘤体积常较大，一般表面黏膜尚好，有的呈结节状。

（2）上颌窦癌：主要体征为上颌部位的肿块（90% 以上），常于尖牙窝上方扪及，边界不清。若病变侵入眶内，可致眼球移位或突出（15%），但运动多无明显受限。可伴有颈淋巴结肿大。

（3）筛窦癌：肿瘤常向眶内发展而致眼球移位，向外、前、下或上方偏移，眼球突出。可见动眼神经麻痹和上睑下垂。向前扩展，可见鼻根、眶内角隆起。

（4）额窦癌：早期有中鼻道前方血性涕下流。病变发展，可见中鼻道息肉状或肉芽状组织，伴眼球向外下方移位、突眼，或上睑浮肿，眼肌麻痹，额窦前壁隆起，但无局部红肿及明显压痛。

（5）蝶窦癌：可见中鼻甲后上方有血性分泌物，蝶筛隐窝出现肉芽或息肉样组织。可侵入颅内，出现Ⅲ、Ⅳ、Ⅴ、Ⅵ脑神经麻痹，压迫视神经而见视力下降，或见鼻咽顶壁塌陷。

## 【实验室及其他检查】

**1. 鼻内镜检查** 对于可疑的病变或表现，可行鼻内镜检查，直视窥查并钳取病变组织做病检。

**2. 影像学检查** 鼻窦 CT 或 MRI 平扫加增强扫描检查，对病变部位、大小、浸润范围的显示更清晰，有利于明确病变与邻近结构的关系，故已作为常规手段应用于临床。

## 【诊断与鉴别诊断】

**1. 诊断要点**

（1）诊断依据：诊断金标准仍然是病理组织学检查结果。除鼻腔病变和已经累及鼻腔的鼻窦肿瘤，窦内病变常难取得病变组织标本。应根据临床检查和影像学检查所示，仔细确定病变部位和取活检途径，包括穿刺后鼻内镜直视下活检。

（2）临床分期：采用 UICC/AJCC TNM 分期系统（第 8 版）进行临床分期，应用淋巴结外侵犯（extranodal extension，ENE）指标。

①分期指标

原发肿瘤（T）

上颌窦

TX　原发肿瘤无法评价；

Tis　原位癌；

T1　肿瘤局限于上颌窦黏膜，无骨的侵蚀或破坏；

T2　肿瘤侵蚀或破坏骨，包括侵犯硬腭和（或）中鼻道，不包括上颌窦后壁及翼突内侧板；

T3　肿瘤侵犯下列任何之一：上颌窦后壁，皮下组织，眶底或眶内侧壁，翼窝，筛窦；

T4　中等晚期或非常晚期局部疾病

T4a　中等晚期局部疾病，肿瘤侵犯眶内容物、面颊皮肤、翼突内侧板、颞下窝、筛骨垂直板、蝶窦或者额窦；

T4b　非常晚期局部疾病，肿瘤侵犯下列任何之一：眶尖，硬脑膜，脑，颅中窝，脑神经，三叉神经上颌支，鼻咽，斜坡。

鼻腔和筛窦

TX　原发肿瘤无法评价；

Tis　原位癌；

T1　肿瘤局限于任何一个部位，有或无骨侵袭；

T2　肿瘤在单一区域侵犯两个部位或延伸到复杂的鼻筛部相邻的区域，有或无骨侵袭；

T3　肿瘤侵犯眶内侧壁或眶底、上颌窦、上腭、筛骨垂直板；

T4　中等晚期或非常晚期局部疾病

T4a　中等晚期局部疾病，肿瘤侵犯眶内容物、鼻或面颊皮肤、颅前窝、翼状板、蝶窦或额窦；

T4b　非常晚期局部疾病肿瘤，侵犯下列任何之一：眶尖，硬脑膜，脑，颅中窝，脑神经，三叉神经上颌支，鼻咽，斜坡。

区域淋巴结（N）

NX　区域淋巴结无法评价；

N0　无区域淋巴结转移；

N1　同侧单个淋巴结转移，最大径≤ 3cm，且 ENE（–）；

N2

N2a　同侧单个淋巴结转移，3cm ＜最大径≤ 6cm，且 ENE（–）；

N2b　同侧多个淋巴结转移，最大径≤ 6cm，且 ENE（–）；

N2c　双侧或对侧淋巴结转移，最大径≤ 6cm，且 ENE（–）；

N3

N3a 转移淋巴结中最大径＞ 6cm，ENE（–）；

N3b 任何淋巴结转移，且临床明显 ENE（+）。

远处转移（M）

M0 无远处转移；

M1 有远处转移。

②分期依据

0 期：TisN0M0；

Ⅰ期：T1N0M0；

Ⅱ期：T2N0M0；

Ⅲ期：T1 ～ 3N1M0，T3N0M0；

Ⅳ A 期：T1 ～ 3N2M0，T4aN0 ～ 2M0；

Ⅳ B 期：任何 TN3M0，T4b 任何 NM0；

Ⅳ C 期：任何 T 任何 NM1。

**2. 鉴别诊断**

（1）鼻型结外 NK/T 细胞淋巴瘤：即旧称之恶性肉芽肿中的所谓致死性中线肉芽肿、致死性肉芽肿、坏死性肉芽肿（即俗称的 Stewart 型恶性肉芽肿），现已明确归类为结外 NK/T 细胞淋巴瘤鼻型，好发于鼻腔、口腔、咽部等中线器官，为进行性坏死性病变，但本质上属于系统性病变。以坏死性肉芽肿性增生为其临床病理特征，向周围浸润明显，普通病理检查多见炎性坏死组织，需行免疫组化染色确诊。

（2）内翻性乳头状瘤：好发于鼻腔外侧壁或鼻窦，常为乳头状或息肉状，色红或紫红，需病检确诊。

（3）鼻窦及上颌牙源性良性肿瘤：造釉细胞瘤、骨化纤维瘤、含牙囊肿、黏液囊肿等均可致鼻面部膨隆变形，并产生压迫症状，但其病情进展缓慢，病程较长，发病年龄较轻，预后良好。病检可资确诊。

## 【治疗】

由于该部解剖位置和其毗邻关系的复杂性，病变容易向周围扩展而致治疗更为棘手。同时，这里的许多肿瘤对放疗和化疗敏感性均不高，且确诊时又多病情已晚，因而应十分强调综合治疗的重要性，合理安排放疗、化疗和手术。在此，中医药治疗于围手术期的应用，对增敏减毒及提高机体免疫力，预防甚至控制远处转移与复发，改善全身状况与生存质量，促进康复，都具有重要作用，有利于综合治疗计划的完成，提高远期疗效。

**1. 综合治疗** 本病的重要临床特点是局部恶性。只要能完全控制原发灶，其治愈机会较大。但是，单纯手术很难保证切除彻底。同时，手术后遗的面部畸形也令许多患者难以接受。因此，多宜采用包括放疗、手术、化疗在内的综合治疗方案。单纯放疗对早期鼻腔癌也有较好效果。手术（包括鼻内镜术式）是切除病灶的重要手段，对综合治疗效果具有积极意义。术式有鼻侧切开、上颌骨切除、颅面联合手术等，视具体情况而定。

**2. 辨证论治**

（1）气血凝滞鼻窍证

证候：肿瘤初起，尚未行放射治疗，可见涕或痰中带血。肿物表面凹凸不平，色暗红，脉络缠绕。伴胸闷胁痛，耳鸣。舌质红，或有瘀点、紫斑，苔白或微黄，脉弦细、涩或缓。

治法：活血化瘀，行气散结。

方药：会厌逐瘀汤加减。一般情况下皆可选加三棱、莪术、水蛭、虻虫、王不留行、牡丹皮、泽兰等。若肿瘤表面有溃烂，覆有污物，加马勃、鱼腥草、冬瓜仁、紫花地丁、土茯苓等。

（2）痰浊结聚鼻窍证

证候：病变发展，或放、化疗初期，各种症状变得更加明显。鼻塞，流脓血性涕，味臭，头痛头重，或面颊麻木疼痛。肿物不平滑，色较淡，鼻内污秽浊涕较多，或有周围骨质破坏。伴胸闷不舒，体倦身重，胃纳差，或便溏薄。舌质淡滞或暗红，舌体胖，有齿痕，苔白或黄腻，脉弦滑或濡缓。

治法：除痰化浊，祛瘀散结。

方药：清气化痰丸合苍耳子散加减。具体加减法可参考上证或下证。

（3）火毒困结鼻窍证

证候：病至极期，或放、化疗中后期，肿物出现坏死或继发感染，鼻塞甚，流污浊脓血涕，腥臭，似鼻渊犯脑之状，头面痛剧，面颊肿甚，突眼或视力减退，张口困难，耳鸣耳聋。肿物暗红溃烂，易出血，颈有恶核。兼口苦咽干，渴而喜饮，心烦失眠，便秘尿赤。舌质红或红绛，少苔或黄燥，脉弦滑或弦数。

治法：泻火解毒，祛瘀散结。

方药：龙胆泻肝汤合苍耳子散加减。一般皆可加三棱、莪术、生牡蛎、水蛭、虻虫、土鳖。若热盛，加山豆根、黄连、青黛；便秘者，加大黄，玄明粉；颈有恶核者，加半夏、天南星；头痛者，加五灵脂、全蝎。可以配合服用八宝丹。

（4）邪正相持鼻窍证

证候：经过适当治疗之后，或因患者体健，正气渐盛，全身症状不显，局部可见鼻窍菌体进展缓慢，热毒表现轻微，舌脉之象较为平和或弦细偏弱。

治法：益气解毒，祛痰散结。

方药：益气解毒方合苍耳子散加减。可加用人参、灵芝、冬虫夏草等以扶正，加用半夏、薏苡仁、山慈菇、重楼、浙贝母等以祛痰散结。总宜固护正气为本，促其向愈，切勿妄伤本源，以致促岩进展。

（5）阳衰岩毒扩散证

证候：或因治疗措施不能控制病情发展，或因经历邪正相持阶段后，由于岩毒过盛而渐居上风，正气无力抗邪而渐衰，病变向鼻窍外扩展，侵颅蚀脑，或波及他脏，见鼻窍窒塞，脓血不断，头痛身疼，夜不能寐，形体羸弱，卧床不起，饮食难进，二便不调；舌紫暗无津，少苔甚至无苔如镜，脉细微弱或兼数。

治法：益气温阳，和血散结。

方药：阳和汤合益气解毒汤，视患者具体情况随症加减。一般都需要重用参、芪、附、桂之品以回阳救逆，并应酌情配合解毒化瘀散结类药物。本病晚期多有剧烈头痛或动风诸症，祛风镇痉止疼是为常用对症治法，需要伍以蜈蚣、全蝎、天龙、天麻、钩藤等品。

**3. 局部治疗**　可用鱼腥草液、各种润滑油剂等滴鼻，每日6～8次，有利于排脓解毒，清洁鼻腔。

## 【预防与调护】

改善工作环境，减少致癌物粉尘、气体的吸入，戒除吸鼻烟习惯。一旦罹患本病，则宜注意鼻腔清洁和视力保护。

【中西医结合治疗进展及展望】

鼻部恶性肿瘤不仅治疗难度较大，其预后多数难以达到理想程度，由于免疫机能低下而致的局部复发和（或）远处转移最终常难避免，即使是能够接受治疗的患者，由于难以避免的手术等伤害，对患者造成的严重影响，特别是面容毁损，许多患者也难以接受。因而，除了继续关注早诊问题以提高疗效以及加强术后整形修复外，从中西医结合诊疗优势出发，进一步研发有效的微创手术技术，尽可能减少手术创伤造成的颌面部变形，并有效预防或阻止局部复发以及远处转移，应该是今后的发展方向。通过规范系统的中西医结合处理，合理应用扶正祛邪法有效改善患者以免疫功能为主的全身机能状况，鼻部恶性肿瘤的局部复发与全身转移趋势可以得到遏制。

【预后】

若能早诊早治，预后可能较好。但多数患者确诊时已届晚期，预后多不理想，至少易因施以医疗措施而遗留面部畸形。本病的复发多发生于末次治疗后 2 年之内。

## 二、鼻咽癌

鼻咽癌（nasopharyngeal carcinoma，NPC）是原发于鼻咽、以颈淋巴结转移和脑神经损害为多发初始表现的恶性肿瘤。据 WHO 估计，约 80% 以上的 NPC 病例发生在我国，主要流行区域为广东、广西、湖南、福建、江西、海南等省区。东南亚几国也较多见。本病男女之比约为 2.38 ∶ 1。发病年龄多在 30 ～ 60 岁，国内文献报道最小患者为 3 岁。中医文献无此病名，但“失荣”“上石疽”等证的描述类似于本病的颈淋巴结转移症状，其他如真头痛、鼻渊、恶核、瘰疬诸证中，也有部分相关的类似症状描述。有学者以“颃颡岩”概称本病。

【病因病理】

**1. 病因**　多认为是多因素综合作用，多基因突变、多阶段发展的结果。

（1）遗传因素：主要反映在鼻咽癌遗传易感性及由此而造成的敏感人群。NPC 患病高危险度，体现于高发家系、种族和群体分布特征、移民人群流行特点、同卵双生儿和异卵双生儿同病一致率差异诸方面。

这种遗传易感性的生物学基础，主要表现在染色体的非随机性改变及白细胞抗原 HLA 表型特征。NPC 患者异常染色体变化受 EB 病毒感染的影响很明显（IgA/VCA 阳性者 SCE 更高）。HLA 表型分布特征与 NPC 风险度密切相关。HLA 表型特征及染色体畸变，极有可能反映了染色体基因组功能失平衡。多基因、多阶段发展分子模型研究资料支持这些研究结果。–11q、–14q、–16q、–9p 是 NPC 发生过程中的非随机事件，这些部位可能存在 NPC 遗传易感基因。业已发现 NPC 易感基因 10 余个，并已应用于 NPC 高危人群患病风险及其进展筛测。

（2）EB 病毒感染：流行病学调查与临床资料均表明，不仅 NPC 患者血清 EB 病毒相关抗体 IgA/VCA、IgA/EA、Rta 等的阳性率及其滴度水平都明显高于正常人、慢性鼻咽炎及其他头颈肿瘤患者，且与病情呈现正相关。与鼻咽癌患者有血缘关系的家族成员血清 EB 病毒抗体滴度亦明显升高。NPC 组织中有 EB 病毒 DNA、EBNA 及类似 EB 病毒颗粒；EB 病毒能转化 B 淋巴细胞，恶性转化的裸鼠瘤株癌细胞含有 EB 病毒 DNA。尤其是 NPC 高发现场多年的前瞻性动态观察表明，血清 EB 病毒相关抗体阳性的 NPC 高危人群，其 NPC 发病率较阴性人群高 40 倍以上，并已用EB病毒诱发了人胚鼻咽上皮细胞恶性转化。这些资料强烈提示，EB病毒感染与其他因素具有相互促进作用，甚至有可能是主要致病因子，并已确认了一种致病性EBV亚型。在其与细胞转化相关的5个潜伏基因中，潜伏膜蛋白基因LMP1已被证明为瘤基因，其过表达具有启动鼻咽上皮异型增生作用，并通过诱导抗凋亡基因A20和bcl-2表达抑制细胞凋亡。其他病毒（如疱疹病毒6型，HPV-6）与EBV的协同作用也已引起了人们的关注。

（3）环境化学因素：多年来，NPC的发病率都比较恒定，显然不像肺癌那样存在与大气污染程度相关的发病率起伏波动。吸烟与NPC的关系亦未肯定。但咸鱼等腌制品的作用则受到一些学者的重视，因其含有较多可以转化为亚硝胺类物质的亚硝酸盐，而目前动物实验研究中常用的鼻咽诱癌物就是这类物质（如二亚硝基哌嗪）。微量元素镍也是一种促癌因子。在NPC高发区环境中，镍含量较高。镍能促进EB病毒抗原表达，NPC流行区许多植物成分也具有该效应。硒则具有对抗EB病毒抗原表达作用。

**2. 病理** 绝大多数为低分化癌（占96%以上），其余尚有高分化癌（约1.2%）和未分化癌（约2.6%）。根据2003年WHO分类标准，NPC分为角化型鳞状细胞癌、非角化型鳞状细胞癌和基底细胞样鳞状细胞癌。其他类型鼻咽癌包括腺癌、腺样囊性癌、黏液表皮样癌以及恶性多形性腺瘤。非角化性鳞状细胞癌，可分为分化型和未分化型，非角化型在流行地区病例最多（＞95%），主要与EB病毒（EBV）感染有关。此外，瘤组织中相关基因活性的表达模式也涉及其临床过程，如p16低表达，p21表达活性与细胞分化程度的相关性，端粒酶活性的高表达等。特别是可以伴有p53过表达。这种过表达既可以是p53基因结构改变所致，也可以不伴有基因突变而仅为p53蛋白功能活性异常，对NPC发展和复发起促进作用。关于NPC的起源，克隆竞争学说与干细胞理论的有机结合可能更符合实际情况。

**3. 病机** 关于NPC的病机，根据初诊NPC患者舌象观察及NPC高危人群病理体质调查结果，气虚可能在其发病学上占有重要地位，气虚染毒可能为其病机主线。结合NPC发病的遗传易感性及EB病毒感染活性特征，这种病理体质可能涉及某些先天禀赋相关因素。加上宿主基因组内源性病毒－细胞癌基因－EB病毒瘤基因的相互作用在鼻咽癌发病机制中的作用，禀赋—体质—伏邪—新感外邪交互作用病机轴线具有重要意义。

（1）气血瘀阻：因正虚而内藏伏邪，加之新感外邪扰动，合邪为患，搏结颃颡，干扰肝经，致气机不利，疏泻失常，横逆犯脾，运化失职，痰浊内生，肺卫之气无力驱邪，邪毒阻于脉络，因而气血痰浊瘀阻颃颡，积久而成岩。

（2）火毒困结：岩既已成，渐向周围浸润，瘀阻日甚，积久化热，火毒由生，壅积肺脾，灼损颃颡，并且更易感染外邪，扩散波及他脏，遂成上石疽、失荣，或有脑神受损，遂成是证。

（3）邪正相持：经治而平抑岩毒，或因正气渐复而与邪抗争，但岩毒仍羁留颃颡颈项甚至他脏不去，激发正气抗争，邪正相持，正难祛邪，邪亦不易进犯，呈现为病情平稳状况，亦即带瘤生存状态。值此之际，只要正邪相争的平衡状态不被打破，则可持续较长时间，或经合理治疗而邪退，病情渐向愈。

（4）气阴两伤：邪毒久羁，正气虚衰，或因接受放化疗之后，虽然岩病得以缩小甚至显示基本消失，却已气阴大伤，尤以肺、胃、肾伤损最为突出，且羁留之余邪总难全消，休眠之肿瘤干细胞潜伏于骨，成为新伏之邪，为后期病变复发甚至全身扩散埋下伏笔。在此阶段，可能是阴虚邪稽，也可以是阳虚毒滞，要由正邪演变趋势决定。

（5）阳衰毒散：病至晚期，岩瘤不断扩展，或因治疗中杀伐太过，元气日损，邪毒益盛，向颃颡外扩展，或蚀损颅底骨质而向颅内侵犯，成为衄蔑瞑目之症，或播散至远隔脏器，脏腑机能渐趋衰竭，尤以阳气虚衰突出，终致阳气衰微，渐成亡阳之态，患者终将因此而不久于世。

## 【临床表现】

**1. 症状**　早期症状很不明显且不典型。一旦出现症状，常已发展至较晚阶段。

（1）耳鼻咽喉局部症状：包括耳鸣，耳内闷胀感，听力下降，回吸涕中带血，鼻衄，鼻通气受阻，咽喉不适，语音改变，咽痛，吞咽障碍，张口困难等。耳鸣发生率为 37.8%，听力障碍发生率 41.5%；回吸涕中带血、鼻衄发生率约 53%，且有 23.2% 的患者以此为首症；鼻塞发生率 53.5%。该类症状虽然不一定是早期症状，但常是引起患者注意的主要或唯一原因。

（2）颈部表现：突出地表现为颈淋巴结转移性肿块，约 80% 患者有这一体征，更有约 12% 患者可以此为第一症状。约 20% 患者在出现颈淋巴结肿大一年后方至医院就诊。

（3）脑神经受累症状：NPC 既可向上经颈内动脉管或破裂孔抵达颅中窝，浸润岩尖及颅底内面诸结构和眼眶，造成Ⅲ、Ⅳ、Ⅴ、Ⅵ脑神经损伤，出现上睑下垂、眼肌麻痹、头痛等症，也可向外侧扩展，浸润咽侧间隙和颈静脉孔附近，累及Ⅸ、Ⅹ、Ⅺ、Ⅻ脑神经及颈交感神经，出现咽肌麻痹、喉麻痹、斜方肌上部萎缩、舌肌麻痹、Horner 综合征等。少数患者尚可出现嗅、视、面神经的损伤。NPC 确诊时，脑神经损伤发生率达 33.9%，头痛发生率约 60.8%。头痛可能为肿瘤向颅内扩展的初期信号，应予警惕。

（4）远处转移症状：NPC 放疗后，20% ～ 30% 可发生远处转移。这种转移最常发生于骨、肺、肝等处。骨转移中又以骨盆、脊柱、四肢最为多见。一般先有颈淋巴结转移，由上颈到下颈，再至锁骨上窝，最后经血流由肺而入大循环。少数情况下，可直接侵犯椎静脉系统而向骨转移。随转移部位的不同，可以出现相应的症状。

**2. 体征**　最典型且又具有诊断意义的体征是鼻咽部的新生物表现。电子 / 纤维鼻咽镜下，可见 NPC 原发灶有结节型、浸润型、菜花型、溃疡型及黏膜下型几种情况，并可以多种类型同时并存（彩图 13）。其次为邻近器官受累征（如中耳积液）和颈淋巴结转移性肿块。肿大淋巴结可为单侧或双侧，单个或多个。最早出现者，多位于颈深上部乳突尖下，其后可发展至颈部任何淋巴结。在此阶段，其鼻咽原发病灶可能很小或不明显，易误诊为原发灶不明的颈转移癌。其他脑神经受累体征及远处转移体征则已为晚期表现。

**3. 临床分型**　一般分为上行型（脑神经型），依次出现第Ⅵ、Ⅴ、Ⅳ、Ⅲ、Ⅱ对脑神经损伤和（或）颅底骨质破坏，但无颈淋巴结转移；下行型（颈淋巴结广泛转移型），表现单侧或双侧颈淋巴结多处转移，但无前组脑神经受累或颅底骨质破坏（却可有后组脑神经损伤）；上下行型（混合型），则既表现有前组脑经神受累和（或）颅底骨质破坏，又有单侧或双侧颈淋巴结转移。

## 【实验室及其他检查】

**1. EB 病毒血清学检查**　85%NPC 患者 IgA/VCA 滴度可以达到 1 ∶ 20 以上。在 NPC 患者中，IgA/EA 阳性率虽仅 26.7%，但特异性高于 IgA/VCA。尤其是针对立即早期基因表达产物抗体 IgG/Rta 敏感性高，会最早表现阳性，提示病毒进入裂解复制状态，且其阳性率随着 NPC 临床分期的升高而升高，临床意义增强。当有两项以上指标明显升高时，NPC 检出率显著增加。

**2. EB 病毒 DNA 检测**　检测外周血 EB 病毒拷贝数，有助于评估 EB 病毒复制活性。NPC 临床分期越晚，患者血浆 EBV-DNA 中位水平和阳性率越高，提示血浆 EBV 游离 DNA 含量与患者体内肿瘤负荷呈正相关及其与病情分期的一致性。联合检测 EBV-DNA 和 IgG/Rta，有助于患者的临床分期，能较好地反映肿瘤消长趋势。

**3. 影像学检查**　原发灶的增强 MRI 是诊断鼻咽癌的首要手段，其软组织分辨率较 CT 显著提高，并且对于颅底和神经的显示能力出色。增强 CT 作为次选手段，对于特征性的淋巴结坏死具有良好的分辨率。诊断远处转移方面 $^{18}$F–FDG–PET/CT 比常规检查表现更好，并且检测小的颈部淋巴结转移和局部残留、复发性疾病等比较敏感和准确，可更为精确地评估原发性鼻咽癌分期。

## 【诊断与鉴别诊断】

**1. 诊断要点**

（1）诊断依据

①常有涕血，特别是晨起回吸性血涕，应警惕 NPC 之可能。如伴有头痛、同侧颈部肿块，更当怀疑本病。

②尽管 NPC 早期症状少且不具特异性，只要医师经常想到这个问题，做好每一次鼻咽镜或鼻内镜检查，一般不容易漏诊。NPC 原发灶有结节型、浸润型、菜花型、溃疡型及黏膜下型，并可表现几种类型同时存在的情况。其中溃疡型和菜花型者较易见涕血、鼻衄之症。

③ NPC 的最后确诊，仍有赖于病理结论。为提高活检确诊率，首先应准确判定活检部位，这在黏膜下型者至关重要。一般在鼻咽镜或鼻内镜直视下活检。取活检时，须避开坏死组织并达到一定深度，方能取到有诊断意义的病变组织。

④鼻咽病变不典型而伴有颈淋巴结肿大，或多次鼻咽活检未能确诊的颈淋巴结肿大，可行颈淋巴结穿刺针吸活检，或淋巴结完整切除活检。但是，这一诊断程序，其前提必须是多次鼻咽活检未能确诊者。应尽可能避免任意的颈淋巴结活检，尤其不宜行颈淋巴结部分切除活检。

（2）临床分期：采用 UICC/AJCC TNM 分期系统（第 8 版）进行临床分期。

①分期指标

原发肿瘤（T）

TX 原发肿瘤无法评价；

T0 无原发肿瘤证据，但具有 EBV 阳性的颈部淋巴结累及；

Tis 原位癌；

T1 肿瘤局限于鼻咽，或侵犯口咽和（或）鼻腔，无咽旁间隙累及；

T2 肿瘤侵犯咽旁间隙和（或）邻近软组织累及（翼内肌、翼外肌、椎前肌）；

T3 肿瘤侵犯颅底骨质、颈椎、翼状结构和（或）鼻窦；

T4 肿瘤侵犯颅内，累及脑神经、下咽、眼眶、腮腺，和（或）广泛的软组织区域浸润并超过翼外肌外侧缘。

区域淋巴结（N）

NX 区域淋巴结无法评价；

N0 无区域淋巴结转移；

N1 单侧颈部淋巴结转移，和（或）单侧或双侧咽后淋巴结转移，最大径≤ 6cm，环状软骨尾侧缘以上水平；

N2 双侧颈部淋巴结转移，最大径≤ 6cm，环状软骨尾侧缘以上水平；

N3 单侧或双侧颈部淋巴结转移，最大径＞ 6cm，和（或）侵犯环状软骨尾侧缘以下水平。

远处转移（M）

M0 无远处转移；

M1 有远处转移。

②分期依据

0 期：TisN0M0；

Ⅰ期：T1N0M0；

Ⅱ期：T0 ～ 1N1M0，T2N0 ～ 1M0；

Ⅲ期：T0 ～ 2N2M0，T3N0 ～ 2M0；

Ⅳ A 期：T4N0 ～ 2M0，任何 TN3M0；

Ⅳ B 期：任何 T 任何 NM1。

**2. 鉴别诊断**

（1）淋巴瘤：对于单发性颈部淋巴结肿大及主要表现鼻咽肿块者，应注意与淋巴瘤的鉴别，必要时可行免疫组化鉴别之。

（2）鼻咽结核：鼻咽部有结节状肿物隆起，色淡，或为浅表溃疡、肉芽增生状。病理检查确诊，以镜下结核结节为特征。

（3）腺样体肥大或残留：内镜下多呈分叶状，具有淋巴组织外观特征，多位于鼻咽顶壁中央，黏膜反应轻，镜下见淋巴组织。

（4）其他颈部转移癌：参见颈部肿块。

## 【治疗】

鼻咽癌对放射线敏感，治疗反应好，治愈机会高，是为首选，5 年生存率已达 50% ～ 70%。为进一步提高疗效，应遵循分层综合治疗原则，合理制定治疗方案。首选根治性放疗，适当配合化疗及生物疗法。在放疗阶段，中医治疗是增效减毒的重要手段。放疗结束后，中医疗法成为康复与预防转移及复发的主要措施。提高早诊早治率，改善放疗技术及放化疗增敏，有望进一步提高疗效。

**1. 放射治疗** 放疗是鼻咽癌的主要治疗手段，推荐调强适形放疗（intensity modulated radiation therapy，IMRT），放疗总剂量通常为 66–70Gy（鼻咽癌原发灶和转移淋巴结）和 54–60Gy（CTV，临床靶区），单次剂量为 1.8–2.2Gy。Ⅰ期鼻咽癌（T1N0）可以采用单纯放疗的治疗模式，Ⅱ期鼻咽癌患者可以行同期放化疗，局部晚期患者常用放化综合治疗模式。

**2. 化学治疗** 因为鼻咽癌对化疗的敏感性正得到越来越多的临床证据支持，甚至有Ⅳ b 期患者应用单药化疗后原发灶和多发性转移灶均一度消失的案例存在，化学治疗正被日益重视。放疗同期配合化疗，可以增加放射敏感性，提高肿瘤局部消退率，降低转移率和复发率，其应用模式已受到重视，只不过要特别小心可能增强的毒副反应。放疗后病情未能控制和复发者，宜以化疗作为辅助性或姑息性治疗手段。一般采用联合化疗方案，可以应用于诱导化疗，同期放、化疗，放疗后辅助化疗。同期放化疗是综合治疗的基石，常选用顺铂。不适宜使用顺铂的患者可选择卡铂、奈达铂和奥沙利铂；对于不适宜接受化疗的患者，可行放疗联合西妥昔单抗或尼妥珠单抗。

**3. 手术治疗** 对于颈部转移复发的鼻咽癌患者，包括放疗后（3 个月或以上）颈部转移淋巴结有残留的患者，颈部淋巴结清扫术是重要的根治性治疗手段，部分患者可以采用选择性颈部淋巴结清扫的手术方式。对于鼻咽原发灶复发的患者，再程放疗是有效的挽救性治疗手段。考虑到鼻咽癌再程放疗有较高的远期并发症的可能性，在有经验的医院可以考虑挽救性手术，特别是采用内镜下切除的手术方式。对于不适宜手术的患者，挽救性放疗适用于既往未接受过放疗的患者，而再程放疗由于对放疗技术有较高的要求和有较重的并发症，推荐在有经验的医院有选择地进行。对于无法再次接受局部根治性治疗的患者，可行姑息性系统治疗。

**4. 免疫治疗和分子靶向治疗**　对于一线铂类药物治疗失败的复发转移性头颈部鳞癌，目前的标准治疗是 PD–1 单抗单药免疫治疗。在靶向药物方面，西妥昔单抗也同样适用于一线铂类药物治疗失败而没有使用过该药物的患者。

**5. 辨证论治**

（1）气血凝结，瘀阻颃颡证

证候：多见于早期患者及放疗前或放疗初期阶段。鼻咽肿块突起，色暗红质硬实，或有颈部包块。伴耳内闷胀，耳鸣耳聋，涕血，咯少量痰。舌质淡红，苔白或黄白，脉弦细或缓。如肿物色淡，表面多白色分泌物，为夹有痰湿；如肿物表面有散在溃疡坏死，多夹有热毒。

治法：活血化瘀，化痰散结。

方药：丹栀逍遥散合益气解毒方加减。一般可选加三棱、莪术、山慈菇、重楼、鸡内金、法夏、南星、陈皮；若夹热毒，加黄芩、栀子、夏枯草。本法适用于放疗前及放、化疗中的减毒增敏之用，以及拒绝放、化疗的Ⅰ、Ⅱ期 NPC 患者。

（2）火毒壅盛，困结颃颡证

证候：多见于中期患者或放疗中后期阶段。鼻咽肿物溃烂坏死，表面有脓痂，混有血性分泌物。鼻咽黏膜红赤，咽部黏膜红肿。伴有较明显头痛，涕血鼻衄，口气秽臭，咳嗽痰稠，耳鸣耳聋较重，心烦失眠，口苦咽干，溺黄便结。舌红，苔黄或黄腻，脉弦滑或弦数。

治法：泻火解毒，化瘀消肿。

方药：龙胆泻肝汤合益气解毒方加减。可选加牡丹皮、三棱、莪术、蚤休、猫爪草、半枝莲、半边莲等。若火毒盛，加山豆根、青黛、苦地胆；若出血甚，加白茅根、旱莲草、茜草。适用于局部感染症状较著及放疗后近期内副反应明显者，也可用于拒绝放、化疗的中晚期 NPC 患者。可以配合服用八宝丹。

（3）气阴两虚，邪滞颃颡证

证候：多见于正邪相持且正虚不能胜邪的病理时期，鼻咽病灶进展缓慢，却见患者全身状况虚弱，乏力纳差，口干舌燥，便秘难解，舌淡苔薄而燥，脉弦细弱；或于放疗后康复阶段，鼻咽岩块平复，疾病向愈，但遗留黏膜红赤干燥，覆有干痂，咽部黏膜干皱红肿。伴咽干口燥，神疲乏力，耳鸣耳聋，食欲不振，溺黄便干。舌红少苔，脉弦细或细数。

治法：益气滋阴，兼清余毒。

方药：益气养阴解毒方加减。根据气阴虚损的程度不同，分别加重益气或养阴药物的用量，并酌加解毒抑癌之品。适用于放化疗后的康复期患者。

（4）邪正相持，搏结颃颡证

证候：历经相关治疗后，病情得以控制，颃颡岩病不再继续发展，但却不能全消，或遗留颈项包块甚至远隔脏器转移灶未全消，病体体质却渐增强，一般情况好转，处于带瘤生存状态；舌脉象较为平和或弦细弱。

治法：益气解毒，扶正散结。

方药：益气解毒方合养阴清肺汤加减。一般均可加用人参、灵芝、冬虫夏草等扶正固本，选用半夏、薏苡仁、山慈菇、重楼、莪术等祛邪散结。

（5）气阳虚衰，邪毒扩散证

证候：经治而病情未能控制且继续恶化扩散，出现远处转移；或初发即见远处转移，直接进入晚期阶段；或于康复期突发局部/区域复发及/或远处转移。症见头痛甚，视物重影，颈项肿块巨大坚硬，他处脏器出现转移灶。全身状况迅速恶化，身体羸瘦，形寒肢冷，食纳锐减，头身痛甚，烦且难寐，尿频，便溏或结；舌紫暗瘀斑或色淡，苔白润，脉虚弱细微或兼数。

治法：益气温阳，化瘀散结。

方药：益气解毒方合阳和汤加减，视患者具体情况随症加减。一般都需要重用参、芪、附、桂之品以回阳救逆，并应酌情配合解毒化瘀散结类药物。如有剧烈头痛等症，可加用蜈蚣、全蝎、天龙、延胡索、五灵脂等品。

**6. 局部治疗** 口、咽黏膜溃烂者，冰硼散、珠黄散、锡类散或珍珠层粉吹患处；口、咽黏膜红肿者，含服铁笛丸；或以喉咽清口服液（或以其颗粒剂型用水溶化后）缓缓含咽。鼻腔滴50%鱼腥草液及洁净麻油。颈面部的放射性皮炎，以花椒白矾水洗，然后涂敷三黄软膏或烧伤湿润膏。

**7. 饮食疗法** 放疗期间，因大伤肺阴，宜进滋阴养血之饮食，多食新鲜蔬菜、鲜水果，如菠菜、白萝卜、冬瓜、莲藕、核桃仁等。化疗期间，常致气血损伤，宜多食大补气血之食物，如龟、木耳、香菇、燕窝、银杏等。晚期患者，宜多予胡桃肉、西洋参、鲜藕、冬虫夏草、黑芝麻、核桃仁等，熬粥或膏，配冰糖服食。

## 【中西医结合治疗进展及展望】

本病晚期患者的治疗及复发与转移防治是临床难题。为提高该部分患者的临床疗效，除了继续提高靶向治疗水平外，免疫治疗的临床应用是其重要方向。特别是有效增强宿主免疫监视与效应功能并逆转肿瘤微环境的免疫耐受，充分促进效应T淋巴细胞如Th17的有效分化，将有可能改善患者预后。新加坡国家癌症中心肿瘤内科进行的Ⅱ期临床研究显示，腺病毒-δ-LMP1-LMP2转导的树突状细胞疫苗治疗16例广泛性转移鼻咽癌患者，安全性好，部分病例有效。尤其是结合中医药双向免疫调节效应的免疫疗法，应该更具临床优势。同时，已有研究结果表明，散发性和高癌家族NPC患者及其拥有血缘关系的高危亲属人群，不仅具有相近的NPC易感性中医病理体质类型，并显示了相关蛋白质谱表达模式特征。鉴于生物体蛋白质表达活性的可调节性及蛋白质活性与机体免疫机能的密切关联性，从蛋白质表达等表观遗传调节角度探讨晚期NPC患者的生物疗法（包括中医药相关疗法），应有研发前景。

## 【预防与调护】

1. 鼻咽癌高危人群的防护为目前鼻咽癌预防的重要目标。首先是该类人群的筛查，可以利用中山大学肿瘤防治中心推出的鼻咽癌高危人群筛查平台进行筛查，然后予以重点防护，提高祛邪能力而降低其鼻咽癌易感性。包括癌前病变和癌前状态在内，均可服用益气解毒颗粒，每次10g，每日2次，连用3个月。

2. 鼻咽癌的疗效优劣取决于治疗早晚。宜广泛开展肿瘤防治“三早”工作，努力做好二级与三级预防。

3. 放疗期间及放疗后，口腔、鼻腔、咽、耳的护理十分重要。宜常用淡盐水冲洗鼻腔、含漱，以油剂滴鼻，含服润喉剂，防止鼻腔粘连及鼻腔和鼻咽腔痂皮堆积，减轻局部病状。

4. 放疗后患者宜定期复查。间隔期限视距离结束治疗时间及患者具体情况而定，不宜强求一律。并常服益气养阴解毒抗癌中药，以巩固疗效，防止复发。

5. 放疗后第 1 年内的饮食护理非常重要。因为电视荧光吞钡透视动态观察鼻咽癌患者放疗后的吞咽功能恢复过程显示，放疗后第 1 个月吞咽障碍症状和咽后壁软组织肿胀最为明显，伴有会厌谷积留和咽壁黏膜黏附，可能出现误吸等现象，其后逐渐缓解。缓解期延续至放疗后 1 年期间。

## 三、扁桃体癌

扁桃体癌（carcinoma of the tonsil），是发生于腭扁桃体的恶性肿瘤，为口咽部最常见者。男性患者多于女性，约为（1.5 ～ 5.5）：1。发病年龄相对偏青壮年，74% 在 21 ～ 60 岁，62.9% 在 40 岁以上。本病属于中医“咽菌”范畴。

### 【病因病理】

**1. 病因**　真正病因不明。相关致癌因素包括吸烟，长期频繁接触碳氢化合物，经常接受电离辐射等；促癌因子包括酒精（与烟草起协同作用），局部感染，黏膜过度角化等。PCR 证实，本病 HPV 阳性率为 83.3%，常见类型为 HPV16（70.0%）和 HPV52（6.7%）；约 53% 只感染单一类型 HPV，4% 感染 1 种类型以上。可能个体易感性是为重要内因。

**2. 病理**　绝大多数为鳞状细胞癌，尤以低分化及未分化者占多数，偶可见淋巴上皮癌，但极少见腺癌。淋巴瘤也是扁桃体的常见恶性肿瘤。累及扁桃体的 Kaposi 肉瘤罕见，但已有累及双侧扁桃体及食管的 HIV 阴性 Kaposi 肉瘤病例报告。病变向周围扩展，可浸润腭弓、软腭、舌根，并常侵犯咽缩肌和咽旁间隙，累及舌神经与舌下神经。

**3. 病机**　喉核菌病发咽（喉）关，乃胃所系，易受脾胃积热所乘，促动伏邪，发为本病。

（1）气血凝滞：喉关属胃系，乃饮食物进入胃腑必经之处，易受外物（包括各种可进入的邪毒）刺激。若内有禀赋不足，真气亏虚，兼夹伏邪，情志不遂，忧思愤怒，致肝气郁结，气机不畅，可致气血瘀滞，加上新感外邪，诱生喉核菌。

（2）痰热壅结：喉核菌一旦发生，气血瘀阻日甚，肝气郁结更剧，横逆犯脾，进而相乘于肺，致肺胃积热，火毒上蒸咽门，灼津成痰，痰热壅滞，喉核菌得以快速发展。

（3）火毒困结：病变进一步发展，肺胃积热壅滞日甚而熏灼喉关，加之喉关易受外邪侵袭，遂化火生毒，腐蚀喉核肌膜，变生火毒困结，岩毒得以扩散外侵。

（4）邪正相持：因治而岩毒受挫，或正气奋起抗争，正邪相持不去，难分上下，进入带瘤生存状态，病机无大变化，病情暂趋稳定。若该正邪平衡状态被打破，则依正邪消长趋势而出现病情进退之变，或向愈，或恶化。

（5）阳衰邪播：随着岩毒不断演化进展，或因治疗中杀伐过甚，元气日损，邪毒益盛，跨越喉关，扩展为颈部恶核或播散至远隔脏器，汤水难入，化生失源，脏腑机能趋于衰竭，阳气虚衰尤甚，终致阳气衰微，渐成亡阳之态。

### 【临床表现】

**1. 症状**　本病早期症状不多，常仅表现为咽部不适及异物感，易被忽视。待病变发展到较晚阶段而出现肿瘤感染溃烂时，可有患侧咽痛及吞咽痛，吞咽困难，反射性耳痛，语音改变，痰中带血，口气秽臭，甚至张口困难，伴发热、耳鸣、听力下降等症。还可能以咳嗽症状作为初始表现，也可早期出现颈部肿块。

**2. 体征**　局部检查见扁桃体肿大，易误诊为慢性扁桃体炎而行扁桃体摘除术。扁桃体表面可有溃疡形成，边缘硬实，凹凸不平，中央深陷，底覆秽膜。病变多为单侧，但有时也可为双侧同时患病。颈部常可扪及肿大淋巴结。

## 【实验室及其他检查】

影像学检查　口咽部 CT 检查，有助于确定肿瘤部位及侵犯范围。磁共振检查更有利于显示病变部位的解剖结构及其周围受累情形。PET/CT（正电子发射断层显像）已用于扁桃体癌原发灶的确定及远处转移灶的筛查，并有案例报告，在原发灶不明的颈部淋巴结转移性鳞癌患者，经 PET/CT 检查发现双侧扁桃体同时存在癌灶，还并发了肺部的转移性病变。

## 【诊断与鉴别诊断】

**1. 诊断要点**

（1）诊断依据：早期诊断可能很困难。尤其是原发灶小而隐蔽，以颈部肿块为唯一主诉者，很容易误诊为颈部“肿瘤”。还有部分扁桃体恶性肿瘤（特别是未分化癌及淋巴瘤）患者可以急性扁桃体炎或扁桃体周炎的形式首诊，极易误诊。对于这类病例，应遵循系统检查原则，仔细寻觅原发病灶，对可疑病变及时取活检。体征不典型的病例，尤其是单侧扁桃体肥大者，手术后必须常规病检。还应警惕双侧扁桃体癌以及扁桃体术后残留扁桃体组织癌变的可能性。双侧扁桃体切除病检应视为原发灶不明性颈淋巴结转移癌患者的标准诊断和治疗程序。

（2）临床分期：采用 UICC/AJCC TNM 分期系统（第 8 版）进行临床分期。对于口咽癌，应进行 p16 的免疫组化检测作为替代指标以明确是否与 HPV 感染相关。

适用于 p16（+）的口咽鳞状细胞癌。

①分期指标

原发肿瘤（T）

TX 原发肿瘤无法评价；

T0 无原发肿瘤证据；

T1 肿瘤最大径≤ 2cm；

T2 2cm ＜肿瘤最大径≤ 4cm；

T3 肿瘤最大径＞ 4cm，或者侵犯会厌舌面；

T4 中等晚期局部疾病，肿瘤侵犯喉、舌的外部肌肉、翼内肌、硬腭或下颌骨或更远。

区域淋巴结（N）

NX 区域淋巴结无法评价；

N0 无区域淋巴结转移；

N1 同侧单个或多个淋巴结转移，最大径≤ 6cm；

N2 对侧或双侧淋巴结转移，最大径≤ 6cm；

N3 转移淋巴结最大径＞ 6cm；

远处转移（M）

M0 无远处转移；

M1 有远处转移。

②分期依据

Ⅰ期：T0 ～ 2N0 ～ 1M0；

Ⅱ期：T0 ～ 2N2M0，T3N0 ～ 2M0；

Ⅲ期：T0 ～ 3N3M0，T4N0 ～ 3M0；
Ⅳ期：任何 T 任何 NM1。
适用于 p16（－）的口咽鳞状细胞癌。
①分期指标
原发肿瘤（T）
TX 原发肿瘤无法评价；
Tis 原位癌；
T1 肿瘤最大径≤ 2cm；
T2 2cm ＜肿瘤最大径≤ 4cm；
T3 肿瘤最大径＞ 4cm，或侵犯会厌舌面；
T4 中等晚期或非常晚期局部疾病
　T4a 中等晚期局部疾病，肿瘤侵犯喉、舌的外部肌肉、翼内肌、硬腭或下颌骨；
　T4b 非常晚期局部疾病，肿瘤侵犯翼外肌、翼板、鼻咽侧壁、颅底或包绕颈动脉。
N、M 同下咽癌分期指标。
②分期依据
0 期：TisN0M0；
Ⅰ期：T1N0M0；
Ⅱ期：T2N0M0；
Ⅲ期：T1 ～ 2N1M0，T3N0 ～ 1M0；
Ⅳ A 期：T1 ～ 3N2M0，T4aN0 ～ 2M0；
Ⅳ B 期：任何 TN3M0，T4b 任何 NM0；
Ⅳ C 期：任何 T 任何 NM1。

**2. 鉴别诊断**　需要鉴别的疾病有扁桃体真菌感染、结缔组织病、自身免疫性疾病、粒细胞减少性咽峡炎、樊尚咽峡炎、传染性单核细胞增多症等。宜仔细进行全身检查，包括血液细胞学、血清学及血液生化、细菌学、病毒学、相关脏器 X 线及 CT 检查、局部体检与活检，详细收集各种相关资料以资鉴别。

## 【治疗】

随着修复外科的发展，虽已改变了以往口咽癌主要采用放射治疗的局面（特别是放疗难以控制的病例，根治性切除仍为主要治疗手段之一），但因该处癌肿多数分化较差，大多主张仍以放疗为首选。对于放疗 / 同期放化疗后肿瘤残留或局部复发的患者，推荐有条件者接受挽救性手术。中医药不仅可以作为重要的辅助治疗手段，是增敏减毒的主要措施，在围手术期及康复期，更可以作为其综合治疗方案的有机组成部分，有利于预防复发与转移。

**1. 综合治疗**　应基于综合治疗的基本原则合理安排手术、放疗与化疗。

早期口咽癌可采用手术或单纯放疗的单一治疗模式。对于分期 T1–2N1–2 的患者，采用手术或同期放化疗。手术方式可选择经口入路或开放切除原发灶，有条件可选择经口激光显微手术或机器人手术。早期口咽癌具有隐匿性的颈淋巴结转移，需进行同侧或双侧选择性或根治性颈部淋巴结清扫。对于分期 T3–4 的患者，只有小部分 T3 患者有可能接受手术治疗，大部分出于功能保护考虑应选择同期放化疗。对于局部晚期口咽癌，放疗联合顺铂是标准的治疗模式。对于不耐受顺铂的患者，可给予放疗联合西妥昔单抗。

**2. 辨证论治**

（1）气血凝滞喉核证

证候：咽菌初发，或放、化疗前，症状不显，或仅有咽喉不适，轻微痛感，吞咽不利。喉核肿胀而暗红，粗糙不平，血丝缠绕，或见有肿块凸起。兼见胸胁闷痛不舒、耳鸣。舌质红或有瘀点，苔黄白，脉弦细或缓。

治法：活血祛瘀，行气散结。

方药：会厌逐瘀汤加减。一般情况下均可酌加三棱、莪术、水蛭、牡丹皮、王不留行等。

（2）痰热壅结喉核证

证候：病情发展，或放、化疗初期，咽痛不适，吞咽时痛剧，语音改变，痰中带血。颈部可有恶核，喉核肿胀，凹凸不平，有片状溃疡，疮面凹陷。兼见咳嗽痰多，胸闷不适。舌红苔黄腻，脉滑。

治法：清肺泄热，化痰散结。

方药：黄连清喉饮加减。一般情况下均可酌加浙贝母、土茯苓、南星、半夏、猫爪草、蚤休等。可以配合服用八宝丹。

（3）火毒困结喉核证

证候：病至极期，或放、化疗中、后期，咽痛甚，吞咽困难，头痛剧，张口受限，伸舌不易，口气秽臭。喉核肿甚，溃烂明显，污秽腐物甚多，颈有恶核。兼见气喘痰鸣、口干苦，小便短赤，大便秘结。舌质红绛，苔黄燥，脉滑数。

治法：泻火解毒，活血散结。

方药：黄连解毒汤加减。一般情况下，均可选加山豆根、地胆头、夏枯草、马鞭草、蛇舌草、半枝莲等。可以配合服用八宝丹。

（4）邪正相持喉核证

参照鼻咽癌邪正相持，搏结颃颡证相关内容。

（5）阳衰邪毒播散证

参照鼻咽癌气阳虚衰，邪毒扩散证相关内容。

**3. 局部治疗**

（1）常以金银花、桔梗、玄参、甘草煎水含漱，继以硇砂散、麝香散吹布患处。或以喉咽清口服液（颗粒）缓缓含咽。

（2）局部点以消瘤碧玉散。

## 【中西医结合治疗进展及展望】

中西医结合疗法在扁桃体癌治疗领域的应用，目前主要限于其放化疗的增敏减毒与疗后康复。应予注意的是，口咽乳头状瘤恶变倾向的阻抑与扁桃体术后残留组织癌变问题的预防，有可能成为又一探索领域，值得关注。

## 【预防与调护】

注意口腔清洁，常予含化类药物，多进富有营养的软食。

## 四、下咽癌

下咽癌（carcinoma of the hypopharynx）又称喉咽癌（carcinoma of the laryngopharynx），男性

发病率 0.15/10 万，女性 0.02/10 万，占头颈恶性肿瘤 1.4% ～ 1.9%，占全身恶性肿瘤 0.2%。本病亦归类于中医“咽菌”范畴。

【病因病理】

**1. 病因**　病因不明。据流行病学资料提示，过量的烟酒吸食加上某些营养成分的不足，可能涉及本病的发生。尤其是亚硝胺类化合物、霉变食物中的致癌物质，若摄入过多，再加上地区性因素，如土壤、粮食、饮水中某些微量元素的缺乏（钼、铜、锌等），更增加了患病风险。同时，遗传易感性是重要的内在患病因子，局部的慢性炎症及病毒感染也可成为癌变基础。

**2. 病理**　绝大多数为鳞状细胞癌，分化程度较差，并以外突型为主，常存在中心溃疡。位于内壁的梨状窝癌常侵犯喉软骨而造成声带固定。病变向颈部浸润，可累及甲状腺及颈部软组织。发生于环后区者，易向下延展到颈段食管。

下咽癌容易发生颈淋巴结转移，就诊时颈淋巴结肿大者可达 50% ～ 60%，尤以梨状窝者转移率最高（可达 60% ～ 70%）。颈部转移可为双侧性，且可延展至上纵隔淋巴结。疗后全身转移率可达 30%。

**3. 病机**　与扁桃体癌一样，本病病机主要与本元不足，伏邪内藏及肝肺脾胃功能失常有关。在与禀赋相关的正气内损基础上，新感外邪扰动伏邪，致脏腑失调，从诱发气血凝滞于下咽始，经痰热壅结、火毒困结、邪正相持渐次发展，终致阳气衰竭而邪毒扩散，亡阳陨故，此即下咽癌发展演变的几个主要病机阶段，详参扁桃体癌病机部分。

尤其隶属胃系的下咽，为饮食入胃之必经通路。饮食不洁与不节，过食辛辣炙煿、肥甘厚味之品，是为本病重要因素。加上情志不遂，肝气郁结，疏泄失常，气机阻滞，血因而凝滞，导致发本病始生。积久而引动肺胃伏热，炼津成痰，痰热交结，壅积咽腔，肿物因势而长。积热久而不清，湿邪不化，湿热交阻，咽菌溃腐成疮，形成火毒困结之证，常伴有颈部恶核，甚至出现全身扩散。

【临床表现】

**1. 症状**　常见症状有咽部异物感，进食后易出现食物残留感觉，常持续数月之久。继而有咽喉疼痛，逐渐加剧，多为单侧性，部位较明确，可有耳部放射痛。或有吞咽不畅，进食时易见呛咳。随着病情进展，可相继出现声嘶、吞咽与呼吸困难、咯血诸症，伴有贫血、消瘦、衰竭等恶病质表现。颈部无痛性肿块为常见早期表现，有时为首发症状，多为单侧，少数为双侧性。

**2. 体征**　一般检查多不易发现原发肿瘤。间接喉镜下常见体征有下咽或披裂黏膜水肿，梨状窝积液，声带运动障碍，梨状窝开放异常等。有时也可窥见梨状窝、下咽后壁隆起之肿块，多呈菜花状或溃疡型表现。颈部检查时，可以发现喉外形改变，喉摩擦感减弱或消失，单侧或双侧颈部有肿块等体征。

【实验室及其他检查】

**1. 内镜检查**　包括直接喉镜、纤维 / 电子喉镜、内镜窄带成像技术（Narrow Band Imaging，NBI）、食管镜、胃镜检查等，均可酌情选用，直接详细观察梨状窝底部、环后区有无病变及病变形状、范围、性质、对周围结构的影响，还可同时在病变部位取活检以明确诊断。

**2. 影像学检查**　包括 CT、MRI、PET–CT 等，可以显示病变部位及其范围、向周围浸润程度、全身可能存在的病灶等情况。彩色 B 超检查则主要用于了解颈部转移性肿块的相关资料。

## 【诊断与鉴别诊断】

**1. 诊断要点**

（1）诊断依据：下咽癌早期缺乏特异性表现，易误诊为慢性咽炎或咽异感症。因此，凡年龄在 40 岁以上，以咽部异物感或咽痛为主诉就诊者，必须仔细进行各种相关检查，对可疑病变及时取活检以确诊。

（2）临床分期：采用 UICC/AJCC TNM 分期系统（第 8 版）进行临床分期。

①分期指标

原发肿瘤（T）

TX 原发肿瘤无法评价；

T0 无原发肿瘤证据；

Tis 原位癌；

T1 肿瘤局限于下咽的某一解剖亚区且最大径≤ 2cm；

T2 肿瘤侵犯一个以上上下咽解剖亚区或邻近解剖区，或 2cm＜肿瘤最大径≤ 4cm，无半喉固定；

T3 肿瘤最大径＞ 4cm，或半喉固定，或侵犯食管；

T4 中等晚期或非常晚期局部疾病

T4a 中等晚期局部疾病，肿瘤侵犯甲状 / 环状软骨、舌骨、甲状腺或中央区软组织；

T4b 非常晚期局部疾病，肿瘤侵犯椎前筋膜，包绕颈动脉或侵犯纵隔结构。

区域淋巴结（N）

NX 区域性淋巴结无法评估；

N0 无区域性淋巴结转移；

N1 同侧单个淋巴结转移，最大径≤ 3cm，且 ENE（－）；

N2

N2a 同侧单个淋巴结转移，3cm＜最大径≤ 6cm，且 ENE（－）；

N2b 同侧多个淋巴结转移，最大径≤ 6cm，且 ENE（－）；

N2c 双侧或对侧淋巴结转移，最大径≤ 6cm，且 ENE（－）；

N3

N3a 单个转移淋巴结中，最大径＞ 6cm，且 ENE（－）；

N3b 任何淋巴结转移，且临床明显 ENE（＋）。

远处转移（M）

M0 无远处转移；

M1 有远处转移。

②分期依据

0 期：TisN0M0；

Ⅰ期：T1N0M0；

Ⅱ期：T2N0M0；

Ⅲ期：T1 ～ 2N1M0，T3N0 ～ 1M0；

Ⅳ A 期：T1 ～ 3N2M0，T4aN0 ～ 2M0；

Ⅳ B 期：任何 TN3M0，T4b 任何 NM0；

Ⅳ C 期：任何 T 任何 NM1。

**2. 鉴别诊断**

（1）咽炎及咽异感症：经详细检查（包括内镜、钡餐照片等），排除占位性病变后方可诊断。

（2）下咽良性肿瘤：可有血管瘤、脂肪瘤、神经纤维瘤及食管平滑肌瘤等，其病变进程及局部外观特征皆有明显不同。

## 【治疗】

本病的有效治疗为手术、放疗、同步放化疗、生物治疗等，部分患者可在术前或术后行放疗或化疗等。与免疫疗法一样，中医药治疗对患者有重要的辅助支持作用，在增敏减毒方面发挥良好效用。但在围手术期及康复期，中医药治疗却具有优势，已成为促进康复、预防复发与转移的主要措施。

**1. 综合疗法**

早期下咽癌应采用手术或单纯放疗的单一治疗模式，可选择开放或经口入路切除原发灶，有条件可选择经口激光显微手术或机器人手术。对于局部晚期下咽癌患者，除了 T1 和部分 T2 病灶以外，大部分患者需要进行全喉切除术。颈部手术应采用同侧或双侧选择性或根治性清扫淋巴结。诱导化疗可提高保留喉功能机会。

**2. 辨证论治** 参见扁桃体癌相关内容。

**3. 局部治疗**

（1）常以金银花、桔梗、玄参、甘草煎水含漱，再用麝香散吹咽部。

（2）局部点以消瘤碧玉散。

（3）接受放射治疗者，放疗期间含服新癀片，每次 1 片，每日 4 ～ 5 次，可以缓解咽喉部的放疗反应。

## 【中西医结合治疗进展及展望】

相对于其他头颈肿瘤，下咽癌的疗效和预后问题更为棘手。该病患者就诊之际往往已经丧失了最佳手术时机，而放化疗在很大程度上又只能暂时控制疾病发展速度与范围，因而疗效极其有限。鉴于下咽癌瘤细胞类型及分化程度特点，借鉴鼻咽癌的中西医结合诊疗思路，推进基因编辑（gene editing）技术的临床应用，也许会有助于改善临床疗效。

# 五、喉癌

喉癌（carcinoma of the larynx）是原发于喉部的恶性肿瘤，以喉功能受损为常见早发症状。其发病率各地差异颇大。世界上有三大喉癌高发区，即意大利瓦雷泽、巴西圣保罗和印度孟买，分别达到每年 16.5/10 万，17.7/10 万和 15.5/10 万。我国以北方较多见，且逐年上升并呈现与肺癌相似的流行病学趋势，流行趋势正向南方蔓延。农村发病率显著低于城市。该瘤居耳鼻咽喉恶性肿瘤第二位，仅次于鼻咽癌。本病患者以男性居多，男女之比约 10 ： 1，意大利的瓦雷泽高达 30 ： 1，圣保罗为 12 ： 1。多发于 50 ～ 70 岁，35 岁以下病例罕见，70 岁以上者也不多见。文献报告本病最小患者为 9 岁。经典中医文献中无此病名，仅有“咽喉菌”“喉百叶”“喉疳”的记载。为区别咽与喉的病变，现趋向于以喉菌专指喉部的恶性肿瘤。

## 【病因病理】

**1. 病因** 喉癌的真正病因尚未明确，可能与多种因素有关。

（1）过度吸烟：绝大多数喉癌患者都有长期大量吸烟史，吸烟总量与肿瘤发生率呈高度正相关。尤其是 65 岁以上人群中，吸烟者患病风险是不吸烟者的 3 ～ 39 倍。烟雾中的多环芳香烃（PAH）为前致癌物。PAH 进入人体后，在细胞色素 P450 超基因酶家族成员 CYP1A1（芳香烃羟化酶 AHH）作用下，激活为终致癌物，与细胞 DNA、RNA、蛋白质等大分子物质共价结合，形成 DNA 加合物，引起相关基因突变或功能改变，促发细胞转化。

（2）长期饮酒：饮酒者喉癌患病风险为不饮酒者之 1.5 ～ 4.4 倍。若长期饮酒并同时过度吸烟，二者的协同作用使患病风险大大增加。声门上型癌与饮酒的关系尤为密切。这一因素也可能涉及细胞内解毒与修复机制的失衡。

（3）空气污染与环境因素：在空气污染严重的城市，居民喉癌发病率明显高于乡村居民。长期吸入一氧化硫、苯并芘、铬、砷等，可诱发呼吸道上皮细胞转化。某些职业因素如长期接触石棉、芥子气、镍等，亦可能触发这一病理过程。

（4）病毒感染：HPV 与喉癌关系密切，尤其是 16 和 18 型。病毒 DNA 整合到宿主细胞基因组，E6 和 E7 基因编码的病毒蛋白有致癌活性，可与某些细胞周期和生长控制蛋白形成复合物。E6 产物可结合野生型 p53，使其失去转录活性；E7 与 Rb 的未磷酸化形式具有结合力，导致抑瘤蛋白失活或癌基因激活。

（5）内分泌改变的影响：临床上，男性病例显著多于女性，患者血清睾酮水平明显高于正常人，雌激素含量降低。雌激素能抑制喉癌细胞生长，睾酮可促进体外培养喉癌细胞生长。因此，体内性激素代谢状态与喉癌的发生可能有关。

（6）其他相关因素：如血清维生素 A 水平降低、喉部的放射性损伤、体内微量元素的变化等，可能都只是作为辅助因素之一参与作用。

（7）遗传易感性：由于遗传变异，个体间的许多代谢酶活性不一样。吸烟者如同时伴有 CYP1A1 高活性，其诱导 PAH 激活为终致癌物的量便明显高于 CYP1A1 低活性者（可达 19.5 倍之差）。终致癌物的堆积，可以诱导 ras、myc、erbB2 等癌基因活化或点突变而过表达，同时还可伴有抑癌基因 p53、p21、p61，Rb 等的突变或失活，DNA 损伤修复机制受到破坏，继而启动细胞转化与恶变过程。p53 突变最常发生于密码子 238 与 248 之间及密码子 151，突变方式为 G ＞ T（63%，美国）和 G ＞ A（50%，日本）。

喉癌的病理特性与肿瘤坏死因子（TNF）微卫星多态性有关。TNF 基因位于染色体 6p21 区 MHC 内，已确定了 5 个微卫星标志。不同的微卫星等位基因 TNF 表达水平不同，TNFα ～ δ 微卫星多态性与肿瘤易感性相关性尤高。TNFβ3 等位基因与喉癌相关性的风险度 P=0.0006，OR=2.2；如为 TNFβ3/β3，风险度显著增加（P=0.004，OR=5.37）；全部等位基因缺失导致声门上癌和多原发癌易感性增加。

**2. 病理**　绝大多数原发性喉癌为鳞癌（95% ～ 99%），其他尚有基底细胞癌、腺癌、未分化癌等类型。喉咽或甲状腺癌浸润至喉则成为继发性病变。

喉癌的发生部位与细胞分化程度有一定相关性。原发于声门区者多为高分化和中分化鳞癌，发生于声门上者常见低分化鳞癌或未分化癌，声门下者多为未分化癌。与其他头颈鳞癌一样，喉癌的生物学行为特征也存在明显的位置依从性，即侵袭方式和侵袭程度与其原发部位有关。

喉黏膜上皮细胞癌变过程中，往往先表现为喉角化症、慢性增生性喉炎等癌前病变形式，然后再发展为癌肿。在此过程中，除癌基因突变激活、抑癌基因突变失活等分子事件外，细胞凋亡机制失衡也是重要因素，特别是 bc1–2 家族凋亡促进成员 bax、bak、bab 和凋亡抑制成员 bcl–2、bcl–xL、mcl–1 之间的同源和异源二聚体形成机制障碍，以及凋亡抑制基因 survivin（SVV）的过表达。其旺盛的细胞增殖现象可以由细胞增殖核抗原 PCNA、ki–67 抗原标记指数及 AgNOR 活性异常增高反映出来。端粒酶激活也是癌变的重要原因。

p53 基因突变，血管内皮生长因子 VEGF 异常表达，增高瘤体平均血管密度（MVD），喉癌转移潜能明显升高。相反，nm23 则可能刺激血小板反应素 –1（TSP–1）表达而显示血管生成抑制作用，对喉癌转移发挥负效应。瘤组织内 IL–8、分子伴侣 HSP 等的聚积，体现了机体的防御反应现象。

从瘤体中心到外围的正常组织，存在一个由癌到不同程度异型增生、单纯增生的病变过渡区。其不同的病变性质及严重程度，表现在 PCNA 指数、DNA 指数及 ras、myc、p53 表达阳性率的差异及其与病理组织学改变的相关性上。鉴于喉癌细胞的迁徙与浸润潜能等生物学特性涉及患者的预后，与 E 钙黏蛋白、N 钙黏蛋白等基因活性表达调节模式密切相关，肿瘤安全切缘至少应距离肿瘤可见边缘 0.5cm，在此范围内的癌旁组织应视为癌前病变区。但是，即使术中保证了足够的安全缘，由于过渡区组织细胞存在与原发病灶类似的 DNA 分子变异，术后可能上演新一轮增殖细胞克隆竞争，再现突变细胞并演变为新的癌灶，即不属于病变复发的所谓旁区肿瘤（second field tumor）。由此提示，针对癌灶与“正常组织”间过渡区 DNA 分子变异细胞的术后抗突变靶向治疗具有重要临床意义。

**3. 病机**　明代以前的医籍中尚无喉菌记载，清代喉科专著中开始有喉菌的专门论述。只是这些论述的实质所指，当为咽菌而非本文所谓之喉菌。

喉为肺系，上连胃系之咽，又为声音所出之器。肝乃声音之主，肝经循行于喉咙，故喉菌的发生，与肺、脾胃、肝之关系至为密切。其病亦为虚实夹杂之证，正虚（禀赋相关之虚性体质）为本，邪实（包括内藏伏邪与新感外邪）为标。正虚实质，当包括先天禀赋决定的某些解毒机制，如 P450 多态性问题。

（1）气血凝滞：在正气内虚兼夹伏邪基础上，长期受烟、毒等外邪侵袭，加上情志不遂，声户过劳，扰动伏邪，乱其脏腑，致肝气郁结不畅，气机疏泄不利，血因而凝，痰由此生，阻塞脉络，遂于喉内结聚成块，菌由此而生。

（2）痰热壅结：喉菌既成，内毒渐盛，伤损肺胃，气机瘀滞，久而化热，灼津炼痰，壅结肺系，上蒸喉窍，痰热交结，致岩菌逐渐发展长大。

（3）火毒困结：脾胃损伤，濡养失源，菌体极易受邪所伤，内外合邪，热积化火，困于中焦，上蒸喉窍，灼伤肌膜，菌体坏死溃烂，岩毒阻喉并易向喉外扩展，颈现恶核，甚或累及他脏而发生远处转移。

（4）邪正相持：因治而岩毒受挫，但却难以根除，或因正气奋起抗争，岩毒进展不易，正邪相持，难分伯仲，进入胶着之态，或为带瘤生存状态，病机无大进展，病情趋于稳定。若该平衡状态被打破，出现不同趋向之正邪消长，则依其势而表现病情进退之变。

（5）阳衰邪播：岩毒突破喉窍限制，串出喉窍，或因过度治疗而杀伐甚，元气日损，无力制邪，颈部恶核散漫，或播散远隔脏器，肺失主气且肾不纳气，清气难入，宗气无以生，脏腑机能趋于衰竭，终致阳气衰微，渐成亡阳之态。

## 【临床表现】

喉腔各区胚胎来源不一，解剖上各具特点，由此决定了各区喉癌具有不同的病理进展和临床特征。喉癌一般分 3 型。超区病变为跨声门型喉癌（彩图 14）。

**1. 声门上型**　声门上癌发病率居喉癌的第二位，占 30% ～ 40%。声门上区血供及淋巴管网非常丰富，癌细胞分化一般较差，因而其发展和转移都较快。

（1）症状：早期常无显著症状，或仅觉咽部不适和异物感。肿瘤长大，表面溃烂，出现轻度咽喉疼痛并逐渐加剧，可放射至同侧耳颞部或妨碍进食。可伴有咳嗽，常见痰中带血，晚期可咯臭痰。该型患者一旦出现声嘶，提示肿瘤已向下侵及声带。还可因肿瘤堵塞喉腔出现呼吸困难。

（2）体征：声门上癌常较早出现颈淋巴结转移（40%），为无痛性渐增大之肿块，多首先见于同侧颈总动脉分叉处，然后沿颈内静脉链向上下淋巴结扩展。

又可分为会厌癌、室带癌和喉室癌 3 个亚型，间接喉镜下各有不同征象。

①会厌癌：发生于会厌喉面，常将会厌牵拉向下。间接喉镜检查时，因会厌下垂遮掩不易发现肿块而易漏诊。肿块外观菜花样、结节状或不规则形。待肿块超出会厌边缘时，其诊断已不难，但病情已晚。会厌癌易向前侵袭会厌前间隙，致会厌谷有结节状肿块隆起，并继而向舌根部扩展。

②室带癌：发生于室带，其镜下观呈结节状、菜花状，或有表面坏死。有时表现为一侧室带红肿膨隆，遮盖声带，肿块本身特征并不典型。

③喉室癌：发生于喉室内，早期常不易窥及。待其长大后，可见乳头状新生物由喉室突出，声带与室带间距加大。如癌肿在喉室深部发展，可致室带膨隆而表面黏膜尚光滑。向后发展之喉室癌可致同侧梨状窝内壁隆起，须仔细鉴别。

**2. 声门型** 亦称声带癌，是喉癌中最多见者，约占 60%，多发于声带前中 1/3 交界处的边缘，即声带小结易发处。该型癌一般分化较好，生长较为缓慢，可有较长静止期，有维持 10 年以上无变化的报道。癌细胞一旦突破声带肌表面坚韧的弹力纤维层组织，则肿瘤可迅速发展。

（1）症状：由于声带的特殊解剖形态与功能特征，很小的声带癌即可因声嘶症状而被患者注意，所以本型喉癌早期就诊者较多。声嘶呈进行性加剧，常伴不同程度咳嗽，可有痰中带血，但罕见大量咯血。一般少见疼痛与吞咽困难。肿块长大可以堵塞声门而引起呼吸困难。因声带淋巴管稀少，该型喉癌颈淋巴结转移者极少（3%），只有向上下两区发展时方常见颈侧或喉前、气管前淋巴结转移。

（2）体征：间接喉镜下，声带癌早期表现为声带边缘增厚、粗糙，继而发展成乳头状新生物，色灰白或淡红，周围黏膜稍有充血，声带运动正常，但关闭不全。随着肿瘤增大，肿块向前后扩展，可超越前联合侵犯对侧声带，或向后侵犯深部肌肉而致声带固定。该型病变极少出现局部溃疡。

**3. 声门下型** 声门下癌是喉癌中最少见者，占 4% ～ 6%，但易向前穿越环甲膜侵及颈前带状肌，累及甲状腺；向后可浸润食管前壁。声门下淋巴管网分布比较丰富，颈淋巴结转移率为 13% ～ 20%，次于声门上癌，但高于声带癌。

（1）症状：声门下癌发展速度可能不如声门上癌，但病变隐蔽，早期症状不明显而易漏诊。声门下癌肿表面溃烂时可引起咳嗽和痰中带血。如向上侵犯声带肌，影响声带运动，可见声嘶。增大的肿块堵塞气道，也可引起呼吸困难。

（2）体征：由于声带遮挡，间接喉镜下不易窥见早期声门下癌。肿物长大超出声带边缘时，可通过间接喉镜见到新生物。因此，本病常至晚期方才得到确诊。有些情况下，一侧声带固定可能为声门下癌的唯一间接喉镜体征。

## 【实验室及其他检查】

**1. 血清学检查** 肠癌相关抗原 CCA 多为阳性（57%），免疫抑制酸性蛋白 IAP 高于正常人 1

倍以上。两项指标可于手术后分别转阴或降至正常水平。血清可能存在不同表达活性的潜在性蛋白标志物，需应用蛋白芯片技术予以证实。

**2. CT 检查** CT 片不仅可显现喉部新生物，还能显示黏膜、黏膜下及深部的隐匿病变及发展趋势，有助于判定肿瘤位置、大小、周界，对喉软骨的侵犯及向声门下或喉外扩展的范围。尤其是喉部间隙显示清晰，对会厌前间隙及声门旁间隙的侵犯诊断准确率可达 100%。CT 检查提高了临床分期准确性。但应注意甲状软骨不规则钙化或骨化与肿瘤侵蚀的区别，避免将肿瘤周围组织的水肿和纤维化误认为肿瘤浸润。喉癌的甲状腺浸润率可达 12.6%。CT 影像显示瘤灶≥ 10mm 的声门下肿瘤并伴随环状软骨破坏者，与甲状腺浸润高度相关（P=0.001）；CT 影像喉软骨完好者，出现甲状腺浸润的概率较低。术前 CT 对评估甲状腺有否浸润非常重要。还应警惕淋巴结转移诊断的假阳性或假阴性问题。

**3. 动态（频闪）喉镜检查** 对于可疑喉癌病变者，可行电子动态喉镜检查，观察其静态和动态图像中黏膜波及其振幅的变化。如果黏膜波消失或振幅减弱明显，应警惕早期喉癌的存在（$T_1$ 病变）。对于存在癌前病变者，宜定期做动态喉镜检查，比较观察其动态发展趋势。

## 【诊断与鉴别诊断】

**1. 诊断要点**

（1）诊断依据

①喉癌的最终定论有赖于病理组织学检查，而正确的病理结论来源于组织标本取材恰当与否，合理的取材又受制于病灶定位。有时间接喉镜难以发现隐匿病灶，或不易判定非典型病变。此时，应改行纤维 / 电子喉镜检查，详查喉腔各部，确定病灶所在及活检取材部位。若与窄带成像技术（NBI）结合，可清晰显示黏膜表面微小病变，有利于早期喉癌的发现。间接喉镜下活检困难的，可在纤维 / 电子镜明视下直接取活检。但若病变比较深在，此法则不易取得阳性标本。

②早期不典型的浅表病变，可于支撑喉镜下行甲苯胺蓝活体染色，用接触式显微镜直接观察喉黏膜，以发现原位肿瘤细胞。

③关于颈淋巴结转移的确诊，应注意临床触诊与病理检查结果之间可能存在的差异。由于鼻、口腔、咽、喉直接与外界相通，局部可有或易发炎性病变，导致颈淋巴结的炎性增生和肿大，有时可达 2cm 左右大小。这些淋巴结可能被误认为转移性淋巴结，误诊比例可以高达 84.8%。随着肿大淋巴结直径的增加，这种差异也明显减小。介于 3 ～ 6cm 的淋巴结，病检阳性率达 80.0% 以上。据报道，$N_1$ 符合率 35.6%，$N_{2b}$ 符合率 58.3%，$N_{2c}$ 达 75.0%，$N_3$ 则基本一致。还应注意，在融合型淋巴结，临床的 $N_{2a}$ 就变成了病理的 $N_{2b}$，因其破膜率可以高达 75.0%，预后明显不良。

④应用放射性同位素标记抗人喉癌细胞单克隆抗体行 ECT 扫描，可以获得清晰的肿瘤显像，可用于确诊原发瘤及转移灶。

（2）临床分期：采用 UICC/AJCC TNM 分期系统（第 8 版）进行临床分期。

①分期指标

适用于声门上、声门、声门下喉癌。

原发肿瘤（T）

TX 原发肿瘤无法评价；

T0 无原发肿瘤证据；

Tis 原位癌；

声门上型

T1　肿瘤局限于声门上的一个亚区，声带活动正常；

T2　肿瘤侵犯声门上一个以上相邻亚区，侵犯声门或声门上区以外（如舌根、会厌谷及梨状窝内侧壁的黏膜），无喉固定；

T3　肿瘤局限于喉内，有声带固定，和（或）侵犯任何下述部位：环后区、会厌前间隙、声门旁间隙和（或）甲状软骨内板；

T4　中等晚期或非常晚期局部疾病

T4a　中等晚期局部疾病，肿瘤侵犯穿过甲状软骨和（或）侵犯喉外组织（如气管，包括深部舌外肌在内的颈部软组织、带状肌、甲状腺或食管）；

T4b　非常晚期局部疾病，肿瘤侵犯椎前筋膜，包绕颈动脉或侵犯纵隔结构。

声门型

T1　肿瘤局限于声带（可侵犯前联合或后联合），声带活动正常；

T1a　肿瘤局限于一侧声带；

T1b　肿瘤侵犯双侧声带；

T2　肿瘤侵犯至声门上和（或）声门下区，和（或）声带活动受限；

T3　肿瘤局限于喉内，伴有声带固定和（或）侵犯声门旁间隙，和（或）甲状软骨内板；

T4　中等晚期或非常晚期局部疾病

T4a　中等晚期局部疾病，肿瘤侵犯穿过甲状软骨和（或）侵犯喉外组织（如气管，包括深部舌外肌在内的颈部软组织、带状肌、甲状腺或食管）；

T4b　非常晚期局部疾病，肿瘤侵犯椎前筋膜，包绕颈动脉或侵犯纵隔结构。

声门下型

T1　肿瘤局限于声门下区；

T2　肿瘤侵犯至声带，声带活动正常或活动受限；

T3　肿瘤局限于喉内，伴有声带固定；

T4　中等晚期或非常晚期局部疾病

T4a　中等晚期局部疾病，肿瘤侵犯环状软骨或甲状软骨和（或）侵及喉外组织（如气管，包括深部舌外肌在内的颈部软组织、带状肌、甲状腺或食管）；

T4b　非常晚期局部疾病，肿瘤侵犯椎前筋膜，包绕颈动脉或侵犯纵隔结构。

区域淋巴结（N）

NX　区域性淋巴结无法评价；

N0　无区域淋巴结转移；

N1　同侧单个淋巴结转移，最大径≤ 3cm，且 ENE（－）；

N2

N2a　同侧单个淋巴结转移，3cm ＜最大径≤ 6cm，且 ENE（－）；

N2b　同侧多个淋巴结转移，最大径≤ 6cm，且 ENE（－）；

N2c　双侧或对侧淋巴结转移，最大径≤ 6cm，且 ENE（－）；

N3

N3a　单个淋巴结转移，最大径＞ 6cm，且 ENE（－）；

N3b　任何淋巴结转移，且临床明显 ENE（＋）。

远处转移（M）

M0 无远处转移；

M1 有远处转移。

②分期标准

0 期：TisN0M0；

Ⅰ期：T1N0M0；

Ⅱ期：T2N0M0；

Ⅲ期：T1 ～ 2N1M0，T3N0 ～ 1M0；

ⅣA 期：T1 ～ 3N2M0，T4aN0 ～ 2M0；

ⅣB 期：任何 TN3M0；T4b 任何 NM0；

ⅣC 期：任何 T 任何 NM1。

**2. 鉴别诊断**

（1）喉结核：典型喉结核的主要临床表现为咽喉疼痛，病变局部黏膜苍白水肿，或有浅溃疡等。但在现今临床中，这类表现已不易见到，其局部病变常以增生性改变更为突出而易与肿瘤相混淆。主要根据病理结果进行诊断。

（2）喉乳头状瘤：典型的喉乳头状瘤虽然诊断不难，但有时仍然须与喉癌相区别，而且其本身也存在恶变可能，故应小心鉴别。病理检查可以得出确切结论。

（3）喉息肉：喉息肉本身恶变者极少，但有些早期喉癌可表现为类似息肉之形式。所以，凡以喉息肉摘除之组织，均应常规病检，以免漏诊。

## 【治疗】

喉癌多为鳞状细胞癌且分化程度较高，不仅对放、化疗敏感性较差，更由于喉胚胎发育和解剖结构特点，各区之间及左右相应部位之间的界限性较明显，以致病变不易突破其限制而较长期地局限于原发区域，为手术完整切除病灶提供了有利条件。所以，除了局限于声带的Ⅰ期和少数Ⅱ期声门癌外，其余多首选手术治疗，再根据综合治疗原则配合适当的放、化疗以善其后。但是，在切除病变组织的同时，应在确保安全性前提下，尽可能考虑结合发声重建，以提高术后生活质量。中医药的应用，主要在于阻断癌前病变的发展、围手术期治疗及预防复发和转移，促进康复。对于晚期病例，中医疗法则可作为扶正固本祛邪抗癌的主要手段，可改善生活质量，甚或获得不同程度缓解，延长带瘤生存期。

依据精准健康理念，合理安排手术与放、化疗，尽可能保留或重建器官功能，有利于提高患者生存质量。

**1. 手术治疗**　根据病变范围，尽可能减少喉全切机会，尽量保留可以利用的残余喉及其临近组织，以便进行发声重建。对于大多数喉癌患者，选用功能保留性手术，可以做到既根治肿瘤，又保留了发声和呼吸功能。手术方式包括喉裂开声带切除术、垂直半喉切除术、水平半喉切除术、3/4 喉切除术、喉次全切除术及喉全切除术等。应注意瘤灶切除时的安全缘。但是，由于 SFT（second field tumor）现象，似乎安全缘的阴性病检结果也不能保证可靠的手术预后，却能更好地解释即使手术安全缘足够却仍然出现术后“复发”的临床事实。早期声门型喉癌极少发生颈部淋巴结转移，因此无需进行颈部淋巴结清扫；而对于声门上型喉癌，研究发现，隐性淋巴结转移高达 30% 左右，故需要进行双颈部Ⅱ～Ⅳ区的选择性颈部淋巴结清扫。对于局部晚期喉癌患者，颈部手术应根据淋巴结转移部位采用选择性或根治性双颈部淋巴结清扫，至少包括Ⅱ～Ⅳ

区，必要时包括Ⅴ区。

激光结合内镜技术实施早期声门癌的微创治疗，适合于声门区 $T_1$ 病变，并可扩展至 $T_2$ 及长入会厌前间隙的 $T_3$ 病变，尤其适宜于早期会厌上区癌。姑息性激光手术也可用于肿瘤阻塞气道的病例。

**2. 放射治疗** 对于早期声带癌，放疗与手术的疗效相近，但可保留发声功能，故Ⅰ期声带癌常用放射治疗。患者术后组织病理学检测提示有高危因素时，需要联合术后放疗或同步放化疗。对于手术后复发病例或晚期患者，放疗可作为综合治疗方案的重要组成部分。

**3. 化学治疗** 可作为综合治疗的组成部分酌情选用。诱导化疗后手术或放疗，已成为晚期喉癌较为理想的综合治疗方案。

**4. 生物疗法** 已在研究和试用各种基因治疗，显示了良好的应用前景。或许，包括某些中药在内的生物毒素基因治疗技术，也会得到推广应用。

**5. 喉移植** 1997 年已完成世界上第二例喉移植手术。这一技术为喉癌患者的功能康复带来了新的希望。

**6. 辨证论治**

（1）气血痰凝喉窍证

证候：病之初起，声音嘶哑，咽喉梗塞不利，痰中带血。喉部肿块凹凸不平，色暗红。伴胸胁闷痛，心烦易怒。舌质红或有瘀点，苔白或微黄，脉弦细或弦缓。

治法：理气活血，化痰散结。

方药：会厌逐瘀汤加减。一般均可加半夏、浙贝母、薏苡仁等。若血瘀证明显，加三棱、莪术、王不留行、泽兰；若咳嗽痰多，加马勃、猫爪草、前胡、瓜蒌；若咽喉疼痛，加山豆根、射干、酸浆草。本法适用于术前治疗、放化疗增效减毒等情况及拒绝手术、放化疗的早期喉癌患者。放、化疗后的病例，宜加重益气养阴解毒之品。

（2）痰热壅结喉窍证

证候：病情发展，声音嘶哑，咳嗽痰多，痰中带血，咽喉疼痛。局部漫肿，表面分泌物较多，或有颈部恶核。伴呼吸气粗，胸痛，或有呼吸困难。舌质红，苔白而干或黄腻，脉缓滑或细滑。

治法：清热化痰，祛瘀散结。

方药：黄连清喉饮加减。可加黄芪、山慈菇、蚤休、半枝莲。若痰热征象较著，可加鱼腥草、猫爪草、海浮石。本法适用于围手术期治疗、放化疗增效减毒等情况及拒绝手术、放化疗的中期喉癌患者。手术后宜加重益气养血活血之品，放化疗后宜加重益气养阴类药。可以配合服用八宝丹。

（3）火毒困结喉窍证

证候：病至极期，声嘶或失音，喉痛剧，吞咽不利，咳嗽痰稠，痰中带血，呼吸困难，气粗喘鸣。肿物溃烂，覆有秽膜，颈有恶核。伴体质消瘦，饮食难下，睡卧不宁，口干口苦，气息秽臭，便结溺赤。舌质红或红绛，苔黄厚腻，脉弦滑数。

治法：泻火解毒，化瘀散结。

方药：黄连解毒汤合柴胡清肝饮加减。若热毒盛，加山豆根、地胆头、夏枯草、马鞭草；若大便秘结，加大黄、玄明粉。本法适用于术前感染症状明显者及放化疗中副反应显著者，或用于拒绝手术、放化疗的晚期喉癌患者之姑息治疗。对于后者，此时宜适当加用益气养阴之品。可以配合服用八宝丹。

（4）正邪相持滞喉证

参照鼻咽癌气阴两虚，邪滞颃颡证相关内容。

（5）阳衰邪毒播散证

参照鼻咽癌气阳虚衰，邪毒扩散证相关内容。

**7. 局部治疗**

（1）常以金银花、桔梗、玄参、甘草煎水含漱，再用麝香散吹喉。

（2）局部点以消瘤碧玉散。

（3）接受放射治疗者，放疗期间含服铁笛润喉丸，每次 3 ～ 5 丸，每日 4 ～ 5 次，或缓缓含咽喉咽清口服液（或以其颗粒剂型水溶化后缓缓含咽），可以缓解咽喉部的放疗反应。

**8. 饮食疗法**　在本病的治疗过程中，宜配合饮食疗法以增强体质。由于手术可造成气血亏损，手术后宜进补气养血之饮食，常饮山梨汁、大枣汁、猕猴桃汁等；因放疗而大伤阴血，放疗中及放疗后近期内宜进滋阴养血饮食，常食用新鲜蔬菜、鲜水果，也可用蘑菇煮豆腐、猪肝菠菜汤等常食之；化疗药物可致气血两伤，化疗中宜进大补气血饮食，可食用西洋参、龟、鲜鲤鱼、白木耳、香菇等。

## 【中西医结合治疗进展及展望】

除了如同其他肿瘤患者所面临的临床疗效这一共同问题以外，影响喉癌患者接受治疗决策，以及疗后康复的最大特殊问题，都是语言残疾及其康复问题。就目前治疗水平而言，接受规范治疗患者的语言残疾难以完全避免，希望在于有效提高语言康复效果。语言功能的康复，无论是借助器械还是利用自身的残喉，都离不开呼吸气流的有效利用。在这一点上，结合中医气功训练原理，充分发挥残喉的潜在功能，研发更为有效的发声气流控制练功方法，应当有利于喉癌患者的语言康复效率。同时，由于突变型 p53 可促进 VEGF 的表达而影响肿瘤组织的血管新生能力，中药则可抑制 p53 活性，降低瘤组织内血管新生速度，其在抗肿瘤转移中的应用前景已引起人们的关注，并已开始临床应用研究。

## 【预防与调护】

1. 戒除烟酒，避免接触各种有害粉尘及刺激性气体，去除不良嗜好，这是预防喉癌的重要有效措施。

2. 积极治疗癌前期病变，包括喉白斑病、喉乳头状瘤、喉息肉、肥厚性喉炎等，防止其发展为癌肿。

3. 喉癌治疗期间，应注意精神调理和口腔护理。

4. 术后气管套管未拔除者，谨防异物掉入气管，并宜按气管切开术后护理原则进行护理。

5. 全喉切除术后未行发声重建者，因遗有气管造口，宜小心异物进入气管，并宜采取预防措施，防止造口狭窄。

6. 喉切除并行发声重建者，术后宜按要求进行发声训练，促进发声效率提高。

## 六、中耳癌

中耳癌（carcinoma of the middle ear）是发生于中耳的恶性肿瘤，但其精确的原发部位常不易确定。可以原发于中耳，也可由外耳道、鼻咽、颅底或腮腺等处的癌肿浸润而成，或由乳腺、胃肠等处肿瘤转移而来。病变常常累及中耳多数结构。本病不常见，发病的性别差异不明显，多发生于 40 ～ 60 岁。本病属于中医耳菌范畴。至清代，一些中医典籍中已有耳菌的简略记述。《外科证治全书》卷二说："耳菌形如蘑菇，头大蒂小。"《疡科心得集》卷上云："耳菌，耳口中发一小粒，形红无皮，宛如菌状，不作脓，亦不寒热，但耳塞不通，缠绵不已，令人全聋。"但这些描述所指，均为发生于外耳道者，而且与耳挺、耳痔未做严格区分，显然与中耳癌并不完全相符。自《中国医学百科全书·中医耳鼻咽喉口腔科学》开始，以耳菌专指耳部恶性肿瘤。

## 【病因病理】

**1. 病因**　约 80% 中耳癌患者有慢性化脓性中耳炎病史，故多认为本病的发生与中耳黏膜的慢性炎症有关。在慢性炎症的长期刺激下，中耳黏膜出现鳞状上皮化生甚至异型化生 / 增生，容易发生恶性转化。Kenyon 等（1985 年）曾在中耳癌组织中发现有胆脂瘤结构存在，认为可能 60% ～ 90% 中耳癌起源于胆脂瘤上皮。耳部乳头状瘤也可癌变。

**2. 病理**　绝大多数为鳞状细胞癌，极少数为基底细胞癌。常蔓延到下鼓室、迷路周围和乳突气房，破坏邻近骨质。癌细胞可向硬脑膜下浸润，累及小脑延髓池和岩尖的脑神经，侵犯颞颌关节及腮腺。还可浸润颈内动脉。

**3. 病机**　耳为肾窍，其病理与禀赋失常及肝肾关系密切。又因耳紧邻脑海，岩病之际，虽常始于肝郁气滞，扰动伏邪，历经肝侮脾土，湿热痰毒积聚，虚火上炎损骨，却往往终于肾阳虚衰，脑神迷乱。

（1）气血凝滞：耳为肾窍，在病理上又与脾、胃、肝、胆关系密切。真气禀赋异常，肾气亏损，加上脓耳的长期刺激，不能涵养肝木，肝气失于舒畅，气结不行，诱发伏邪为患，每致气滞痰凝，瘀结成块，耳菌始发。

（2）湿毒凝聚：脓耳病程中，每每有脾胃受损。脾损日久，不化水湿，湿毒凝聚，耳脓浸渍，肌膜腐烂，刺激耳菌加速生长，或使岩毒向耳外扩展。

（3）阴虚火炎：耳为肾窍，肾又主骨。不仅脓耳可以侵蚀耳骨，耳菌更易破坏耳周骨质，反伤其主，致肾阴渐衰。肾伤旷日，精血不足，虚火上炎，则虽脓少而肉腐骨蚀，耳菌易于向周围扩展。

（4）火毒困结：菌至极期，菌大病深，热毒交炽，毒火燔灼，元气大伤，阴阳俱损，则菌毒浸淫转移，症著病笃。

（5）阳衰邪播：岩毒壅盛，耗损肾元，腐蚀耳骨，窜出耳窍之外，或因过度治疗而杀伐过甚，元气日损，无以制邪，岩毒入颅损髓，或播散远隔脏器，肾元枯涸，脏腑机能趋于衰竭，终致阳气衰微，渐成亡阳之态。

## 【临床表现】

**1. 症状**

（1）耳漏：长期耳溢液，质稀薄，有臭味。

（2）出血：血性分泌为本病较特异的早期常见症状。病至晚期，则可有耳道流血，甚至是致命性大出血。

（3）耳痛：早期为耳内闷胀感，晚期为明显的持续性耳深部胀痛、刺痛或跳痛，向颞枕部放射。该症系第Ⅴ脑神经刺激症状，也是本病特征之一。

（4）听力下降：因多有慢性化脓性中耳炎并存，本症常未能引起患者足够重视。

（5）其他症状：后期可有张口困难、眩晕等症。

**2. 体征**

（1）局部新生物：表现中耳腔或外耳道深部可见肉芽或息肉样组织，色红质软而脆，易出血，生长快。

（2）面瘫：系周围性面瘫，为肿瘤浸润所致。

（3）其他脑神经受累症状：病变可累及Ⅵ、Ⅸ、Ⅹ、Ⅺ、Ⅻ等脑神经，出现复视、吞咽障碍、声嘶、咽肌麻痹、肩下垂、伸舌偏斜等症。

（4）其他相关体征：可出现张口度变小或前庭系受累征。

（5）转移性表现：局部淋巴结转移时出现颈部肿块（患侧及 / 或对侧）血行转移则有相应内脏器官之受累症状。

## 【实验室及其他检查】

影像学检查　颅底颏顶位 X 线摄片、颞骨 CT 及 MRI 等影像学检查，有助于病变的定位及其浸润范围的确定，以利制定治疗方案。

## 【诊断与鉴别诊断】

**1. 诊断要点**

（1）诊断依据：因早期症状不显，不易及时确诊，待至症状明显时，肿瘤常已侵及岩骨、颅内及颞颌关节等处，给治疗带来很大困难。因此，对中耳炎患者出现血性分泌物、耳痛及面瘫时，应高度警惕本病的存在。一旦发现中耳腔或外耳道深部有肉芽、息肉样组织，须立即活检以确诊。

（2）临床分期：$T_1$—肿瘤局限于原发部位，无面瘫，X 线检查无骨质破坏；$T_2$—肿瘤扩展至原发部位以外，出现面神经麻痹，或有骨质侵蚀的影像学依据，但未超出原发病灶所在器官范围；$T_3$—病变向周围结构扩展，累及硬脑膜、颅底、腮腺、颞颌关节等并表现相应症状和体征；$T_x$—无法分期。

**2. 鉴别诊断**　须与慢性化脓性中耳炎并发之中耳息肉、肉芽、面瘫相鉴别。根据上述症状特点及病理组织学结果，可以做出判断。

## 【治疗】

早期病例以手术切除加术后放疗治之，晚期病例则采用综合疗法或姑息疗法。与免疫疗法一样，中医药可以作为重要的辅助治疗措施，尤其是在增效减毒方面发挥效用。但在围手术期，特别是在康复期，中医药治疗具有不可替代的作用，不仅有利于促进康复，更能在预防转移与复发方面发挥重要作用。

**1. 手术治疗**　自 20 世纪 60 年代以后，中耳癌的手术适应证和手术范围渐趋扩大，多采用扩大乳突根治术、颞骨次全切除术。伴有颈淋巴结转移则配合颈淋巴结清扫术。晚期鳞癌患者区域淋巴结转移率和复发率都比较高。设计颈清扫术时，应将 5 区包括在内。对于累及外耳的局部晚期但没有腮腺或颈淋巴结转移临床证据及影像学证据的患者，也应该行腮腺切除及广泛的颈清扫术。

**2. 放射治疗**　随着治疗设备和投照技术的发展，根治术后采用调强放疗与三维适形放疗，疗效得到了显著提高，5 年生存率已达 55% 左右。但应该提高对术腔边缘区的识别能力，以改善靶区设计，以覆盖颞下窝、耳周软组织。也须考虑选择性同侧腮腺照射。治疗计划要平衡考虑皮下软组织剂量和毒性反应。

**3. 化学治疗**　仅作为手术或放疗的辅助措施，或作为缓解症状的姑息治疗。

**4. 辨证论治**

（1）气血凝滞耳窍证

证候：耳菌初起，耳内闷胀，耳鸣，时有耳流脓。鼓膜穿孔，耳窍内有少量肉芽或小息肉状组织，色淡红。兼见胸闷胁痛。舌质红或有瘀点，苔薄白，脉缓或弦细。

治法：活血祛瘀，行气散结。

方药：丹栀逍遥散加减。注意适当加用行气活血及益气解毒之品。

（2）湿毒凝聚耳窍证

证候：耳菌发展，耳流脓缠绵不愈，近见脓水中夹血丝，臭秽，耳内胀痛，耳鸣，耳聋，头重且晕。鼓膜穿孔，耳窍内有血性分泌物，肉芽状肿块突起，色淡红。兼见倦怠乏力，纳少腹胀，大便时溏，面色萎黄，唇淡。舌淡苔白，脉缓细弱。

治法：健脾渗湿，解毒散结。

方药：清气化痰丸加减。一般情况下均可加黄芪、党参、白术、鸡内金、山慈菇、猫爪草。

（3）阴虚火炎耳窍证

证候：耳菌隐匿进展扩散过程中，耳流脓久不愈，近见流少量血水，耳内灼热疼痛，耳鸣聋甚，头昏目眩。鼓膜穿孔，耳窍内肿块暗红。兼见腰膝酸软，失眠多梦，手足心热。舌质红，少苔，脉弦细数。

治法：滋阴活血，解毒散结。

方药：知柏地黄汤加减。一般情况下可加青皮、泽兰、桃仁、红花、半夏、贝母。若湿毒盛者，加鱼腥草、车前子、马勃。或配合服用六味地黄丸与八宝丹。

（4）火毒困结耳窍证

证候：耳菌极期，耳流脓污秽腥臭，有血，耳痛甚，头痛剧。耳窍内塞满肿物，暗红不平，易出血，有脓痂。兼见身热口渴，尿黄便结。舌质暗红，苔黄燥，脉弦滑数。

治法：泻火解毒，活血散结。

方药：黄连解毒汤加减。一般情况下可选加夏枯草、蚤休、山慈菇、丹参等。可以配合服用八宝丹。

（5）阳虚邪毒扩散证

参照鼻咽癌气阳虚衰，邪毒扩散证相关内容。

**5. 局部治疗**　局部清洗后，涂搽鸦胆子油，或水化蟾酥丸、硇砂散涂抹患处。

## 【中西医结合治疗进展及展望】

如同鼻部恶性肿瘤一样，中耳癌的治疗效果也是非常难如人意的，后遗的耳部功能问题以及局部形状畸变更是难以有效处理。在此，鼻部恶性肿瘤的中西医结合防治努力方向，同样适用于耳部恶性肿瘤领域。

## 【预防与调护】

1. 积极治疗慢性化脓性中耳炎。

2. 保持外耳道清洁，常用3%过氧化氢清洗后擦干，滴以清热祛邪滴耳液或抗生素水溶液。

# 第五节　颈部肿块

颈部肿块（neck mass）也称颈部包块，是发生于颈部组织或间隙内淋巴结的异常增大，或正常人所不应存在的有形肿物。其表现形式可为单个或多个，坚实或柔软，活动或固定，散在或融合，单侧或双侧，深浅不一，大小有异。但是，对于那些通常情况下可能扪及的某些颈部淋巴结，如双颌下对称的蚕豆大小以内的活动淋巴结，沿胸锁乳突肌后缘分布的单个黄豆大小质软而活动的淋巴结，则不能视为颈部肿块。该症临床常见，可以是许多患者就诊时的主要表现或唯一主诉。据 Slaughter（1956 年）和 Skandalakis（1960 年）统计，这类患者分别占同期住院病例总数的 4% 及 1.2%；上海肿瘤医院 1956 ～ 1958 年，颈部肿块病例 273 例，占同期该院手术总例数的 12%；湖南医学院病理解剖教研室 1971 ～ 1976 年，共行病检 57600 例，其中颈部肿块 4564 例，占 7.92%。由于颈部解剖结构复杂并与全身各部联系密切，颈部肿块患者常辗转于耳鼻咽喉科、口腔科、内科、外科、肿瘤科、血液科，以求明确其诊断。为更好地诊治颈部肿块，有利于病者，各相关学科都应对该症有一个系统而全面的认识，并宜定期对此类疑难病例进行多科会诊，或共同开设专病门诊。颈部肿块所涉及的种种疾病，分别归属于中医的石疽、失荣、瘿、瘤、瘰疬、痈、疽等病范畴。

## 一、颈部的解剖结构特点与淋巴结分布

颈部是联接头与躯干的圆柱体，由来源于所有三胚层的多种结构组成，内居部分上呼吸道和上消化道，与外界通连，易遭受外界的种种刺激或损伤。该处不仅是头部淋巴回流之所，也是全身淋巴汇总之处，淋巴系统十分丰富且构成错综复杂。因此，淋巴结肿大是颈部肿块中首先要考虑的问题。颈部淋巴结总数为 200 ～ 300 个，成群分布，构成颌下、颏下、颈前、颈浅、颈深五大组，而颈深淋巴结群又分为上、中、下三组，沿颈内静脉分布。Delphian、Kuttner、Virchow 淋巴结分别居于颈前组（环甲膜中部）、颈内静脉上组和颈横静脉区域。根据颈淋巴引流区域及不同肿瘤淋巴结转移规律，传统分为五区，后又提出七区分法，2013 年欧洲放射肿瘤学协会发布十区分法，即：Ⅰa 区为颏下淋巴结，Ⅰb 区为颌下淋巴结；Ⅱa 区为颈深上组前及上淋巴结，Ⅱb 区为颈深上组后下淋巴结；Ⅲ区为颈深中组淋巴结。Ⅱ、Ⅲ区常是舌癌颈淋巴结转移的首发部位；Ⅳa 区为颈深下组淋巴结，Ⅳb 区为锁骨上窝内侧组淋巴结。Ⅱ、Ⅲ、Ⅳ区共同构成颈内静脉淋巴结链；Ⅴa 区即颈后三角上群淋巴结，Ⅴb 区即颈后三角下群淋巴结，Ⅴc 区即锁骨上窝外侧组淋巴结；Ⅵa 区即上至舌骨下缘的颈前淋巴结群，Ⅵb 区包括喉前、气管前和气管旁淋巴结，其中有喉前 Delphian 淋巴结；Ⅶa 区为咽后淋巴结，Ⅶb 区为茎突后淋巴结。有学者将纵隔上淋巴结归为Ⅶ区，包括胸骨切迹下至纵隔上方之间的淋巴结；Ⅷ区腮腺淋巴结组；Ⅸ区为面颊淋巴结组；Ⅹa 区为耳后、耳下淋巴结，Ⅹb 区为枕淋巴结。

全身每一个局部解剖区域都有一个主要的引流淋巴结群。当身体某一部位出现病变（炎症或肿瘤）时，病原菌或癌细胞便可能循引流淋巴管蔓延，首先到达该局部或器官所属的淋巴结群，引起这些淋巴结的炎性肿大或形成转移性肿块。如病变不能及时控制，则可进一步波及其他关联或下游淋巴结群。基于上述颈部淋巴结分布及其引流关系，这一病理特点在颈部淋巴系统表现得十分突出。

## 二、可以引起颈部肿块的相关疾病及其诊断

能够引起颈部肿块的疾病，可归纳为新生物、炎症性、先天性与其他三类。

**1. 新生物性肿块** 这类疾病又可再分为三类。

（1）颈部转移性恶性肿瘤：这类肿块占所有颈部肿块的 29.7% ～ 46.3%。由于头颈部器官的淋巴均引流至颈部淋巴结，加上咀嚼、吞咽、说话等运动的促流影响，头颈部的原发性恶性肿瘤均有向颈淋巴结转移的趋势，其转移率在 27.8% ～ 92.5%。其转移方式，主要是沿淋巴管引流途径转移，也可能经血流转移至颈淋巴结的被膜及小梁的血管内，然后再引起该淋巴结肿大，或直接侵犯病灶附近淋巴结而致其肿大（如涎腺与甲状腺肿瘤时的邻近颈淋巴结肿大）。颈部淋巴网络间互有输出、输入淋巴管连接。某一组淋巴结出现转移瘤，迟早会相继侵犯相连的他组淋巴结，最后扩散至同侧全颈甚至对侧颈淋巴结。

又因全身淋巴回流总归左侧胸导管和右侧颈淋巴干，分别在左右颈内静脉与锁骨下静脉交角处汇入静脉血流，故全身恶性肿瘤均有转移至颈部淋巴结的可能（逆行性或经胸导管输出淋巴径路）。尤其是胸腹腔肿瘤，易出现左锁骨上淋巴结为主的颈转移（左侧锁骨上淋巴结转移率 34.3%，右侧 28.3%）。更何况新近的实验研究和临床证据均表明，即使是早期的微小肿瘤，也经常有瘤细胞脱落进入血循环在他处（包括颈部）形成转移灶。头颈区域和锁骨以下的胸腹腔恶性肿瘤，均可以颈淋巴结转移为首发症状。这种情况发生率分别为鼻咽癌 32% ～ 50%，口咽癌 28%，下咽癌 10%，喉癌 2%，胃癌 2%，肺癌 7.4%，乳腺癌 0.9%，食管癌 1.2%，膀胱癌 7.7%，前列腺癌 20%（2/10 例），胆囊癌 1/8 例。

（2）颈部原发性恶性肿瘤：这类肿块占所有颈部肿块的 5.3% ～ 15.7%，主要有腮腺、颌下腺和甲状腺恶性肿瘤和以颈部症状为主要表现的淋巴瘤和白血病。其他罕见的颈部原发性恶性肿瘤尚有鳃裂癌、甲舌导管癌、汗腺腺癌、各种肉瘤、神经母细胞瘤等。

（3）颈部良性肿瘤：这类病变占所有颈部肿块的 7.0% ～ 63.7%。其差异悬殊的主要原因，在于是否将甲状腺腺瘤与囊肿等计入此类肿块进行统计。还有涎腺肿瘤如混合瘤、腺淋巴瘤等，神经源性肿瘤，血管瘤，淋巴管瘤，纤维瘤及罕见的汗腺瘤、冬眠瘤等。

**2. 炎症性肿块** 占所有颈部肿块的 4.3% ～ 32.8%，包括特异性与非特异性炎性肿块两类。前者如结核性颈淋巴结肿大、非典型分枝杆菌性颈淋巴结炎等，后者如急、慢性颈淋巴结炎，颈深部感染，Ludwig 口底蜂窝织炎，慢性颌下腺炎等。

**3. 先天性与其他肿块**

（1）先天性颈部肿块：该类病变占所有颈部肿块的 0.3% ～ 5.4%，为胚胎发育异常所致之颈部肿块，主要有囊肿，如颈侧鳃源性囊肿、颈正中甲舌囊肿、颈部的异位甲状腺及其肿瘤、颈部异位胸腺及其肿瘤、颈部异位唾液腺及其肿瘤、畸胎瘤、囊性水瘤等。

（2）其他性质的颈部肿块：占所有颈部肿块的 1.1% ～ 35.3%，包括嗜酸性细胞增多性淋巴肉芽肿、黄色瘤或黄色肉芽肿、淀粉样瘤、骨嗜酸性肉芽肿、类肉瘤病、黏膜皮肤淋巴结症丛、颈部肌腱鞘性纤维瘤病、药物性增生性颈部肿块等。

对于颈部肿块的诊断，首先必须顺序而系统地询问病史，包括一般项目和所有相关的病史资料，特别是颈部肿块的发病方式、持续时间、伴随之局部与全身症状等。接下来便是完善的临床检查，包括局部和全身体检，以及必要的实验室和其他检查，然后进行综合分析并做出诊断。在此，颈部肿块本身及邻近相关器官的系统检查，对正确诊断至关重要。

检查颈部肿块时，除常规的视诊与听诊外，非常重要的一环是触诊。检查者坐于患者前面或

立于其背后，以手指掌面做轻柔平稳的旋转动作，由上而下、由内到外、由浅至深，对颈部各三角区逐一进行细致的触摸。触及肿块时，应注意仔细探索其部位、深浅、形状、大小、数目、分散或融合、质地（硬、软、实性感、囊性感等）、表面状况（光滑、凹凸不平等）、有无压痛、是否活动、有无搏动或震颤、与周围结构（如胸锁乳突肌、颈动脉等）的关系等内容。有时还需进行口或咽内外双合诊，以利颌下、颏下和咽侧间隙肿瘤的正确诊断。

颈部肿块多为继发性，其原发病灶往往在全身各器官，特别是耳鼻咽喉和口腔各部，故必须进行耳鼻咽喉、口腔及必要的全身检查，尤其是腋窝、腹股沟淋巴结触诊、胸腹腔脏器检查等。常规血、尿、粪检验，结核病相关检查，性病相关指标，血清 EB 病毒相关抗体，甲状腺功能指标等，也是必要的查验内容。

对颈部肿块本身和疑及的原发灶器官，还须进行必要的影像学检查，包括 X 线照片或造影，CT、MRI 检查，B 超探查，放射性同位素扫描等。局部肿块可行细针穿刺抽吸活检（fine-needle aspiration，FNA）甚至粗针活检（core-needle biopsy，CNB），耳鼻咽喉、口腔、食管、气管、支气管等处的可疑病灶应取活组织做病理检查。如经反复查找而确实未能查到原发病灶或不能做出可靠诊断，方可考虑颈部肿块切除活检。须注意将活检手术切口定位于将来可能进行广泛切除术的手术区域内，并选择有代表性的部位，完整切除选定之淋巴结。

## 三、颈部肿块鉴别诊断中需注意的几个问题

**1. 发病频率**　不同性质颈部肿块发生频率之间，存在一个比较明显的量的分布规律，对临证逻辑思维有一定参考价值。在内分泌腺中，甲状腺肿块的发生率是比较高的。但在颈部的所有肿块中，非甲状腺来源的（88%）明显高于甲状腺肿块（12%）。就颈部的非甲状腺肿块而言，新生物性肿块（56.72%）又多于炎性包块（40.73%）和先天性肿块（2.55%）。分析新生物肿块的构成，恶性病变（89.27%）显著多于良性肿物（10.73%），而且转移性恶性肿瘤（81.28%）又明显高于原发性恶性肿瘤（18.72%）。由于淋巴引流的缘故，原发灶位于锁骨上区的转移性肿瘤（92.51%）又多于来自锁骨下区的转移性病变（7.49%）。这就是颈部肿块发生的规律性，与临床思维决策有关的“多”与“少”的关系，Skandalakis 1970 年总结为“80%”规律。

**2. 患病年龄**　颈部恶性病变肿块平均发病年龄多在 50 ～ 60 岁以上，但颈部原发性恶性肿瘤则以青年人居多，如淋巴瘤，青年患者约占半数。Skandalakis1960 年和 1970 年的两次统计颈部炎性包块、良性肿瘤（包括先天性肿块）资料，分别为 13.5 岁、7.9 岁和 11.3 岁、7.8 岁；Celedon（1975 年）报告为 27 岁、13 岁。

**3. 病程分布**　病程分布与肿块性质有密切联系。一般而言，恶性肿块平均病程 7 ～ 10 个月，良性肿瘤（包括先天性肿块）5 ～ 7 年，急性炎症性包块平均 7 日左右，慢性炎症性包块 1 ～ 7 个月不等，明显地存在一种与肿块病理性质相关的“年”“月”“日”规律，即良性肿块（包括先天性者）病程多以年为时间单位，恶性肿瘤多以月为单位，炎性包块（急性）多以日计。Skandalakis（1960 年，1970 年）的统计数据分别是 7.9 年、7.3 个月、7 日和 7.8 年、7.3 个月、7.3 日，因都有一个数值 7，故命名为“7”的规律。

## 四、原发不明的颈转移癌

还有一类特殊的颈部肿块，其局部活检病理结果为转移性恶性肿瘤，即其组织来源为非颈源性，但反复查找全身各部，总是未能发现原发病灶，此即临床上所谓之“原发灶不明的颈转移癌”。这类病变占所有颈部肿块的 20% 以内，一般男多于女（2 ∶ 1 以上）。在对某一颈部肿块定

义为“原发灶不明的颈转移癌”之前，应该有反复检查仍然未能找到原发灶这样一个前提，而非初诊检查未能发现原发病灶，在治疗前再次检查时又确定了其来源这样一种情况。这类肿块大多为鳞癌（约 68.1%），其次为腺癌（约 13.1%）。尽管在治疗前乃至治疗后一段时期内，这组病人往往还是维持“原发灶不明的颈转移癌”这样一个诊断，但回顾性调查表明，在长期随访观察或死后尸检中，约 20% 患者最终还是找到了原发灶，大多还是位于锁骨以上头颈区（60.2%），其次是锁骨以下胸腹腔（39.5%），其他部位者占 0.3%。按其频数分布，主要的原发部位依次为肺、鼻、咽、舌、甲状腺、腭扁桃体、口腔、梨状窝、肾、食管、胰腺、会厌、口底、眼睑、卵巢、直肠、软腭。虽然名曰“原发不明的颈转移癌”，实则其原发灶还是应该存在的，只不过暂时未能查实而已，原发病变可能仍是决定多数患者预后的主因。这就要求临床医师，即使已经对这类肿块进行了治疗并获较好疗效，仍然不能放松对其原发灶的追索，并应将重点放在鼻咽、舌根、扁桃体、甲状腺等头颈部器官。引入“液态（体）活检”（liquid biopsy）技术，对循环肿瘤细胞及（或）循环瘤细胞 DNA 进行精准检测分析，或许有助于这类问题的有效解决。

## 五、颈部肿块的治疗问题

颈部肿块的性质变异甚大，种类繁多，因而其治疗方案的制定也就不尽一致。这里仅提示总的治疗原则。

**1. 炎性包块**　主要是针对病原菌的抗菌消炎治疗和中药的内服外敷。某些特殊情况下，也可配合手术治疗。

**2. 先天性肿块**　择期手术治疗。但对于颈部的异位甲状腺，则宜综合考虑其功能状况与临床病象，权衡激素替代疗法与手术治疗的利弊，总以对患者身体恢复有利为大要。

**3. 良性肿瘤**　必要时择期手术。

**4. 颈部原发性恶性肿瘤**　采用以手术为主、配合中医药的综合治疗，或辅之以放、化疗。但对于淋巴瘤等全身性病变，则宜以化疗为主的综合性治疗。。

**5. 来自头颈区域的颈转移性肿块**　$N_{1\sim2}$ 首选一期完成的联合根治术。如原发灶较大（$T_3$ 或 $T_4$），则加术后放疗；$N_3$ 选用放疗加手术方案。但是，对于鼻咽癌颈转移者，应予放疗联合化疗，手术只适宜于放疗后的残留或复发病灶。各期均宜常规配合中医药治疗。

**6. 来自锁骨以下部位的转移癌**　一般选用化疗，来自纵隔和食管的病变可考虑放疗。中医药治疗宜作为治疗方案的组成部分之一。

**7. 原发灶不明的颈转移癌**　尽管暂时未能找到原发灶，当病情不允许等待时，仍须视为已查明原发灶的颈部转移性恶性肿瘤来对待，系统计划其治疗方案，综合考虑手术、放疗、化疗、中医药的合理应用。

**8. 复发性转移性颈部肿块**　在确定为真正的复发性转移性颈部肿块后，如原发灶确已完全控制，可手术切除其颈部的复发性转移性肿块。

**9. 拒绝经典治疗患者的处理**　有些高龄的颈部转移性或颈部原发性恶性肿瘤患者，可能完全拒绝任何手术、放疗或化学治疗。对此，可予单纯中医药疗法，以收缓解病情之功。

此外，颈部淋巴结的病理组织学表现与患者预后密切相关。无论有无颈淋巴结转移，淋巴结中增生性滤泡反应程度和树突状细胞浸润密度可以反映荷瘤宿主机体免疫系统的抗肿瘤能力，与患者生存期呈正相关，但与其颈淋巴结转移潜能呈负相关。因此，这两项指标均可以用于肿瘤患者的预后评估。前哨淋巴结检测技术的应用，更加有利于合理制定手术方案，提高患者生活质量。

## 第六节 耳鼻咽喉头颈部癌前病变防治

Jackson 最早（1923 年）将慢性咽炎和喉角化症定义为癌前病变。此后，癌前病变的命名与分类经历了许多变化，相继提出了鳞状上皮内瘤变（squamous intraepithelial neoplasia，SIN）、鳞状上皮内病变（squamous intraepithelial lesion，SIL）概念并引入了头颈肿瘤领域，命名了喉上皮内瘤变（laryngeal intraepithelial neoplasia，LIN）。WHO 于 2005 年将喉的癌前病变定义为异型增生（dysplasia）。但是，在中西医结合耳鼻咽喉头颈科学领域，尚未开展专题研究。鉴于癌前病变具有继续恶化发展的潜在危险，也存在正常逆转的可能性，应充分发挥中西医结合防治癌前病变的优势。

**1. 癌前病变的定义** 耳鼻咽喉头颈部的癌前病变，主要指的是该区域一类有可能演变为鳞状细胞癌的慢性上皮性病变，最常发生于鼻、咽、喉的呼吸上皮，中耳黏膜上皮（起源于呼吸上皮）及口咽部、外耳道的鳞状上皮。它们具有共同的病理组织学特点，历经长短不一的时间过程，以相似的上皮内瘤变形式，最终演化为原位癌并向浸润癌进展。

**2. 癌前病变的病理组织学特点** 上皮性癌前病变的主要细胞病理学特征为异型增生 / 化生或不典型增生 / 化生，这类病变可以分为轻度、中度及重度三级，一般定义中度以上为癌前病变。但喉的癌前病变则包含了轻度上皮内瘤变。在喉癌发生过程中，可以直接由基底层细胞或基底旁细胞向上皮层内出现内翻样异型增生而癌变，由此而发展为浸润癌，并非一定要经过上皮内的异型增生或上皮内癌变阶段的过渡。

一旦良性反应性增生病变组织细胞表现核大小不均、细胞体积不等、存在多形性（核形不规则，染色质分布不均匀，核深染）、核质比例出现变化、表现核分裂象不典型、靠近基底区的增生上皮可见早期细胞内角化和分裂象增多等现象，即意味着这类细胞恶性进展的潜在威胁。同时，这类病理改变常伴有比较明显的间质病理反应，表现出基质水肿、纤维化、血管异常及炎性细胞浸润等变化。这也为有效识别癌前病变提供了更多的组织学证据。

**3. 耳鼻咽喉头颈部癌前病变的类型**

（1）鼻部癌前病变：主要是与 HPV 感染密切相关的乳头状瘤，特别是内翻性乳头状瘤。老年鼻息肉患者也存在恶变风险。上呼吸道 Wegener 肉芽肿一般恶性肿瘤发病风险增高了 2.4 倍，而淋巴瘤患病风险则高达 11 倍。

（2）咽部癌前病变：咽部的癌前病变，除了与 HPV 感染密切相关的乳头状瘤以外，常见者主要是与鼻咽癌发生有关的鼻咽部癌前病变问题。尽管缺乏有力的流行病学依据，鼻咽癌高危人群中的慢性鼻咽炎患者，特别是存在 EB 病毒高感染活性的慢性鼻咽炎、鼻咽部腺样体残留与增殖、萎缩性鼻咽炎等情况时，鼻咽癌的发病风险显著升高。

（3）喉部癌前病变：喉部的癌前病变研究相对较多。一般认为，喉乳头状瘤（特别是成人的复发性乳头状瘤）、疣状增生（verrucous hyperplasia）、喉角化症（keratosis）或喉白斑病（leukoplakia of larynx）（彩图 15）、假性上皮瘤样增生（pseudoepitheliomatous hyperplasia，PEH）等，为喉部常见而具有高风险的癌前病变，甚至还有将成人肥厚性喉炎也列为此类病变者。

（4）耳部癌前病变：耳部常见的恶性肿瘤为中耳癌，而鉴于绝大多数中耳癌患者都存在慢性化脓性中耳炎病史。对于长期治疗不愈的慢性中耳炎患者，当出现血性分泌物时，务必警惕中耳癌的可能性。另外，存在长期慢性刺激的外耳道皮肤乳头状瘤，也应警惕其癌变可能性。

（5）头颈部癌前病变：常见者为头颈部皮肤的色素痣，尤其是交界痣。该区域皮肤的局限性慢性溃疡，也具有较高的癌变风险。

**4. 耳鼻咽喉头颈部癌前病变的病机** 关于耳鼻咽喉头颈部癌前病变的病机，尚未进行过系统研究，因而还没有形成相关的理论体系。就恶性肿瘤的中医病机而言，主要责之于虚毒痰瘀之变。鉴于癌前病变的恶性前期病理性质及其可逆性特点，结合鼻咽癌前病变等相关领域的研究结果，虚与毒似乎应该是耳鼻咽喉头颈部癌前病变的主要病机，以及与内源性病毒相关联的内藏伏邪。虚乃指其禀赋特质，由禀赋状态所决定的个体对于恶性病理转变的易感性，主要在于气虚。于此之上，外毒引动伏邪，毒虚相互作用，引发恶性转化之变。痰与瘀则为恶性转化过程中所生之变。因此，其病机本质在于气虚，邪气之标咎于染毒。

**5. 耳鼻咽喉头颈部癌前病变的诊断** 癌前病变的诊断，首先是症状识别。各类病变分别具有相应的临床表现，但并无特异性，因而需要警惕相关症状表现的动态变化情况，及时进行必要而细致的专科检查并定期随诊，以准确判定其发展趋势，利于适时采取恰当而有效的治疗。

诊断癌前病变的金标准仍然是病理组织学依据。但在进行活组织检查以前，系统的临床观察更为重要，包括自觉症状观察和局部情况观察。对于此类患者，虽然必须高度警惕病变的进展趋势，但是，关于病理组织学观察问题，非必要者勿行，切忌频繁刺激。

随着分子生物学技术在临床诊疗领域的推广，分子病理学诊断技术在癌前病变领域的应用也日益广泛。参与癌变过程的分子事件众多，因而单一的分子病理变化尚难以确诊癌前病变。一般认为，单一细胞需要发生 6 ～ 10 次以上的遗传学突变事件（抑癌基因失活 / 原癌基因活化）才能实现恶性转化，而且不同的分子病理事件所导致的形态学改变也各异。在头颈部鳞癌的发生过程中，其决定性因素可能是等位基因的丢失或获得，并随着病变级别的进展而出现染色体缺失的增加。异型增生的分级与细胞非整倍体变化、表皮生长因子受体密度、细胞增殖活性（PCNA、Ki-67）、p53 表达活性相关，计算机辅助诊断有助于准确辨别细胞核形态的异常量变模式。只是这类手段过程复杂、费用高，对病变的提示能力并没有比组织学诊断更为优越，某些结论相互之间还有矛盾。而且这类诊断方法也涉及组织标本的获取问题，务必慎行。

**6. 耳鼻咽喉头颈部癌前病变的治疗** 此类病变的治疗，首当阻断其恶性进展，此后方为促进其正常逆转。

（1）*相关病因及刺激因素的戒除*：和身体其他各处的癌前病变一样，耳鼻咽喉头颈部的癌前病变也多由某些特殊因素的激发和持续刺激有关。因此，该类因素的有效戒除，当为防治癌前病变的一级预防措施。如戒烟对于喉癌的预防、HPV 病毒感染控制对于乳头状瘤恶变的预防、戒除吸鼻烟习惯对于鼻腔鼻窦癌的预防、改善生活与工作环境对于上呼吸道癌前病变的预防、禁止搔抓皮肤色素痣对于皮肤痣癌变的预防等，都是需要经常强调的问题，务必切记在心。

（2）*原发病的治疗*：鉴于部分癌前病变的发生和进展与某些原发疾病有关，如慢性中耳感染与中耳癌、慢性鼻咽炎与鼻咽癌、乳头状瘤与喉癌及鼻腔鼻窦癌等，相关器官原发病灶的有效控制与清除，当有助于防治该类癌前病变的发生与恶性进展。除了相关药物治疗和手术治疗以外，高危型 HPV 多价疫苗（四价或九价）在预防乳头状瘤复发与恶变中的应用效果已经初步得到认证，并已引入耳鼻咽喉头颈部乳头状瘤复发和恶变的预防领域，前景看好。

（3）*辨证论治*：尽管某些原发病的有效治疗及病毒疫苗的应用在某些癌前病变防治中已初步显示了应用价值，但对多数癌前病变而言，尚缺乏有效的化学预防治疗手段，目前尚停留于观望与等待的被动状态。由于中医辨证论治所依据的理法方药体系能够有效切合该类病变的病机特点，而且长期的临床实践也已证明其实用性，癌前病变的辨证论治有其优势。一般可按下述规律进行辨治。

①气虚染毒：鉴于前述病机特点，可以视其为本类病变的核心发病机制及基本证型，以益气解毒为基础治疗法则，取益气解毒方为基本方，结合病变部位、局部特点及全身辨证结果进行加减治疗。鉴于癌细胞所需能量的无氧代谢特征，或许益气解毒治法在调理癌前病变患者病理体质同时，还可能阻断突变细胞的 Warburg 效应，借以阻逆其诱发伏邪而促进细胞转化促突变效应。

②气滞血瘀：在耳鼻咽喉头颈部癌前病变进展过程中，于气虚染毒基础之上，可以渐见气滞血瘀之变。这类病机变化，也属于病变发展中的继发性基础病机，由此而演变为有形病变。因此，常用行气活血之法，选用会厌逐瘀汤作为基本方，结合病变部位、局部特点及全身辨证结果进行加减治疗。

③痰湿凝聚：随着气滞血瘀病机的不断演变，病变逐渐累及脏腑，导致宿主机体功能失衡，特别是脾胃运化水湿功能失健，发生水湿停留，积聚病变部位。因此，应予以燥湿化痰之法，选用清气化痰丸作为基本方，结合病变部位、局部特点及全身辨证结果进行加减治疗。

④热毒蕴结：当该类病变演变到严重程度，不仅容易感受外来邪毒，更因瘀血和痰湿积聚日久而滋生内毒，毒从热化，渐致病变持续发展，并表现局部溃烂溢液、疼痛不适诸症。此时，当施以清热解毒之法，选用黄连清喉饮作为基本方，结合病变部位、局部特点及全身辨证结果进行加减治疗，或间断配合服用八宝丹。

（4）精神调理：业已证明在恶性肿瘤发病中，宿主机体免疫机能抑制为重要内因，而精神因素在此类免疫机能抑制中的效应几乎可以达到 30% 水平。因此，精神调理应该成为癌前病变有效防治的重要条件。这也符合中医病机理论中七情内伤调护的基本原则。

（5）饮食节制：从肿瘤发病学角度而言，饮食节制主要包括饮食洁净与营养平衡两个方面。前者主要在于限制污染饮食及含致癌物饮食的摄入，后者主要在于保证平衡饮食，合理摄入防癌与抗癌食物。

（6）体质改善：体质改善的目的不仅在于提高身体素质而增强抗病能力，更在于有效增强机体免疫机能，确保宿主机体防癌与抗癌能力维持在较高水平。

**7. 耳鼻咽喉头颈部癌前病变的病情观察**　从上皮内瘤变演变为微小癌乃至浸润癌，其时间跨度很长，而且并非所有癌前病变都会发生此类转变。因此，除了合理治疗以外，密切的临床观察更切合当前的临床实际。

（1）自觉症状观察：由于这类病变演变速度缓慢，发展时程很长，多数患者难有条件频繁前往医院进行专科诊查。因此，告知患者密切观察自觉症状便显得十分重要。自我观察的要点之一，就是注意病患处自我感受特点的变化情况，包括其种类、性质、程度等基本内容。一旦出现明显的症状进展性变化或未曾感受过的特殊异常表现，就应速去接受专科诊查，以防病变的意外发展。

（2）局部情况观察：准确的局部观察必须去专科进行诊查。要做到这一点，务必接受定期的专家随访。临证之际，应视病变的具体情况合理确定随诊间隔时间，以保证能够及时发现不良病理变化。

（3）关于病理组织学观察：一般认为，非必要者，宜慎行该类病变的局部活检，切忌因为频繁的机械刺激而发生医源性促癌因素问题。“液态（体）活检”技术的成熟或许更有助于癌前病变的动态观察。

（4）正确认识癌前病变的病检报告：在临床观察过程中，还要正确认识重度异型增生与原位癌这两个问题。虽然有一些学者将重度异型增生与原位癌等同看待，但就其病变本质而言，还是应该区别对待为好，或以高级别上皮内瘤变概括之，以免发生过度治疗之虞，同时也有利于平稳患者的情绪。

## 第七节　耳鼻咽喉头颈部常见肉芽肿性病变简介

肉芽肿（granuloma）一词由法国病理学家魏尔啸（Virchow）开始应用，当时把结核、癌及肉瘤形成的肿块统称为肉芽肿。肉芽肿性疾病应只包括有肉芽肿形成的炎症性疾病（包括肿瘤和组织损伤修复中出现的肉芽组织肿块）。该类病变临床表现复杂，病理组织学表现不典型，病情发展趋势又较严重，易造成临床诊疗失误。耳鼻咽喉头颈领域还可以成为某些全身性该类疾病的始发地，耳鼻咽喉头颈外科医师在其早期诊断并保证其正确的后期治疗中担负有重要责任。

**1. 耳鼻咽喉头颈部肉芽肿性病变的类型**　大致可以归纳为感染性肉芽肿、异物性肉芽肿（如外科手术留置的缝线，外来性或内生性异物，积留的角化上皮、胆固醇及尿酸盐结晶等）及原因不明性肉芽肿（如结节病、坏死性肉芽性血管炎及 Rosai–Dorfman 病等）几类。相关的感染性肉芽肿性疾病有结核、真菌病、梅毒、鼻硬结病及寄生虫病等，已列专章讨论。异物性肉芽肿原因明确，多属于继发性病变，临床诊断不难。需要特别加以关注的是原因不明性肉芽肿性疾病。

以往对上呼吸道肉芽肿性疾病的认识比较混乱。随着病理学研究的进展，现已将旧称恶性肉芽肿中的致死性中线肉芽肿、致死性肉芽肿、坏死性肉芽肿（即 Stewart 型恶性肉芽肿）归类为结外鼻型 NK/T 细胞淋巴瘤，所谓的黄脂瘤病则归为朗格汉斯细胞组织细胞增生症（Langerhans cell histocytosis, LCH）中。只是旧称之 Wegener 肉芽肿，为系统性肉芽性血管炎，常以耳鼻咽喉头颈部为早期或首发症状之所，需要特别留心。

（1）结外鼻型 NK/T 细胞淋巴瘤：1997 年 WHO 提出结外 NK/T 细胞淋巴瘤概念，2001 年正式作为一种独立分型列入淋巴瘤的 WHO 新分类。因瘤细胞表达 T 细胞分化抗原和 NK 细胞相关抗原，且结外 NK/T 细胞淋巴瘤多原发于鼻腔而非淋巴结，故统一命名为结外 NK/T 细胞淋巴瘤，鼻型（extranodal NK/T cell lymphoma，nasal type，或 ENKL）。原发于鼻腔者即鼻型结外 NK/T 细胞淋巴瘤（nasal extranodal NK/T cell lymphoma，NENKTCL），原发于鼻外者称 ENKTCL– 鼻外型。鼻腔 NK/T 细胞淋巴瘤中约 80%来源于 NK 细胞，10%～30%来源于 NK 样或细胞毒性 T 细胞，因而以 NK/T 细胞淋巴瘤统称之。

本病属于结外非霍奇金淋巴瘤（NHL），可以发生在全身任何部位，占 NHL 的 5%～15%。典型病变最常发生在鼻腔及面中线结构，累及鼻腔、鼻咽、口腔、咽部等中线器官或其周围组织，因而旧称"致死性中线肉芽肿""致死性肉芽肿""坏死性肉芽肿"、Stewart 型恶性肉芽肿。病变呈破坏性损害，表现进行性坏死，只不过该类病变表现相对较为局限（即局部区域性），但本质上属于系统性特殊类型淋巴瘤，具有容易累及远处结外器官的倾向。

病变组织大体为灰白肉色组织，呈现凝固性坏死，以坏死性肉芽肿性增生为其临床病理特征，向周围浸润明显，但范围和程度可以不等；瘤细胞大小不一，核形不规则，弥漫性分布并浸润血管；瘤组织可呈单一淋巴细胞浸润性炎症表现，或呈现为与其他炎症细胞的混合浸润模式，显现血管中心性和血管破坏性生长方式，坏死性改变极其常见。普通病检多显示为炎性坏死组织，需行特殊免疫组化染色确诊。瘤细胞表达 NK 细胞相关抗原和 T 细胞分化抗原，免疫表型标记为 $CD45RO^+$，$CD2^+$，胞膜 $CD3^-$，胞浆内 $CD3^+$，NK 细胞标记物 $CD56^+$（又称 Leul9 或 NKH–1 抗原），并表达 TIA–1、granzyme B 和 perforin 等细胞毒性蛋白、EB 病毒抗原。B 细胞抗原标志 $CD20^-$。

70%～80%结外鼻型 NK/T 细胞淋巴瘤患者初诊之际常表现为临床Ⅰ～Ⅱ期且多局限于鼻

腔，但有约 1/3 表现为鼻腔以外其他软组织同类病变，可以累及皮肤、胃肠道、呼吸道或睾丸等而无浅表淋巴结肿大，皮肤受累频度排第二位。瘤细胞可浸润至皮下组织。无论皮肤病变是原发性损害还是继发性受损，其病变处瘤细胞的病理形态、免疫表型与鼻咽部 NK/T 细胞淋巴瘤灶者相同。易复发且对治疗不敏感为其突出临床特点，所以预后多不良。瘤组织 Gill 及 CD56 蛋白表达活性与预后相关，CD56 阴性、Ann Arbor 分期较早是预后良好的指标。

18F–FDG PET/CT 能准确显示结外鼻型 NK/T 细胞淋巴瘤的局部及全身病灶，有助于分析病变范围；血清 $\beta_2$–MG 水平也能提示病灶累及范围。原发病灶在鼻腔、鼻咽、口咽部的比例分别为 81.9%、9.1%、9.1%；随病变发展而不同部位受累频度依次为鼻腔（95.5%）、鼻咽（54.5%）、颈部淋巴结（40.9%）、口咽（36.4%）。鼻、咽原发病灶既可直接向邻近部位扩展，也可沿淋巴结群依次进展，还可以跳跃方式向远处器官播散。

本病早期临床表现常见鼻塞、涕血及面中线部位的破坏性改变。常以鼻阻塞为首发症状，然后出现脓血涕及 / 或黄色液体，伴发头疼、嗅觉减退；后期有发热、消瘦，或恶心、呕吐、腹痛、腹泻。体征有颈淋巴结及肝脾肿大。晚期可见骨髓转移。早期易误诊为“慢性鼻炎、鼻疖、咽喉炎”而行抗炎治疗，甚至误诊为“慢性鼻窦炎”而行手术治疗。

可见不同程度血红蛋白降低，白细胞升高，血沉加快，血清 IgG 升高。

局部病变可以位于鼻腔前部或后部，或发于鼻中隔；可以先后或同时累及上颌窦、筛窦。体检可见外鼻变形，鼻根肿胀隆起并向眼睑蔓延而见眼睑肿胀并表现视力下降，面颊部隆起，触诊感觉病变处软组织硬实；鼻中隔黏膜溃烂甚至中隔穿孔，下鼻甲坏死、结构不清，进而表现鼻腔外侧壁广泛溃疡破坏，鼻腔内均有多量坏死物，显示黑褐色结痂堆集，气味恶臭，或有鼻腔粘连；软腭破坏、硬腭骨质外露。颌下淋巴结肿大少见。必要时可行鼻内镜检查。

（2）坏死性肉芽肿性血管炎：即旧称之 Wegener 肉芽肿或韦格纳肉芽肿病（Wegener’s granulomatosis，WG），又称肉芽肿性多血管炎（granulomatosis with polyangiitis，GPA），是以上呼吸道肉芽肿性病变为初发表现的系统性血管炎性病变之一，Heinz Klinger 于 1931 年首次报告，1936 年 Frederick Wegener 进一步做了病理学描述，曾被认为是鼻源性肉芽肿性病变。多发于中青年，平均年龄 41 岁，男略多于女。主要累及小动脉、静脉及毛细血管，以血管壁炎症为特征，可侵犯上、下呼吸道和肾脏，属于自身免疫性疾病，即自身免疫性小血管炎。2010 版 *Murray and Nadel’s Textbook of Respiratory Medicine* 将 Wegener 肉芽肿更名为坏死性肉芽肿性血管炎［necrotizing granulomatous vasculitis（NGV）］，而美国风湿病学会早已如此更名。

本病病理机制不很清楚，但病灶微环境存在效应 T 细胞募集，Th17 参与病理反应，促使抗中性粒细胞胞浆抗体（antineutrophil cytoplasmic antibodiy，ANCA）生成并介导血管损伤。感染因素可能也参与了病理进程，特别是金黄色葡萄球菌对 T 细胞的影响，可以改变自身免疫耐受性。

NGV 病变可累及多系统，临床表现呈多样性。典型表现为三联征，即上呼吸道、肺脏和坏死性肾小球肾炎。最突出的病理特征是以各种血管炎症为中心的多灶性坏死性，即肉芽肿，实质即血管炎。不典型病变可首先累及皮肤、关节、腮腺、眼、耳等部位，甚至表现为上呼吸道、特别是鼻咽部的新生物样病变。有时可能没有特异性病理改变，因而极易误诊。

以耳部症状作为初始表现的 NGV 包括分泌性中耳炎、面瘫、极重度感音神经性聋、伴有流脓症状的听力下降、进行性混合性听力下降等。病程中可以出现全身其他器官受累，以骨及肝、脾、淋巴结等网状内皮系统病变最常见，也可见于皮肤、垂体、肾脏、胃肠道、眼、脑神经以及女性生殖器等部位。症状表现趋于全身化者提示预后不好，可因肺功能不全、严重肾功能不全而死亡。病变表现局限者则可以得到有效控制，存活多年。

与普通人群相比，NGV 患者合并恶性肿瘤的频率高 2.4 倍，其中膀胱癌增加 33 倍，淋巴瘤增加 11 倍。本病可以合并淋巴瘤。在同一淋巴结或同一病人的不同部位，可能同时存在 LCH 和淋巴瘤，因而提示本病具有恶性倾向。但究系反应性免疫病理还是瘤样病变，尚无定论。

（3）朗格汉斯细胞组织细胞增生症（Langerhans cell histocytosis，LCH）：旧称组织细胞增生症 -X（histocytosis-X，1953 年），包括嗜酸细胞性肉芽肿（eosinophilic granuloma）、韩 - 薛 - 柯病（Hand-Schüller-Christian disease）和勒 - 雪病（Letterer-Siwe disease）3 个临床类型，原因不明，儿童多见，以骨髓来源的前体（未成熟）树突状细胞增殖为特征。病理组织学表现均以分化较好的组织细胞增生为主要特点，曾称“网状内皮细胞增多症（reticuloendoteliosis）”。1985 年国际组织细胞协会接受美国明尼苏达大学研究小组提出的“朗格汉斯细胞组织细胞增生症”命名。目前发现约 50% LCH 患者的病变组织存在着 BRAFV600E 突变，BRAFV600E 突变可发生在造血细胞的不同发育阶段，这也会影响 LCH 的临床表现和分型。目前认为 LCH 是一种以丝裂原活化蛋白激酶（MAPK）信号通路激活为主要特征的克隆性血液系统肿瘤，属于炎性髓系肿瘤。

病变组织表现以嗜酸性粒细胞为主的炎性反应，伴有大量增生的朗格汉斯细胞，并有浆细胞、淋巴细胞、嗜中性粒细胞浸润，呈肉芽肿样改变。朗格汉斯细胞又称多核巨细胞，体积甚大，直径可达 40 ～ 50μm，胞浆丰富，有十余个或数十个核，呈马蹄形或花环状排列于细胞浆之周边，胞浆嗜酸性，透射电镜下可见网球拍（birbeck）状颗粒。免疫组化显示朗格汉斯细胞 I2、HTA-1、OKT6 及 S-100 蛋白、波形蛋白（vimentin）染色阳性。由于高水平表达 CD40，过度激活 $CD40L^{+}T$ 淋巴细胞，释放细胞因子，募集 LC 祖细胞，引发骨质破坏，纤维化与坏死。

①嗜酸细胞性肉芽肿：又称局限性朗格汉斯细胞组织细胞增生症，系单发或多发的局限性肉芽肿，常常侵犯骨组织，基本上属于一种良性病变。本病由 Jaffé、Lichtenstein、Otani 和 Ehrlioh 于 1904 年分别首次报告，以后 Jaffé 和 Lichtenstein 提议命名为嗜酸细胞性肉芽肿。

肉芽肿多呈暗红色，质软而脆，多始于骨髓腔或骨皮质下，肉芽肿内有增生的朗格汉斯细胞，并有较多的嗜酸性粒细胞，偶见出血坏死灶。到了疾病晚期，朗格汉斯细胞逐渐减少，嗜酸性粒细胞逐渐吸收，肉芽肿甚至可以完全纤维化，提示本病可有自愈倾向。

②韩 - 薛 - 柯病：又称慢性播散性朗格汉斯细胞组织细胞增生症或慢性广泛性朗格汉斯细胞组织细胞增多症。最早由 Hand（1893 年）报告，以后 Schüller（1915 年）和 Christian（1921 年）又有详细的相继报道，故合称为 Hand-Schüller-Christian 病，并提出突眼、尿崩及颅骨缺损三联征是其典型症状。过去曾称为黄脂瘤病，现今认为本病并非脂肪代谢性疾病，故宜善加区别。

病变部位出现大小、形状不一的肉芽肿，呈现灰色、淡黄色或红褐色。镜下见肉芽肿内存在大量朗格汉斯细胞以及并存的嗜酸性粒细胞、淋巴细胞、浆细胞浸润，病灶中央可见坏死灶。肉芽组织可以侵蚀破坏骨壁而造成骨质缺损，尤以额、顶、颞骨最为常见，少数侵及蝶骨、筛骨以及长骨、扁平骨等。颞骨病变常首发于鳞部，尔后向乳突、中耳、内耳及邻近部位蔓延。如外耳道后壁破坏，肉芽肿可循此蔓延外耳道；鼓室黏膜可以出现病损或继发感染。垂体、下丘脑受累则出现多尿及发育迟缓。眼眶、颅前窝发生病损可致眼球突出。

③勒 - 雪病：又称急性播散型朗格汉斯细胞组织细胞增生症或急性广泛性朗格汉斯细胞组织细胞增生症。多发生于 2 岁以下的婴幼儿。病变可累及软组织及骨骼，可以出现耳部症状，并表现不明原因的发热、进行性贫血、肝脾肿大及皮疹。该类皮疹开始为棕黄色或暗红色斑丘疹，后变为出血性或脂溢样皮疹，并见脱屑、结痂。皮肤病损加剧时，常提示病情恶化趋势。

**2. 耳鼻咽喉头颈部肉芽肿性病变的诊断**　鉴于该类病变的复杂性及其与相关专科的关联性，必须严格执行临床诊断基本原则，实施专科诊查与多学科会诊相结合的诊疗模式。

（1）结外鼻型 NK/T 细胞淋巴瘤：诊断主要依据病史和鼻腔鼻窦影像学检查结果、必要的全身检查资料和病理检查。CT 薄层扫描（冠状位或矢状位和水平位），显示鼻腔密度均匀性软组织肿块，边界不清楚，临近骨质破坏，伴有单侧或双侧鼻中隔受累、下鼻甲增生肥厚；窦腔黏膜增厚或有软组织充填，窦腔缩小，但腔内不一定存在积液；甚至显示鼻根及鼻翼软组织的不规则肿胀。还需查 X 线胸片和腹部 B 超。最后确诊需行病理组织学检查并做免疫组织化学分析。

（2）坏死性肉芽肿性血管炎：诊断依据包括上呼吸道肉芽性病变、肺 – 肾血管炎的临床特点（即三联征）（pauci-immune vasculitis or glomerulonephritis，微量免疫性血管炎或肾小球肾炎）、免疫组织化学检验及血清抗体标志物 ANCA（包括胞浆型 cANCA、核周型 pANCA 和不典型型 xANCA 或 aANCA）。气道病变可能表现声带肉芽肿，出现声门下狭窄及多级气道狭窄。肾脏活检显示典型的坏死性肾小球肾炎（GN）伴新月体形成；尽管初诊时仅 18% 患者存在肾炎，但 75% 最后都将发展为 GN。cANCA 对本病的诊断特异性很高，但抗体水平取决于病变累及的范围与进程。初期病变局限于上、下呼吸道，cANCA 特异性只有 50%；病变发展到全身时，特异性可达 100%；完全缓解则为阴性。其中，存在于多形核嗜中性粒细胞和单核细胞的嗜苯胺蓝颗粒中的蛋白激酶 3（proteinase 3，PR3）特异性自身抗体 PR3-ANCA 是病理性标志物。高敏 PR3 特异性 ANCA（PR3-ANCA）酶联免疫吸附法（ELISA）诊断 NGV 敏感性达 98.5%，特异性为 96%。ANCA 水平监测有利于评估疾病活动状态，但要注意少数患者为 ANCA 阴性。对于无症状患者，血清 cANCA 检验及鼻窦和肺部 CT 有助于诊断。病变组织活检是诊断的重要依据。美国风湿病学会（American College of Rheumatology，ACR）1990 年将本病临床表现综合为 4 类：①鼻腔与口腔炎症，表现疼痛性或无痛性口腔溃疡或脓性、血性鼻分泌物；②胸部异常影像，即肺部结节，固定的肺部浸润灶或空洞；③尿沉渣检验异常，镜下血尿，有或无红细胞管型；④病检显示动脉或血管周围肉芽肿性炎症。作为诊断依据，存在 2 项以上临床证据的诊断敏感性为 82%，特异性为 92%。2017 年 ACR 又进一步对 GPA 的诊断作出了评定，分为临床标准和实验室标准。

（3）朗格汉斯细胞组织细胞增生症：嗜酸细胞性肉芽肿和韩 – 薛 – 柯病行 CT 等影像学检查及局部病变组织活检可以确诊（彩图 16）。而对于勒 – 雪病，则需要综合分析；任何小儿耳内流脓，特别是缺乏明显中耳炎病史者，均应警惕勒 – 雪病，宜系统分析全血及肝功能、血清蛋白、凝血酶原时间、凝血酶时间、尿液比重，并做颅骨 CT、胸片检查，或行骨髓穿刺分析。

**3. 耳鼻咽喉头颈部肉芽肿性病变的治疗**　在执行一般治疗原则的同时，应切实贯彻专科治疗与多科协同治疗的现代综合治疗理念，并结合中医药治疗，充分发挥中西医结合治疗优势，以利于有效控制患者病情。

（1）结外鼻型 NK/T 细胞淋巴瘤：早期患者放疗照射野和照射剂量是治疗成败的关键，伴有危险因素需要考虑增加化疗降低复发概率。晚期患者含左旋门冬酰胺的化疗方案成为最有效的全身化疗方案。对于复发和难治性患者，单纯常规化疗预后差，自体造血干细胞移植可以获益。改善一般状况可以提升患者预后。

中医证候分布特点观察结果显示，无论是单一证候还是复合证候，放疗前的频度均少于放疗后。放疗后单一证候中，气虚证、阴虚证和痰湿证频度明显增多，血瘀证明显减少。放疗前后复合证候所占比例分别为 62.8% 和 88.4%，均以 2 个证型兼夹模式为主，放疗后复合证候明显增多，复杂多样，尤以气虚证、阴虚证和痰湿证的兼夹组合多见，显示虚实夹杂特点，常以 2 证组合和 3 证组合的复合模式存在。

就放射治疗的毒副反应而言，放疗的热毒效应易耗气伤阴，并伴发脾胃功能失调，导致运化失司，痰湿内生。临证之际，亟宜针对放疗前后的病机变化特点辨证论治，予以攻补兼施治法，不同治法主次配伍、相兼使用。

（2）坏死性肉芽肿性血管炎：治疗分诱导缓解、维持缓解两期。糖皮质激素联合环磷酰胺是传统的标准治疗方案，可结合应用生物制剂利妥昔单抗（rituximab）与霉酚酸酯（mycophenolate mofetil）；联合应用硫唑嘌呤（azathioprine）或甲氨蝶呤（methotrexate）和来氟米特（leflunomide）是有效的维持疗法。血浆交换疗法的应用日益增多，以消除 ANCA 为目标。由于患者已逐渐陷入正气衰竭状态，应用免疫抑制剂后，正气耗损将更为严重。因此，应结合扶正固本之法固扶正气以抗御邪毒。未经治疗的患者平均生存期 5 个月，82% 在 1 年内死亡，90% 以上患者两年内死亡。早期诊断，早期治疗，肾功能损害之前的积极治疗可明显改善预后。

（3）朗格汉斯细胞组织细胞增生症

对于成人 LCH 治疗，单器官、单系统病变局部治疗有效，而多系统受累的 LCH 则以全身治疗为主。

①嗜酸细胞性肉芽肿：耳颞部病变可以采用手术和放射治疗。围手术期中医药参与治疗及放疗前后的滋阴养液、清热祛邪，均有助于患者的康复。

②韩－薛－柯病：耳颞部的单个病变宜尽早手术，采用乳突根治术或改良根治术彻底清除病变，术后辅以放射治疗。多发病变者采用皮质类固醇及化疗，注意预防继发感染。同样，不仅需要围手术期中医药参与以及放疗前后的滋阴养液、清热祛邪治疗，在应用皮质类固醇时，还应注意滋阴潜阳法的应用。

③勒－雪病：根据病情需要，综合应用皮质类固醇、化疗、免疫（抑制剂）治疗以及支持疗法等。外耳道及中耳病变的治疗同化脓性中耳炎。结合中医扶正固本之法予以相应方药治疗，将与化学疗法一起获得相得益彰的效果。

# 附　篇

# 第十七章
# 耳鼻咽喉头颈科常用外治方法

扫一扫，查阅本章数字资源，含PPT、音视频、图片等

## 第一节　鼻部外治方法

### 一、鼻腔滴药法

**1. 目的**　改善鼻腔通气引流、消炎、抗过敏等。主要用于急、慢性鼻炎，变应性鼻炎等。

**2. 方法**　滴药前，先轻轻擤出鼻内分泌物。后组鼻窦炎或鼻炎者采用仰卧垂头位：患者仰卧，肩下垫枕，颈伸直，头后仰，使鼻隆突与外耳道口的连线和台面垂直。前组鼻窦炎患者，采用侧头位：患者卧向患侧，肩下垫枕，使头偏患侧并下垂。每侧鼻腔滴入药液 3 ～ 4 滴，保持仰卧或侧卧 3 ～ 5 分钟，然后捏鼻起立。

**3. 药物**　常用药物有血管收缩剂，抗过敏或抗菌药物。

### 二、鼻腔冲洗法

**1. 目的**　冲洗鼻腔内脓痂。主要用于萎缩性鼻炎、鼻腔与鼻窦术后，现也用于日常的鼻腔保健。

**2. 方法**　将盛有温冲洗液的冲洗器悬挂于患者耳部等高或略高处。患者取坐位，头前倾 30°，张口自然呼吸。一手捧脸盆，一手将连接冲洗器的橄榄头塞入一侧鼻前庭，打开冲洗器的活塞，冲洗液缓缓流入鼻腔，经鼻咽部和对侧鼻腔而由对侧前鼻孔排出，部分经口吐出。两侧交替进行，一般先冲洗鼻塞较重侧。冲洗结束后头前倾，轻轻擤鼻，以助排净。现已有专用鼻腔冲洗壶，用于日常鼻腔保健性冲洗。

**3. 药物**　常用冲洗液为等渗盐水或中药冲洗液等，加温至 38℃左右。

**4. 注意事项**　①冲洗器不能悬挂太高，以免压力过大致水倒灌入咽鼓管内，导致中耳炎。②患上呼吸道和中耳急性感染时，不宜冲洗，以免炎症扩散。③冲洗时勿讲话，不要做吞咽及擤鼻动作。若冲洗时出现咳嗽、打喷嚏，应立即停止，休息片刻后再行冲洗。

### 三、鼻窦负压置换法

**1. 目的**　促进鼻窦引流，并将药液带入鼻窦内；主要应用于慢性鼻窦炎。

**2. 方法**　先将中鼻道及嗅裂黏膜收缩，鼻内分泌物及痂皮清理干净。患者仰卧，肩与治疗台缘相齐，伸颈，头尽量后垂，使颏部与双耳道口处于垂直面上。从一侧前鼻孔慢慢滴入 0.5% 麻黄素等渗盐水，量以淹没所有窦口为度。治疗者用手按住未滴药一侧鼻孔，另一手持接吸引器的

橄榄头塞住另一侧鼻孔，开启吸引器，并让患者缓慢均匀地发“开”音。每塞 1 ～ 2 秒钟后快速将橄榄头移开，反复操作约 1 分钟。同法再行对侧治疗。治疗后 15 分钟内不擤鼻及弯腰。一般 2 ～ 3 天治疗 1 次，5 次为 1 疗程。

**3. 药物**　0.5% 麻黄素等渗盐水。

**4. 注意事项**　①鼻腔肿瘤、急性鼻炎、急性鼻窦炎不宜行此法。②高血压患者及有易出血倾向者不行此法。③吸引器负压不宜过大，以不超过 180mmHg 为度。

## 四、上颌窦穿刺冲洗法

**1. 目的**　诊断和治疗慢性化脓性上颌窦炎。

**2. 方法**　先用 1% 麻黄素液充分收缩下鼻甲，再将 1% 丁卡因棉片或棉签置于下鼻道穿刺部位约 10 分钟。穿刺时，操作者一手固定患者头部，另一手持后端包有消毒纱布的穿刺针，拇指、食指、中指捏住针柄中段，掌心顶住穿刺针后端，针尖斜面朝向鼻中隔，经前鼻孔伸入下鼻道，针尖抵达距下鼻甲前端约 1.5cm 下鼻甲附着处，固定针尖，向同侧眼外眦方向稍用力刺穿骨壁。穿刺针穿透骨壁进入窦腔后，即有一种落空感，此时再将穿刺针前进少许，拔出针芯。用注射器接穿刺针后端，回抽有无空气或脓液，以确定针尖在窦腔内，嘱患者低头张口呼吸，再徐徐注入温生理盐水。如有上颌窦积脓，冲洗中可见脓涕随水流出，应冲洗至洗出液澄清为止。脓多者，可在冲洗干净后注入抗菌消炎药物。冲洗完毕后拔出针头，用棉签压迫穿刺处以止血，并根据脓液性状、有无臭味和脓量记录冲洗结果。

**3. 药物**　冲洗液选用温等渗盐水，窦腔注入药物可选甲硝唑、庆大霉素，或清热解毒、燥湿活血为主的中药制剂。

**4. 注意事项**　①穿刺部位、穿刺方向及穿刺针进入窦腔的深度要正确，防止刺入眶内或面颊部软组织，以免引起眼眶或面颊部并发症。②如果冲洗时阻力较大，无水流出，可能是穿刺针不在窦内，或穿入窦内的软组织中，也可能是窦口阻塞。若确认针在窦内，可改变针的位置，并以 1% 麻黄素等渗盐水棉片收缩中鼻道以开放窦口。如仍有阻力，则不可勉强冲洗。

## 五、鼻腔黏膜烧灼法

**1. 目的**　止血。主要用于反复少量鼻出血且能找到出血点者，本法对动脉型出血无效。

**2. 方法**　先用 1% 丁卡因（含少许 0.1% 肾上腺素液）施行烧灼部位表面麻醉，再用小棉签或探针蘸少许 30% 硝酸银或 50% 三氯醋酸，直接按压于出血点黏膜表面进行烧灼止血，以局部出现白膜为度。不可在已经出现白膜之处反复灼烧，以免将白膜黏附撕脱而致再出血。同法也可采用射频、激光烧灼。

**3. 注意事项**　①蘸药不可过多，以免流至他处，造成大面积灼伤。②烧灼范围不宜过大。③不可同时烧灼鼻中隔两侧相对应的黏膜。

## 六、鼻腔填塞法

**1. 目的**　止鼻出血或支撑骨折复位后的鼻骨。主要用于出血较剧烈、出血点不明的鼻衄及鼻骨骨折复位后。

**2. 方法**　将凡士林纱条的一端双叠 10cm 左右，放入鼻腔后上方嵌紧，再将折叠部分上下分开，使短段平贴鼻腔上部，长段平贴鼻底，形成一向外开口的“口袋”；然后，将长段纱条的末端以上下折叠的形式从后面向前逐一填塞，使纱条填满整个鼻腔。填好后检查口咽部，如仍有血液不断流下，应撤出纱条重填。填妥后，剪去前鼻孔外多余纱条，用一干棉球将断端纱条填入前鼻孔内。

**3. 注意事项**　①填塞时不可暴力操作，以免损伤鼻黏膜。②填塞时间一般不超过 48 小时。若出血剧烈者，也可填塞 1 周左右，但须使用大剂量抗生素以防继发感染。

## 七、后鼻孔填塞法

**1. 目的**　止血。主要用于经鼻腔填塞而未能止血以及后鼻孔、鼻咽部出血者。

**2. 方法**　先沿出血侧鼻底插入导尿管到口咽部处，以血管钳夹其头端从口中拉出，再将预制的锥形凡士林纱球尖端的固定线缚于导尿管头端，向外回抽导尿管尾端，借助止血钳的帮助，使纱布球越过软腭，前拉到后鼻孔处稳妥拉紧固定，另用凡士林纱条进行鼻腔填塞，将纱布球尖端固定线拉紧并缚于小纱布块上，用胶布固定在前鼻孔外面颊部皮肤。纱布球底部之牵引线自口引出，松松固定于口角边，或将线剪短悬留于软腭后面，2 ～ 3 天后牵拉此线即可将纱布球从后鼻孔取出。

**3. 注意事项**　①注意无菌操作，并于填塞后予足量抗生素以预防感染。②填塞时间不宜过久，若要久填，即使在严格控制感染情况下也不应超过 6 天，以免引起并发症。

## 八、鼻骨骨折整复法

**1. 目的**　对有移位的骨折鼻骨进行复位。

**2. 方法**　清理鼻腔后，以 1% 丁卡因（加少许 0.1% 肾上腺素）棉片充分表面麻醉鼻黏膜，用鼻骨复位钳或套上乳胶管的枪状镊伸入鼻腔，置于塌陷的鼻骨下方并稍超过骨折缝，均匀用力向上向外抬起，此时常可听到鼻骨复位时所发出的“咔嚓”声。若双侧鼻骨骨折，可从两侧鼻腔同时进行复位。复位后用凡士林纱条进行鼻腔填塞，以便止血和固定骨折。3 ～ 4 天后，抽除鼻腔填塞纱条。

**3. 注意事项**　①复位应及时进行。若外鼻肿胀严重，复位有困难者，待肿胀消退后再复位，但不应超过 2 周，以免骨痂形成，或错位愈合，难以整复如故。②鼻骨复位钳伸入鼻腔的深度不应超过两眼内眦连线，以免损伤筛板。③复位后应严防鼻部再受碰撞，避免擤鼻动作，以防骨折片再度移位。

## 九、下鼻甲注射法

**1. 目的**　减轻鼻甲肿胀，以利通气。主要用于下鼻甲肿胀肥厚者，萎缩性鼻炎也可用此法。

**2. 方法**　先用 1% 丁卡因棉片表面麻醉下鼻甲，将注射针自下鼻甲前端刺入黏膜下，再向后进针直至下鼻甲后端处黏膜下，然后边注射药物边缓慢退针，至拔除针头之前将药物注完。7 ～ 10 天后可重复注射，一般 3 次为 1 疗程。

**3. 药物**　选用 50% 葡萄糖、激素或复方丹参注射液等。

**4. 注意事项**　①注射针头宜选 5 号，注射回抽有血时，应改换注射部位。②一次注射量不宜过多，以免引起黏膜坏死。③如注射时患者紧张，有出汗、面色苍白、心悸等症状，应立即停止注射，使患者平卧，头稍低，一般休息片刻即可恢复。应予警惕的是，下鼻甲注射法有可能引发眼底合并症，需要谨慎行之。

## 第二节　咽喉部外治方法

### 一、扁桃体周脓肿切开排脓法

**1. 方法**　1% 利多卡因局麻下，选择脓肿最隆起或最软处切开。在无法准确确定脓肿部位时，可先行穿刺抽脓，并将针头留置于抽到脓液处，然后沿穿刺针切开黏膜与浅层组织，用血管钳顺着穿刺针逐层分离，直达脓腔，充分排脓，术后不置引流。也可穿刺抽尽脓液后，将庆大霉素 8 万 U 或林可霉素适量注入脓腔内。

**2. 注意事项**　①切开或用针穿刺时，不可用力过猛，以免进入过深，伤及颈深部大血管。②术后予以足量抗生素。

### 二、咽喉脓肿切开排脓法

**1. 方法**　患者仰卧垂头位。用 1% 丁卡因表面麻醉，小儿可不作麻醉。先用麻醉喉镜或压舌板将舌根压于口底，在脓肿最隆起处进行穿刺抽吸。若有脓液，尽量吸净，然后在脓肿最隆起处至最低部位（近咽喉一端）做一垂直切口，用血管钳插入做钝性分离，扩大创口，排出脓液并吸尽。切开后不置引流条。

**2. 注意事项**　①切开前备好气管切开包，以应急用。②切开脓肿时，如有大量脓液即刻涌出而来不及吸引，应立即转身俯卧，小儿则将其头足倒置，将脓液吐出，不使脓液进入下呼吸道。③使用麻醉喉镜或压舌板时，不可用力过大过猛，以免脓液突然破裂，或引起迷走神经反射，出现呼吸、心搏骤停。④术后保持咽腔清洁。如果脓液不能一次排尽，应逐日扩创，排尽脓液，至无脓为止。

## 第三节　耳部外治方法

### 一、外耳道冲洗法

**1. 目的**　冲出外耳道深部不易去除的细小异物或碎软耵聍。

**2. 方法**　患者头略偏向对侧，患耳稍朝上，患者一手托弯盘紧贴耳垂下方之颈部皮肤。操作者左手将耳郭向后上牵拉（如是婴幼儿则向后下方牵拉）。使外耳道成一直线，右手持注射器，将接近体温的温水对着外耳道后上壁注入。用力不要过猛。冲洗完毕后，用棉签将外耳道拭干，并用 75% 乙醇消毒外耳道。检查外耳道及鼓膜有无损伤，若有损伤应及时处理。

**3. 注意事项**　①鼓膜穿孔，或有耳流脓史而疑有鼓膜穿孔者，禁用冲洗法。②鼓膜及外耳道有炎症时，也不宜冲洗，以免炎症扩散。③冲洗时不可正对鼓膜冲击，以免损伤鼓膜。④冲洗时不能堵塞外耳道口，以免水不能流出而胀破鼓膜。

### 二、耳周穴位注射

**1. 目的**　行气活血，滋养经络，通络助聪。

**2. 方法**　选耳门、听宫、听会、翳风、瘈脉等穴，每次每侧选 1 ～ 2 个穴位，每穴注入药液 0.5 ～ 1mL，每日 1 次。一般 10 天为 1 个疗程。

**3. 药物**　细胞生长肽、复方丹参注射液、当归注射液、维生素 $B_1$、维生素 $B_{12}$ 等。

## 三、耳道滴药法

**1. 目的**　治疗中耳炎、外耳道炎或用于软化外耳道耵聍。

**2. 方法**　患者侧卧，患耳向上。顺外耳道后壁缓缓滴入药液 3 ～ 5 滴，然后轻按耳屏数次，促进药液进入中耳腔，并保持侧卧位数分钟。

**3. 药物**　氯霉素甘油、左氧氟沙星滴耳液、泰利必妥滴耳液、碳酸氢钠滴耳液等。

**4. 注意事项**　如系昆虫类异物在耳内，可滴入乙醇或乙醚（鼓膜穿孔者禁用），也可用油类（如甘油、2% 酚甘油、植物油等）使昆虫足、翅黏着而不利活动，并与空气隔绝而窒息。一般滴药后数分钟便可行取出法。

## 四、鼓膜穿刺抽液法

**1. 目的**　诊断和治疗鼓室积液。

**2. 方法**　先消毒外耳道，再用小棉球浸湿鼓膜麻醉剂，直接贴附于鼓膜表面 10 分钟。用鼓膜穿刺针于鼓膜前下方刺入抽液。若抽出液黏稠者，可注入 α－糜蛋白酶 1mg（溶于等渗盐水 0.5mL 内）。注药后，用手指按压耳屏进行鼓膜按摩，促进药液到达中耳各处，并与中耳腔积液混合。

**3. 注意事项**　①穿刺后耳内勿进水；②术后每天行咽鼓管吹张术 1 ～ 2 次，持续 1 ～ 2 周；③多次穿刺抽吸后仍有积液者，可施行鼓膜切开与置管术。

## 五、咽鼓管导管吹张法

**1. 目的**　检查咽鼓管是否通畅，治疗咽鼓管阻塞。

**2. 方法**　先用 1% 麻黄素液和 1% 丁卡因棉签收缩与表面麻醉患耳一侧的鼻黏膜，将特制金属导管从前鼻孔进入，导管顶端指向下方沿鼻底伸入，抵达鼻咽后壁，向外旋转 90°，再向前拉，使导管顶端离开咽隐窝，越过咽鼓管圆枕，继而将导管向外上旋转 45°，即可插入咽鼓管咽口，并使其固定不动。用橡皮球连接于导管外端打气吹张，吹张完毕后放松导管，从鼻腔取出。

**3. 注意事项**　①上呼吸道有急性炎症者，鼻腔、鼻咽腔有脓液者，鼻咽腔有溃疡、肿瘤者不宜使用此法。②吹张时用力不可过猛，以免损伤鼓膜。③在吹张过程中注意防止因患者反射性咳嗽、吞咽、嗳气等，造成导管猛烈移位而引起咽鼓管咽口创伤。

第十八章

# 耳鼻咽喉头颈科常用外用药物

## 第一节　鼻部外用药

### 盐酸麻黄碱滴鼻液

成分：盐酸麻黄碱 1g，加等渗盐水至 100mL 溶解，过滤即得 1%浓度。

功效：收缩鼻黏膜血管，减轻鼻黏膜肿胀。

适应证：急、慢性鼻炎及鼻窦炎。

用法：滴鼻，每日 3 ～ 4 次。成人用 1%浓度，小儿用 0.5%浓度。连续用药不宜超过 1 周。

### 盐酸赛洛唑啉鼻喷剂

成分：含咪唑啉类衍生物盐酸赛洛唑啉 0.1%（成人制剂）或 0.05%（儿童制剂）。

功效：收缩鼻黏膜血管，减轻鼻黏膜肿胀。

适应证：急、慢性鼻炎，急、慢性鼻窦炎，变应性鼻炎，血管运动性鼻炎。

用法：每次 1 侧鼻腔 2 ～ 3 喷，1 日 2 次，早晨和睡前各 1 次；连续应用时间限于 5 ～ 7 天内。成人用 0.1%浓度，儿童用 0.05%浓度。

### 麻黄碱呋喃西林滴鼻液

成分：含麻黄碱 1%，呋喃西林 0.02%。

功效：收缩鼻黏膜血管，抗菌消炎。

适应证：急、慢性鼻炎及鼻窦炎。

用法：滴鼻，每日 3 ～ 4 次。连续用药不宜超过 1 周。

### 复方薄荷樟脑滴鼻剂

成分：薄荷脑 1g，樟脑 1g，液装石蜡加至 100mL。

功效：润滑鼻黏膜，促进鼻黏膜的分泌功能。

适应证：萎缩性鼻炎。

用法：滴鼻，每日 3 次。

## 色甘酸钠滴鼻剂

成分：色甘酸钠 2g，加等渗盐水至 100mL。
功效：抑制肥大细胞脱颗粒释放变态反应介质。
适应证：变应性鼻炎。
用法：滴鼻，每日 3 次。

## 盐酸羟甲唑啉鼻喷雾剂

成分：盐酸羟甲唑啉 0.5g，氯化钠 2.3g，三氯叔丁醇 3g，加水至 100mL。
功效：收缩鼻黏膜血管。
适应证：急、慢性鼻炎及鼻窦炎，血管运动性鼻炎。
用法：成人和 6 岁以上未成年人早晚各喷鼻 1 次，孕妇及 6 岁以下儿童禁用。

## 麻黄碱苯海拉明滴鼻液

成分：含盐酸麻黄碱 1%，盐酸苯海拉明 0.25%。
功效：收缩鼻黏膜血管及抗过敏。
适应证：变应性鼻炎及鼻窦炎。
用法：滴鼻，每日 3 次。

## 丙酸氟替卡松鼻喷雾剂

成分：丙酸氟替卡松。
功效：为糖皮质激素类药物，具有强效的局部抗炎与抗过敏作用。
适应证：季节性过敏性鼻炎（包括枯草热）和常年性过敏性鼻炎。
用法：喷鼻，成人和 12 岁以上儿童每个鼻孔各 2 喷，每日 1 ～ 2 次。

## 布地奈德鼻喷雾剂

成分：布地奈德。
功效：糖皮质激素类药物。
适应证：用于常年性及季节性过敏性鼻炎。
用法：喷鼻，每个鼻孔各 2 喷，每日 1 ～ 2 次。症状缓解后每个鼻孔 1 喷，每日 1 次。

## 鱼石脂甘油

成分：鱼石脂 100g，甘油 500g，加微温搅匀，再加甘油至 1000g。
功效：消炎、消肿、止痛。
适应证：鼻前庭疖，鼻前庭炎。
用法：局部涂搽，每日 2 次。

## 丁卡因溶液

成分：含丁卡因 1%～ 2%。
功效：黏膜表面麻醉。

适应证：在耳鼻咽喉手术及气管、食管镜检查时，作黏膜表面麻醉用。

用法：用喷雾器将药液喷布于鼻或咽喉黏膜局部；或以细纱条或棉片浸渍丁卡因液填塞于鼻腔黏膜各处，约 15 分钟后取出。本品毒性较大，一次使用量不得超过 60mg。禁止用于浸润麻醉。

## 第二节　咽喉部外用药

### 复方碘甘油

成分：碘 3g，碘化钾 5g，溶于 3mL 蒸馏水中，再加 100mL 甘油搅匀。

功效：润滑咽黏膜，产生温和刺激作用。

适应证：慢性咽炎，萎缩性咽炎。

用法：涂咽黏膜，每日 2 ～ 3 次。

### 溶菌酶含片

成分：多肽酶。

功效：抗菌，抗病毒，消肿，清除局部坏死组织。

适应证：急、慢性咽喉炎，口腔溃疡。

用法：含化，每日 4 ～ 5 次。

### 朵贝尔液（Dobell Solution）

成分：硼砂 150g，碳酸氢钠 150g，液化酚 30mL，甘油 280mL，1%伊红 3mL，加蒸馏水至 10000mL。

功效：杀菌，止痛。

适应证：急、慢性咽炎，扁桃体炎及咽部手术后。

用法：含漱，每日数次。

### 西瓜霜含片

成分：西瓜霜、冰片、薄荷脑等。

功效：消炎、抗菌。

适应证：急、慢性咽喉炎，扁桃体炎。

用法：含服，每次 1 ～ 3 片，每日数次。

### 银黄含片

成分：金银花、黄芩提取物。

功效：清热解毒、消炎止痛。

适应证：急性咽喉炎，扁桃体炎。

用法：含服，每次 1 ～ 3 片，每日数次。

### 健民咽喉片

成分：由桔梗、玄参、薄荷、甘草、麦冬、生地黄、板蓝根、胖大海、藏青果等 13 味中药提炼而成。

功效：养阴利咽。

适应证：急、慢性咽喉炎，扁桃体炎。

用法：含化，每日 4 ～ 5 次。

### 六神丸

成分：内含西牛黄、冰片、麝香、珍珠粉、蟾酥、雄黄等，外以百草霜为衣。

功效：消肿解毒。

适应证：急、慢性咽喉炎，扁桃体炎。

用法：含化，每次 10 粒，每日 2 次。

## 第三节　耳部外用药

### 4%硼酸乙醇

成分：研细的硼酸粉 4g，溶于 75%乙醇 100mL 中，过滤。

功效：消炎止痒。

适应证：成人慢性化脓性中耳炎。

用法：滴耳，每日 3 次。

### 2%酚甘油

成分：枸橼酸钠 1g，加入蒸馏水溶解，加液化酚 20mL 和适量甘油混合，再加甘油至 100mL 混匀。

功效：消炎，止痛，止痒。

适应证：急性鼓膜炎，急性化脓性中耳炎鼓膜未穿孔者及急性外耳道炎。

用法：滴耳，每日 3 次，一般用 3 ～ 5 天。

### 3%水杨酸乙醇

成分：水杨酸 3g，溶于 75% 乙醇中，再加乙醇至 100mL，搅匀。

功效：消炎，止痒。

适应证：外耳道真菌病。

用法：滴耳，每日 3 次。

### 5%氯霉素甘油

成分：甘油 100mL，将氯霉素 5g 加入，搅匀。

功效：消炎，止痛。

适应证：慢性化脓性中耳炎。

用法：滴耳，每日 3 次。

## 盐酸左氧氟沙星滴耳液

成分：盐酸左氧氟沙星。
功效：抗菌、消炎。
适应证：中耳炎、外耳道炎。
用法：滴耳，每日 2 ～ 3 次。

## 3%过氧化氢

功效：清洁，消毒，除臭。
适应证：急、慢性化脓性中耳炎及外耳道炎。
用法：清洁外耳道。

## 3% ～ 4% 碳酸氢钠滴耳液

成分：碳酸氢钠，每 100mL 含 3 ～ 4g。
功效：膨胀，发酵，软化。
适应证：外耳道耵聍栓塞。
用法：滴耳，每日 5 ～ 6 次，滴药 2 ～ 3 日，然后取出或洗出耵聍。

# 附　录

附录一

# 常用方剂

A

**安宫牛黄丸（《温病条辨》）** 成药，药物略。

B

**八珍汤（《正体类要》）** 当归、川芎、白芍、熟地黄、人参、白术、茯苓、炙甘草。

**白虎汤（《伤寒论》）** 石膏、知母、甘草、粳米。

**白头翁汤(《伤寒论》)** 白头翁、黄柏、黄连、秦皮。

**百合固金汤（《医方集解》引方）** 生地黄、熟地黄、麦冬、百合、贝母、当归、白芍、甘草、玄参、桔梗。

**柏石散（经验方）** 成药，药物略。

**柏子养心丸(《体仁汇编》)** 柏子仁、枸杞子、麦门冬、当归、石菖蒲、茯神、玄参、熟地黄、甘草。

**半夏白术天麻汤(《医学心悟》)** 半夏、白术、天麻、茯苓、橘红、生姜、大枣、甘草。

**半夏厚朴汤（《金匮要略》）** 半夏、厚朴、茯苓、紫苏叶、生姜。

**贝母瓜蒌散（《医学心悟》）** 贝母、瓜蒌、天花粉、茯苓、橘红、桔梗。

**鼻窦炎口服液（经验方）** 成药，药物略。

**鼻炎康（经验方）** 成药，药物略。

**萆薢胜湿汤(《疡科心得集》)** 萆薢、薏苡仁、黄柏、赤茯苓、牡丹皮、泽泻、滑石、通草。

**碧玉散(《外科证治全书》)** 黄柏末、红枣肉、枯矾。

**碧云散（《医宗金鉴》）** 鹅不食草、川芎、细辛、辛夷、青黛，共研细末。

**冰硼散(《外科正宗》)** 玄明粉、朱砂、硼砂、冰片，共研极细末。

**冰麝散(经验方)** 黄柏、黄连、甘草、鹿角霜、玄明粉、明矾、硼砂、冰片、麝香。

**冰珠散（经验方）** 成药，药物略。

**补骨脂丸（《中医内科学讲义》）** 磁石、熟地黄、当归、川芎、肉桂、菟丝子、川椒、补骨脂、白蒺藜、胡芦巴、杜仲、白芷、石菖蒲。

**补阳还五汤(《医林改错》)** 黄芪、当归尾、川芎、赤芍、桃仁、红花、地龙。

**补中益气汤(《脾胃论》)** 黄芪、甘草、人参、当归、陈皮、升麻、柴胡、白术。

C

**苍耳子散(《济生方》)** 白芷、薄荷、苍耳子、辛夷。

**草珊瑚含片（经验方）** 成药，药物略。

**柴胡清肝饮(《症因脉治》卷一之二)** 柴胡、白芍药、山栀、黄芩、丹皮、当归、青皮、钩藤、甘草。

**柴胡疏肝散（《景岳全书》）** 柴胡、白芍、枳壳、甘草、香附、川芎、陈皮。

**柴胡栀子散(《外科枢要》)** 柴胡、山栀子、牡丹皮、茯苓、川芎、芍药、当归、牛蒡子、甘草。

**蟾酥丸（《外科正宗》）** 蟾酥、轻粉、枯矾、寒水石、铜绿、乳香、没药、胆矾、麝香、雄黄、蜗牛、朱砂。

**辰砂定痛散（《医宗金鉴》）** 朱砂、煅石膏、胡黄连、冰片。

**陈夏六君汤（《医学正传》）** 陈皮、法半夏、党参、茯苓、白术、炙甘草。

**冲和膏(《外科正宗》)** 紫荆皮、独活、赤芍、白芷、石菖蒲。

**除湿汤(《眼科纂要》)** 连翘、滑石、车前子、枳壳、黄芩、黄连、木通、陈皮、荆芥、防风、茯苓、甘草。

**川芎茶调散（《太平惠民和剂局方》）** 川芎、荆芥、白芷、羌活、甘草、细辛、防风、薄荷。

**葱白滴鼻液（经验方）** 葱白、取汁过滤，用生理盐水配成 40% 溶液。

## D

**大黄扫毒汤（《医学衷中参西录》）** 大黄、天花粉、皂角刺、乳香、没药、薄荷、蜈蚣、炮穿山甲。

**丹栀逍遥散（《太平惠民和剂局方》）** 柴胡、茯苓、白芍、当归、白术、甘草、生姜、薄荷、牡丹皮、栀子。

**胆矾散（经验方）** 成药，药物略。

**当归补血汤(《内外伤辨惑论》)** 黄芪、当归。

**当归龙荟丸（《刘河间医学六书》）** 当归、龙胆草、栀子、黄连、黄柏、黄芩、大黄、芦荟、青黛、木香、麝香。

**当归芍药汤（《中医耳鼻喉科学》）** 当归、白术、赤芍、茯苓、泽泻、黄芩、辛夷、地龙、川芎、菊花、薄荷、甘草。

**导痰汤（《妇人良方》）** 半夏、陈皮、枳实、茯苓、制南星、生姜、甘草。

**滴鼻灵(经验方)** 鹅不食草、辛夷，煎水2次，药液混合，浓缩成 1500mL，加盐酸麻黄素粉 3.75g、葡萄糖粉 15g，过滤消毒，瓶装备用。

**地黄饮子（《医宗金鉴》）** 生地黄、熟地黄、何首乌、当归、牡丹皮、玄参、白蒺藜、僵蚕、红花、甘草。

**独参汤（《伤寒大全》）** 人参。

## E

**耳疳散（《丸散膏丹集成》）** 麝香、枯明矾。

**耳聋左慈丸（《重订广温热论》）** 熟地黄、怀山药、山萸肉、牡丹皮、泽泻、茯苓、五味子、磁石、石菖蒲。

**二陈汤(《太平惠民和剂局方》)** 半夏、橘红、白茯苓、甘草。

## F

**附桂八味汤(《金匮要略》)** 山茱萸、熟地黄、怀山药、牡丹皮、泽泻、茯苓、肉桂、炮附子。

**复元活血汤（《医学发明》）** 柴胡、瓜蒌根、当归、红花、甘草、穿山甲、大黄、桃仁。

## G

**甘露饮(《阎氏小儿方论》)** 生地黄、熟地黄、黄芩、茵陈、枳壳、枇杷叶、石斛、天冬、麦冬、甘草。

**甘露消毒丹(《温热经纬》)** 飞滑石、绵茵陈、淡黄芩、石菖蒲、木通、川贝母、射干、连翘、薄荷、白蔻仁、藿香。

**甘麦大枣汤（《金匮要略》）** 甘草、小麦、大枣。

**归脾汤（《济生方》）** 白术、茯神、黄芪、龙眼肉、酸枣仁、党参、炙甘草、当归、远志、木香。

**归芍地黄汤（《症因脉治》）** 当归、白芍、生地黄、牡丹皮、茯苓、山药、山茱萸、泽泻。

**桂枝汤（《伤寒论》）** 桂枝、芍药、甘草、生姜、大枣。

## H

**和荣散坚丸（《医宗金鉴》）** 川芎、白芍、当归、茯苓、熟地黄、陈皮、桔梗、香附、白术、人参、炙甘草、海蛤粉、昆布、贝母、升麻、红花、夏枯草。

**喉炎丸（经验方）** 成药，药物略。

**化痰散坚方（经验方）** 半夏、陈皮、茯苓、甘草、昆布、海藻、海螵蛸、郁金、白芷、穿山甲、皂角刺。

**黄连膏（《医宗金鉴》）** 黄连、当归尾、黄柏、生地黄、姜黄、麻油、黄蜡。

**黄连阿胶鸡子黄汤（《伤寒论》）** 黄连、黄芩、芍药、阿胶、鸡子黄。

**黄连解毒汤（《外科正宗》）** 黄连、黄芩、黄柏、栀子、连翘、牛蒡子、甘草。

**黄连清喉饮（《外治证治全书》）** 川黄连、桔梗、牛蒡子、玄参、赤芍、荆芥、甘草、连翘、黄芩、花粉、射干、防风。

**黄芪解毒汤（经验方）** 生黄芪、当归、玄参、金银花、蒲公英、黄芩、赤芍、防风、白芷、皂角刺。

**黄芩汤（《医宗金鉴》）** 黄芩、栀子、桑白皮、连翘、荆芥、薄荷、赤芍、甘草、麦冬。

**黄氏响声丸（经验方）** 成药，药物略。

**会厌逐瘀汤（《医林改错》）** 桃仁、红花、甘草、桔梗、生地黄、当归、玄参、柴胡、枳壳、赤芍。

**活血止痛汤（《伤科大成》）** 乳香、没药、苏木、红花、三七、地鳖虫、当归、川芎、赤芍、落得打、紫荆藤、陈皮。

**霍胆丸（经验方）** 成药，药物略。

## J

**加味二陈汤（《医宗金鉴》）** 法半夏、陈皮、茯苓、甘草、黄芩、黄连、薄荷、生姜。

**加味升麻葛根汤（《医宗金鉴》）** 赤芍、栀子、藿香、升麻、葛根、生甘草、防风、石膏。

**交泰丸（《韩氏医通》）** 黄连、肉桂。

**金匮肾气丸（《金匮要略》）** 肉桂、附子、熟地黄、山茱萸、山药、茯苓、牡丹皮、泽泻。

**金嗓散结丸（经验方）** 成药，药物略。

**荆防败毒散（《证治准绳》）** 荆芥、防风、柴胡、前胡、人参、川芎、枳壳、羌活、独活、茯苓、桔梗、甘草。

## L

**凉膈散（《太平惠民和剂局方》）** 大黄、芒硝、甘草、栀子、薄荷、竹叶、连翘、黄芩。

**苓桂术甘汤（《伤寒论》）** 茯苓、桂枝、白术、甘草。

**苓术二陈煎（《景岳全书》）** 猪苓、白术、泽泻、陈皮、半夏、茯苓、炙甘草、干姜。

**羚角钩藤汤（《通俗伤寒论》）** 羚羊角片、霜桑叶、京川贝、生地黄、钩藤、菊花、茯神、白芍、生甘草、淡竹叶。

**六君子汤（《妇人良方》）** 人参、白术、茯苓、炙甘草、陈皮、半夏。

**六神丸（《雷氏方》）** 成药，药物略。

**六味地黄汤（《小儿药证直诀》）** 山萸肉、干山药、泽泻、牡丹皮、茯苓、熟地黄。

**六味汤（《喉科秘旨》）** 荆芥、防风、桔梗、僵蚕、薄荷、甘草。

**龙胆泻肝汤（《医方集解》）** 龙胆草、栀子、黄芩、柴胡、泽泻、木通、车前子、当归、生地黄、甘草。

## M

**麻黄附子细辛汤（《伤寒论》）** 麻黄、附子、细辛。

**麻杏石甘汤（《伤寒论》）** 麻黄、杏仁、石膏、甘草。

**蔓荆子散（《东垣十书》）** 蔓荆子、生地黄、赤芍、甘菊、桑白皮、木通、麦冬、升麻、前胡、炙甘草、赤茯苓。

**礞石散（《仁斋直指方》）** 胆南星、礞石、天竺黄、西月石、炙白前、石菖蒲。

**明矾散（《中医耳鼻喉科学》）** 明矾、甘遂、白降丹、雄黄。

## N

**硇砂散（《医宗金鉴》）** 硇砂、轻粉、冰片、雄黄。

## P

**排气饮（《景岳全书》）** 陈皮、木香、藿香、香附、枳壳、泽泻、乌药、厚朴。

**普济消毒饮（《东垣试效方》）** 黄芩、黄连、陈皮、甘草、玄参、柴胡、桔梗、连翘、板蓝根、马勃、牛蒡子、薄荷、僵蚕、升麻。

## Q

**奇授藿香丸（《医宗金鉴》）**　藿香连枝叶研细末，雄猪胆汁和丸如梧桐大。

**杞菊地黄丸（《医级》）**　枸杞子、菊花、熟地、山茱萸、山药、茯苓、牡丹皮、泽泻。

**千柏鼻炎片（经验方）**　成药，药物略。

**牵正散（《杨氏家藏方》）**　白附子、白僵蚕、全蝎。

**青黛散（《赵炳南临床经验集》）**　青黛粉、黄柏、滑石粉。

**清肺通窍汤（经验方）**　辛夷、苍耳子、桔梗、桑白皮、鱼腥草、黄芩、麦冬、赤芍、川芎。

**清宫汤（《温病条辨》）**　玄参心、莲子心、竹叶卷心、麦冬、连翘心、犀角尖。

**清金利咽汤（经验方）**　桔梗、黄芩、浙贝母、麦冬、牛蒡子、栀子、薄荷、木通、玄参、甘草。

**清气化痰丸（《医方考》）**　陈皮、杏仁、枳实、黄芩、瓜蒌仁、茯苓、胆南星、制半夏、姜汁。

**清瘟败毒饮（《疫疹一得》）**　生石膏、生地黄、水牛角、黄连、栀子、桔梗、黄芩、知母、赤芍、玄参、连翘、甘草、牡丹皮、淡竹叶。

**清咽利膈汤（《喉症全科紫珍集》）**　连翘、山栀、黄芩、薄荷、牛蒡子、防风、荆芥、玄参、大黄、芒硝、金银花。

**清咽双和饮（《喉科紫珍集》）**　荆芥、葛根、前胡、桔梗、川贝、金银花、甘草、玄参、归尾、赤芍、牡丹皮、茯苓、生地黄、灯心草。

**清音丸（经验方）**　成药，药物略。

**清营汤（《温病条辨》）**　水牛角、生地黄、玄参、竹叶卷心、麦冬、丹参、黄连、金银花、连翘。

**清燥救肺汤（《医门法律》）**　人参、桑叶、石膏、胡麻仁、麦冬、阿胶、杏仁、枇杷叶、甘草。

## R

**人参紫金丹（《医宗金鉴》）**　人参、茯苓、甘草、当归、五加皮、血竭、没药、丁香、骨碎补、五味子。

**如意金黄散（膏）（《外科正宗》）**　天花粉、黄柏、大黄、姜黄、白芷、厚朴、陈皮、苍术、天南星、甘草，水或蜜调。

**润喉丸（经验方）**　甘草粉、硼砂、食盐、玄明粉、酸梅。

## S

**三拗汤（《太平惠民和剂局方》）**　麻黄、杏仁、甘草。

**桑白皮散（《太平圣惠方》）**　桑白皮、赤茯苓、汉防己、木香、紫苏子、郁李仁、木通、大腹皮、槟榔、青橘皮、生姜。

**桑菊饮（《温病条辨》）**　桑叶、菊花、桔梗、连翘、杏仁、甘草、薄荷、芦根。

**参附汤（《校注妇人良方》）**　人参、附子。

**参苓白术散（《太平惠民和剂局方》）**　人参、白术、茯苓、陈皮、怀山药、莲子肉、薏苡仁、炒扁豆、砂仁、桔梗、炙甘草。

**参苏饮（《太平惠民和剂局方》）**　人参、茯苓、甘草、苏叶、葛根、前胡、桔梗、陈皮、枳壳、半夏。

**升麻葛根汤（《阎氏小儿方论》）**　升麻、干葛、芍药、甘草。

**升麻解毒汤（谭敬书《中医耳鼻喉科学》）**　升麻、葛根、黄芩、鱼腥草、蒲公英、赤芍、苍耳子、白芷、桔梗、甘草。

**生肌散（经验方）**　炉甘石（煅）、滴乳石、滑石、血珀、朱砂、冰片。

**生脉散（《内外伤辨惑论》）**　人参、麦冬、五味子。

**十全大补汤（《太平惠民和剂局方》）**　党参、茯苓、白术、炙甘草、当归、川芎、熟地黄、白芍、黄芪、肉桂。

**疏风清热汤（《中医喉科学讲义》）**　荆芥、防风、牛蒡子、甘草、金银花、连翘、桑白皮、赤芍、桔梗、黄芩、天花粉、玄参、浙贝母。

**双料喉风散（经验方）**　成药，药物略。

**顺气豁痰汤（《赤水玄珠》）**　制半夏、茯苓、橘红、瓜蒌、贝母、黄连、桔梗、枳壳、香附、甘草。

**四君子汤（《太平惠民和剂局方》）**　党参、白术、茯苓、甘草。

**四苓散（《伤寒论》）**　茯苓、泽泻、猪苓、白术。

**四逆散（《伤寒论》）**　柴胡、枳实、白芍、炙甘草。

**酸枣仁汤（《金匮要略》，又名酸枣汤）**　酸枣仁、知母、茯苓、川芎、甘草。

**（《证治准绳》）**　酸枣仁、生地黄、甘草、栀子仁、麦冬、人参、当归、灯心草。

**四物汤（《和剂局方》）**　川芎、当归、白芍、熟地黄。

**四物消风饮（《外科证治全书》）**　生地黄、归身、赤芍、荆芥、薄荷、蝉蜕、柴胡、川芎、黄芩、甘草。

**搜风解毒汤（《医宗金鉴》）**　土茯苓、白鲜皮、金银花、薏苡仁、防风、木通、木瓜、皂角子。

## T

**桃红四物汤（《医宗金鉴》）**　当归、川芎、生地黄、赤芍、红花、桃仁。

**天麻钩藤饮（《杂病证治新义》）**　天麻、钩藤、石决明、栀子、黄芩、川牛膝、杜仲、益母草、桑寄生、夜交藤、茯神。

**铁笛丸（经验方）**　诃子、麦冬、茯苓、瓜蒌皮、贝母、甘草、桔梗、凤凰衣、玄参、青果。

**通气散（《奇效良方》）**　茴香、木香、全蝎、玄胡索、陈皮、石菖蒲、羌活、僵蚕、川芎、蝉蜕、穿山甲、甘草。

**通窍活血汤（《医林改错》）**　赤芍、川芎、桃仁、红花、老葱、鲜姜、红枣、麝香。

**托里消毒散（《外科正宗》）**　黄芪、皂角刺、金银花、甘草、桔梗、白芷、川芎、当归、白芍、白术、茯苓、人参。

**通关散（《丹溪心法附余》）**　牙皂、川芎。

## W

**温肺汤（《证治准绳》）**　升麻、黄芪、丁香、葛根、羌活、防风、麻黄、葱白、甘草。

**温肺止流丹（《疡医大全》）**　人参、荆芥、细辛、诃子、甘草、桔梗、鱼脑骨。

**五虎汤（《霉疮秘录》）**　全蝎、僵蚕、穿山甲、蜈蚣、斑蝥、生大黄。

**五苓散（《伤寒论》）**　白术、茯苓、泽泻、猪苓、桂枝。

**五味消毒饮（《医宗金鉴》）**　金银花、野菊花、蒲公英、紫花地丁、紫背天葵。

**五五丹（《外伤科学》）**　熟石膏、升丹。

## X

**西瓜霜（经验方）**　成药，药物略。

**西瓜霜润喉片（经验方）**　成药，药物略。

**犀角地黄汤（《备急千金要方》）**　犀角（用水牛角代）、生地黄、赤芍、牡丹皮。

**夏陈六君子汤（《妇人良方》）**　陈皮、半夏、茯苓、人参、白术、炙甘草、生姜、大枣。

**仙方活命饮（《校注妇人良方》）**　白芷、贝母、防风、赤芍、当归尾、甘草节、皂角刺、穿山甲、天花粉、乳香、没药、金银花、陈皮。

**消风清热饮（《朱仁康临床经验集》）**　荆芥、防风、浮萍、蝉蜕、当归、赤芍、大青叶、黄芩。

**消风散（《外科正宗》）**　当归、生地黄、防风、蝉蜕、知母、苦参、胡麻仁、荆芥、苍术、牛蒡子、石膏、木通、甘草。

**消瘤碧玉散（《医宗金鉴》）**　硼砂、冰片、胆矾各等量，为细末。

**消瘰丸（《医学心悟》）**　玄参、贝母、煅牡蛎。

**逍遥散（《太平惠民和剂局方》）**　柴胡、白芍、当归、白术、甘草、生姜、薄荷。

**小柴胡汤（《伤寒论》）**　柴胡、黄芩、人参、甘草、生姜、大枣、半夏。

**小青龙汤（《伤寒论》）**　麻黄、桂枝、芍药、甘草、五味子、干姜、细辛、半夏。

**泻心汤（《金匮要略》）**　大黄、黄芩、黄连。

**辛夷散（《证治准绳》）**　辛夷、羌活、防风、川芎、细辛、升麻、甘草、木通、藁本、白芷。

**辛夷清肺饮（《医宗金鉴》）**　辛夷、生甘草、石膏、知母、栀子、黄芩、枇杷叶、升麻、百合、麦冬。

**新雪丹颗粒（经验方）**　成药，药物略。

**杏苏饮（《医宗金鉴》）**　杏仁、紫苏、前胡、桔梗、枳壳、桑白皮、黄芩、生甘草、麦冬、浙贝母、橘红、生姜。

**旋覆代赭汤（《伤寒论》）**　旋覆花、代赭石、制半夏、生姜、人参、炙甘草、大枣。

## Y

**养阴清肺汤（《重楼玉钥》）**　玄参、生甘草、白芍、麦冬、生地黄、薄荷、贝母、牡丹皮。

**一甲复脉汤(《温病条辨》)**　炙甘草、干地黄、生白芍、麦冬、阿胶、生牡蛎。

**益气聪明汤（《证治准绳》）**　蔓荆子、黄芪、党参、黄柏、白芍、炙甘草、升麻、葛根。

**益气养阴方（经验方）**　党参、黄芪、桔梗、枸杞子、麦冬、天花粉、黄连、茯苓、丹参、甘草。

**益气解毒（方）颗粒（经验方）**　黄芪、黄连、党参、茯苓、白花蛇舌草、花粉、射干、甘草。

**银黄含化片（经验方）**　成药，药物略。

**银翘散(《温病条辨》)**　金银花、连翘、薄荷、淡豆豉、荆芥穗、牛蒡子、桔梗、淡竹叶、芦根、甘草。

**右归丸（《景岳全书》）**　山萸肉、怀山药、枸杞子、杜仲、菟丝子、鹿角胶、当归、肉桂、制附子、熟地黄。

**玉红膏（《外科正宗》）**　当归、白芷、白蜡、轻粉、甘草、紫草、血竭、麻油。

**玉露膏（经验方）**　芙蓉叶研为极细末，以凡士林调成 20% 油膏。

**玉屏风散（《世医得效方》）**　黄芪、白术、防风。

**玉枢丹(《片玉心书》)**（又名紫金锭）雄黄、朱砂、麝香、红芽大戟（去芦）、山慈菇（洗毛去皮）、续随子肉（去油）、糯米粉。

**阳和汤(《外科证治全生集》)**　熟地黄、肉桂、麻黄、鹿角胶、白芥子、炮姜炭、生甘草。

## Z

**泽泻汤（《金匮要略》）**　泽泻、白术。

**珍珠散（《疡科心得集》）**　珍珠（生研）、炉甘石（煅）、石膏（尿浸煅飞）。

**真武汤（《伤寒论》）**　茯苓、白芍、白术、生姜、附子。

**正骨紫金丹(《医宗金鉴》)**　红花、牡丹皮、大黄、血竭、儿茶、丁香、木香、甘草。

**知柏地黄汤(《医宗金鉴》)**　山萸肉、怀山药、泽泻、牡丹皮、茯苓、熟地黄、知母、黄柏。

**至宝丹（《太平惠民和剂局方》）**　成药，药物略。

**珠黄散（经验方）**　人中白、马勃粉、青黛、孩儿茶、玄明粉、硼砂、薄荷、黄连、牛黄、珍珠末、梅片。

**紫金锭（又名玉枢丹）**　成药，见“玉枢丹”。

**紫连膏(经验方)**　黄连、黄柏、生地黄、当归、紫草、冰片、凡士林。

**紫雪丹（《太平惠民和剂局方》）**　成药，药物略。

**左归丸（《景岳全书》）**　山萸肉、怀山药、枸杞子、怀牛膝、菟丝子、鹿角胶、龟甲胶、熟地黄。

附录二

# 耳鼻喉常用病名及术语中英文对照

A

阿司匹林耐受不良三联征　aspirin intolerance triad

癌前病变　precancerous lesion

B

半面痉挛　hemifacial spasm

贝尔面瘫　Bell palsy

鼻窦炎　rhinosinusitis

鼻 – 鼻窦外伤　nasal and sinus trauma

鼻部血管瘤　nasal angioma / hemangioma

鼻出血　epistaxis，nasal bleeding

鼻创伤　trauma of the nose

鼻的胚胎发育　embryology of nose

鼻窦癌　carcinoma of paranasal sinus

鼻窦黏液囊肿　paranasal sinus mucocele

鼻窦炎　paranasal sinusitis

鼻窦异物　foreign body in sinuses

鼻骨骨折　nasal bone fracture

鼻疖　furuncle of nose

鼻囊肿 cyst of nose

鼻内镜　nasal endoscope

鼻内镜手术　nasal endoscopic surgery

鼻黏膜纤毛传输系统　mucociliary transport system

鼻前庭囊肿　nasal vestibular cyst

鼻前庭湿疹　eczema of nasal vestibule

鼻前庭炎　nasal vestibulitis

鼻腔癌　nasal carcinoma

鼻腔持续正压通气　nasal continuous positive airway pressure

鼻腔良性肿瘤　nasal cavity benign neoplasm

鼻腔恶性肿瘤　nasal cavity malignant neoplasm

鼻外筛窦切除术　external ethmoidectomy

鼻息肉　nasal polyps

鼻息肉病　nasal polyposis

鼻咽癌　nasopharyngeal carcinoma，NPC

鼻咽纤维血管瘤　nasopharyngeal angiofibroma / juvenile nasopharyngeal angiofibroma，JNA

鼻咽异物　foreign body in nasopharynx

鼻炎　rhinitis

鼻异物　foreign body in nasal cavity

鼻真菌病　rhinomycosis

鼻中隔　nasal septum

鼻中隔成形术　septoplasty

鼻中隔穿孔　perforation of nasal septum

鼻中隔偏曲　deviation of nasal septum

鼻中隔 Little 区　Little’s area of nasal septum

扁桃体癌　carcinoma of the tonsil

扁桃体恶性肿瘤　malignant tumor of tonsil

扁桃体炎　tonsillitis

扁桃体周脓肿　peritonsillar abscess

变应性鼻炎　allergic rhinitis

变应性鼻窦炎　allergic sinusitis

并发症　complication

病灶性　focal

不动纤毛综合征　immotile cilia syndrome

## C

迟发性膜迷路积水　delayed membranous labyrinthine hydrops
臭鼻症　ozena
传导性聋　conductive hearing loss
垂体瘤　pituitary adenoma
纯音听力测试　pure tone audiometry
粗针活检　core-needle biopsy，CNB

## D

胆固醇肉芽肿　cholesterol granuloma
胆脂瘤　cholesteatoma
耵聍栓塞　cerumen
窦口鼻道复合体　ostiomeatal complex
多导睡眠监测　polysomnography，PSG

## E

额窦骨折　fracture of frontal sinus
腭扁桃体　palatine tonsil
恶性肉芽肿　malignant granuloma
儿童鼻窦炎　rhinosinusitis in children
耳创伤　ear trauma
耳毒性　ototoxicity
耳郭假性囊肿　pseudocyst of auricle
耳聋　deafness
耳鸣　tinnitus
耳硬化症　otosclerosis

## F

分泌性中耳炎　secretory otitis media
复发性喉乳头状瘤病　recurrent laryngeal papillomatosis，RLP

## G

盖来试验　Gelle's test
干燥性鼻炎　rhinitis sicca
感染性的　infective
感音神经性聋　sensorineural hearing loss
鼓膜切开术　myringotomy
鼓室成形术　tympanoplasty

## H

海绵窦血栓性静脉炎　cavernous sinus thrombosis
喉癌　laryngeal carcinoma
喉白斑病　leukoplakia of larynx
喉部分切除术　partial laryngectomy
喉喘鸣　laryngeal stridor
喉创伤　injuries of the larynx
喉恶性肿瘤　malignant tumor of larynx
喉返神经麻痹　recurrent laryngeal nerve paralysis
喉感觉障碍　laryngeal paresthesia
喉角化症　laryngeal keratosis
喉痉挛　laryngeal spasm
喉蹼　laryngeal webs
喉全切除术　total laryngectomy
喉乳头状瘤　laryngeal papilloma
喉血管瘤　hemangioma of larynx
喉炎　laryngitis
喉咽癌　carcinoma of the laryngopharynx
喉咽部恶性肿瘤　malignant tumor of laryngopharynx
喉咽异物　laryngopharyngeal foreign body
喉异物　foreign body in larynx
喉阻塞　laryngeal obstruction
后鼻孔闭锁　choanal atresia
呼吸道异物　foreign body of airway
环甲膜切开术　cricothyrotomy
坏死性肉芽肿性血管炎　necrotic granulomatous angitis

## J

嵴顶结石症　canalithiasis
急性鼻炎　acute rhinitis
急性鼻窦炎　acute rhinosinusitis，ARS
急性喉气管支气管炎　acute laryngotrach-eobronchitis
急性化脓性鼻窦炎　acute suppurative

sinusitis
急性会厌炎　acute epiglottitis
急性侵袭型真菌性鼻窦炎　acute invasive fungal rhinosinusitis，AIFRS
假性上皮瘤样增生　pseudoepitheliomatous hyperplasia，PEH
甲状舌管囊肿　thyroglossal cyst
甲状舌管囊肿与瘘管　thyroglossal cyst and fistula
颈部创伤　trauma of neck
颈部肿块　neck masses
颈静脉球体瘤　glomus jugular tumor
颈淋巴结清扫术　neck dissection
颈外动脉结扎术　ligation of external carotid artery

## K

抗白细胞胞浆抗体　anti–neutrophil cytoplasmic antibody，ANCA
口咽癌　oropharyngeal carcinoma
口咽异物　oropharyngeal foreign body
眶尖综合征　orbital apex syndrome
眶内并发症　orbital complication

## L

朗格汉斯细胞组织细胞增生症　Langerhans cell histocytosis
老年性聋　presbycusis
梨状窝　pyriform sinus
良性阵发性位置性眩晕　benign paroxysmal positional vertigo
鳞状上皮内病变　squamous intraepithelial lesion，SIL
鳞状上皮内瘤变　squamous intraepithelial neoplasia，SIN
颅底外科　skull base surgery
颅内并发症　intracranial complication

## M

慢性鼻窦炎　chronic rhinosinusitis，CRS
慢性鼻炎　chronic rhinitis
慢性单纯性鼻炎　chronic simple rhinitis
慢性肥厚性鼻炎　chronic hypertrophic rhinitis
慢性侵袭型真菌性鼻窦炎　chronic invasive fungal rhinosinusitis，CIFRS
毛霉菌　mucoraceae
迷路窗膜破裂　membranous ruptures of labyrinthine window
迷路瘘管　labyrinthine fistula
迷路切除术　labyrinthectomy
迷路炎　labyrinthitis
面神经畸形　facial nerve anomalies
面神经减压术　facial nerve decompression
面瘫　facial nerve paralysis

## N

囊性纤维化　cyst fibrosis
囊肿　cyst
脑脊液漏　cerebrospinal fluid leak
脑膜脑膨出　encephalomeningocele
内淋巴囊手术　endolymphatic sac surgery
黏膜囊肿　mucosa cyst
念珠菌　monilia

## P

皮肤点刺试验　skin prick test
频率微扰　jitter

## Q

气管内插管　endotracheal intubation
气管切开术　tracheotomy
气管异物　foreign body in trachea
前庭神经切断术　vestibular neurectomy
前庭神经元炎　vestibular neuronitis
前庭性眩晕　vestibular vertigo
桥小脑角　cerebellopontine angle
青少年复发性呼吸道乳头状瘤病　juvenile–onset recurrent respiratory papillomatosis，JORRP
球后视神经炎　retrobulbar neuritis

曲霉菌 aspergillus

R

人工耳蜗植入 cochlear implant
人乳头瘤病毒 human papilloma virus，HPV
任克间隙 Reinke's space
肉芽肿 granuloma
肉芽肿性多血管炎 granulomatosis with polyangiitis，GPA
乳突根治术 radical mastoidectomy
乳突炎 mastoiditis
乳头状瘤 papilloma

S

鳃源性瘘管及囊肿 branchial fistula and cyst
嗓音疾病 voice disorder
筛窦骨折 fracture of ethmoidal sinus
上颌动脉结扎术 internal maxillary artery ligation
上颌窦穿刺 puncture of maxillary sinus
上颌窦根治术 Caldwell-Luc's operation
上颌窦囊肿 cyst of maxillary sinus
神经电图检查 electroneurography
神经兴奋性试验 nerve excitability test
声带息肉 polyp of vocal cord
声带小结 vocal nodules
声门癌 glottic carcinoma
声门上癌 supraglottic carcinoma
声门下癌 subglottic carcinoma
食管异物 foreign body in esophagus
嗜酸细胞性肉芽肿 eosinophilic granuloma
嗜酸细胞性真菌性鼻窦炎 eosinophilic fungal rhinosinusitis，EFRS

T

特应性 atopic
听神经瘤 acoustic neuroma
突发性聋 sudden hearing loss
吞咽困难 dysphagia

W

外耳道 external acoustic meatus
外耳道闭锁 atresia of external acoustic meatus
外耳道胆脂瘤 external auditory canal cholesteatoma
外耳道耵聍栓塞 impacted cerumen
外耳道乳头状瘤 papilloma of external canal
外耳道炎 otitis external canal
外耳道异物 foreign body in external auditory canal
韦格纳肉芽肿病 Wegener's granulomatosis，WG
萎缩性鼻炎 atrophic rhinitis
外淋巴瘘 perilymph fistula
位置性试验 positional test
位置性眩晕 positional vertigo
蜗后性聋 retrocochlear deafness
蜗神经 cochlear nerve

X

吸气性呼吸困难 inspiratory dyspnea
细针穿刺抽吸活检 fine-needle aspiration
先天性胆脂瘤 congenital cholesteatoma
先天性的 congenital
先天性耳前瘘管 congenital preauricular fistula
先天性喉囊肿 congenital laryngeal cyst
先天性颈侧囊肿与瘘管 congenital lateral cervical cyst and fistula
先天性聋 congenital deafness
纤维鼻咽镜检查 fibronasopharyngoscopy
腺样体切除术 adenoidectomy
腺样体炎 adenoiditis
眩晕外科治疗 surgical treatment of vertigo
悬雍垂腭咽成形术 uvulopalatopharyngoplasty
旋转试验 rotation test
血管运动性鼻炎 vasomotor rhinitis

## Y

牙源性囊肿　odontogenic cyst
牙源性上颌窦炎　odontogenic maxillary sinusitis
咽旁间隙　parapharyngeal space
咽部灼伤　burn of the pharynx
咽炎　pharyngitis
岩部炎　petrositis
岩尖综合征　petrous apex syndrome
言语疾病　speech disorder
液体活检　liquid biopsy
遗传性的　genetic
乙状窦血栓性静脉炎　sigmoid sinus thrombophlebitis
隐匿性　masked，occult
疣状增生　verrucous hyperplasia

## Z

噪声性的　noise–induced
噪声－谐音比　noise–to–harmonics ratio
真菌病　mycosis
真菌球　fungus ball，FB
真菌性鼻窦炎　fungal rhinosinusitis，FRS
振幅微扰　shimmer
中鼻道　middle meatus
中耳炎　otitis media
中耳癌　carcinoma of the middle ear
组织细胞增生症 –X　histocytosis–X
助听器　hearing aid
姿势描记法　posturography
紫外线激发自体荧光激发发散矩阵光谱　ultraviolet–excited autofluorescence excitation–emission matrix spectroscopy
自身免疫　autoimmune
自身免疫性内耳病　autoimmune inner ear disease
阻塞性睡眠呼吸暂停综合征　obstructive sleep apnea hypopnea syndrome

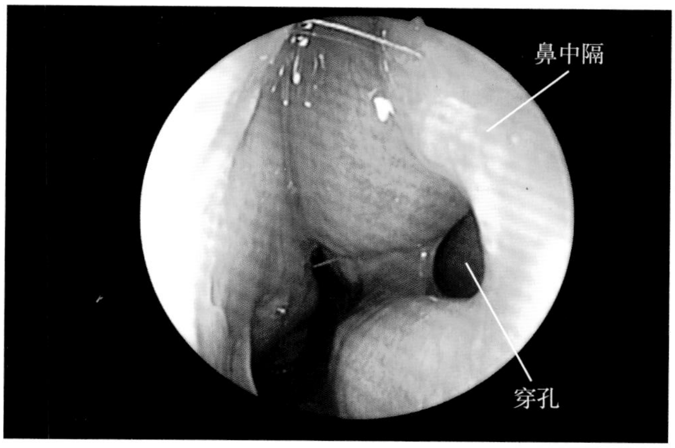


彩图 1　鼻中隔穿孔

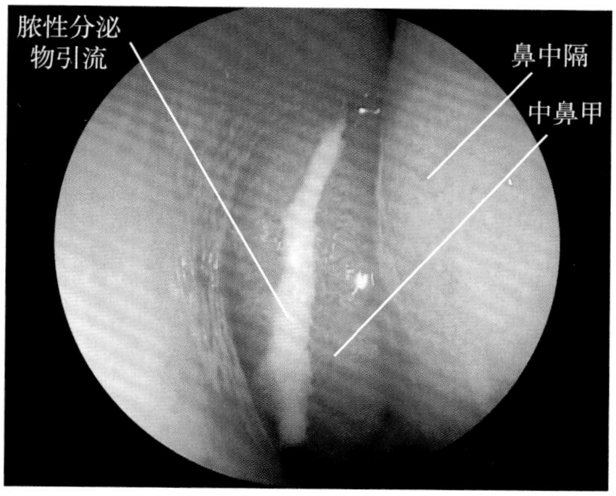


彩图 2　左侧鼻窦炎

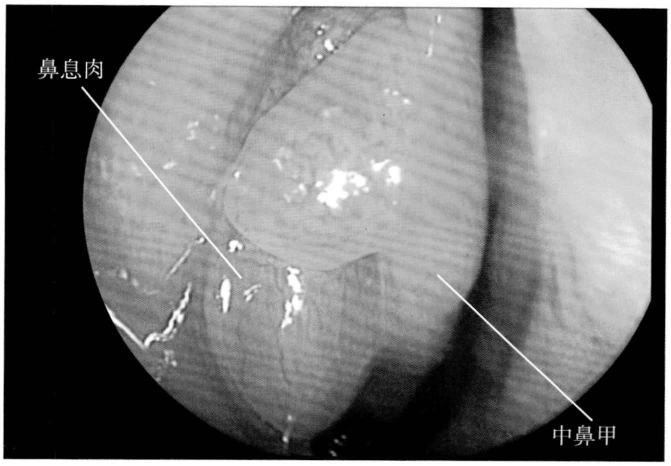


彩图 3　右侧鼻腔鼻息肉

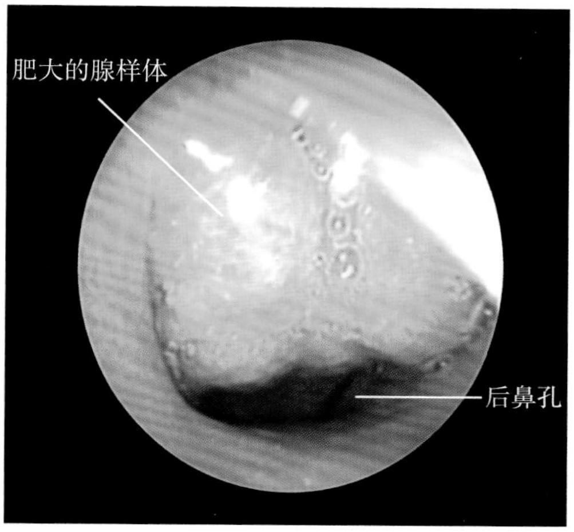


彩图 4　腺样体肥大

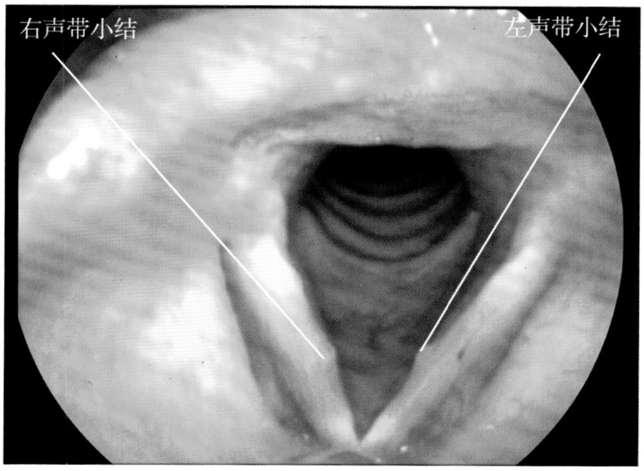


彩图 5　双侧声带小结

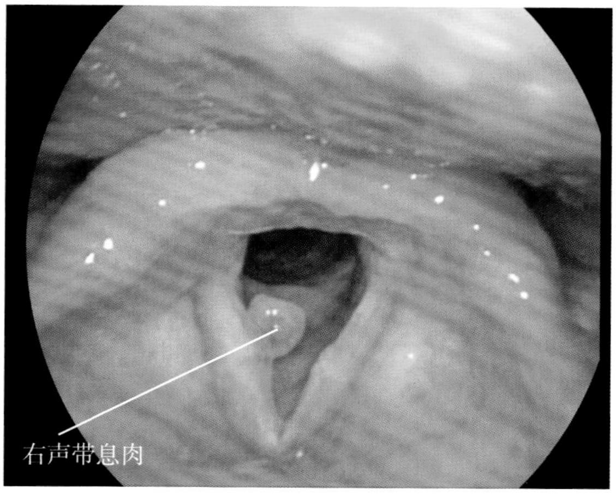


彩图 6　右声带息肉

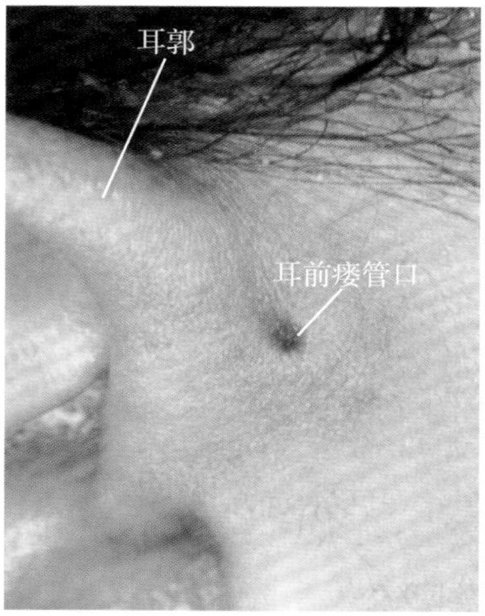


彩图 7　耳前瘘管（右）

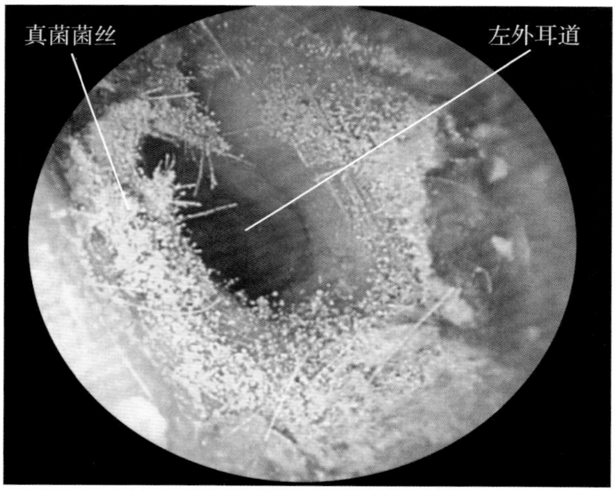


彩图 8　外耳道真菌病（左）

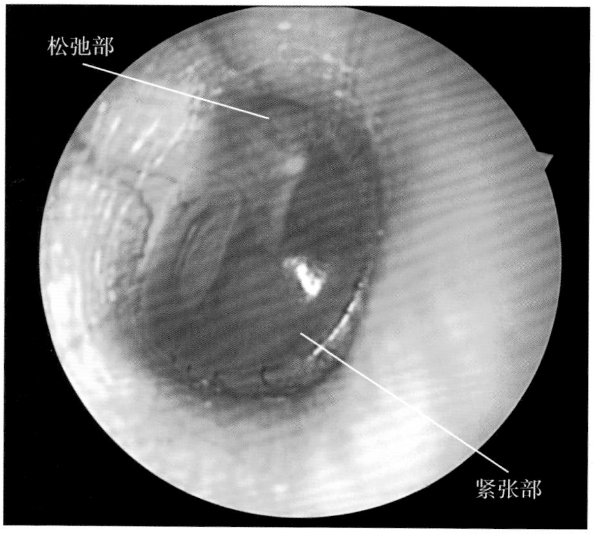


彩图 9　分泌性中耳炎（右）

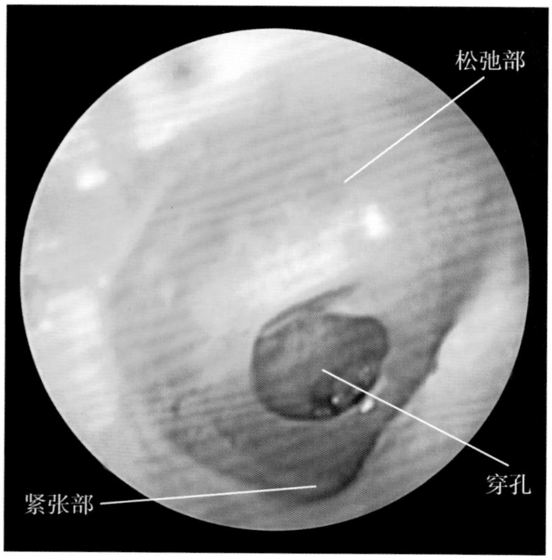


彩图 10　鼓膜穿孔（右）

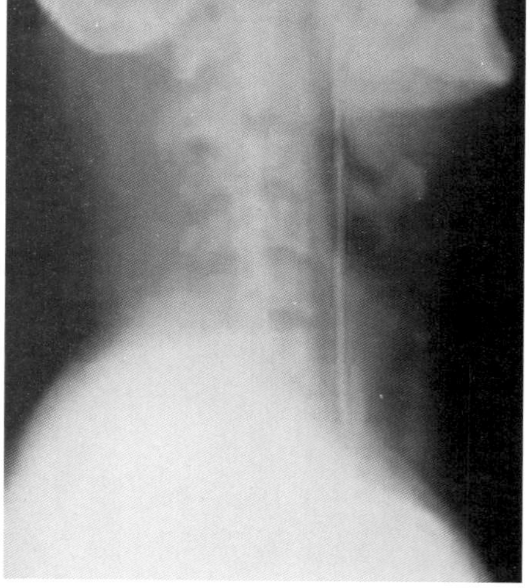

彩图 11　下咽及上段食管异物（金属棒）

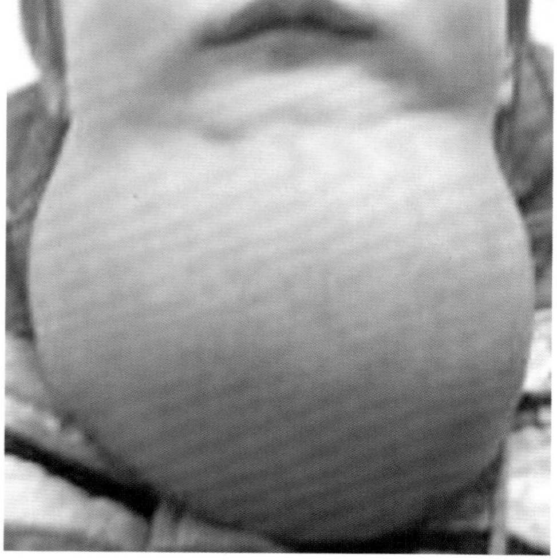

彩图 12　颈部囊状淋巴管瘤

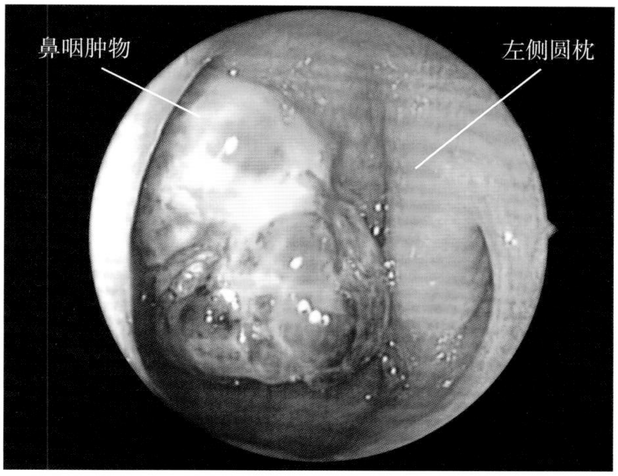


彩图 13　鼻咽癌

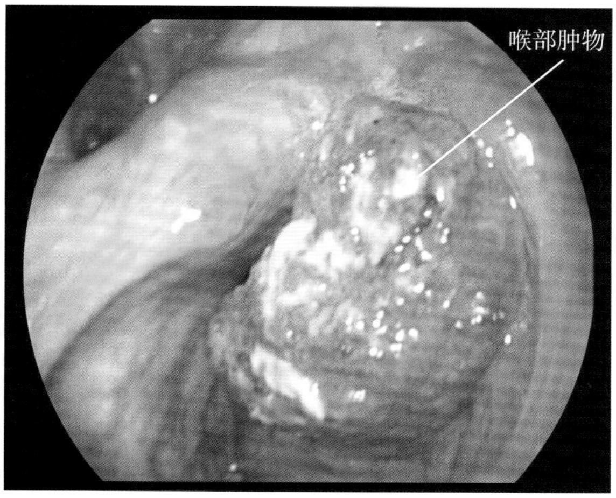


彩图 14　喉癌

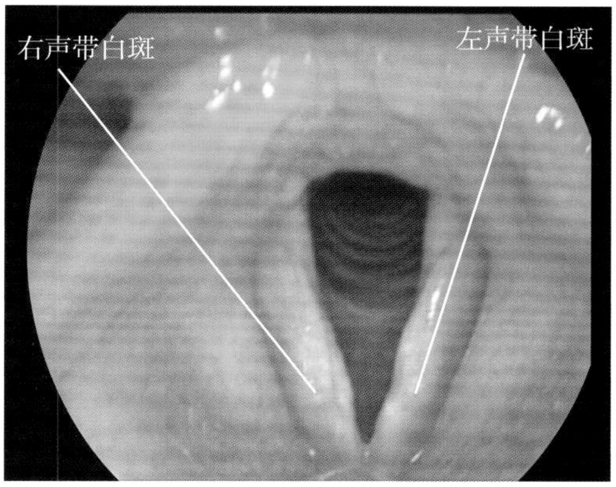


彩图 15　声带白斑（双）

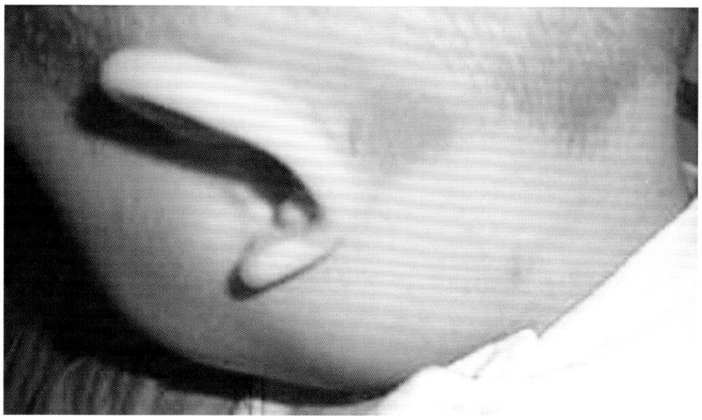

彩图 16　朗格汉斯细胞组织细胞增生症

全国中医药行业高等教育“十四五”规划教材
全国高等中医药院校规划教材（第十一版）

# 教材目录（第一批）

注：凡标☆号者为“核心示范教材”。

## （一）中医学类专业

| 序号 | 书　名 | 主　编 | | 主编所在单位 | |
|---|---|---|---|---|---|
| 1 | 中国医学史 | 郭宏伟 | 徐江雁 | 黑龙江中医药大学 | 河南中医药大学 |
| 2 | 医古文 | 王育林 | 李亚军 | 北京中医药大学 | 陕西中医药大学 |
| 3 | 大学语文 | 黄作阵 | | 北京中医药大学 | |
| 4 | 中医基础理论☆ | 郑洪新 | 杨　柱 | 辽宁中医药大学 | 贵州中医药大学 |
| 5 | 中医诊断学☆ | 李灿东 | 方朝义 | 福建中医药大学 | 河北中医学院 |
| 6 | 中药学☆ | 钟赣生 | 杨柏灿 | 北京中医药大学 | 上海中医药大学 |
| 7 | 方剂学☆ | 李　冀 | 左铮云 | 黑龙江中医药大学 | 江西中医药大学 |
| 8 | 内经选读☆ | 翟双庆 | 黎敬波 | 北京中医药大学 | 广州中医药大学 |
| 9 | 伤寒论选读☆ | 王庆国 | 周春祥 | 北京中医药大学 | 南京中医药大学 |
| 10 | 金匮要略☆ | 范永升 | 姜德友 | 浙江中医药大学 | 黑龙江中医药大学 |
| 11 | 温病学☆ | 谷晓红 | 马　健 | 北京中医药大学 | 南京中医药大学 |
| 12 | 中医内科学☆ | 吴勉华 | 石　岩 | 南京中医药大学 | 辽宁中医药大学 |
| 13 | 中医外科学☆ | 陈红风 | | 上海中医药大学 | |
| 14 | 中医妇科学☆ | 冯晓玲 | 张婷婷 | 黑龙江中医药大学 | 上海中医药大学 |
| 15 | 中医儿科学☆ | 赵　霞 | 李新民 | 南京中医药大学 | 天津中医药大学 |
| 16 | 中医骨伤科学☆ | 黄桂成 | 王拥军 | 南京中医药大学 | 上海中医药大学 |
| 17 | 中医眼科学 | 彭清华 | | 湖南中医药大学 | |
| 18 | 中医耳鼻咽喉科学 | 刘　蓬 | | 广州中医药大学 | |
| 19 | 中医急诊学☆ | 刘清泉 | 方邦江 | 首都医科大学 | 上海中医药大学 |
| 20 | 中医各家学说☆ | 尚　力 | 戴　铭 | 上海中医药大学 | 广西中医药大学 |
| 21 | 针灸学☆ | 梁繁荣 | 王　华 | 成都中医药大学 | 湖北中医药大学 |
| 22 | 推拿学☆ | 房　敏 | 王金贵 | 上海中医药大学 | 天津中医药大学 |
| 23 | 中医养生学 | 马烈光 | 章德林 | 成都中医药大学 | 江西中医药大学 |
| 24 | 中医药膳学 | 谢梦洲 | 朱天民 | 湖南中医药大学 | 成都中医药大学 |
| 25 | 中医食疗学 | 施洪飞 | 方　泓 | 南京中医药大学 | 上海中医药大学 |
| 26 | 中医气功学 | 章文春 | 魏玉龙 | 江西中医药大学 | 北京中医药大学 |
| 27 | 细胞生物学 | 赵宗江 | 高碧珍 | 北京中医药大学 | 福建中医药大学 |

| 序号 | 书　名 | 主　编 | | 主编所在单位 | |
| --- | --- | --- | --- | --- | --- |
| 28 | 人体解剖学 | 邵水金 | | 上海中医药大学 | |
| 29 | 组织学与胚胎学 | 周忠光 | 汪　涛 | 黑龙江中医药大学 | 天津中医药大学 |
| 30 | 生物化学 | 唐炳华 | | 北京中医药大学 | |
| 31 | 生理学 | 赵铁建 | 朱大诚 | 广西中医药大学 | 江西中医药大学 |
| 32 | 病理学 | 刘春英 | 高维娟 | 辽宁中医药大学 | 河北中医学院 |
| 33 | 免疫学基础与病原生物学 | 袁嘉丽 | 刘永琦 | 云南中医药大学 | 甘肃中医药大学 |
| 34 | 预防医学 | 史周华 | | 山东中医药大学 | |
| 35 | 药理学 | 张硕峰 | 方晓艳 | 北京中医药大学 | 河南中医药大学 |
| 36 | 诊断学 | 詹华奎 | | 成都中医药大学 | |
| 37 | 医学影像学 | 侯　键 | 许茂盛 | 成都中医药大学 | 浙江中医药大学 |
| 38 | 内科学 | 潘　涛 | 戴爱国 | 南京中医药大学 | 湖南中医药大学 |
| 39 | 外科学 | 谢建兴 | | 广州中医药大学 | |
| 40 | 中西医文献检索 | 林丹红 | 孙　玲 | 福建中医药大学 | 湖北中医药大学 |
| 41 | 中医疫病学 | 张伯礼 | 吕文亮 | 天津中医药大学 | 湖北中医药大学 |
| 42 | 中医文化学 | 张其成 | 臧守虎 | 北京中医药大学 | 山东中医药大学 |

## （二）针灸推拿学专业

| 序号 | 书　名 | 主　编 | | 主编所在单位 | |
| --- | --- | --- | --- | --- | --- |
| 43 | 局部解剖学 | 姜国华 | 李义凯 | 黑龙江中医药大学 | 南方医科大学 |
| 44 | 经络腧穴学☆ | 沈雪勇 | 刘存志 | 上海中医药大学 | 北京中医药大学 |
| 45 | 刺法灸法学☆ | 王富春 | 岳增辉 | 长春中医药大学 | 湖南中医药大学 |
| 46 | 针灸治疗学☆ | 高树中 | 冀来喜 | 山东中医药大学 | 山西中医药大学 |
| 47 | 各家针灸学说 | 高希言 | 王　威 | 河南中医药大学 | 辽宁中医药大学 |
| 48 | 针灸医籍选读 | 常小荣 | 张建斌 | 湖南中医药大学 | 南京中医药大学 |
| 49 | 实验针灸学 | 郭　义 | | 天津中医药大学 | |
| 50 | 推拿手法学☆ | 周运峰 | | 河南中医药大学 | |
| 51 | 推拿功法学☆ | 吕立江 | | 浙江中医药大学 | |
| 52 | 推拿治疗学☆ | 井夫杰 | 杨永刚 | 山东中医药大学 | 长春中医药大学 |
| 53 | 小儿推拿学 | 刘明军 | 邰先桃 | 长春中医药大学 | 云南中医药大学 |

## （三）中西医临床医学专业

| 序号 | 书　名 | 主　编 | | 主编所在单位 | |
| --- | --- | --- | --- | --- | --- |
| 54 | 中外医学史 | 王振国 | 徐建云 | 山东中医药大学 | 南京中医药大学 |
| 55 | 中西医结合内科学 | 陈志强 | 杨文明 | 河北中医学院 | 安徽中医药大学 |
| 56 | 中西医结合外科学 | 何清湖 | | 湖南中医药大学 | |
| 57 | 中西医结合妇产科学 | 杜惠兰 | | 河北中医学院 | |
| 58 | 中西医结合儿科学 | 王雪峰 | 郑　健 | 辽宁中医药大学 | 福建中医药大学 |
| 59 | 中西医结合骨伤科学 | 詹红生 | 刘　军 | 上海中医药大学 | 广州中医药大学 |
| 60 | 中西医结合眼科学 | 段俊国 | 毕宏生 | 成都中医药大学 | 山东中医药大学 |
| 61 | 中西医结合耳鼻咽喉科学 | 张勤修 | 陈文勇 | 成都中医药大学 | 广州中医药大学 |
| 62 | 中西医结合口腔科学 | 谭　劲 | | 湖南中医药大学 | |

## （四）中药学类专业

| 序号 | 书　名 | 主　编 | | 主编所在单位 | |
|---|---|---|---|---|---|
| 63 | 中医学基础 | 陈　晶 | 程海波 | 黑龙江中医药大学 | 南京中医药大学 |
| 64 | 高等数学 | 李秀昌 | 邵建华 | 长春中医药大学 | 上海中医药大学 |
| 65 | 中医药统计学 | 何　雁 | | 江西中医药大学 | |
| 66 | 物理学 | 章新友 | 侯俊玲 | 江西中医药大学 | 北京中医药大学 |
| 67 | 无机化学 | 杨怀霞 | 吴培云 | 河南中医药大学 | 安徽中医药大学 |
| 68 | 有机化学 | 林　辉 | | 广州中医药大学 | |
| 69 | 分析化学（上）（化学分析） | 张　凌 | | 江西中医药大学 | |
| 70 | 分析化学（下）（仪器分析） | 王淑美 | | 广东药科大学 | |
| 71 | 物理化学 | 刘　雄 | 王颖莉 | 甘肃中医药大学 | 山西中医药大学 |
| 72 | 临床中药学☆ | 周祯祥 | 唐德才 | 湖北中医药大学 | 南京中医药大学 |
| 73 | 方剂学 | 贾　波 | 许二平 | 成都中医药大学 | 河南中医药大学 |
| 74 | 中药药剂学☆ | 杨　明 | | 江西中医药大学 | |
| 75 | 中药鉴定学☆ | 康廷国 | 闫永红 | 辽宁中医药大学 | 北京中医药大学 |
| 76 | 中药药理学☆ | 彭　成 | | 成都中医药大学 | |
| 77 | 中药拉丁语 | 李　峰 | 马　琳 | 山东中医药大学 | 天津中医药大学 |
| 78 | 药用植物学☆ | 刘春生 | 谷　巍 | 北京中医药大学 | 南京中医药大学 |
| 79 | 中药炮制学☆ | 钟凌云 | | 江西中医药大学 | |
| 80 | 中药分析学☆ | 梁生旺 | 张　彤 | 广东药科大学 | 上海中医药大学 |
| 81 | 中药化学☆ | 匡海学 | 冯卫生 | 黑龙江中医药大学 | 河南中医药大学 |
| 82 | 中药制药工程原理与设备 | 周长征 | | 山东中医药大学 | |
| 83 | 药事管理学☆ | 刘红宁 | | 江西中医药大学 | |
| 84 | 本草典籍选读 | 彭代银 | 陈仁寿 | 安徽中医药大学 | 南京中医药大学 |
| 85 | 中药制药分离工程 | 朱卫丰 | | 江西中医药大学 | |
| 86 | 中药制药设备与车间设计 | 李　正 | | 天津中医药大学 | |
| 87 | 药用植物栽培学 | 张永清 | | 山东中医药大学 | |
| 88 | 中药资源学 | 马云桐 | | 成都中医药大学 | |
| 89 | 中药产品与开发 | 孟宪生 | | 辽宁中医药大学 | |
| 90 | 中药加工与炮制学 | 王秋红 | | 广东药科大学 | |
| 91 | 人体形态学 | 武煜明 | 游言文 | 云南中医药大学 | 河南中医药大学 |
| 92 | 生理学基础 | 于远望 | | 陕西中医药大学 | |
| 93 | 病理学基础 | 王　谦 | | 北京中医药大学 | |

## （五）护理学专业

| 序号 | 书　名 | 主　编 | | 主编所在单位 | |
|---|---|---|---|---|---|
| 94 | 中医护理学基础 | 徐桂华 | 胡　慧 | 南京中医药大学 | 湖北中医药大学 |
| 95 | 护理学导论 | 穆　欣 | 马小琴 | 黑龙江中医药大学 | 浙江中医药大学 |
| 96 | 护理学基础 | 杨巧菊 | | 河南中医药大学 | |
| 97 | 护理专业英语 | 刘红霞 | 刘　娅 | 北京中医药大学 | 湖北中医药大学 |
| 98 | 护理美学 | 余雨枫 | | 成都中医药大学 | |
| 99 | 健康评估 | 阚丽君 | 张玉芳 | 黑龙江中医药大学 | 山东中医药大学 |

| 序号 | 书　名 | 主　编 | | 主编所在单位 | |
|---|---|---|---|---|---|
| 100 | 护理心理学 | 郝玉芳 | | 北京中医药大学 | |
| 101 | 护理伦理学 | 崔瑞兰 | | 山东中医药大学 | |
| 102 | 内科护理学 | 陈　燕 | 孙志岭 | 湖南中医药大学 | 南京中医药大学 |
| 103 | 外科护理学 | 陆静波 | 蔡恩丽 | 上海中医药大学 | 云南中医药大学 |
| 104 | 妇产科护理学 | 冯　进 | 王丽芹 | 湖南中医药大学 | 黑龙江中医药大学 |
| 105 | 儿科护理学 | 肖洪玲 | 陈偶英 | 安徽中医药大学 | 湖南中医药大学 |
| 106 | 五官科护理学 | 喻京生 | | 湖南中医药大学 | |
| 107 | 老年护理学 | 王　燕 | 高　静 | 天津中医药大学 | 成都中医药大学 |
| 108 | 急救护理学 | 吕　静 | 卢根娣 | 长春中医药大学 | 上海中医药大学 |
| 109 | 康复护理学 | 陈锦秀 | 汤继芹 | 福建中医药大学 | 山东中医药大学 |
| 110 | 社区护理学 | 沈翠珍 | 王诗源 | 浙江中医药大学 | 山东中医药大学 |
| 111 | 中医临床护理学 | 裘秀月 | 刘建军 | 浙江中医药大学 | 江西中医药大学 |
| 112 | 护理管理学 | 全小明 | 柏亚妹 | 广州中医药大学 | 南京中医药大学 |
| 113 | 医学营养学 | 聂　宏 | 李艳玲 | 黑龙江中医药大学 | 天津中医药大学 |

## （六）公共课

| 序号 | 书　名 | 主　编 | | 主编所在单位 | |
|---|---|---|---|---|---|
| 114 | 中医学概论 | 储全根 | 胡志希 | 安徽中医药大学 | 湖南中医药大学 |
| 115 | 传统体育 | 吴志坤 | 邵玉萍 | 上海中医药大学 | 湖北中医药大学 |
| 116 | 科研思路与方法 | 刘　涛 | 商洪才 | 南京中医药大学 | 北京中医药大学 |

## （七）中医骨伤科学专业

| 序号 | 书　名 | 主　编 | | 主编所在单位 | |
|---|---|---|---|---|---|
| 117 | 中医骨伤科学基础 | 李　楠 | 李　刚 | 福建中医药大学 | 山东中医药大学 |
| 118 | 骨伤解剖学 | 侯德才 | 姜国华 | 辽宁中医药大学 | 黑龙江中医药大学 |
| 119 | 骨伤影像学 | 栾金红 | 郭会利 | 黑龙江中医药大学 | 河南中医药大学洛阳平乐正骨学院 |
| 120 | 中医正骨学 | 冷向阳 | 马　勇 | 长春中医药大学 | 南京中医药大学 |
| 121 | 中医筋伤学 | 周红海 | 于　栋 | 广西中医药大学 | 北京中医药大学 |
| 122 | 中医骨病学 | 徐展望 | 郑福增 | 山东中医药大学 | 河南中医药大学 |
| 123 | 创伤急救学 | 毕荣修 | 李无阴 | 山东中医药大学 | 河南中医药大学洛阳平乐正骨学院 |
| 124 | 骨伤手术学 | 童培建 | 曾意荣 | 浙江中医药大学 | 广州中医药大学 |

## （八）中医养生学专业

| 序号 | 书　名 | 主　编 | | 主编所在单位 | |
|---|---|---|---|---|---|
| 125 | 中医养生文献学 | 蒋力生 | 王　平 | 江西中医药大学 | 湖北中医药大学 |
| 126 | 中医治未病学概论 | 陈涤平 | | 南京中医药大学 | |